물리치료 임상 가이드북

Clinical Guide Book for Physical Therapy

물리치료 임상 가이드북

임상물리치료사협의회

대한나래출판사

[집필위원 (가나다 순)**]**

강 경 이 (국민건강보험 일산병원 재활치료센터)
고 영 준 (삼성서울병원 재활치료실)
곽 정 곤 (순천향대학교 서울병원 재활치료팀)
김 용 선 (경희의료원 재활의학과 물리치료실)
송 인 태 (을지대학교 을지병원 재활치료실)
송 태 승 (인제대학교 일산백병원 물리치료실)
유 남 욱 (가톨릭대학교 의정부성모병원 재활의학팀)
이 용 석 (인제대학교 상계백병원 재활치료실)
이 창 준 (충북대학교병원 재활의학과)
정 성 순 (충남대학교병원 재활센터 외래운동치료실)
정 순 용 (서울아산병원 재활의학팀)
조 은 영 (건국대병원 재활의학팀)
하 현 근 (前 삼성서울병원 재활치료실장)
한 종 태 (서울대학교병원 재활의학과)

[감수위원 (가나다 순)**]**

김 도 순 (경희의료원 재활의학과 물리치료실장)
김 미 원 (건국대병원 재활의학팀장)
김 종 대 (을지대학교 을지병원 재활치료실 팀장)
신 광 섭 (순천향대학교 서울병원 재활의학팀장)
안 희 승 (서울아산병원 재활의학팀)
염 준 우 (인제대학교 일산백병원 물리치료실장)
윤 영 진 (서울대학교병원 재활의학과 기사장)
이 형 국 (충북대학교병원 재활의학과 기사장)
장 기 우 (서울아산병원 재활의학팀장)
최 혜 균 (가톨릭대학교 의정부성모병원 재활의학팀장)
하 치 심 (국민건강보험 일산병원 재활치료센터 기사장)

[편찬위원 (가나다 순)**]**

성 준 혁 (서울아산병원 재활의학팀)
이 강 노 (서울아산병원 재활의학팀)
조 영 기 (서울아산병원 재활의학팀)

저자의 글

임상물리치료사협의회는 임상 물리치료의 질을 개선하고자 하는 여러 병원의 물리치료실(팀)장님들의 의지가 모여 만들어진 단체로 초대회장이셨던 박성일(전 아산병원 재활치료팀장) 회장님의 의지에 의해 **"물리치료 임상 가이드북"** 제작에 착수하게 되었습니다.

발간 취지는,
첫째, 임상 물리치료의 질 향상을 통한 국민보건 향상에 기여하기 위함이었으며, 국민 건강의 유지·증진에 기여하기 위하여 국가에서 실시하고 있는 의료기관평가 기준에 맞도록 물리치료계의 질적 수준을 향상시키고 향상된 수준이 전국 모든 병(의)원에서 평준화된 지침을 가지고 치료에 임할 수 있게 되는 것을 목표로 제작하게 되었습니다.

둘째, 병원 간 실습제도의 수준 평준화 및 평가양식의 정량화를 목적으로 하였습니다.
임상 학생실습교육이 효율적으로 이루어질 수 있도록 산학이 협의하여, 계량적(計量的)인 실습지침을 확립하고, 이를 학교와 임상에서 고루 활용하여 정례화(定例化)된 실습교육이 될 수 있도록 하기 위한 작업입니다. 이를 위해 본 교재에 소개되는 10개의 장에서는 기본적인 물리치료 도구 사용 방법에서부터 치료경과기록 작성법, 치료방법에 이르기까지 학생들이 임상실습 과정과 임상에 취업하였을 때 꼭 필요로 하는 내용들을 정리하였습니다.

마지막으로 **"물리치료 임상 가이드북"** 제작을 위하여 관심 가져주시고 집필하는 데 많은 도움을 주신 각 병원의 물리치료실 실(팀)장님, 기사장님들께 깊은 감사의 마음을 드리며 제작에 참여해주신 14명의 저자 선생님께도 고개 숙여 감사드립니다.

부디 본 서적이 임상 및 학교에서 좋은 지침서와 교재로서 많은 활용이 이루어지기 바랍니다.

2017년 5월 8일
임상물리치료사협의회 회장
하 현 근

감수의 글

“**물리치료 임상 가이드북**”은 임상 물리치료사라면 임상에서 환자들을 대할 때 취해야 할 태도와 유의해야 할 여러 기본원칙과 지침을 기술하고 있습니다.

이 책은 우리나라 임상 물리치료사에게 기본이 되는 지침서이며, 물리치료학과 교육에서의 교과서가 되고 임상실습의 교재 및 모든 임상에서 표준화된 지침서로 communication과 재활의학적 구성원(팀)들의 상호 보완적 치료 중재를 제공하는 데 의미 있는 서적으로 활용될 수 있기를 바랍니다. 뿐만 아니라 임상의학자들의 연구 자료를 위해 결과 자료 수집과 분석을 발전시키는 데에도 활용될 수 있기를 기대합니다.

무엇보다도 임상의 제1선에서 환자를 위한 안정성과 기능회복을 위하여 치료계획 수립 시 정확한 평가에 의한 계획, 재평가, 문제점, 예후 등을 예측하여 꼭 지켜야 할 표준화된 원칙을 습관화하면 체계적으로 치료할 때 임상 물리치료의 발전을 가져올 수 있으며 양질의 치료서비스를 환자에게 제공할 수 있습니다. 현대사회가 요구하는 의료서비스와 정보화를 충족시키려면 임상 물리치료에서의 환자 평가 및 치료가 표준화된 도구로 실행되어야 하며 그를 통해 의료관련자들에게 신뢰를 얻어야 합니다. 임상에서의 무지와 소홀함은 다른 분야의 사람들의 실수와는 달리 취급 받고 있습니다. 엄한 법적, 도덕적, 윤리적 책임을 피할 수 없음을 상기하기에 본 협의회와 시·도회는 중소병원의 물리치료사회원을 관리보호하고, 임상 표준화의 중요성을 직시하여 임상실습과 학교의 표준화에 충실해야 할 것으로 생각합니다.

끝으로 본 “**물리치료 임상 가이드북**”이 발간되기까지 수고하신 임상물리치료사협의회 임원진들께 감사하는 마음을 전하며, 열과 성의를 다하여 가이드북의 제작에 힘쓰신 여러 선생님들의 열정과 노고에 찬사를 보냅니다.

2017년 5월 8일

아산재단 영덕아산요양병원 부원장

박 성 일

목차

목차

목차

제 1 장

안전한 임상적인 환경

1-1 물리치료사와 환자와의 관계

1. 물리치료사 윤리강령

물리치료사는 박애와 봉사정신을 바탕으로 인간의 생명과 건강을 보살핌으로써 국민보건 향상에 기여한다.

하나. 물리치료사는 민족, 지역, 인종, 종교, 성별, 신분의 차별 없이 전 인류에게 봉사한다.

둘. 물리치료사는 지역사회 주민의 건강증진과 장애예방을 위하여 항상 노력한다.

셋. 물리치료사는 환자에게 양질의 치료를 제공하기 위하여 산학 연구 활동에 앞장선다.

넷. 물리치료사는 고통받는 환자와 아픔을 함께 나누며 친절과 정성으로 책무를 다한다.

다섯. 물리치료사는 전문 직업인이라는 자긍심과 사명의식을 갖고 타의 귀감이 된다.

여섯. 물리치료사는 직무상 알게 된 환자의 비밀을 임의로 타인에게 누설해서는 안 된다.

일곱. 물리치료사는 그 개인의 권위나 이름이 상업적 광고에 이용됨을 허락하지 아니한다.

여덟. 물리치료사는 동료회원은 물론 타 유관단체와도 친목을 도모하여 협화를 유지한다.

아홉. 물리치료사는 회원공동체 바탕 위에 본회의 무궁한 번영과 발전을 위하여 헌신한다.

열. 물리치료사는 물리의학 발전을 위하여 국제협력 아래 최신기술 정보교류에 동참한다.

2. 환자의 권리와 책임

1) 환자의 권리

(1) 진료 받을 권리

환자는 자신의 건강보호와 증진을 위하여 적절한 보건의료서비스를 받을 권리를 갖고 성별·나이·종교·신분 및 경제적 사정 등을 이유로 건강에 관한 권리를 침해 받지 아니하며, 의료인은 정당한 사유 없이 진료를 거부하지 못한다.

(2) 알권리 및 자기결정권

환자는 담당의사, 간호사 등으로부터 질병상태, 치료방법, 의학적 연구대상여부, 장기이식여부, 부작용 등 예상결과 및 진료비용에 관하여 충분한 설명을 듣고 자세히 물어볼 수 있으며, 이에 관한 동의여부를 결정할 권리를 갖는다.

(3) 비밀을 보호받을 권리

환자는 진료와 관련된 신체상, 건강상의 비밀과 사생활의 비밀을 침해 받지 아니하며, 의료인과 의료기관은 환자의 동의를 받거나 범죄 수사 등 법률에서 정한 경우 외에는 비밀을 누설, 발표하지 못한다.

(4) 상담·조정을 신청할 권리

환자는 의료서비스 관련 분쟁이 발생한 경우, 한국의료분쟁조정중재원 등에 상담 및 조정 신청을 할 수 있다.

2) 환자의 의무

(1) 의료인에 대한 신뢰·존중 의무

환자는 자신의 건강 관련 정보를 의료인에게 정확히 알리고, 의료인의 치료계획을 신뢰하고 존중하여야 한다.

(2) 부정한 방법으로 진료를 받지 않을 의무

환자는 진료 전에 본인의 신분을 밝혀야 하고, 다른 사람의 명의로 진료를 받는 등 거짓이나 부정한 방법으로 진료를 받지 아니한다.

(3) 병원 내 관련 규정 준수 의무

환자는 병원 내 규정을 준수하고 직원과 다른 환자를 존중하여야 하며, 병원과 체결된 재정적 의무에 책임을 져야 한다.

1-2 환자와의 의사소통

1. 의사소통을 위한 일반적인 추천사항

(1) 교육은 가능한 한 간단해야 하고, 복잡한 의학용어를 사용해서는 안 된다.

(2) 치료진행의 순서는 치료를 시작하기 전에 환자에게 설명해 주어야 한다.

(3) 환자와의 친밀감을 형성하고 현재의 치료 상황에 대한 피드백을 제공하기 위해 치료 전이나 치료 중에 환자의 질문에 성실히 답해야 한다.

(4) 목소리는 중간 톤으로 똑똑히 말해야 하고, 상황에 따라 요구되는 목소리 톤으로 변화를 준다.

(5) 환자의 이해와 문화적 배경에 대한 환자의 수준에 대해 고려해야 한다.

2. 환자와의 효과적인 의사소통 방법

(1) 환자를 친절히 맞이한다.

(2) 환자를 위해 안전하고 편안한 환경을 조성함으로써 환자가 편안함과 존중받고 있다고 느낄 수 있어야 한다.

(3) 단어의 선택과 행동을 주의 깊게 하여 지역문화의 민감성을 자극하지 않도록 한다.

(4) 환자에게 치료사 자신을 소개할 때 환자의 눈높이에 맞추어서 한다.

(5) 치료사 본인의 이름과 신분을 소개한다.

(6) 환자의 이름과 등록번호를 확인한다.

(7) 치료 시작 단계에서 치료계획 및 진행사항을 환자에게 설명한다.

(8) 치료의 효과, 적응증, 금기증 및 대체 치료에 관한 것을 환자에게 알린다.

(9) 치료 중에 질문이 있을 때 편안하게 질문할 수 있는 분위기를 만들어 준다.

(10) 환자의 질문에 대해 응답하고, 상호작용을 통해 친밀한 관계를 형성한다.

3. 효과적인 듣기의 방법

(1) 환자에게 자신의 이야기에 집중하고 있다는 생각을 갖도록 해 주어야 한다.

(2) 환자를 보고 미소를 지으며, 자유롭게 이야기를 나눌 수 있는 환경을 만든다.

(3) 행동, 얼굴표정, 목소리 톤, 자세와 같은 환자의 비언어적 의사소통에 주의집중을 한다.

(4) 단어의 의미를 명확하게 하거나, 부가적인 설명을 듣기 위하여 환자에게 확인 질문을 한다.

(5) 메시지의 내용과 의미를 완전히 이해하기 위해 환자의 대답을 깊이 생각한다.

(6) 환자의 대답에 집중하고 있음을 보여주기 위해 비언어적 행동들(고개를 끄덕이는 것, 시선을 마주치는 것)과 같은 신체적 언어를 사용한다.

(7) 환자가 하고 싶은 말을 모두 할 수 있게 충분한 시간을 줌으로써 환자를 배려한다.

(8) 환자와 공감대를 형성한다.

1-3 환자 교육

1. 환자 교육 요령

(1) 명확한 의사소통을 하기 위하여 매일 사용하는 쉬운 단어를 사용하고, 필요한 만큼 반복해서 설명한다.

(2) 환자의 주의집중, 동기부여, 능동적인 참여를 유도한다.

(3) 치료목표와 목적, 치료의 본질, 관련 절차와 같은 교육 과정의 전반적인 내용을 제공한다.

(4) 예전에 교육한 내용을 되짚어 준다.

(5) 예전과 향후에 진행될 치료를 위해 현재 교육을 연관시켜 준다.

(6) 너무 많은 것을 한꺼번에 교육하지 말아야 한다.

(7) 교육 방식이나 분량을 일정하게 유지해야 한다.

(8) 친밀한 것에서 생소한 것으로, 간단한 것에서 복잡한 것으로, 현실에서 이상으로와 같이 학습의 난이도를 조절한다.

(9) 실행과 반복을 위한 충분한 기회를 제공한다.

(10) 환자를 위해 편안한 속도로 진행한다.

(11) 적시에 피드백을 준다.

(12) 정확한 결과지식을 제공한다.

(13) 성공적인 행동에 보상을 해준다.

(14) 교육을 위한 주변 환경을 만든다.

(15) 학습에 부정적인 영향을 줄 수 있는 환경(통증이나 불편함, 걱정, 두려움, 좌절, 실패감, 창피스러움, 당황, 권태, 시간 압박 등)을 줄여 준다.

2. 노인 환자를 위한 교육

(1) 환자의 관심사, 배우기 위한 동기부여의 수준, 과거 경험에 대한 새로운 정보의 관련성을 발견함으로써 배우기 위한 방법과 시간에 대하여 평가해야 한다.

(2) 조용한 장소, 환자의 가까이에 앉기, 명확하게 말하기, 짧은 시간 안에 가르치기와 같이 학습에 도움이 되는 환경에서 환자를 가르쳐 학습과정을 향상시켜야 한다.

(3) 환자의 학습 스타일과 요구 사항들에 대하여 교육방법을 조절해야 한다. 예를 들어 환자가 시각장애가 있는 사람이라면 당일 배워야 할 운동의 그림을 환자에게 줄 필요가 있다.

(4) 읽기와 듣기, 보기, 실행과 같은 것을 배우기 위한 환자의 선호도를 알아내야 한다.

(5) 교육을 분명하게 하고, 강화하며, 입증하기 위해 교육시간에도 가족이나 친구를 데리고 와서 격려해주면 좋을 것이다.

3. 시각 손상 환자를 위한 교육

(1) 치료실에서 치료사와 주변 사람을 소개한다.
(2) 환자가 보조를 원하는지의 여부를 묻고 교육을 시작한다.
(3) 가정운동 프로그램을 위해 큰 글씨와 큰 그림으로 내용을 작성한다.
(4) 간단한 글씨체를 사용하고, 기울인 글씨체를 피하여 명확하고 간결하게 작성한다.

4. 난청 환자를 위한 교육

(1) 환자의 앞쪽 가까이에 앉는다. 환자와의 스킨십을 통해 주의집중을 유도한다. 똑똑하고 명백하게 말하되 큰소리로 말하지 않는다.
(2) 발음을 과장하지 않도록 한다.
(3) 조용한 주변 환경을 유지하도록 한다.
(4) 많은 난청 환자들이 입을 쳐다보면서 입술의 움직임을 읽기 때문에 방에 적당한 밝기의 불을 켜도록 한다. 더 나아가 행동, 얼굴표정, 손짓과 발짓을 같이 사용한다.

5. 외국인 환자(한국어를 하지 못하는 환자)를 위한 교육

(1) 환자에게 중요한 정보를 전달하기 위해 증명된 통역자를 이용한다.
(2) 환자의 모국어로 인사하며 환자의 이름을 정확하게 발음한다.
(3) 똑똑히 말하고 환자를 위한 가장 중요한 메시지에 집중한다.
(4) 문화적 차이를 고려하여 환자의 가치와 신뢰를 이해하고 목소리 음량, 자세, 행동, 시선 마주침과 같은 비언어적 의사소통에 관심을 가져야 한다.
(5) 환자의 보호자와 함께 교육을 하는 것이 좋다.
(6) 환자의 문화적 배경을 고려해야 한다.

6. 가정운동 프로그램(home exercise program)을 위한 기본적인 추천사항

(1) 가정운동 프로그램은 간결하고 알기 쉬운 단어로 작성해야 한다.
(2) 단어는 환자가 이해할 수 있어야 하며 치료사의 설명, 시범과 동일해야 한다.
(3) 간병인과 함께 생활하는 경우, 가정운동 프로그램에 간병인도 포함되어야 한다.
(4) 가정운동 프로그램은 치료의 연장선에 있는 것이다.
(5) 가정운동 프로그램은 치료 첫째 날에 시작하고, 물리치료를 중지하는 동안에도 계속 진행해야 한다.
(6) 가정운동 프로그램은 환자 교육과 재활에 대한 전체 내용이 들어 있어야 한다.
(7) 가정운동 프로그램은 3~5가지 운동이나 활동을 제공해 주어야 한다.
(8) 운동이나 활동들은 반복의 수와 세트의 수, 유지시간, 운동저항의 양, 운동이나 활동을 수행하기 위한 자세, 운동이나 활동의 기간, 진행의 방법과 빈도수를 제시해야 한다.

(9) 운동과 일상생활 활동을 분류하고, 환자가 너무 많이 자세를 변화시키지 않도록 한다.
(10) 운동이나 활동의 도표, 그림 또는 사진을 포함한다.
(11) 복잡하지 않아야 한다.
(12) 가정운동 프로그램은 표준어로 작성되어야 한다.
(13) 어려운 의학용어는 피해야 하고, 짧은 문장으로 작성한다.
(14) 복잡한 단어는 간단한 용어로 대체해야 한다.
(15) 글씨는 보기 쉽게 크게 작성한다.
(16) 시각 손상을 가진 환자를 위해 설명문은 그림과 배경, 글자들의 대비를 잘 조절해야 한다.
(17) 가정운동 프로그램은 읽기 쉽게 작성되어야 한다.

1-4 환자 의무기록 정보

1. 환자 정보 보호와 보안에 관한 지침

(1) 병원의 모든 직원은 환자정보 보호와 보안정책을 준수해야 한다.

(2) 정당한 사유 없이 의무기록에 보관된 개인정보를 탐지하거나 누출, 변조 또는 훼손해서는 안 된다.

(3) 공개된 장소(복도, 엘리베이터, 식당 등)에서 환자의 개인정보를 대화하지 않는다.

(4) 환자의 개인 신상정보가 모니터상에 노출되지 않도록 자리를 이탈할 경우 로그아웃하거나 화면보호기를 작동한다.

(5) 공개된 장소, 게시물에 환자 이름, 주민등록번호 및 진단명을 함께 게시하지 않는다.

(6) 환자의 개인정보 보호 요청에 적극 대응하여 신속하게 처리한다.

2. 의무기록 사본 발급 절차

1) 입원치료 중 발급

담당의사가 사본 발급신청서 작성 → 의무기록 사본 발급창구에서 발급 및 수납

2) 외래진료를 받는 경우

원무과 접수 → 진료비 수납 → 해당 진료과 접수 → 사본 발급신청서 작성 → 의무기록 사본 발급창구에서 발급 및 수납

3) 외래에서 의무기록 사본만 발급받는 경우

원무과 접수 → 진료비 수납 없음 → 해당 진료과 접수 → 사본 발급신청서 작성 → 의무기록 사본 발급창구에서 발급 및 수납

3. 사본 발급대상자 구비 서류

(1) 환자 본인이 사본 발급 요청 시: 신분증 제시

(2) 환자 가족이 사본 발급 요청 시: 발급신청자 신분증, 환자의 신분증 사본, 환자가 자필 서명한 사본 발급동의서, 가족관계 서류

(3) 제3자 또는 대리인이 신청: 발급신청자 신분증, 환자의 신분증 사본, 환자가 자필 서명한 사본 발급동의서 및 위임장(단, 만 17세 미만 환자는 신분증 사본 제외)

(4) 환자가 의무기록 사본 발급을 원하지 않아 "진료정보 비밀보호 신청서"가 제출된 경우 환자 본인 이외에 어느 누구에게도 사본을 발급하지 않는다.

1-5 환자의 낙상 관리

1. 병동에서의 낙상 환자 평가

1) Falls risk assessment tool

표 1-1. 낙상 위험 평가지

위험요인	0	1	2	3	점수
연령	15~59세	60~64세	65~69세	14세 이하 70세 이상	
낙상력	1년 안에 낙상이 없었음	6개월 내에 낙상이 있었음	3개월 내에 낙상이 있었음	1개월 내에 낙상이 있었음	
균형	혼자서 거동을 잘함	보조기구를 이용하여 혼자 거동 가능	2명 이상의 도움 또는 타인의 도움을 받아 보조기구 사용하여 거동 가능	운동 및 활동을 스스로는 할 수 없고 도움을 받아 체위 변경 가능	
의식상태	시간, 사람, 장소에 대한 지남력이 있음	사람과 장소에 대한 지남력이 있음	사람에 대한 지남력이 있음	지남력 장애나 의식 혼미	
전신상태	정상	식욕부진, 어지럼증	빈혈, 수면장애, 기립성 저혈압	영양부족 상태와 체중 감소	
시력	정상	안경, 의안, 콘택트렌즈	백내장이나 녹내장 있으며 시력이 나쁨	심한 시력장애	
의사소통	정상	이해는 하지만 언어구사능력 결함, 청력장애	말하기장애, 의사소통장애	말하기와 청력장애 심함, 의사소통장애	
약물복용	없음	심혈관계 약물 (β-blockers antihypertensives diuretics 등)	정신신경계 약물 (tranquilizers sedatives psychotropics hypnotic 등)	심혈관계 약물 및 정신신경계 약물 둘 다	
만성질환	없음	1가지	2가지	3가지 이상	
배뇨	없음	빈뇨(1일 6회 이상)	야뇨증(1일 2회 이상) 스트레스성 실금	절박실금 (빈뇨, 야뇨증, 급뇨)	

※ 총점: 0~7=LOW risk
8~17=Medium risk
18~30=High risk

총 점:
고위험군(O/X):
작 성 자:

2. 치료실에서의 낙상 평가

1) 버그 균형 척도(Berg balance scale; BBS)를 사용하여 평가한다.

2) 버그 균형 척도에 의한 낙상 위험 평가

(1) 고위험군: 0~20점

① 반드시 안전바(side rail)가 있는 침상에서 치료받도록 안내한다.
② 반드시 치료사 및 보호자의 도움을 받아 침상이동을 실시한다.
③ 환자와 보호자에게 낙상 예방 교육을 실시한다.
④ 치료 중에도 지속적으로 환자의 상태와 위치를 확인한다.
⑤ 치료실을 떠나기 전까지 반드시 치료사의 감독하에 움직인다.

(2) 중증도 위험군: 21~40점

① 안전바(side rail)가 있는 침상에서 치료받도록 안내한다.
② 환자와 보호자에게 낙상 예방 교육을 실시한다.
③ 보호자는 치료사의 감독하에 침상이동을 실시한다.
④ 치료 중에도 지속적으로 환자의 상태와 위치를 확인한다.

(3) 저위험군: 41~56점

① 환자와 보호자에게 낙상 예방 교육을 시킨다.
② 환자와 보호자는 필요한 경우 반드시 치료사의 도움을 요청한다.

3. 낙상 예방 대책

(1) 치료 대기 중에 이송 침대의 안전바(side rail)는 반드시 올려놓고, 보호자가 지키도록 한다.
(2) 휠체어나 침대에서 이동하기 전 잠금장치를 꼭 확인한다.
(3) 낙상의 위험이 있는 환자가 화장실을 갈 때 반드시 치료사 및 보호자의 도움을 받아서 화장실로 이동한다.
(4) 의무기록을 확인해야 한다.
(5) 환자가 기립성 저혈압이 있는지 치료 시 관찰해야 한다.
(6) 환자의 체위 변경 시에는 보호자나 치료사의 도움을 받아 단계적으로 천천히 움직이도록 한다.
(7) 운동치료가 끝나면 치료가 끝났음을 알리고, 환자를 보호자에게 인계하여 안전하게 다음 치료 장소로 이동하게 한다.
(8) 낙상 사고의 원인이 될 수 있는 것들을 정리한다(의료기기와 전선, 수액걸이 및 치료매트 주변의 물품).
(9) 환자의 보행 및 이동 경로에 장애가 없도록 하는 등 낙상 유발을 방지하기 위하여 항상 치료실 환

경을 정리한다.

⑽ 환자는 이동할 때 고정되지 않아 미끄러질 위험이 있는 휠체어나 치료 장비를 잡고 이동하지 않는다.

⑾ 바닥이 미끄럽지 않도록 관리한다.

⑿ 환자가 운동치료실 내 화장실 사용 시 안전손잡이, 응급상황을 알릴 수 있는 호출기 등 안전장치에 대한 교육을 한다.

⒀ 운동치료실 내에서 계단 오르내리기는 반드시 담당치료사의 지도하에 시행한다.

⒁ 낙상 주의 포스터를 붙여 낙상 예방을 항상 경계할 수 있게 한다.

⒂ 환자나 보호자는 도움이 필요한 경우에는 반드시 치료사의 도움을 요청하도록 교육한다.

4. 트레드밀(treadmill) 이용 시

(1) 트레드밀 시작과 끝은 반드시 치료사가 기계를 작동하고 이동시킨다.

(2) 트레드밀 이용 시 보호자나 치료사 등이 항상 상주하도록 한다.

(3) 트레드밀 이용 시 균형이 조금이라도 불안한 환자는 탈부하 장치를 걸고 걷게 한다.

(4) 고정식 자전거 등 모든 기능 장비를 사용할 시에는 보호자가 옆에 상주하게 한다.

5. 낙상 사고 발생 시 대처

(1) 즉각적인 구호 조치를 취한다(활력징후 측정 및 기타 필요한 조치).

(2) 주치의 및 부서장에게 연락을 취한다.

(3) 낙상사고 현장 사진을 찍고, 나중에 낙상 예방 환경 개선 후 사진도 찍는다.

(4) 낙상 보고서를 작성한다.

① 낙상 추정시각 및 장소

② 최초 발견자 및 발견시각, 발견 당시 구호 조치

③ 담당치료사(최초 발견자와 담당치료사가 다를 경우)의 사고인지 시간 및 사고 추정시간의 담당치료사 상황

④ 병동 및 주치의 연락 시간 및 답변내용

⑤ 낙상 추정 요인 및 개선계획

⑥ 기타 의학적인 부분은 주치의와 상의하여 작성

(5) 환자안전 보고서를 의료진 관리실에 접수하고 개선안을 마련하여 적용한다.

6. 낙상 예방 교육(그림 1-1)

(1) 낙상의 위험이 있는 경우는 특히 주의해야 한다.

① 70세 이상 또는 14세 이하

② 이뇨제, 진정제, 항경련제 등의 약물을 복용한 경우

③ 낙상 경험, 보행장애, 혼미, 어지럼증이 있는 경우
④ 전신쇠약, 시력 및 청력장애, 배뇨 및 배설장애, 골다공증이 있는 경우
⑤ 기타 낙상의 위험이 높은 경우

2) 낙상에 대한 주의사항

(1) 안전바(side rail)를 항상 올려야 한다.
(2) 환자에게 필요한 물건은 가까이 두어 물건을 잡으려다 균형을 잃지 않도록 한다.
(3) 침상 주변을 정리 정돈하여 낙상 위험 발생요인(물기, 전선, 기구 등)을 제거한다.
(4) 환자가 혼자 있지 않도록 한다.
(5) 수면 중 깨어서 화장실을 갈 때는 반드시 보호자의 도움을 받아 침상에서 내려오도록 한다.
(6) 어지러운 증상이 있을 경우 침상에서 갑자기 일어나지 않도록 한다.
(7) 도움이 필요한 경우 호출기를 이용하여 반드시 도움을 요청해야 한다.
(8) 도보나 휠체어로 이동 시 문턱 등 바닥의 높낮이가 다를 수 있으므로 주의해야 한다.
(9) 야간에도 낮은 조명을 켜 놓아야 한다.
(10) 병실의 침대는 항상 바퀴가 고정되어 있어야 하며 침대 위에 서서 옷을 갈아입지 않도록 한다.
(11) 환자를 휠체어로 옮길 때는 잠금장치를 하여 미끄러지지 않도록 한다.
(12) 바닥이 미끄럽지 않은 신발을 신도록 한다.
(13) 샤워실 바닥이 미끄러우므로 이용 시 반드시 보호자와 함께해야 한다.
(14) 낙상이 발생한 경우 곧바로 의료진에게 알려야 한다.

운동치료실 낙상 예방 교육

1. 이동 시
(1) 반드시 보호자와 같이 이동하시고, 환자 혼자서는 이동하지 못하게 하십시오.
(2) 무거운 환자는 혼자 이동시키지 마시고 반드시 도움을 요청하십시오.
(3) 이동 전에 휠체어나 침대를 잠그십시오.
(4) 환자 이동방법을 숙지하시고 그대로 하십시오.

• 2인 이동 시
① 휠체어를 최대한 이동할 곳에 가깝게 위치시키십시오.
② 휠체어를 잠그십시오.
③ 한 사람은 바지나 환자의 팔(팔 힘이 있는 경우), 다른 한 사람은 무릎 밑을 잡으십시오.
④ 구령에 맞추어 동시에 이동시키며, 무릎을 잡은 사람이 먼저 들지 않도록 주의하십시오.

• 1인 이동 시
① 휠체어를 잠그십시오.
② 편마비 환자는 건강한 쪽을 이동하려는 곳에 가깝게 위치시키십시오.
③ 발이 바닥에 잘 닿았는지 확인하시고, 발은 무릎 뒤로 위치시키십시오.
④ 환자의 체중을 앞으로 숙이게 하시고 구령에 맞추어 일어나게 하십시오.

2. 운동치료실에서는 환자가 혼자 일어나 움직이지 않도록 주의하고, 환자를 혼자 두고 환자 옆을 떠나지 않도록 항상 주의하십시오.

3. 걷는 환자는 바닥이 미끄럽지 않은 신발이나 운동화를 착용하시고, 바지가 긴 경우 환자가 바지를 밟고 넘어지지 않도록 바지를 걷거나 발목토시를 착용하십시오.

4. 휠체어를 탔을 경우 반드시 팔걸이 및 안전벨트를 착용하시고, 침대는 옆 난간을 올려놓고 계십시오. 체위 변경 시 갑자기 움직이지 않도록 단계적으로 천천히 움직이십시오.

5. 무리한 이동이나 걷기를 시도하지 마시고 치료사의 지도를 받은 후 시행하십시오. 기구운동이나 보행 보조도구 사용 시 치료사의 지도를 받은 후 반드시 보호자와 함께 이용하도록 하십시오. 걷기 전에 바닥이 안전한지(물기, 전선 등) 다시 한 번 확인하십시오.

6. 휠체어의 잠금장치가 고장이 난 경우에는 즉시 수선실에 연락하여 수리를 받으십시오.

* 본인은 위 낙상 예방 교육을 받았습니다. ________ 년 월 일

그림 1-1. 낙상 예방 교육 안내지.

1-6 감염 관리

1. 감염 예방을 위한 질병관리본부 권고사항

1) 손 씻기

(1) 폴리글러브를 낀 후에도 혈액, 체액, 객담, 오염된 물체 등에 접촉한 후에는 손을 씻어야 한다.

(2) 한 사람을 치료하더라도 다른 부위를 치료하기 전에 손 씻기가 필요할 수 있다.

(3) 순수한 비누 또는 수분이 없는 살균제나 항균제를 사용한다.

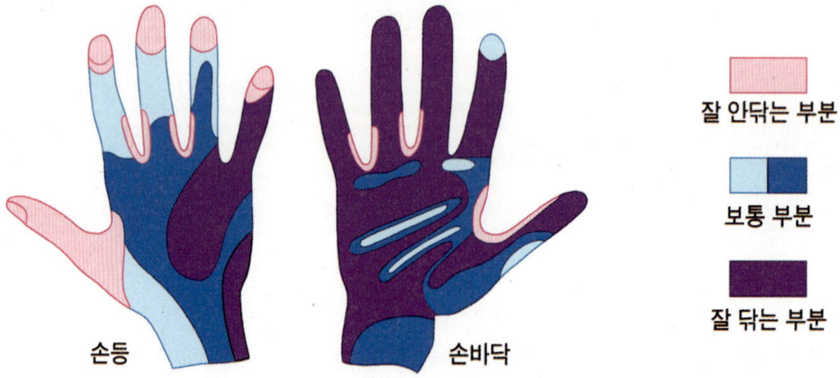

그림 1-2. 손 씻기 시 놓치기 쉬운 부분.

2) 폴리글러브

혈액, 체액, 객담, 오염된 물질, 점액물질, 고농도 미생물 포함 물질이나 손상된 피부에 접촉할 때는 깨끗하고 살균된 폴리글러브를 사용한다.

3) 마스크, 눈 보호장비(eye protection), 얼굴 보호장비(face shield)

혈액, 체액, 객담이 튈 위험이 있는 환자를 치료하는 동안에 눈, 코, 입의 점막을 보호하기 위해 마스크, 눈 보호장비, 얼굴 보호장비를 착용해야 한다.

4) 가운

혈액, 체액, 객담이 튈 것 같은 환자를 치료하는 동안에 옷이 더러워지는 것을 막고 피부를 보호하기 위해 깨끗하고 무균상태의 가운을 착용한다.

5) 환자 보호장비(patient care equipment)

재사용 가능한 장비는 반드시 재처리 후 사용하며 일회용품은 적절히 폐기되어야 한다.

6) 환경조절(environment control)

일상적인 처치, 세척, 환경적 표면, 침대, 침대 난간, 침대 주위 장비를 소독해야 한다.

7) 린넨(linen)

특정한 방법으로 더럽혀진 린넨을 다루고, 수송하며, 처리해야 한다.

8) 심폐소생술(resuscitation)

구강 대 구강 소생 방법 대신 일회용 마우스피스, 앰부백을 사용한다.

9) 환자배치(patient placement)

감염 위험이 있는 환자는 1인실에 배치한다.

2. 공기, 접촉, 비말감염을 막기 위한 질병관리본부 권고사항

1) 공기접촉 주의: 결핵, 홍역, 수두

(1) 호흡 격리실

(2) 방에 들어갈 때는 마스크 착용

(3) 환자의 입원실 밖 외출 제한

(4) 환자의 입원실 밖 외출 시에는 마스크 착용

2) 기침, 코풀기, 말하기를 할 때의 지침 감염: 유행성 이하선염, 풍진, 백일해, 독감

(1) 격리실 수용

(2) 방에 들어갈 때는 마스크 착용

(3) 환자의 입원실 밖 외출 제한

(4) 환자의 입원실 밖 외출 시에는 마스크 착용

3) 직접 접촉 시의 지침

(1) 격리실 수용

(2) 글러브와 가운(환자를 직접 접촉하거나 환자의 환경과 접촉 시)

(3) 환자 독립사용 장비

(4) 환자의 입원실 밖 외출 제한

3. 산업안전 보건 관리자의 보편적인 주의 및 권고사항

(1) 체액과 접촉 시에는 안전장비와 의류를 착용한다.

(2) 감염폐기물은 적절한 용기에 버리도록 한다.
(3) 날카로운 물체나 주사침은 적절한 용기에 버리도록 한다.
(4) 작업장과 환자가 있는 곳은 깨끗하게 관리한다.
(5) 글러브를 벗은 직후 손을 씻어야 한다.
(6) 주사침에 대한 노출, 혈액 노출, 어떤 개인적인 병이든 반드시 책임자에게 즉각 보고하며 지시를 받는다.

4. 무균법

1) 다음을 이용하여 장비를 살균 소독한다.

(1) 120~130℃의 열과 수압
(2) 약물, 플라스틱, 봉합선을 이온화 방사선을 이용하여 살균한다.
(3) 비포자형성 유기물(non-spore-forming organism)은 끓는 물(100℃)을 이용한다.
(4) 건열과 가스(에틸렌 옥사이드 또는 폼알데히드 가스)

2) 다음을 이용하여 미생물을 감소: 소독

(1) 정수를 위한 여과
(2) 공기나 표면 소독을 위한 자외선
(3) 표면과 손 세척을 위해서 항균 제품으로 세척
(4) 염소 처리, 요오드, 페놀, 암모니아, 포름알데히드와 같은 화학물질
(5) 수치료 장비 소독은 배수와 물탱크 청소 및 표백제, 포비돈-요오드, 클로라민과 같은 살균 물질을 가지고 펌프와 장비를 문지른다.

3) 다음을 이용하여 미생물을 억제: 살균

(1) 살균 물질: 알코올, 요오드
(2) 제4암모니아(quaternary ammonia)
(3) 살균 비누
(4) 월풀, 튜브, 탱크, 풀에 항균성 첨가제 사용

5. 원내 감염

(1) 상기도 감염
(2) 수술 부위 감염
(3) 호흡기계 감염
(4) 혈류 감염

(5) 장관 감염

(6) 중추신경계 감염

(7) 원내 균류 감염

(8) 박테리아 폐렴, 결핵균, 바이러스성 폐렴 또는 인플루엔자와 같은 원내 폐렴

(9) 포도상구균, 녹농균, 대장균, MRSA, VRSA와 같은 항생제 내성 원내 감염

6. 감염성 질환

1) 후천성 면역결핍 바이러스(HIV)에 의한 에이즈(AIDS)

다음과 같은 면역체계 기능 이상을 일으킨다.

(1) 에이즈에 전파되기 쉬운 고위험 행동

성 접촉, 오염된 주사침, 출산 전 모태감염, 출산 후 모유로 인한 감염

(2) 에이즈에 전파되기 어려운 저위험 행동

껴안기와 키스와 같은 일상적인 접촉

(3) 에이즈의 의학적 관리

후천성 면역결핍 바이러스 전염을 막기 위해서 다제사용 치료, 환자 교육

2) 간염(Hepatitis)

화학적 요인에 의한 바이러스성 또는 박테리아성 감염에 의해 야기된 간염

(1) A형 간염

① 대소변을 통해 전파된 급성 감염성 간염

② 구강 접촉, 오염된 음식이나 물, 음식물 취급자의 감염된 손

③ A형 간염의 예방: 청결, 화장실 사용 후의 손 씻기, 공중위생, 면역체계 관리

④ A형 간염의 의학적 관리: 정맥주사, 진통제, 급성 증상의 치료

(2) B형 간염

① 감염된 체액 또는 조직을 통한 혈청 감염 또는 성 접촉, 혈액과 혈액산물, 모성감염, 오염된 바늘

② B형 간염의 예방

- B형 간염 백신, 교육, 일상생활 변화, 건강한 습관
- B형 간염은 A형 간염보다 더욱 접촉 전염성이 강함

③ B형 간염의 의학적 관리: 인터페론(항바이러스성 물질)

(3) C형 간염

① B형 간염(HBV)과 같은 방법으로 전파되며 간 손상과 간암을 일으킬 수 있다.

② C형 간염의 예방: 생활습관의 변화와 환자 교육은 병의 전파를 감소시키며 건강한 습관을 고취한다.

③ C형 간염의 의학적 관리: 인터페론과 급성병증의 치료

3) 결핵(호흡기계 감염)

(1) 감염된 사람과의 접촉을 통한 마이코박테륨 결핵에 의해 전파된다.

(2) 기침에 의해 객담과 침이 결핵균의 전파를 돕는다.

7. 격리병실 및 격리침상 표지

격리표시	해당 질병
A air	결핵, 홍역, 수두 등 공기로 전파되는 질환
B Blood	Hepatitis B, Hepatitis C 등 혈액으로 전파되는 질환
C Contact	Blood MRSA, MRPA, MRAB, CDAD 등 접촉을 통해 전파되는 질환
C+ Contact+	VRE, VRSA, CRE 등 접촉을 통해 전파되며 강화된 주의가 필요한 질환
I HIV	HIV 혈액을 통해 전파되며 특별관리 질환

그림 1-3. 감염 관리 스티커.

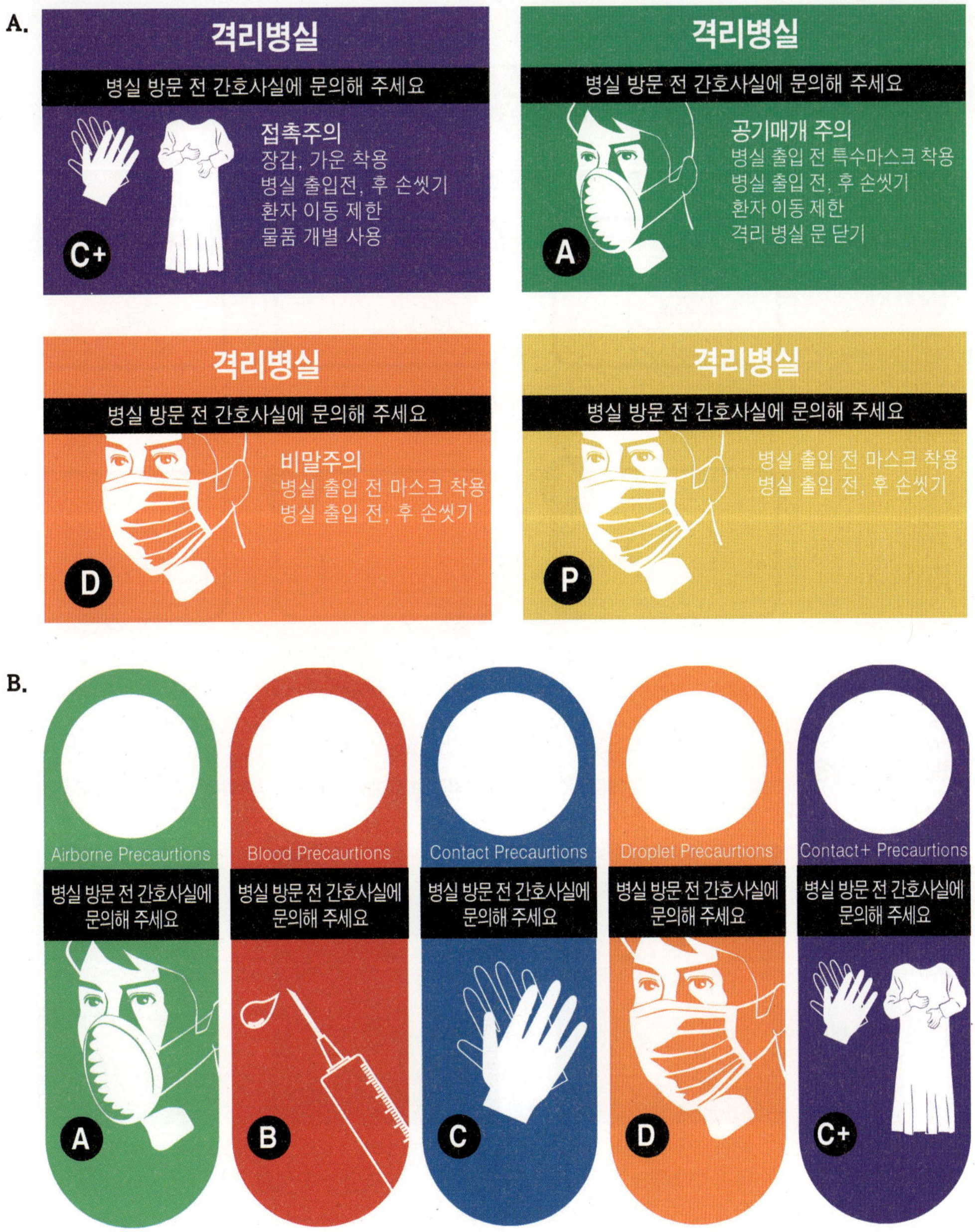

그림 1-4. 격병실 입구(**A**) 및 침상용(**B**) 격리표지.

8. 접촉격리 병실 출입 요령(그림 1-5)

절차	순서
1. 손위생	알코올 젤 이용 손 전체와 손목을 알코올 젤이 마를 때까지 20~30초 문지른다. 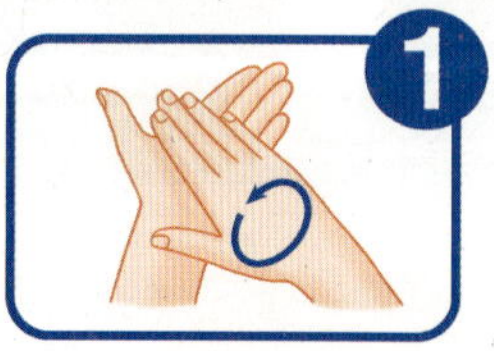 손바닥과 손바닥을 마주대고 문질러 주세요. 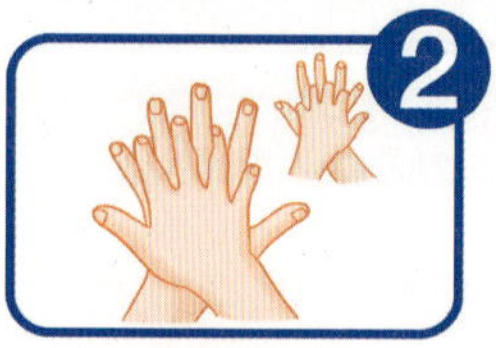 손등과 손바닥을 마주대고 문질러 주세요. 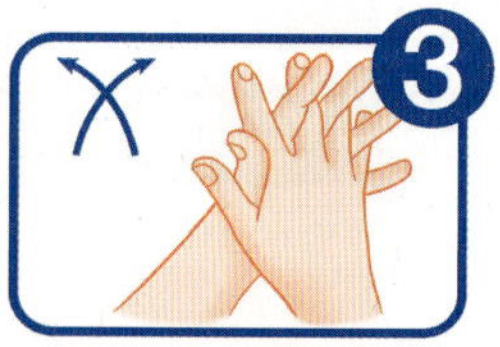 손바닥을 마주대고 손깍지를 끼고 문질러 주세요. 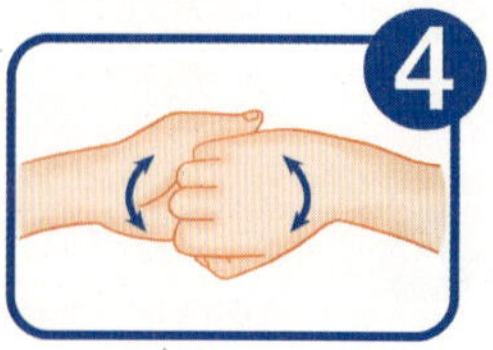 손가락을 마주잡고 문질러 주세요. 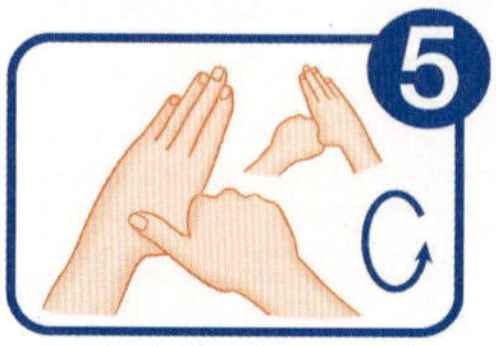 엄지손가락을 다른 편 손바닥으로 돌려주며 문질러 주세요. 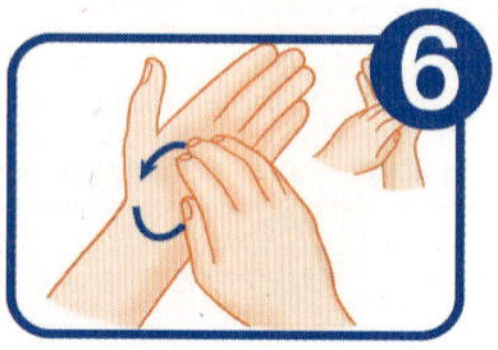 손바닥을 반대편 손바닥에 놓고 문지르며 손톱 밑을 깨끗하게 하세요.
2. 가운과 장갑 착용 후 입실	가운과 장갑에 오염물질이 묻었을 경우 병실에서 벗고 '1. 손위생' 후 다시 착용
3. 장갑과 가운 제거	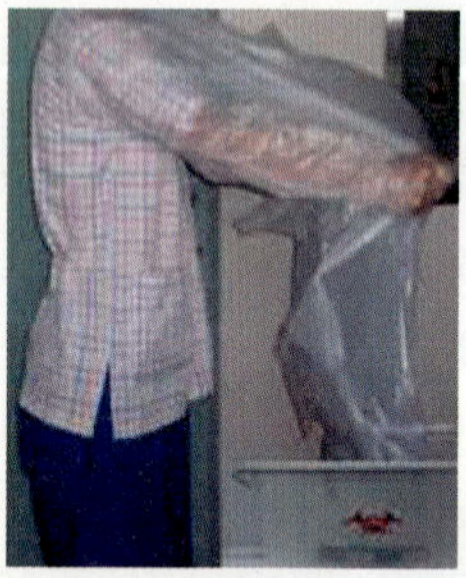 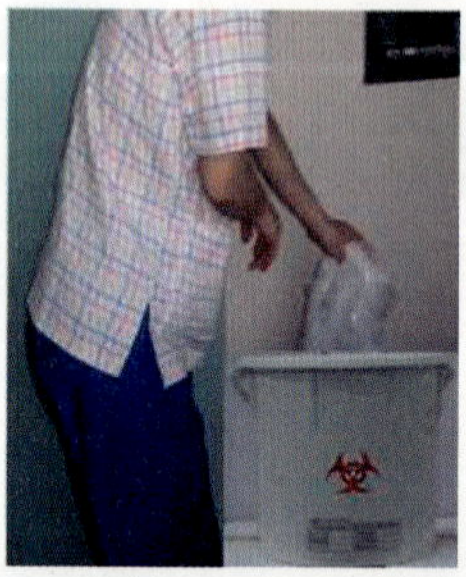 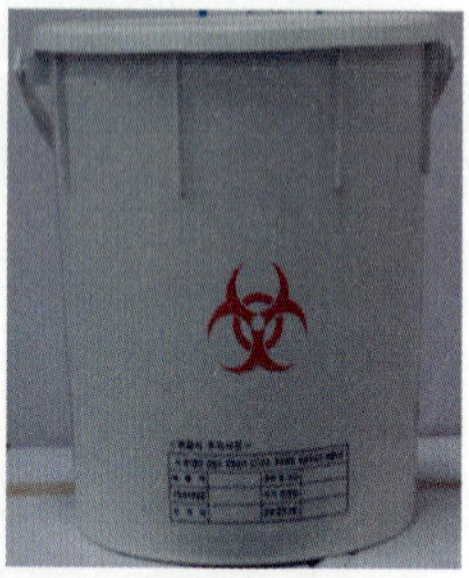 ① 목과 허리부분이 오염되지 않도록 끈을 풀거나 가운 앞면을 당겨 벗는다. ② 목과 어깨부터 오염되지 않은 안쪽으로 오염된 바깥쪽을 감싸면서 말아서 벗고 장갑도 함께 벗은 후, 격리의료 폐기물통(붉은색 도형)에 버린다.
4. 손위생	'1. 손위생'과 동일
5. 병실 나오기	깨끗한 손이 병실 내 측면 및 오염 환경과 재접촉하지 않도록 주의하면서 나온다(예: 접촉 부분은 휴지나 종이타올을 이용하여 문고리를 잡는다).
6. 손위생	'1. 손위생'과 동일

그림 1-5. 접촉격리 병실 출입 시 보호장구 착용.

9. 손 소독의 방법과 손 씻기가 필요한 상황(그림 1-5, 1-6)

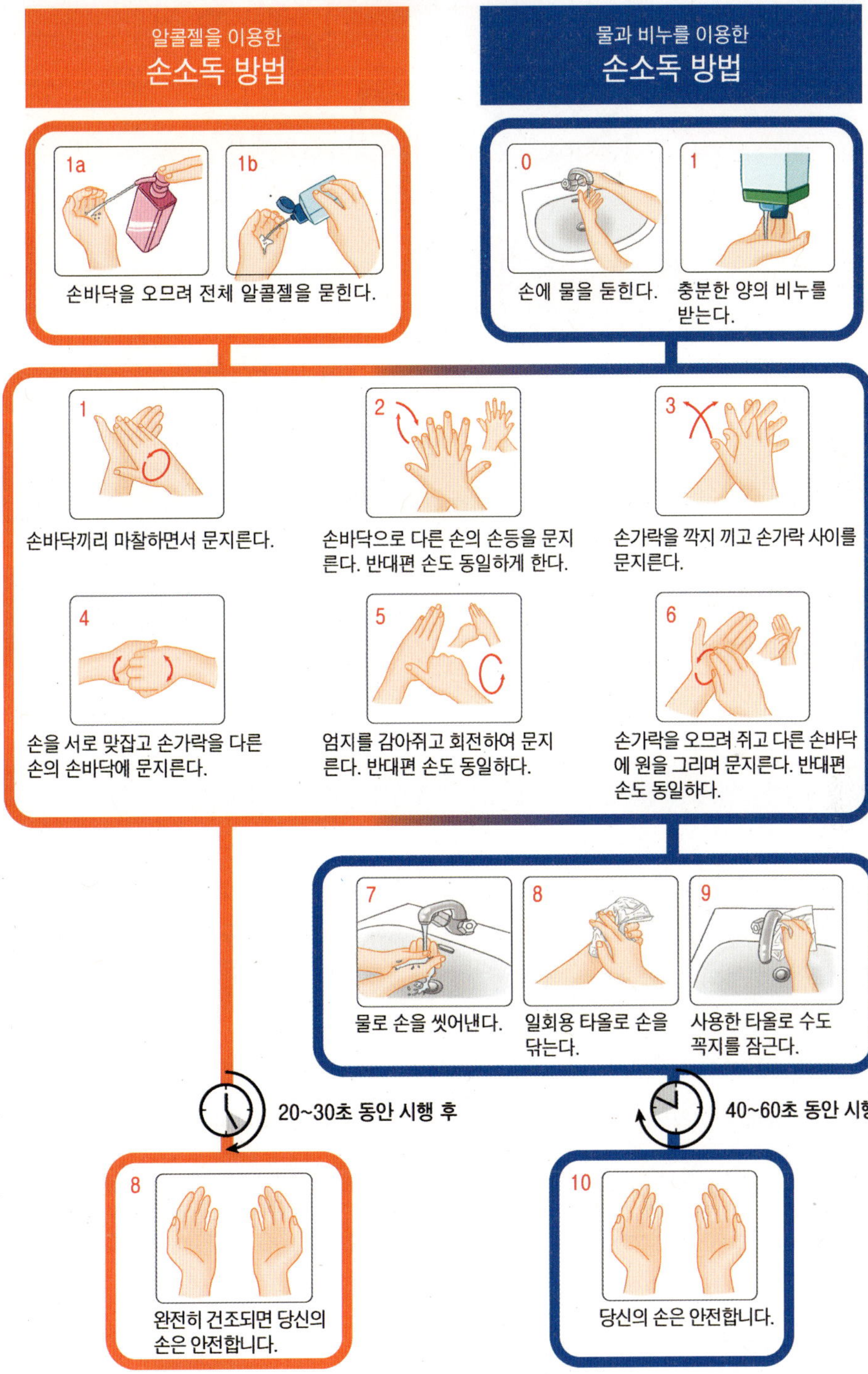

그림 1-6. 손 씻기 방법.

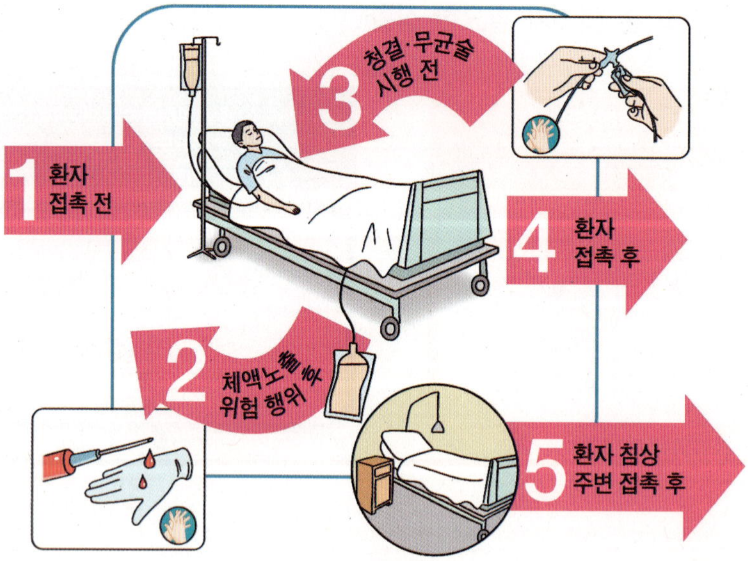

그림 1-7. 손 위생이 필요한 5가지 경우.

10. 치료실 감염 관리 원칙

1) 치료실 일반적인 원칙

(1) 치료실에서는 다양한 치료를 제공하기 위하여 많은 환자와 직접적인 접촉을 하기 때문에 환자 간 교차 감염이 발생할 수 있다.

(2) 치료실 책임자는 직원에게 병원 감염 규정을 교육해야 한다.

(3) 치료사는 다른 환자에게 갈 때 반드시 손을 씻어야 하며 환자를 만지기 전과 후에 손을 씻는다.

(4) 환자를 치료한 후에 치료사가 손 씻기가 편하도록 세면대가 설치되어 있어야 한다.

(5) 손 씻기는 모든 환자를 치료하기 전과 후에 반드시 해야 하며 치료사들은 감염의 가능성이 있는 환자와 접촉한 후 주의 깊게 손을 씻어야 한다.

2) 치료실 구조 및 관리

(1) 치료실은 치료사가 환자와 환자 사이를 이동할 수 있는 충분한 공간이 마련되어야 한다.

(2) 모든 매트와 탁자는 세척과 소독이 가능하도록 방수가 되는 재질로 되어 있어야 한다.

(3) 교차 감염을 예방하기 위한 가장 중요한 요인은 손 씻기이므로 세면대는 치료사가 쉽게 접근할 수 있는 곳에 있어야 한다.

3) 치료실 감염 관리

(1) 치료사는 감염 관리 지침에 대하여 잘 알고 시행해야 한다.

(2) 손 씻기는 모든 환자의 접촉 전과 후에 수행해야 한다.

(3) 감염된 환자를 치료할 때는 환자와 환자가 입은 옷과 직접적으로 접촉하므로 장갑과 가운을 착용해야 한다.

(4) 혈액, 모든 체액, 배설물, 분비물, 점막과 손상된 피부를 가진 환자의 치료 후 곧바로 치료 장비를 소독액이나 알코올로 소독한다.

(5) 치료실에 외부인의 출입을 자제한다.

(6) 사용하는 기구들의 부속물을 정기적으로 교체한다.

(7) 자주 사용하는 기구들의 소독을 퇴근 전에 매일 실시한다.

(8) 병실 치료를 하는 경우에는 정해진 가운을 사용한다.

(9) 감염의 위험이 있는 환자는 마지막 시간을 이용하여 치료한다.

4) 소독약품

(1) 손 씻기 약품: Clesis, Microshield

(2) 기구 소독: 락스(100:1로 희석하여 사용)

(3) 가능한 한 일회용품을 사용하고 사용 후 소각하는 것을 원칙

1-7 치료하는 동안 환자 안전

1. 정상의 활력징후(vital sign)

1) 성인 혈압

(1) 정상 혈압: 120mmHg이나 낮은(수축기 혈압), 80mmHg이나 낮은(이완기 혈압)

(2) 고혈압 전 단계: 120~140mmHg(수축기 혈압), 80~90mmHg(이완기 혈압)

(3) 1단계 고혈압: 140~159mmHg(수축기 혈압), 90~99mmHg(이완기 혈압)

(4) 2단계 고혈압: 160~179mmHg(수축기 혈압), 100~109mmHg(이완기 혈압)

(5) 3단계 고혈압: 180mmHg 이상(수축기 혈압), 110mmHg 이상(이완기 혈압)

2) 유아, 어린이, 청소년의 정상혈압

(1) 유아 정상혈압: 80/50mmHg

(2) 어린이 정상혈압: 100/55mmHg

(3) 청소년 정상혈압: 115/70mmHg

3) 성인, 유아, 어린이, 청소년의 정상 심박수(HR)

(1) 성인 정상 심박수: 분당 70bpm(범위 60~100)

(2) 성인 비정상 심박수: 서맥 60bpm 이하, 빈맥 100bpm 이상

(3) 유아 정상 심박수: 120bpm(범위 70~170)

(4) 어린이 정상 심박수: 120bpm(범위 75~140)

(5) 청소년 정상 심박수: 85bpm(범위 50~100)

4) 성인, 유아, 어린이, 청소년의 체온과 호흡수(RR)

(1) 성인

① 정상 체온: 37.0°C

② 정상 호흡수: 분당 12~18회

(2) 유아

① 정상 체온: 36.8°C

② 정상 호흡수: 분당 30~50회

(3) 어린이

① 정상 체온: 37.0°C

② 정상 호흡수: 분당 20~40회

(4) 청소년

① 정상 체온: 37.0°C

② 정상 호흡수: 분당 15~22회

5) 혈압, 심박수, 호흡수, 체온 증가 및 감소요인

(1) 혈압, 심박수, 호흡수, 체온 증가

① 감염, 불안, 통증

② 운동(수축기 혈압과 심박수)

③ 고혈당

④ 저혈당과 저칼륨(심박수)

⑤ 낮은 적혈구

⑥ 헤모글로빈(심박수와 호흡수)

⑦ 급성 심근경색, 관상동맥질환, 천식, 빈혈증

(2) 혈압, 심박수, 호흡수, 체온 감소

① 헤모글로빈 감소, 적혈구(수축기 혈압과 체온)

② 낮은 칼륨(수축기 혈압), 급성 심근경색(심박수와 수축기 혈압)

③ 마취제, 칼륨 증가(심박수), 저혈당(체온), 빈혈증(수축기 혈압)

2. 혈당 이상

1) 고혈당증의 징후와 증상: 고혈당이 200mg/dL 이상일 때

(1) 극심한 갈증, 잦은 소변

(2) 희미한 시각, 건조한 피부

(3) 메스꺼움, 구토, 비정상적인 통증

(4) 피로, 무기력 상태

(5) 어지럼증, 식욕 증가

(6) 체중 감소, 감염

(7) 당, 케톤을 함유한 소변

2) 저혈당 징후와 증상: 50mg/dL 이하일 때

(1) 심박수 증가 및 현기증

(2) 발한, 불안정함, 약화

(3) 두통, 피로, 시력 장애

(4) 혼란, 창백함, 행동 변화

(5) 어색함, 입안의 감각 없음

3) 응급처치

(1) 고혈당

주치의에게 연락하고 환자를 도울 수 있는 사람이 올 때까지 관찰한다.

(2) 저혈당

오렌지 주스 반 컵, 사탕 같은 당분을 섭취시키고 주치의에게 연락한다.

4) 당뇨병 환자를 위한 예방 및 관리

(1) 운동 전 환자의 포도당 수치를 알아본다.
(2) 혈당이 250mg/dL 이상이면 운동을 하지 않는다.
(3) 운동 전 주사 맞는 부위를 확인한다.
(4) 인슐린 주사를 맞은 근육은 운동시키지 않고, 주사 맞은 부위에는 물리치료를 시행하지 않는다.
(5) 당뇨에 대하여 환자에게 발 관리 교육을 한다.
(6) 환자에게 음식물 섭취에 관한 교육을 한다.

3. 물리치료 중재를 중단해야 할 일반적인 징후 및 증상

(1) 체온이 38°C 이상
(2) 이완기 혈압이 110mmHg 이상
(3) 수축기 혈압이 20mmHg 이하로 떨어지거나 심박수가 20bpm 이상 올라갈 때
(4) 휴식 시 심박수가 130bpm 이상이거나 40bpm보다 적을 때
(5) 흉통, 가슴 두근거림, 불규칙한 맥박
(6) 산소포화도가 90%보다 낮을 때
(7) 혈당이 250mg/dL일 때
(8) 청색증, 발한
(9) 어지럼증, 실신
(10) 양쪽 다리나 발에 부종이 있는 경우

4. 임상에서의 약물 치료와 환자에게 발생하는 부작용

1) 비최면성 진통제

(1) 흔히 불리는 상품명

Abenel, Anacin-3, Datril, Dolanex, Exdol, Halenol, Liquiprim, Panadol, Tempra, Tylenol, Valadol

(2) 부작용

① 위장계 통증, 어지럼증, 무기력, 오한과 발한

② 장기복용 시 신장 손상과 신부전의 원인이 됨

2) 진통제

(1) 흔히 불리는 상품명

① Acetylsalicylic Acid(ASA): Aspirin, Astrin, Ecotrin

② Acetic Acid: Clinoril

(2) 부작용

① ASA: 위장계 통증, 위장계 출혈, 빈혈, 이명과 난청, 어지럼증, 상처 나기 쉬움, 피부발진

② Clinoril: 위장계 통증, 피부발진

3) 비스테로이드 소염제와 비스테로이드 소염진통제(NSAID)

(1) 흔히 불리는 상품명

Advil, Aleve, Anaprox Motrin, Nuprin, Trendar, Daypro, Dolobid, Feldene, Lodine, Nalfon, Actron, Orudis, Tolectin, Voltaren, Relafen, Celebrex, Vioxx

(2) 부작용

두통, 어지럼증, 졸음, 현훈, 현기증, 피로, 혼란, 고혈압(Advil, Motrin, Nuprin, Trendar), 흐릿한 시야, 피부발진, 가려움증, 부종, 위장출혈, 구토, 이명, 난청

4) 최면성 진통제

(1) 흔히 불리는 상품명

Hycodan, Vicodin, Tylenol #3, Paveral, Empirin, OxyContin, Percolone, Roxicodone, Darvon

(2) 부작용

오심, 구토, 무기력증, 어지럼증, 기면상태, 호흡곤란, 서맥, 기립성 저혈압, 안면홍조(Tylenol #3, Paveral, Empirin)

5) 근육 이완제

(1) 흔히 불리는 상품명

Rela, Soma, Lioresal, Paraflex, Parafon Forte, Cyclofel, Flexeril, Valium, Apodiazepam, Vivol, Marbaxin, Robaxin

(2) 부작용

기립성 저혈압, 안면홍조, 빈맥, 서맥, 구토, 오심, 어지럼증, 실조증, 진전, 두통, 현훈, 불안장애, 복시, 흐릿한 시야, 피부발진, 피로

6) 고혈압, 심장질환 치료제(CHF)

(1) 흔히 불리는 상품명

Capoten, Vasotec, Prinivil, Zestril, Monopril, Accupril

(2) 부작용

피부발진, 기침, 두통, 어지럼증, 피로, 기립성 저혈압, 위장계 통증, 미각 손상

7) 고혈압, 칼슘채널차단제(angina)

(1) 흔히 불리는 상품명

Cardizem, Dilacor XR, Tiamate, Tiamate, Tiazac, Calan, Isoptin, Verelan, Norvasc, Adalat, Procardia

(2) 부작용

두통, 피로감, 어지럼증, 현훈, 신경과민증, 불면증, 정신혼란, 비정상적인 보행, 진전, 부종, 저혈압, 심계항진, 피부홍조, 위장계 통증, 피부발진, 호흡곤란

8) 고혈압, 베타차단제제(angina, arrhythmia, acute MI)

(1) 흔히 불리는 상품명

Apo-Propranolol, Inderal, Novopranol, Apo-Atenolol, Tenormin, Apo-Metoprolol, Lopressor, Toprol

(2) 부작용

정신혼란, 흥분, 불안, 피로, 현훈, 기면상태, 전신약화, 불면증, 서맥, 저체온증, 위장계 통증, 손의 이상감각, 호흡곤란

9) 우울증 치료제

(1) 흔히 불리는 상품명

Amitril, Elavil, Meravil, Norpramine, Pertofrane, Sinequan, Triadapin, Zonalon, Wellbutrin, Zyban, Prozac, Sarafem, Zoloft

(2) 부작용

어지럼증, 피로, 두통, 기립성 저혈압, 빈맥, 입이 마름, 위장계 통증, 비뇨정체, 이명, 흐릿한 시야,

피부발진, 고혈압, 호흡곤란

5. 급성기 치료의 주의점

(1) 치료사는 먹는 튜브(관)가 빠졌거나 흡인관(suction tube)이 일시적으로 빠졌는지 확인해야 한다.
(2) 말초나 중심정맥관이 움직이지 않게 해야 한다.
(3) 활력징후 장비의 설치가 제자리에서 벗어나지 않게 해야 한다. 기관 내 삽관, 관급관(nasogastric tube, gastric tube), 동맥과 중심정맥관은 환자의 생명과 직결된다.
(4) 환자를 이동시키거나 보행 시 옷을 잘 착용하여야 한다.
 ① 늘어진 옷이나 불안정한 신발(슬리퍼, 신발을 신지 않고 양말만 신는 행위 또는 샌들 같은 것)은 안전하지 않다.
 ② 신발은 미끄럽지 않고 발에 꼭 맞아야 하며, 굽이 낮고 넓어야 한다.
(5) 안전벨트는 이동 시 꼭 착용해야 하며 휠체어는 단단한 바닥에서 고정시켜야 한다.
(6) 치료사는 환자의 관절이나 약한 부위를 잡아서는 안 된다.
(7) 이동하는 동안에 소변주머니는 환자의 방광 밑으로 놓고 바닥에서 2인치 위에 고정하여야 한다.
(8) 이동하기 전에 소변줄을 점검해서 줄이 꼬임 없이 곧게 펴져 있도록 해야 한다.
(9) 견인(traction)을 하는 골절 환자들을 치료할 때는 침대에 부딪히거나 견인 보조도구(무게추)를 건드려서는 안 된다.
(10) 욕창 예방과 환자의 자세 조절을 하기 위해서는 간호부서와 함께 협력해야 한다.

참고문헌

1. 국민건강보험법 시행규칙 제45조의 제3항(적용일자: 2008.12.17).
2. 대한감염관리간호사회. 감염관리학, 2006.
3. 대한노인병학회. 노인병리학. 의학출판사. 2000:156-165.
4. 대한병원감염관리학회. 병원감염관리 지침서. 2006.
5. 보건복지부 의정 65507-275.
6. 송미순 등. 노인간호학. 현문사. 1999.
7. 의료법 제21조 및 시행규칙 제13조의 2.
8. 충남대학교병원 병원 감염 관리 지침. 2010.
9. 충남대학교병원 의료 질 관리 평가 및 인증 규정. 2010.
10. CDC. Guideline for Hand Hygiene in Health Care Settings. 2002.
11. Dreeben O. Physical Therapy Clinical Handbook. Jones and Bartlett Publishers. 2008.
12. Hines M, Macavoy S, Skinner T. Falls risk assessment tool(FRATA). Applied Nursing and Research. 1996;9(4):213-218.
13. JCI Ref. MCI 10, ACC.
14. WHO. Guidelines on Hand Hygiene in Health Care. 2009.

제 2 장

임상 문서작업

2-1 임상 문서 작성의 목적

1. 문서 작성 목적

(1) 개별적인 환자의 관리

(2) 다른 보건 전문가와의 의사소통

(3) 법적인 근거 자료

(4) 문제 해결에 대한 사고를 체계화

(5) 조사 연구에 사용

(6) 환자의 퇴원 여부 결정

2-2 일반적인 문서 작업 지침

1. 임상에서 일반적인 문서 작업

(1) 환자의 의무기록을 포함한 모든 문서에 관한 내용은 의료법에 명시된 기준에 따라 관리되고 제공된다.

(2) SOAP 노트의 양식은 각 기관의 상황에 맞게 변형해 적용시킬 수 있다.

(3) SOAP 노트의 각 항목에 적힌 평가 및 검사의 내용은 주관적인 자료, 객관적인 자료, 평가 자료, 계획 자료를 포함하여 작성한다.

2-3 SOAP 노트 작성법

1. 주관적 자료(subjective data)

환자의 현 상태와 관련된 정보를 환자로부터 얻어내 명시하는 단락이다. 환자의 병력, 종전의 기능 수준, 생활양식이나 가정 상황, 정서나 태도, 환자의 목표, 호소하는 내용, 치료에 대한 반응, 환자의 사례나 현 상태에 관련된 다른 정보, 가족 구성원의 정보를 인용하는 것 등이 포함된다.

1) 주관적 자료의 예

(1) 환자의 과거력

① 환자의 성별, 나이, 직업을 포함한 개인정보

② 진단명, 물리치료와 관련된 주의점

③ 환자의 주된 호소: 본인이 기술하는 현재 상태, 주요 문제점 등

④ 현병력(present illness): 통증의 위치, 강도, 통증의 양상, 통증의 지속기간, 통증을 악화시키는 행동 등과 같은 증상들에 관한 내용

⑤ 발병일, 첫 발병일, 환자의 주된 호소가 발생한 시점과 증상의 경과

⑥ 병력 이전의 같은 문제점, 전반적인 건강상태, 가족력, 선천병, 복용하는 약물, X-ray 등

(2) 환자의 통증 사정

(3) 환자의 이전 치료에 대한 반응

(4) 환자의 일상생활동작(activity of daily living) 항목의 향상 같은 기능적인 향상에 대한 기술

(5) 환자의 생활양식(병전의 상태와 비교)

(6) 환자가 설정한 재활 목표

(7) 환자의 가정운동 프로그램(home exercise program)에 대한 수용성 또는 애로사항

(8) 병에 대한 환자의 태도

2) 주관적 자료 작성요령

(1) 환자의 통증에 대한 정보를 주관적 정보에 포함시킨다.

(2) 환자의 처치와 목표에 상관없는 정보는 사용하지 않는다.

(3) 처치와 처치의 목적에 영향을 주는 정보를 쓰고 환자의 변화 상태를 기술하여 처치의 효용성 및 비효용성을 증명한다.

2. 객관적 자료(objective data)

환자에 관한 측정 및 관찰 가능한 정보로 치료내용과 그 이유를 작성하여 다른 치료사가 참고할 수 있도록 한다. 각 치료에 대한 환자의 반응을 적음으로써 환자에게 가장 효과적인 치료의 내용을 발견

할 수 있다.

1) 객관적 자료의 예

(1) 도수근력 평가, 관절가동범위, 보행 평가, 신경학적 검사, 균형검사 결과 등
(2) 환자의 기능(매트활동, 이동동작, 보행 등)에 대한 기술
(3) 환자에게 처치된 보존적 치료(modalities), 치료적 운동, 상처관리, 환자 교육(수술 후 교육 등), 기능훈련에 관한 내용
(4) 타 부서(예: 작업치료, 인지, 언어 등)의 평가 및 처치 내용
(5) 처치 중 치료사에 의해 관찰되는 객관적인 내용
① 운동 반복 횟수, 보행 거리, 속도 등과 같은 운동 능력의 양적인 내용
② 보행패턴, 경직(spasticity) 등과 같은 질적인 내용
③ 교육에 대한 환자의 이해 정도

2) 객관적 자료 작성요령

(1) 환자의 기능을 묘사하는 단어를 쓴다.
(2) 평가와 측정 결과는 물리치료 초기 평가를 고려하여 작성한다.
(3) 초기 평가에 없던 새로운 평가와 측정은 기록하지 않는다.
(4) 상세하게 기록한다. 예를 들어 환자의 보행 능력을 기술할 때 보조도구, 장비, 거리, 속도, 보행양상, 도움 정도, 도움이 필요한 이유, 보행 환경 등의 세부사항을 기록한다.
(5) 내용을 정리해서 보기 쉽게 작성한다.
(6) 치료내용은 치료 부위, 목적, 치료방법, 사용된 도구나 장비, 사용한 장비의 적용 수치, 환자의 자세, 환자의 반응, 반복 횟수 등 자세히 기재한다.
(7) 환자에게 제공되는 환자의 가정운동 프로그램과 같은 팸플릿 교육자료 등에 관한 내용을 포함한다.

3. 평가 자료(assessment data)

1) 문제 목록(problem list)

(1) 환자의 주요 문제점에 대한 요약이다.
(2) 가장 중요한 문제의 우선사항을 결정한다.
(3) 치료 문제를 우선 사항의 순서로 기록한다.

2) 장기 목표(long term goal)

(1) 치료에 대하여 예상되는 결과를 명시하는 목록이다.
(2) 문제 목록 각각에 대하여 장기 목표를 설정한다.
(3) 문제 목록 우선 사항의 순서로 장기 목표를 기록한다.

3) 단기 목표(short term goal)

(1) 장기 목표가 설정된 후 짧은 시간 내에 이루어질 수 있는 것을 명시하는 목록이다.

(2) 단기 목표는 환자의 장기 목표에 입각하여 작성한다.

(3) 단기 목표는 다음의 사항들을 포함하여 작성한다.

① 오디언스(audience: 환자)

② 행동(behavior: 항상 동사를 사용)

③ 조건(condition: 어떤 조건에서 했는지 보여줌)

④ 정도(degree: 고정된 규정)

- 예: 환자 A는 우측 손목의 관절가동범위를 능동/수동에서 폄은 −10/−10°, 굽힘은 110/125°로 할 수 있다.

4) 평가 자료의 예

(1) 치료에 대한 전반적인 환자의 반응

(2) 물리치료 초기 평가부터 장기 목표, 단기 목표로의 진전 사항

(3) 왜 치료가 필요한지에 대한 설명

(4) 환자의 손상, 기능적 제한에 대한 치료의 효과

5) 평가 자료 작성요령

(1) 초기 평가부터 1일/1주 동안 SOAP 노트에 작성된 주관적, 객관적인 정보와 일관되게 작성한다.

(2) 초기 평가에 언급되지 않은 평가와 측정은 적지 않는다.

(3) 단기 목표와 장기 목표의 진척 상황에 대한 모호한 표현 대신 구체적인 내용을 적는다.

4. 계획 자료(plan data)

목표를 달성하기 위한 치료계획이다.

1) 계획 자료의 예

(1) 다음 치료에 대한 계획: 치료 횟수, 보존적 치료(modalities), 보행(ambulation), 운동(exercise), 도구, 교육, 다른 서비스로 보내는 것

(2) 환자의 상태 변화에 대한 치료계획의 변경 또는 환자가 설정한 목표에 관한 논의

2) 계획 자료 작성요령

(1) 단기 목표와 장기 목표를 고려한 내용을 작성한다.

(2) 다음 시점에서 시행될 치료 항목을 작성한다.

2-4 SOAP 노트의 예시

1. 환자의 병력 및 주관적 정보

- 이름: 김00
- 성별: 남
- 나이: 51세
- 본 주소: 충북 진천
- 현 거주지: 충북 진천
- 진단명: Rt. hemiplegia d/t Lt. BG infarction
- 다른 내외과적 소견: None
- 주호소: Rt. side weakness
- 평가일: 2012년 1월 7일
- 의뢰과 및 의사: 신경과 000
- 병력: 2012년 1월 3일 상기 환자 발병 당일 기원에서 바둑을 두던 중 Rt. U/E weakness가 발생되어 본원 ER에 내원하여 뇌 컴퓨터단층촬영(brain-CT) 후 입원

2. 객관적 정보

- ROM: WNL(but. both shoulder pain=V. 4~5)
- MMT: Rt. U/E & L/E-Trace이고, Lt. U/E & L/E-Normal
- MAS: Rt. U/E: Grade 0
  Rt. L/E: Grade 1
- Functional ability
  - Rolls & turns: Independent
  - Come to sitting position: Moderate assist
  - Moves up in bed: Maximal assist
  - Balance: Sitting(static-F, dynamic-P)
    Standing(NT)

3. 평가

1) 문제 목록(problem lists)

(1) 보행 능력 결여

(2) 오른쪽 사지의 근력 약화

(3) 균형 결여
(4) 양쪽 견부 사용 시 동통
(5) 적극적인 재활훈련 결여

2) 장기치료 목표(long term goal)

(1) 보행은 독립적으로 지팡이나 보행기를 가지고 100m를 2회 안전하게 왕복할 수 있다.
(2) 사지의 일반적인 회복은 5단계 정도 할 수 있다.
(3) 서기의 동적인 균형은 G 정도 할 수 있다.
(4) 양쪽 견부의 통증은 일상생활동작을 하는 데 크게 불편하지 않다(pain=1~2 정도).

3) 단기치료 목표(short term goal)

(1) 보행은 보행기를 가지고 또한 1명의 치료사의 부축으로 100m를 2회 왕복할 수 있다.
(2) 사지의 일반적인 회복은 4단계 정도 할 수 있다.
(3) 서기의 정적 균형은 F, 동적 균형은 P 정도 할 수 있다.
(4) 양쪽 견부의 통증은 양 견부로 체중지지와 동시에 일상생활동작을 하는데 2~3 정도 느낄 수 있다.

4. 계획

(1) 강화 운동(strengthening exercise)
(2) 균형 훈련(balance training)
(3) 어깨관절 유동 운동(shoulder joint mobilizing exercise)
(4) 침상이동 운동(bed mobility exercise)
(5) 이동 훈련(transfer training)
(6) 보행 훈련(gait training)
(7) 지구력 훈련(endurance training)

2-5 임상 문서 작업 지침

1. 초기 검사와 평가 항목

(1) 위탁: 위탁하는 이유와 위탁기관에서 요구되는 특정 처치 내용

(2) 위탁에 동반되는 서류: 진단명, 병력, 복용 약물, 그 외의 합병증 및 주의점, 이전의 진단 영상 등

(3) 이전 물리치료 기록(평가, 측정, 기능, 문제점, 치료계획 등)

(4) 이전 기능의 정도

(5) 문제 목록(problem list)

(6) 치료계획: 특정 치료 내용, 기간, 빈도, 환자 및 보호자 교육계획, 장기 및 단기 목표

2. 경과 기록지 작성

(1) 출결사항

(2) 현재 환자상태에 대한 기본 정보: 환자 인지, 시력, 청력, 감각, 협응 능력, 균형, 자세통증, 부종, 수동 및 능동 관절가동범위, 근력, 침상동작, 이동 동작, 이동능력, 휠체어 및 의지 보조기, 특수검사(special test), 상처 상태 등에 관한 내용

(3) 문제 목록(problem list)

(4) 치료계획: 현재 진행 중인 치료 내용, 환자 및 보호자 교육 내용, 장기 및 단기 목표 등에 관한 내용

3. 퇴원 노트

(1) 경과 기록지 작성 항목과 동일

(2) 퇴원 계획

4. 의무기록 작성 정보

(1) 의무기록의 각 행을 띄어 쓰지 않는다.

(2) 한 가지 종류의 펜으로 작성한다.

(3) 잘못 표기한 경우 각 기관별로 정해진 방법으로 수정한다.

(4) 규칙적으로 작성한다.

(5) 작성자 개인의 감정적인 견해를 적지 않는다.

(6) 다른 팀이나 개인에 대한 부정적인 견해를 적지 않는다.

(7) 의무기록에 허용된 단어 이외의 단어나 약어를 사용하지 않는다.

2-6 평가지 예시

1. 초기 평가지(그림 2-1)

운동치료실 Initial Evaluation

Name		Sex/Age		Date	20 년 월 일
Dx.					
Onset					
PHx	DM ( ), HTN ( ), Waffarin 복용 ( ), Pace maker ( )				
PI					
C/C					
Mental State	Alert ( ) Drowsy ( ) Stupor ( ) Semi-coma ( ) Coma ( ) * Dementia ( )				
Orientation	Time / Place / Person (/ /)				
통증, 감각 이상 부위					

Motor function	Muscle tone			
	MMT			
	ROM			
Sensory function	Superficial			
	Deep			
Functional ability	Rolling	Dependent ( ) max. a ( ) mod. a ( ) min. a ( ) Independent ( )		
	Sit-up	Dependent ( ) max. a ( ) mod. a ( ) min. a ( ) Independent ( )		
	Siting balance	Grade ( )	Transfer	mat to w/c ( ) w/c to mat ( )
	Sit to stand	Dependent ( ) max. a ( ) mod. a ( ) min. a ( ) Independent ( )		
	Standing balance	Grade ( )		

Main problem	Short term goal (1st week)	Long term goal

그림 2-1. 물리치료 초기 평가 기록지의 예(충북대학교병원).

2. 경과 기록지(그림 2-2)

운동치료실 Progress Note

검사 날짜	20 년 월 일

Problem List	- - -
LOM	
Pain site	
Mat activity	
Gait	
참여 정도	
Goal	
치료 내용	
환자 및 보호자 교육 내용	

Comment

담당 치료사: (서명)

그림 2-2. 물리치료 경과 기록지의 예.

3. 퇴원 노트(그림 2-3)

퇴원 평가

No.		이름		치료기간	. . ~ . .

Motor function	Muscle tone			
	MMT			
	ROM			
Sensory function	Superficial			
	Deep			
Fucntional ability	Rolling	Dependent ( ) max. a ( ) mod. a ( ) min. a ( ) Independent ( )		
	Sit-up	Dependent ( ) max. a ( ) mod. a ( ) min. a ( ) Independent ( )		
	Siting balance	Grade ( )	Transfer	mat to w/c ( ) w/c to mat ( )
	Sit to stand	Dependent ( ) max. a ( ) mod. a ( ) min. a ( ) Independent ( )		
	Standing balance	Grade ( )		

Gait	P-bar W: 회 ( ) 10WT with ( ): 초 FRT : cm Endurance: m Stair up down: dependent ( ) max. a ( ) mod. a ( ) min. a ( ) Independent ( ) One leg stand ____/____ S/W: ____km/h____분	
Problem	Goal	Outcome
내원 중 치료내용		

Home instruction / Comment

검사자: (서명)

그림 2-3. 물리치료 퇴원 노트의 예.

2-7 의학 용어

약어	Full text	뜻
&	and	그리고
<	less than	~보다 덜
>	greater than	~보다 더
↑	increase	증가
↓	decrease	감소
1^0	primary to	우선적으로
2^0	secondary to	이차적으로
a.m.	morning	오전
A:	assessment	평가
AAROM	active assistive range of motion	능동보조 관절가동범위운동
Abd or abd	abduction	벌림
AC joint	acromioclavicular joint	봉우리빗장관절
ACA	anterior cerebral artery	앞대뇌동맥
ACL	anterior cruciate ligament	앞십자인대
Add or add	adduction	모음
ADL	activities of daily living	일상생활동작
adm	admission, admitted	입원
afib	atrial fibrillation	심방잔떨림
AFO	ankle foot orthosis	발목관절 보조기
AIDS	acquired immune deficiency syndrome	후천성 면역결핍증후군
AJ	ankle jerk	발목관절 경련성 운동(반사)
AK	above knee	무릎관절 위
A-line	arterial line	동맥선
ALS	amyotrophic lateral sclerosis	근위축 측삭경화증
ant	anterior	앞-
AP	anterior-posterior	앞-뒤
ARF	acute renal failure	급성 콩팥기능상실
AROM	active range of motion	능동 관절가동범위
ASIS	anterior superior iliac spine	위앞엉덩뼈가시
assist	assistance	보조, 도움
A-V	arteriovenous	동정맥의
AVM	arteriovenous malformation	동정맥 기형
BE	below elbow	팔꿉관절 아래
BG	basal ganglia	바닥핵
Bil.	bilateral	양측의
bilat. or Ⓑ	bilateral, bilaterally	양측의
BK	below knee	무릎관절 아래

약어	Full text	뜻
BMI	body mass index	체질량지수
BP	blood pressure	혈압
BPI	brachial plexus injury	팔신경얼기의 손상
Bx	biopsy	생체검사
Ca	carcinoma, cancer	암
CABG	coronary artery bypass graft	관상동맥우회술
CAD	coronary artery disease	관상동맥질환
Cbll	cerebellum	소뇌
Cbr	cerebrum	대뇌
CC, C/C	chief complaint	주호소
CHF	congestive heart failure	울혈성 심장기능상실
CIC	clean intermittent catheterization	청결 간헐도뇨법
CIT	constraint induced therapy	강제유발치료
CNS	central nervous system	중추신경계
CO_2	carbon dioxide	이산화탄소
COPD	chronic obstructive pulmonary disease	만성 폐쇄성 폐질환
CP	cerebral palsy	뇌성마비
CPM	continuous passive motion machine	지속적 수동 운동기
CPR	cardiopulmonary resuscitation	심장폐 소생기, 심장폐 회복기
CR & EF	closed reduction & external fixation	폐쇄성 정복 & 외부고정
CRF	chronic renal failure	만성 콩팥기능 상실
CRPS	complex regional pain syndrome	복합 부위 통증증후군
CSF	cerebral spinal fluid	뇌척수액
CVA	cerebral vascular accident	뇌졸중, 뇌혈관 사고
CXR	chest X-ray	흉부 X선
D/C	discontinue or discharged	중단, 퇴원
DA	degenerative arthritis	퇴행성 관절염
DAI	diffuse axonal injury	미만성 축삭손상
dept.	department	분야, 과
DF	dorsiflexion	후방 굽힘, 손발등 굽힘
DIP	distal interphalangeal(joint)	먼쪽 가락사이뼈 관절
DJD	degenerate joint disease	퇴행성 관절질환
DM	diabetes mellitus	당뇨병
DNR	do not resuscitate	소생처치를 원치 않음
DOB	date of birth	출생일
DOE	dyspnea on exertion	운동 시 호흡곤란
DTR	deep tendon reflex	깊은힘줄반사
DVT	deep vein thrombosis	깊은정맥혈전증
Dx	diagnosis	진단
E.R.	emergency room	응급실

약어	Full text	뜻
ECG	electrocardiogram	심전도
EDH	epidural hemorrhage	경질막바깥출혈
EEG	electroencephalogram	뇌전도
EMG	electromyogram, electromyography	근전도
Ev, ev	eversion	뒤집힘, 가쪽번짐
Ex.	exercise	운동
ext.	extension	폄
F/U	follow-up	추적검사, 치료
FES	functional electrical stimulation	기능적 전기자극
FEV	force expiratory volume	최대호기량
flex	flexion	굽힘
FRC	functional residual capacity	기능적 잔기량
FUO	fever, unknown origin	열, 알려지지 않은 원인
FWB	full weight bearing	완전체중부하
Fx	fracture	골절
GB syndrome	Guillain Barre syndrome	길랑-바레 증후근
GB	gallbladder	쓸개
GI	gastrointestinal	위장의
h/o	history of	병력의
HA, H/A	headache	두통
Hams	hamstring muscle	넙다리뒤 근육
HAV	hepatitis A virus	A형 간염바이러스
Hb, Hgb	hemoglobin	헤모글로빈
HBV	hepatitis B virus	B형 간염바이러스
Hct	hematocrit	적혈구 용적
HCV	hepatitis C virus	C형 간염바이러스
HDL	high-density lipoprotein	고밀도 리포단백질
HIV	human immunodeficiency virus	인간면역결핍 바이러스
HIVD	herniated intervertebral disc	척추사이원반 탈출증
HNP	herniated nucleus pulposus	속질핵 탈출증
HO	heterotopic ossification	이소성 골화
HP	hot pack	온습포, 핫팩
HR	heart rate	심박동수
HS	hamstring(s)	넙다리뒤근육
Htn or HTN	hypertension	고혈압
Hx, hx	history	병력
I&O	intake and output	섭취량과 박출량
I/E	inspiratory/expiratory	들숨/날숨
IA injection	intraarticular injection	관절 내 주사
IC	internal capsule	속섬유막

약어	Full text	뜻
ICH	intracerebral hemorrhage	뇌속 출혈
ICU	intensive care unit	중환자실
IDK	internal derangement of the knee	슬내장
IICP	increased intracranial pressure	머릿속 압력 상승
IM	intramuscular	근육 속
imp.	impression	흔적, 이상, 생각, 의견
IV	intravenous	정맥 속
IVH	intraventricular hemorrhage	뇌실안출혈
KAFO	knee ankle foot orthosis	무릎발목 보조기
kg	kilogram	킬로그램
kJ	knee jerk	무릎관절 경련성 반사
L or l.	liter	리터
L	left	왼쪽, 좌측
L5	5th lumbar vertebra	5번째 허리뼈
lat	lateral	가쪽–
lb.	pound	파운드
LBP	low back pain	허리통증
LCL	lateral collateral ligament	가쪽곁인대
LDL	low–density lipoprotein	저농도 리포단백질
LE	lower extremity	다리
LMN	lower motor neuron	하위운동신경원
m	meter	미터(길이)
M	male	남성
MAP	mean arterial pressure	평균 동맥압
max	maximal	최대의
MBI	modified Barthel Index	수정 바델 지수
MCA	middle cerebral artery	중간대뇌동맥
MCL	medial collateral ligament	안쪽곁인대
MD	medical doctor	의사
Meds.	medications	투약
MFPS	myofascial pain syndrome	근막동통증후군
mg	milligram	밀리그램(무게)
MI	myocardial infarction	심근경색
MMSE	Mini–Mental Status Examination	간이정신상태검사
MMT	manual muscle test	도수근력검사
mo.	month	달, 개월
mod	moderate	중간의
MP, MEP	metacarpophalangeal	손허리손가락
MRI	magnetic resonance imaging	자기공명영상
MRSA	methicillin resistant staphylococcus aureus	메티실린내성 황색포도구균

약어	Full text	뜻
MS	multiple sclerosis	다발성 경화증
NB	neurogenic bladder	신경인성 방광
NDT	neurodevelopmental treatment	신경발달치료
NG or ng	nasogastric	코위-
NPO or npo	nothing by month	아무것도 먹지 않는다.
NWB	non weight bearing	체중부하하지 않은, 비체중부하
O.R.	operating room	수술실
OA	osteoarthritis	골관절염
ORIF	open reduction internal fixation	개방성 정복, 내고정
OT	occupational therapy, occupational therapist	작업치료, 작업치료사
PA	posterior/anterior	뒤/앞
para	paraplegia	하반신 마비
pc	after meals	식사 후
PCA	posterior cerebral artery	뒤대뇌동맥
PCL	posterior cruciate ligament	뒤십자인대
PE	pulmonary embolus	폐색전
PEG	percutaneous endoscopic gastrostomy	경피적 내시경 위루술
per	by/through	~으로 통해
pm	whenever necessary, as often as necessary	필요에 따라
PM, p.m.	afternoon	오후
PMD	progressive muscular dystrophy	진행성 근위축증
PMH	past medical history	과거 병력
PNF	proprioceptive neuromuscular facilitation	고유수용성 신경근 촉진법
post-op	after surgery(operation)	수술 후
PRE	progressive resistive exercise	점진적 저항운동
pre-op	before surgery(operation)	수술 전
PRN, prn	as needed	필요할 때
Prolo Tx	prolotherapy	증식치료
PROM	passive range of motion	수동 관절가동범위
PSIS	posterior superior iliac spine	위뒤엉덩뼈가시
PT	physical therapy, physical therapist	물리치료, 물리치료사
Pt., pt.	patient	환자
PTB	patellar tendon bearing	무릎뼈 힘줄 부하
PVD	peripheral vascular disease	말초혈관질환
PVWM	periventricular white matter	백질
PWB	partial weight bearing	부분체중부하
qd	everyday	날마다
qid	four times a day	하루에 네 번
R/O or ro	rule out	추정, 확실하지 않은 진단
RA	rheumatoid arthritis	류마티스 관절염

약어	Full text	뜻
RBC	red blood cell count	적혈구수
rehab	rehabilitation	재활
reps	repetitions	반복
ROM	range of motion	관절가동범위
RR	respiratory rate	호흡률
RROM	resistive range of motion	저항 관절가동범위
RSD	reflex sympathetic dystrophy	교감신경 이영양증
SC joint	sternoclavicular joint	복장빗장관절
SCI	spinal cord injury	척수손상
SDH	subdural hemorrhage	경질막밑 출혈
sec.	seconds	초
SI(J)	sacroiliac(joint)	엉치엉덩관절
SLR	straight leg raise	무릎을 신전한 채 다리를 들어 올리는 것
SOAP	subjective, objective, assessment, plan	주관적, 객관적, 평가, 계획
sup	superior	위-
Sx	symptoms	증상
tab	tablet	알약, 타블렛(뜯어낼 수 있는 종이첩)
TB	tuberculosis	결핵
TBI	traumatic brain injury	외상성 뇌손상
temp.	temperature	온도
TENS, TNS	transcutaneous electrical nerve stimulation	경피신경전기자극기
THA	total hip arthroplasty	전 엉덩관절 성형술
TIA	transient ischemic attack	일시적인 허혈성 발작
tid	three times daily	하루에 세 번
TKA	total knee arthroplasty	전 무릎관절 성형술
TLC	total lung capacity	전 폐용량
TM(J)	temporomandibular(joint)	관자아래 턱관절
TPI	trigger point injection	통증유발점 주사
T-SAH	traumatic SAH	외상성 거미막밑출혈
TV	tidal volume	일호흡 용적
tx	treatment	치료
Tx	traction	견인
UA	urine analysis	오줌검사, 오줌분석
UE	upper extremity	팔, 상지
UMN	upper motor neuron	상위운동원
URI	upper respiratory infection	상부 호흡 감염
US	ultrasound	초음파
UTI	urinary tract infection	요도감염
UV	ultraviolet	자외선
v.s.	vital sign	생체징후(맥박, 호흡, 온도, 혈압)

약어	Full text	뜻
VC	vital capacity	폐활량
VFS	videofluoroscopic swallowing study	비디오방사선 투시 연하검사
vol.	volume	부피, 체적
WBAT	weight bearing as tolerated	견딜 만큼 체중부하
WBC	white blood cell(count)	백혈구수
WC, w/c	wheelchair	휠체어, 의자차
wk.	week	주
WNL	within normal limits	정상 제한범위 내, 정상 범위
wt.	weight	체중, 무게
yr	year	해

참고문헌

1. Aquaro MB, Gallagher CC, Crocker PB, et al. OT goals: Occupational therapy goals and objectives associated with learning. Therapy Skill Builder. 1992.
2. Dreeben O. Physical Therapy Clinical Handbook. Jones and Bartlett Publishers. 2008.
3. Lukan M. Documentation for Physical Therapist Assistants. Philadelphia: F.A. Davis Company. 2001.
4. The American Physical Therapy Association. APTA's Documentation Guidelines.

제 3 장

근골격계 중재

3-1. 근골격계 자료 수집

1. 관절가동범위 측정법
2. 도수근력검사
3. 근육 분절 검사
4. 깊은힘줄반사와 등급
5. 정형외과적 특수 검사
6. 팔 신경얼기의 일반적인 손상
7. 일반적인 근육의 보상작용

3-2. 일반적인 근골격계 질환의 임상적인 손상과 기능제한

1. 관절염 질환의 임상적 손상과 기능제한
2. 다른 근골격계 질환의 임상적 손상과 기능제한

3-3. 근골격계 문제에 대한 중재 유형

1. 치료적 운동
2. 이완운동
3. 고유수용성 신경근촉진운동 – 대각선 패턴
4. 체중지지 조절과 안전성 증진을 위한 닫힌사슬운동
5. 올바른 요추 자세를 위한 환자 교육
6. 복근강화운동
7. 산부인과 환자(산모)를 위한 운동
8. 보조기
9. 보조기를 이용한 중재법
10. 무릎 아래 절단
11. 무릎 위 절단
12. 의지학
13. 보행주기 단계
14. 보행 시 근육의 활동 양상
15. 보편적인 보행 변형
16. 보행 훈련 요점
17. 휠체어 측정
18. 휠체어에서의 자세를 지지해주는 시스템
19. 휠체어 트레이닝을 위한 요소

3-4. 근육 및 뼈대 중재 패턴

1. 근육 및 뼈대 중재 패턴
2. 관절의 장애와 중재 패턴
3. 윤활주머니염과 중재 요소
4. 과긴장, 삠, 탈구, 골절과 중재 요소
5. 가슴문증후군, 유착성 피막염, 허리질환, 발바닥근막염, 관절성형술과 중재 요소

3-5. 연부조직 치유 단계와 임상적 중재

1. 조직의 염증 치유 과정과 중재

3-6. 뼈

1. 손목뼈
2. 발목뼈

3-7. 근육

1. 골반 및 엉덩이 근육
2. 무릎 근육
3. 발목, 발 근육
4. 어깨 근육
5. 돌림근 띠 근육
6. 팔꿉 및 아래팔 근육
7. 손목, 손, 손가락 근육
8. 목, 몸통, 등의 근육
9. 엄지두덩과 새끼두덩의 근육

3-1 근골격계 자료 수집

1. 관절가동범위(ROM) 측정법(표 3-1~3-9)

(1) 관절측정 시 자세

(2) 각도측정기 위치

(3) 정상 가동범위

표 3-1. 어깨(shoulder)의 각도 측정법

측정 동작	측정 자세	각도 측정기 위치	정상 범위
굽힘(flexion) (그림 3-1)	바로 누운 자세 (supine)	A: 봉우리돌기(acromion process)의 1인치 아래 SA: 몸통(trunk) 가쪽면(lateral aspect)의 중간선(midline) MA: 위팔뼈(humerus)의 세로축(longitudinal axis)	180°
폄(extension) (그림 3-2)	엎드려 누운 자세 (prone)	A: 봉우리돌기(acromion process)의 1인치 아래 SA: 몸통 가쪽면(lateral aspect)의 중간선 MA: 위팔뼈(humerus)의 세로축	60°
벌림(abduction) (그림 3-3)	바로 누운 자세 (supine)	A: 어깨관절의 앞쪽면(anterior aspect) SA: 몸통 가쪽면(lateral aspect) MA: 위팔뼈(humerus)의 세로축	180°
안쪽 돌림 (internal rotation) (그림 3-4)	바로 누운 자세 (supine)	A: 자뼈(ulna)의 팔꿈치머리돌기(olecrenon process) SA: 바닥과 수직 MA: 자뼈(ulna)의 세로축	70°
가쪽 돌림 (external rotation) (그림 3-5)	바로 누운 자세 (supine)	A: 자뼈(ulna)의 팔꿈치머리돌기(olecrenon process) SA: 바닥과 수직 MA: 자뼈(ulna)의 세로축	90°

* A: 축(axis), SA: 고정 측정팔(stationary arm), MA: 동적 측정팔(movable arm)

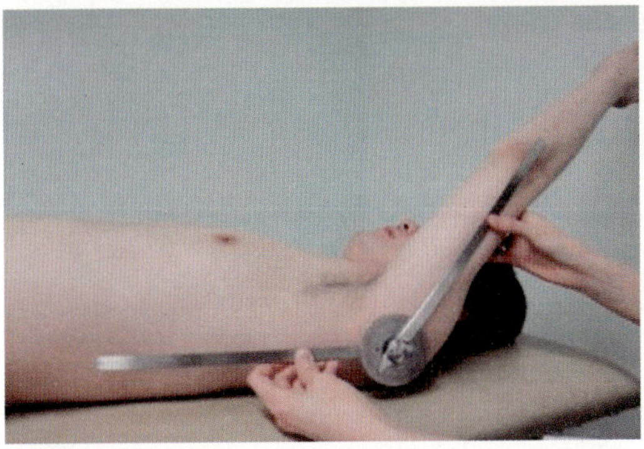

그림 3-1. 어깨 굽힘(shoulder flexion)의 관절가동범위 측정.

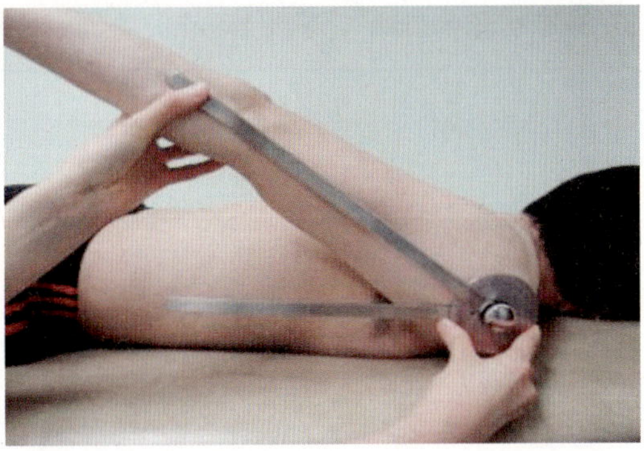

그림 3-2. 어깨 폄(shoulder extension)의 관절가동범위 측정.

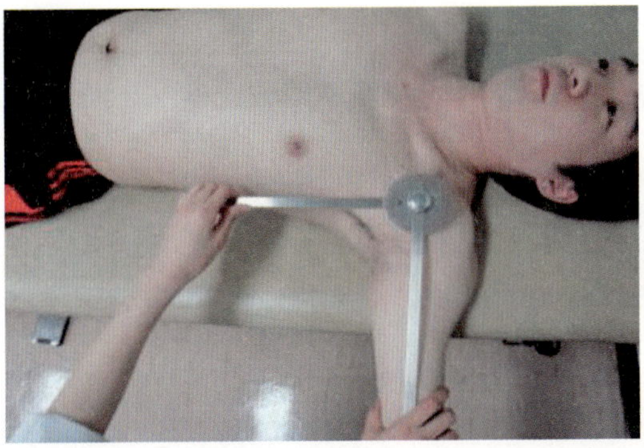

그림 3-3. 어깨 벌림(shoulder abduction)의 관절가동범위 측정.

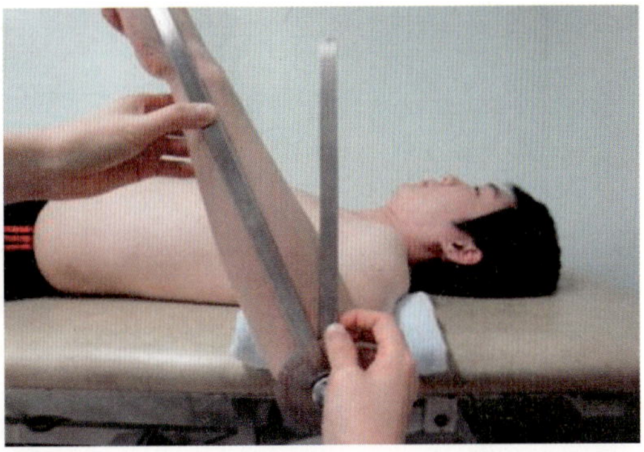

그림 3-4. 어깨 안쪽 돌림(internal rotation)의 관절가동범위 측정.

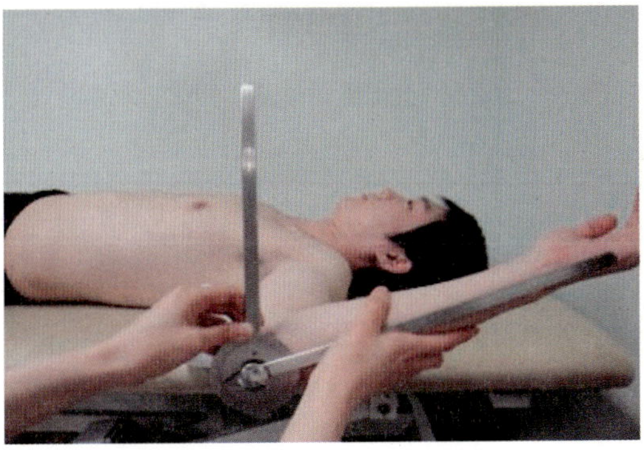

그림 3-5. 어깨 가쪽 돌림(external rotation)의 관절가동범위 측정.

표 3-2. 팔꿉(elbow), 아래팔(forearm), 손목(wrist)의 각도 측정법

측정 동작	측정 시 자세	각도 측정기 위치	정상 범위
팔꿉 굽힘 (elbow flexion) (그림 3-6)	앉은 자세 (sitting)	A: 위팔뼈(humerus)의 가쪽 위관절융기(lateral epicondyle) SA: 위팔뼈(humerus)의 가쪽 중간선(lateral midline) MA: 노뼈(radius)의 가쪽 중간선(lateral midline)	150°
아래팔 엎침 (forearm pronation) (그림 3-7)	앉은 자세 (sitting)	A: 자뼈(ulna)의 붓돌기(styloid process) SA: 바닥과 수직 MA: 노뼈(radius)와 자뼈(ulna)의 붓돌기(styloid process)와 평행	80°
아래팔 뒤침 (forearm supination) (그림 3-8)	앉은 자세 (sitting)	A: 자뼈(ulna)의 붓돌기(styloid process) SA: 바닥과 수직 MA: 노뼈(radius) 및 자뼈(ulna)의 붓돌기(styloid process)와 평행	80°
손목 굽힘 (wrist flexion) (그림 3-9)	앉은 자세 (sitting)	A: 손목뼈(carpal bone) 중 세모뼈(triquetrum) SA: 자뼈(ulna)의 가쪽 중간선(lateral midline) MA: 5번째 손허리뼈(metacarpal bone)의 가쪽 중간선(lateral midline)	80°
손목 폄 (wrist extension) (그림 3-10)	앉은 자세 (sitting)	A: 손목뼈(carpal bone) 중 세모뼈(triquetrum) SA: 자뼈(ulna)의 가쪽 중간선(lateral midline) MA: 5번째 손허리뼈(metacarpal bone)의 가쪽 중간선(lateral midline)	70°
손목 노쪽 치우침 (wrist radial deviation) (그림 3-11)	앉은 자세 (sitting)	A: 손목뼈 가운데 알머리뼈(capitate)의 등쪽면(dorsal aspect) SA: 아래팔(forearm) 등쪽 중간선(dorsal midline) MA: 3번째 손허리뼈(metacarpal bone)의 등쪽 중간선(dorsal midline)	20°
손목 자쪽 치우침 (wrist ulnar deviation) (그림 3-12)	앉은 자세 (sitting)	A: 손목뼈 가운데 알머리뼈(capitate)의 등쪽면(dorsal aspect) SA: 아래팔(forearm) 등쪽 중간선(dorsal midline) MA: 3번째 손허리뼈(metacarpal bone)의 등쪽 중간선(dorsal midline)	30°

* A: 축(axis), SA: 고정 측정팔(stationary arm), MA: 동적 측정팔(movable arm)

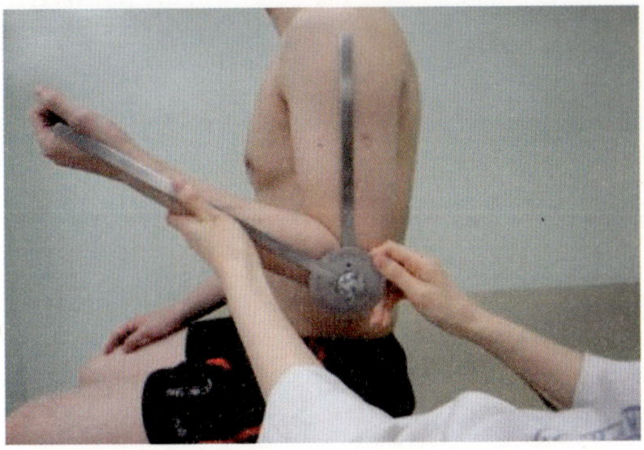

그림 3-6. 팔꿉 굽힘(elbow flexion)의 관절가동범위 측정.

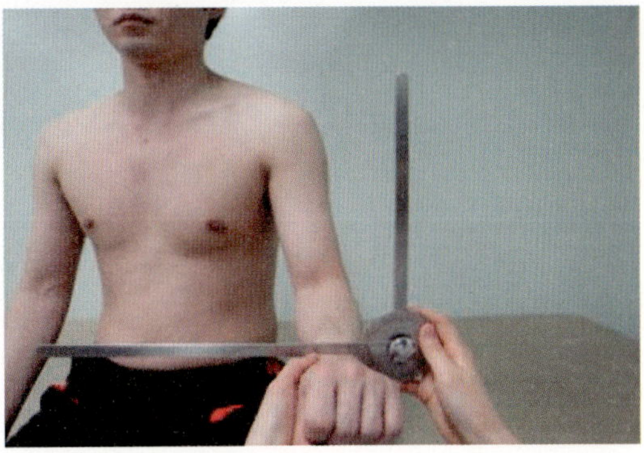

그림 3-7. 아래팔 엎침(forearm pronation)의 관절가동범위 측정.

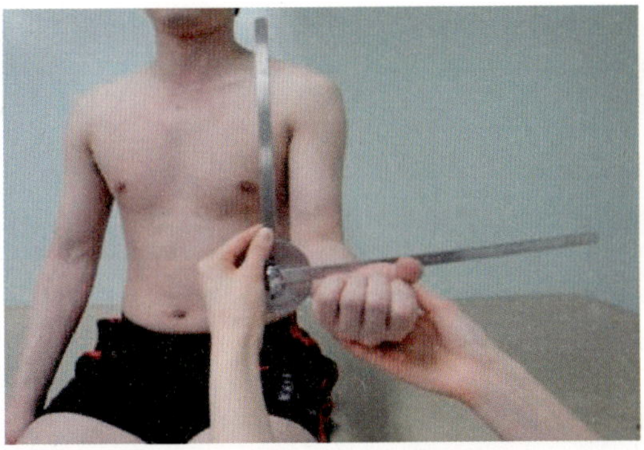

그림 3-8. 아래팔 뒤침(forearm supination)의 관절가동범위 측정.

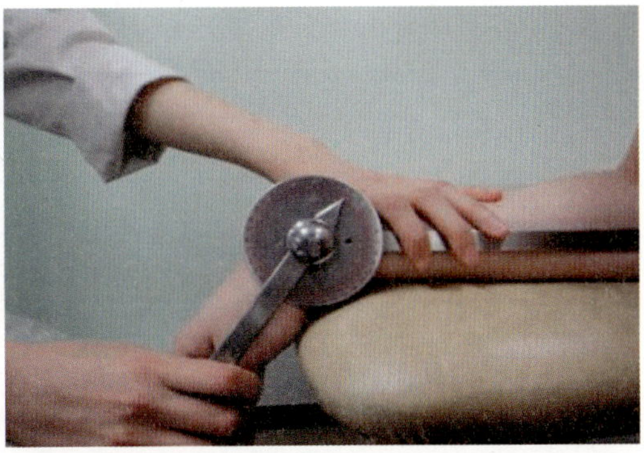

그림 3-9. 손목 굽힘(wrist flexion)의 관절가동범위 측정.

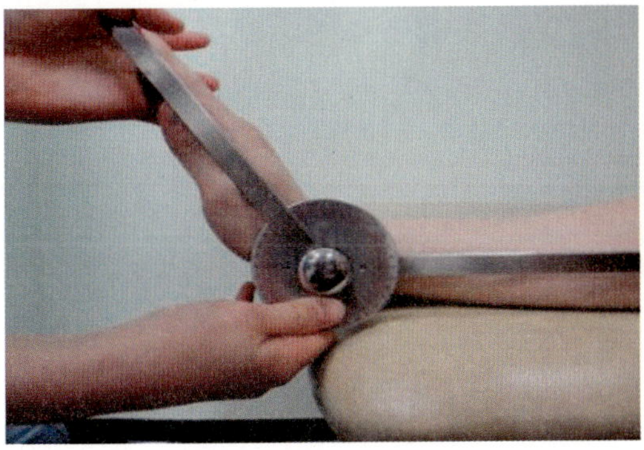

그림 3-10. 손목 폄(wrist extension)의 관절가동범위 측정.

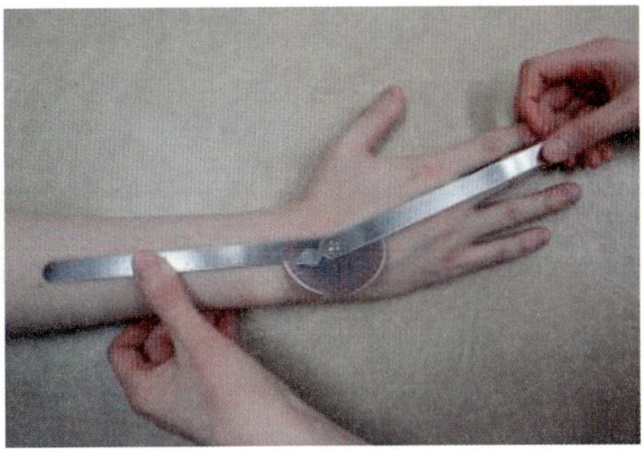

그림 3-11. 손목 노쪽 치우침(wrist radial deviation)의 관절가동범위 측정.

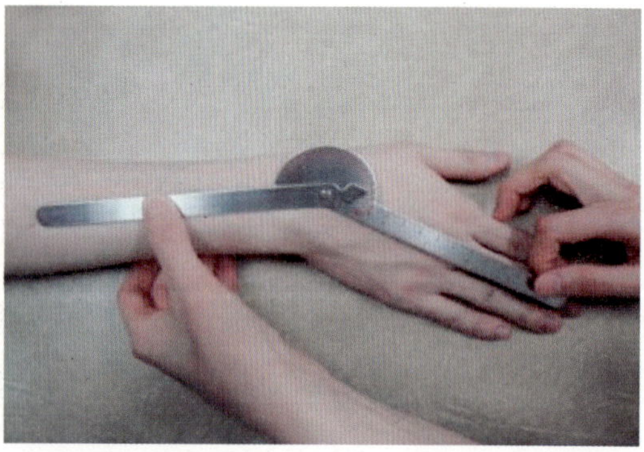

그림 3-12. 손목 자쪽 치우침(wrist ulnar deviation)의 관절가동범위 측정.

표 3-3. 엄지손가락(thumb)의 각도 측정법

측정 동작	각도 측정기 위치	정상 범위
손목 손허리 관절 (carpometacarpal joint) 굽힘(flexion)/폄(extension)	A: 첫 번째 손목 손허리 관절(carpometacarpal joint)의 바닥쪽면 (palmar) SA: 노뼈(radius)의 바닥쪽 중간선(ventral midline) MA: 첫 번째 손허리뼈(metacarpal)의 바닥쪽 중간선	15/20°
손목 손허리 관절 (carpometacarpal joint) 벌림(abduction)/모음(adduction)	A: 노뼈 붓돌기(radial styloid process)의 가쪽면(lateral aspect) SA: 두 번째 손허리뼈(metacarpal)의 가쪽 중간선(lateral midline) MA: 첫 번째 손허리뼈(metacarpal)의 가쪽 중간선	70/0°
손허리 손가락 관절 (metacarpophalangeal joint) 굽힘(flexion)	A: 손허리 손가락 관절 등쪽면(dorsal aspect) SA: 손허리뼈(metacarpal)의 등쪽 중간선(dorsal midline) MA: 몸쪽 손가락뼈(proximal phalanx)의 등쪽 중간선	50°
손가락뼈사이 관절 (interphalangeal joint) 굽힘(flexion)	A: 손가락뼈 사이 관절의 등쪽면 SA: 몸쪽 손가락뼈(proximal phalanx)의 등쪽 중간선(dorsal midline) MA: 먼손가락뼈(distal phalanx)의 등쪽 중간선	80°
맞섬(opposition)	* 자를 이용해서 엄지손가락과 새끼손가락 끝 사이의 거리를 측정	

* A: 축(axis), SA: 고정 측정팔(stationary arm), MA: 동적 측정팔(movable arm)

표 3-4. 손가락(phalanx)의 각도 측정법

측정 동작	각도 측정기 위치	정상 범위
손허리 손가락 관절 (metacarpophalangeal joint; MCP) 굽힘(flexion)	A: 손허리 손가락(MCP) 관절 등쪽면(dorsal aspect) SA: 손허리(metacarpal)뼈의 등쪽 중간선(dorsal midline) MA: 몸쪽 손가락뼈(proximal phalanx)의 등쪽 중간선	90°
몸쪽 손가락뼈사이 관절 (proximal interphalangeal joint; PIP) 굽힘(flexion)	A: PIP 관절의 등쪽면(dorsal aspect) SA: 몸쪽 손가락뼈(proximal phalanx)의 등쪽 중간선(dorsal midline) MA: 중간 손가락뼈(middle phalanx)의 등쪽 중간선	70°
먼손가락뼈사이 관절(distal interphalangeal joint; DIP) 굽힘(flexion)	A: DIP 관절의 등쪽면(dorsal aspect) SA: 중간 손가락뼈(middle phalanx)의 등쪽 중간선(dorsal midline) MA: 먼손가락뼈(distal phalanx)의 등쪽 중간선	50°
벌림(abduction)/ 모음(adduction)	A: 손허리 손가락(MCP) 관절 등쪽면 SA: 손허리(metacarpal)뼈의 등쪽 중간선(dorsal midline) MA: 몸쪽 손가락뼈(proximal phalanx)의 등쪽 중간선	80°

* A: 축(axis), SA: 고정 측정팔(stationary arm), MA: 동적 측정팔(movable arm)

표 3-5. 엉덩관절(hip)의 각도 측정법

측정 동작	측정 시 자세	각도 측정기 위치	정상 범위
굽힘(flexion) (그림 3-13)	바로 누운 자세 (supine)	A: 넙다리뼈(femur)의 큰 돌기(greater trochanter) SA: 골반(pelvis) 가쪽 중간선(lateral midline) MA: 넙다리뼈(femur)의 가쪽 중간선(lateral midline)	120°
폄(extension) (그림 3-14)	엎드려 누운 자세 (prone)	A: 넙다리뼈(femur)의 큰 돌기(greater trochanter) SA: 골반(pelvis) 가쪽 중간선(lateral midline) MA: 넙다리뼈(femur)의 가쪽 중간선(lateral midline)	30°
벌림(abduction)/ 모음(adduction) (그림 3-15)	바로 누운 자세 (supine)	A: 위앞엉덩뼈 가시(ASIS) SA: 양쪽 ASIS를 잇는 가상선 MA: 넙다리뼈(femur)의 앞쪽 중간선(anterior midline)	45°/30°
안쪽 돌림(internal rotation)/가쪽 돌림(external rotation) (그림 3-16)	앉은 자세 (sitting)	A: 무릎뼈(patella)의 앞면(anterior aspect) SA: 바닥과 수직 MA: 아랫다리(lower leg)의 앞쪽 중간선(anterior midline)	45°

* A: 축(axis), SA: 고정 측정팔(stationary arm), MA: 동적 측정팔(movable arm)

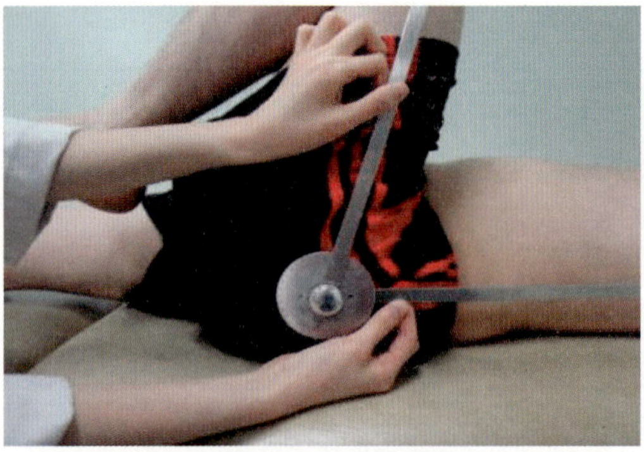

그림 3-13. 엉덩관절 굽힘(hip flexion)의 관절가동범위 측정.

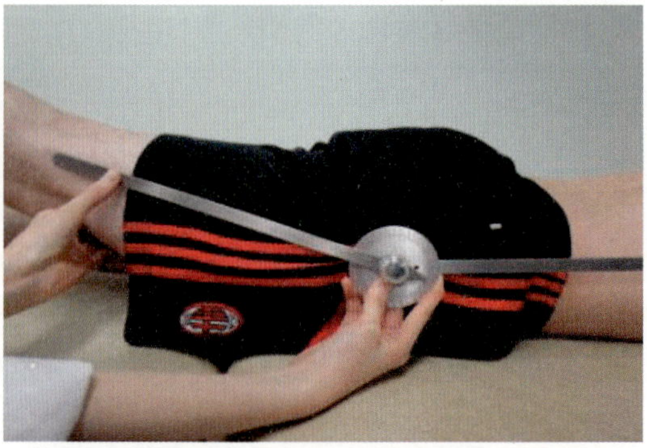

그림 3-14. 엉덩관절 폄(hip extension)의 관절가동범위 측정.

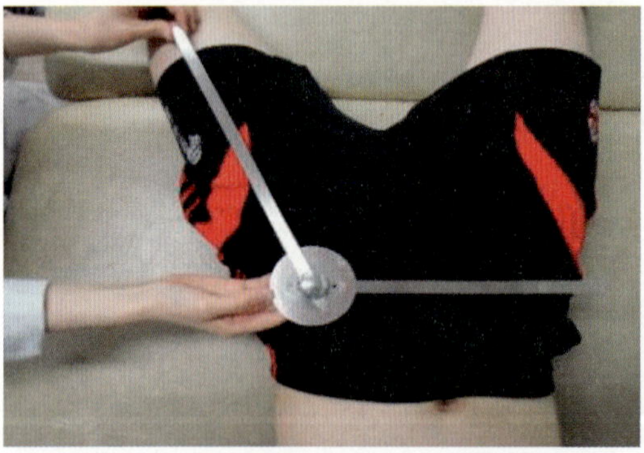

그림 3-15. 엉덩관절 벌림(hip abduction)의 관절가동범위 측정.

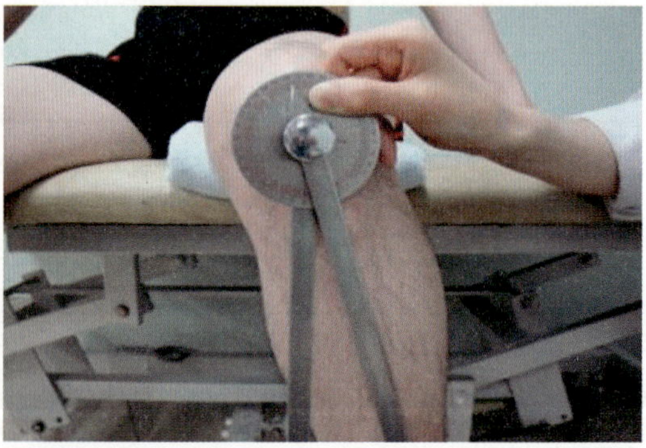

그림 3-16. 엉덩관절 안쪽 돌림(hip internal rotation)의 관절가동범위 측정.

표 3-6. 무릎(knee), 발목(ankle) 관절의 각도 측정법

측정 동작	측정 시 자세	각도 측정기 위치	정상 범위
무릎 굽힘(knee flexion) (그림 3-17)	바로 누운 자세 (supine)	A: 넙다리뼈(femur)의 가쪽 위관절융기(lateral epicondyle) SA: 넙다리뼈(femur)의 가쪽 중간선(lateral midline) MA: 종아리뼈(fibula)의 가쪽 중간선	135°
발목발등 굽힘 (ankle dorsiflexion) (그림 3-18)	앉은 자세 (sitting)	A: 가쪽 복사뼈(lateral malleolus)의 가쪽면(lateral aspect) SA: 종아리뼈(fibula)의 가쪽 중간선(lateral midline) MA: 다섯 번째 발허리뼈(metatarsal bone)의 가쪽면	20°
발목 발바닥쪽 굽힘 (ankle plantar flexion) (그림 3-19)	앉은 자세 (sitting)	A: 가쪽 복사뼈(lateral malleolus)의 가쪽면(lateral aspect) SA: 종아리뼈(fibula)의 가쪽 중간선(lateral midline) MA: 다섯 번째 발허리뼈(metatarsal bone)의 가쪽면	50°
발목 안쪽번짐 (ankle inversion) (그림 3-20)	앉은 자세 (sitting)	A: 양쪽 복사뼈(malleolus)를 잇는 가상선의 가운데 SA: 아랫다리(lower leg)의 앞쪽 중간선(anterior midline) MA: 두 번째 발허리뼈(metatarsal bone)의 앞쪽 중간선	35°
발목 가쪽번짐 (ankle eversion) (그림 3-21)	앉은 자세 (sitting)	A: 양쪽 복사뼈(malleolus)를 잇는 가상선의 가운데 SA: 아랫다리(lower leg)의 앞쪽 중간선(anterior midline) MA: 두 번째 발허리뼈(metatarsal bone)의 앞쪽 중간선	15°

* A: 축(axis), SA: 고정 측정팔(stationary arm), MA: 동적 측정팔(movable arm)

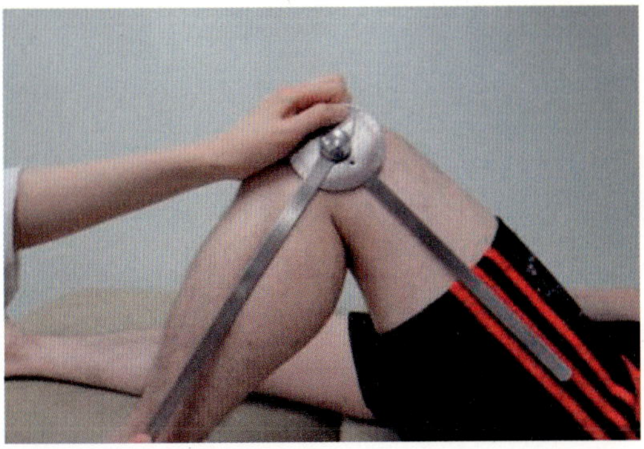

그림 3-17. 무릎 굽힘(knee flexion)의 관절가동범위 측정.

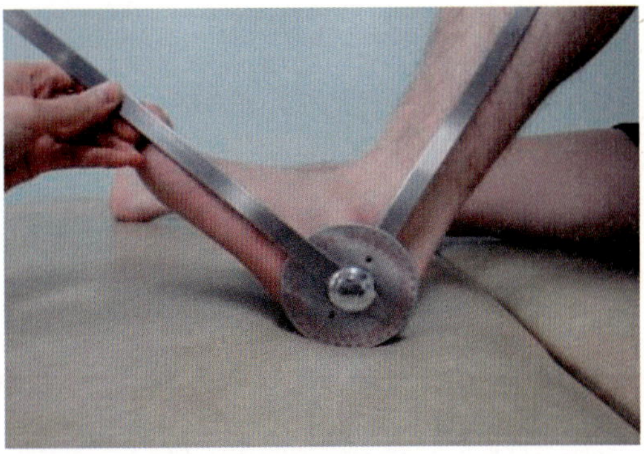

그림 3-18. 발목 발등굽힘(ankle dorsiflexion)의 관절가동범위 측정.

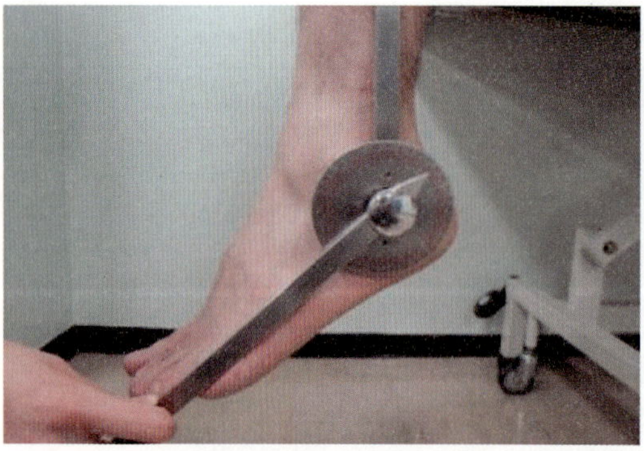

그림 3-19. 발목 발바닥쪽 굽힘(ankle plantar flexion)의 관절가동범위 측정.

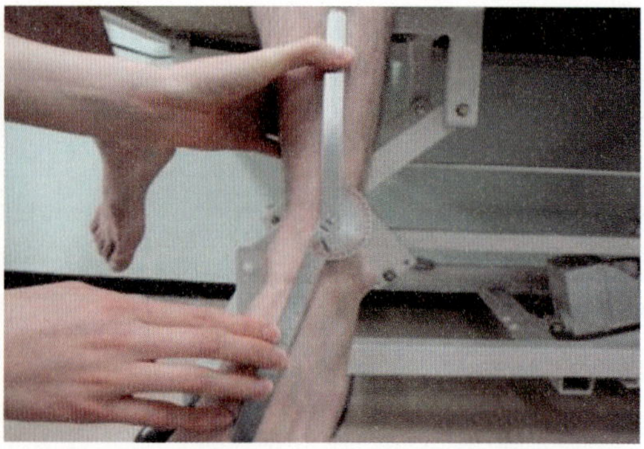

그림 3-20. 발목 안쪽번짐(ankle inversion)의 관절가동범위 측정.

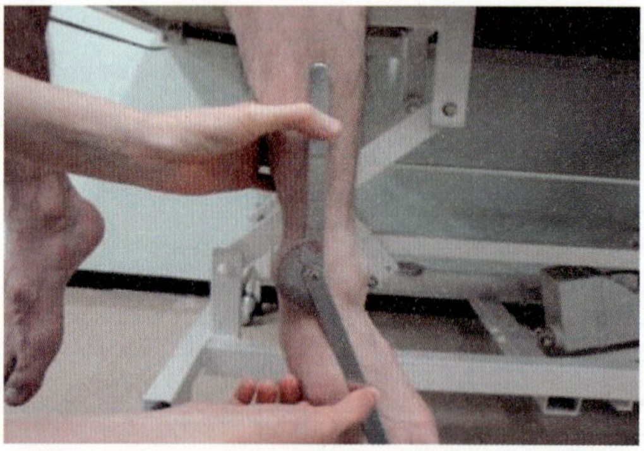

그림 3-21. 발목 가쪽번짐(ankle eversion)의 관절가동범위 측정.

표 3-7. 엄지발가락(1st toe)의 각도 측정법

측정 동작	각도 측정기 위치	정상 범위
발목발허리관절 굽힘/폄 [metatarsophalangeal(MTP) joint flexion/extension]	A: 발목발허리관절(MTP joint)의 등쪽면(dorsal aspect) SA: 발허리뼈(metatarsal) 등쪽 중간선(dorsal midline) MA: 몸쪽 발가락뼈(proximal phalanx)의 등쪽 중간선	45°/50°
발목발허리관절 벌림/모음(metatarsophalangeal joint abduction/addcution)	A: 발목발허리관절(MTP joint)의 등쪽면(dorsal aspect) SA: 발허리(metatarsal)뼈의 등쪽 중간선(dorsal midline) MA: 몸쪽 발가락뼈(proximal phalanx)의 등쪽 중간선	50°
발가락뼈사이관절 굽힘 [interphalangeal(IP) joint flexion]	A: 발가락뼈사이(IP) 관절의 등쪽면(dorsal aspect) SA: 몸쪽 발가락뼈(proximal phalanx)의 등쪽 중간선(dorsal midline) MA: 먼발가락뼈(distal phalanx)의 등쪽 중간선	90°

* A: 축(axis), SA: 고정 측정팔(stationary arm), MA: 동적 측정팔(movable arm)

표 3-8. 발가락(phalanx)의 각도 측정법

측정 동작	각도 측정기 위치	정상 범위
몸쪽 발가락뼈사이관절 [proximal interphalangeal(PIP) joint] 굽힘(flexion)	A: 몸쪽 발가락뼈사이(PIP) 관절의 등쪽면(dorsal aspect) SA: 몸쪽 발가락뼈(proximal phalanx)의 등쪽 중간선(dorsal midline) MA: 먼발가락뼈(distal phalanx)의 등쪽 중간선	65°
먼발가락뼈사이관절[distal interphalangeal(DIP) joint] 굽힘(flexion)	A: 먼발가락뼈사이(DIP) 관절의 등쪽면(dorsal aspect) SA: 중간발가락뼈(middle phalanx)의 등쪽 중간선(dorsal midline) MA: 먼발가락뼈(distal phalanx)의 등쪽 중간선	50°

* A: 축(axis), SA: 고정 측정팔(stationary arm), MA: 동적 측정팔(movable arm)

표 3-9. 목뼈(cervical vertebrae)와 가슴허리뼈(thoracolumbar vertebrae)의 가동범위 정상값

측정 동작	정상값
목뼈 (cervical vertebrae)	굽힘(flexion)=45° 폄(extension)=45° 왼쪽 가쪽 굽힘(lateral flexion)=45° 오른쪽 가쪽 굽힘(lateral flexion)=45° 왼쪽 돌림(rotation)=60° 오른쪽 돌림(rotation)=60°
가슴허리뼈 (thoracolumbar vertebrae)	굽힘(flexion)=80° 길이측정법(tape measure)=4인치* 폄(extension)=20~30° 왼쪽 가쪽 굽힘(lateral flexion)=35° 오른쪽 가쪽 굽힘(lateral flexion)=35° 왼쪽 돌림(rotation)=45° 오른쪽 돌림(rotation)=45°

* 4인치=10.16cm

2. 도수근력검사(manual muscle testing)

1) 도수근력검사 등급표(Hislop과 Montgomery식 등급표)

(1) 등급 5(normal)

- 중력을 이겨내고 완전한 가동범위가 가능하다.
- 저항을 최대로 주어도 가동범위 끝에서의 자세를 유지할 수 있다.

(2) 등급 4(good)

- 중력을 이겨내고 완전한 가동범위가 가능하다.

- 강한 저항을 줄 때 가동범위 끝에서 자세를 유지할 수 있다.
- 저항을 최대로 줄 때에는 가동범위 끝에서 자세를 유지하지 못한다.

(3) 등급 3+(fair+)

- 중력을 이겨내고 완전한 가동범위가 가능하다.
- 약한 저항을 줄 때 가동범위 끝에서 자세를 유지할 수 있다.
- 기능상의 문제들을 가지고 있다.

(4) 등급 3(fair)

- 중력을 이겨내고 완전한 가동범위가 가능하다.
- 저항을 주게 되면 가동범위 끝에서 자세를 유지하지 못한다.

(5) 등급 2(poor)

중력의 힘이 작용하지 않는 수평면(horizontal plane)의 동작에서 완전한 가동범위가 가능하다.

(6) 등급 2-(poor-)

중력의 힘이 작용하지 않는 수평면(horizontal plane)의 동작에서 부분적인 가동범위가 가능하다.

(7) 등급 1(trace)

검사자가 근육의 수축작용을 시각적으로 감지하거나 촉진할 수 있지만 수축작용의 결과로 움직임이 발생하지는 않는다.

(8) 등급 0(zero)

근육에 아무런 움직임이 감지되지 않는다.

2) 상지의 도수근력검사(upper extremity MMT)

(1) 어깨뼈 벌림과 위쪽 돌림(scapular abduction and upward rotation)

① 근육

a. 주동근: 앞톱니근(serratus anterior)

b. 협력근: 작은 가슴근(pectoralis minor)

② 환자에 대한 지시

a. 등급 4, 5: 머리위로 팔을 들어 올려보세요. 제가 팔을 아래로 누를 때 내려가지 않도록 하세요.

b. 등급 3: 머리 위로 팔을 들어 올려 보세요.

c. 등급 2: 지금의 위치(90° 이상의 위치)에서 팔을 유지해 보세요. 힘을 빼세요. 다시 팔을 든 상태로 유지해 보세요. 다시 힘을 빼세요.

d. 등급 1: 지금의 위치에서 팔을 유지하도록 노력해 보세요.

③ **환자의 자세와 검사자의 위치**

a. 모든 등급: 앉은 자세

b. 등급 4, 5: 검사자가 한 팔로 팔꿈치 위쪽에 저항을 주면서 검사하는 쪽에 선다. 환자의 팔은 앞톱니근(serratus anterior)을 사용하기 위해 60° 이상 들어 올린다. 다른 손으로는 어깨뼈(scapula)의 가장자리를 촉진한다(그림 3-22).

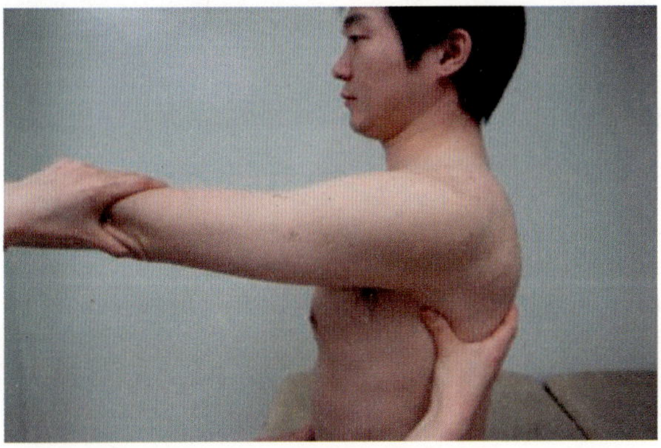

그림 3-22. 어깨뼈 벌림과 위쪽 돌림(scapular abduction and upward rotation)의 도수근력검사.

(2) 어깨뼈 올림(scapular elevation)

① **근육**

a. 주동근: 위 등세모근(upper trapezius)

b. 협력근: 어깨 올림근(levator scapulae), 마름근(rhomboids)

② **환자에 대한 지시**

a. 등급 4, 5: 귀쪽 방향으로 어깨를 들어 올린 후 유지하세요. 제가 아래로 누를 때 내려가지 않도록 하세요.

b. 등급 1, 2, 3: 귀쪽으로 어깨를 들어 올린 후 유지하세요.

③ **환자의 자세와 검사자의 위치**

a. 등급 1, 2: 엎드려 누운 자세

b. 등급 3, 4, 5: 환자는 앉아서 어깨를 들어 올리는 자세

c. 등급 4, 5: 검사자는 환자의 뒤에 서서 양손을 어깨에 얹은 후 아래 방향으로 저항을 준다(그림 3-23).

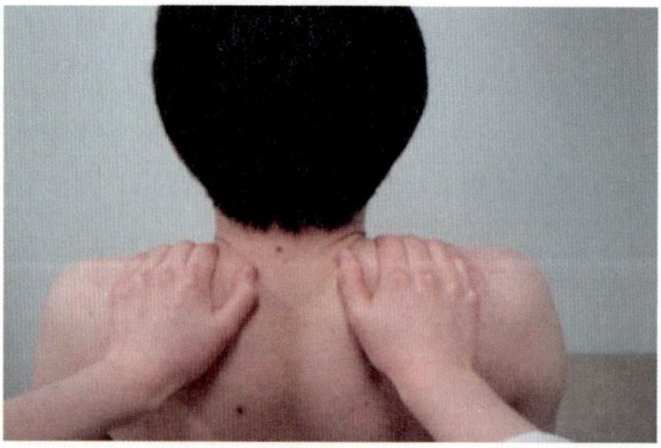

그림 3-23. 어깨뼈 올림(scapular elevation)의 도수근력 검사.

(3) 어깨뼈 모음과 뒤 당김(scapular adduction and retraction)

① 근육

a. 주동근: 중간 등세모근(middle trapezius), 큰 마름근(rhomboid major)

b. 협력근: 어깨올림근(levator scapulae), 아래 등세모근(lower trapezius)

② 환자에 대한 지시

a. 등급 4, 5: 천장을 향해 팔꿈치를 들어 올리고 유지하세요. 제가 아래로 누를 때 내려가지 않도록 하세요.

b. 등급 3: 천장을 향해 팔꿈치를 들어 올리세요.

c. 등급 1, 2: 천장을 향해 팔꿈치를 들어 올리는 동작을 시도해 보세요.

③ 환자의 자세와 검사자의 위치

a. 모든 등급: 엎드려 누운 자세

b. 등급 4, 5: 검사자는 한 팔로 반대편 어깨뼈를 고정하고 검사하는 쪽에 선다. 검사자의 다른 손은 먼쪽 위팔뼈(distal humerus)에서 바닥을 향해 아래쪽으로 저항을 준다(이때 어깨세모근(deltoid)은 등급 3 이상이어야 한다)(그림 3-24).

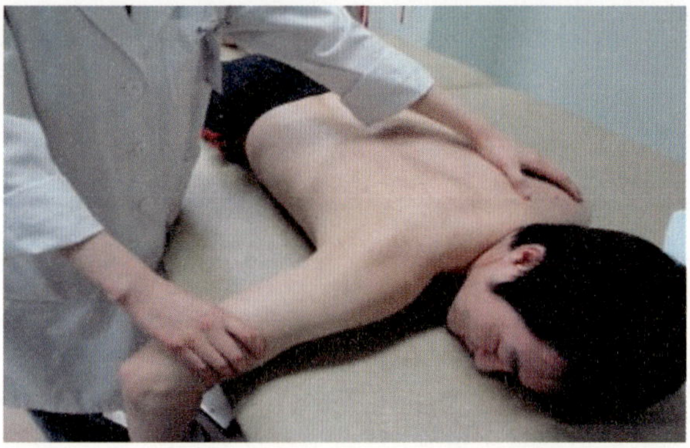

그림 3-24. 어깨뼈 모음(scapular adduction)의 도수근력 검사.

(4) 어깨뼈 내림과 모음(scapular depression and adduction)

① 근육

a. 주동근: 중간과 아래 등세모근(middle and lower trapezius)

b. 협력근: 가슴근(pectoralis), 넓은등근(latissimus dorsi)

② 환자에 대한 지시

a. 등급 4, 5: 테이블로부터 가능한 만큼 높이 팔을 들어보시고 유지하세요. 제가 아래로 누를 때 내려가지 않도록 하세요.

b. 등급 3: 테이블로부터 가능한 한 높이 팔을 들어보세요.

c. 등급 1, 2: 테이블에서 팔을 들어 귀보다 높이 드는 동작을 시도해 보세요.

③ 환자의 자세와 검사자의 위치

a. 모든 등급: 엎드려 누운 자세

b. 등급 4, 5: 검사자는 먼쪽 위팔뼈(distal humerus)에서 바닥을 향해 아래쪽으로 저항을 주면서 검사하는 쪽에 선다(그림 3-25).

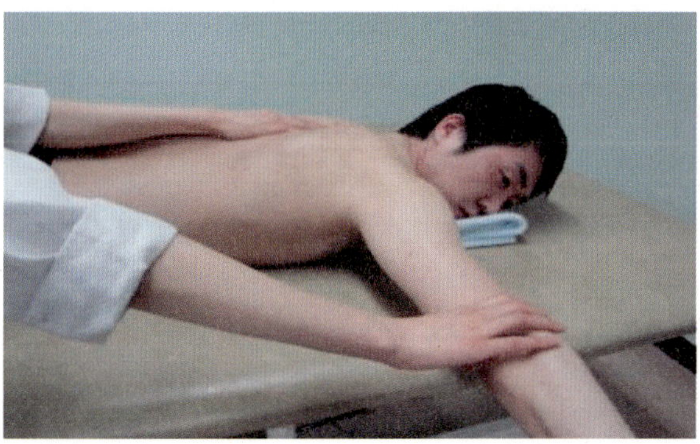

그림 3-25. 어깨뼈 내림(depression)과 모음(adduction)의 도수근력검사.

(5) 어깨뼈 모음과 아래쪽 돌림(scapular adduction and downward rotation)

① 근육

a. 주동근: 큰 마름근과 작은 마름근(rhomboids major and minor)

b. 협력근: 어깨 올림근(levator scapula)

② 환자에 대한 지시

a. 등급 4, 5: 손을 들어 올리고 유지하세요. 제가 아래로 누를 때 내려가지 않도록 하세요.

b. 등급 3: 손을 들어 올리세요.

c. 등급 1, 2: 손을 들어 올려 등에서 떨어지도록 시도해 보세요.

③ 환자의 자세와 검사자의 위치

a. 등급 1, 2: 환자는 앉은 자세에서 어깨는 펴서(extended) 모으고(adducted), 안쪽 돌림(internal rotation)해서 팔을 등 뒤로 놓는다.

b. 등급 3, 4, 5: 환자는 엎드려 누워서 어깨를 안쪽 돌림(internal rotation)하고 팔을 등 뒤로 모은다.

c. 등급 4, 5: 검사자는 팔꿉 바로 위의 위팔뼈(humerus)에서 아래쪽 및 바깥쪽 방향으로 저항을 주면서 검사하는 쪽에 선다(그림 3-26).

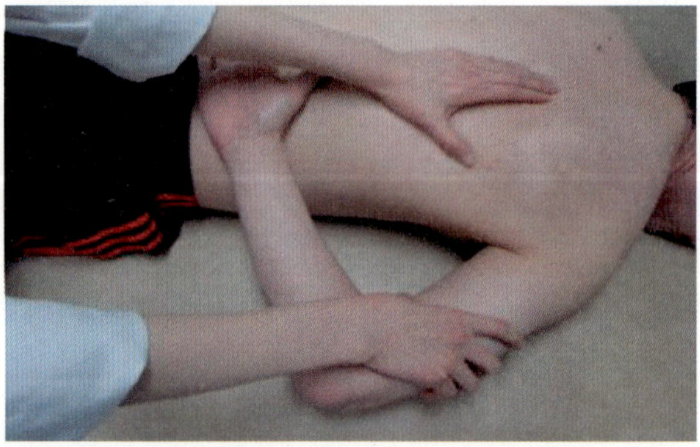

그림 3-26. 어깨뼈 모음(adduction)과 아래쪽 돌림(downward rotation)의 도수근력검사.

(6) 어깨 굽힘(shoulder flexion)

① 근육

a. 주동근: 앞어깨세모근(anterior deltoid), 부리위팔근(coracobrachialis)

b. 협력근: 큰가슴근(pectoralis major), 중간 어깨세모근(middle deltoid), 앞톱니근(serratus anterior)

② 환자에 대한 지시

a. 등급 4, 5: 팔을 어깨 높이까지 들어 올리고 유지하세요. 제가 아래로 누를 때 내려가지 않도록 하세요.

b. 등급 3: 팔을 어깨 높이까지 들어 올리세요.

c. 등급 1, 2: 팔을 들어 올리는 동작을 시도해 보세요.

③ **환자의 자세와 검사자의 위치**

a. 모든 등급: 앉은 자세

b. 등급 4, 5: 검사자는 팔꿉 바로 위의 위팔뼈(humerus)에 저항을 주면서 검사하는 쪽에 선다. 검사자의 다른 손은 어깨가 움직이지 않도록 고정해 준다(그림 3-27).

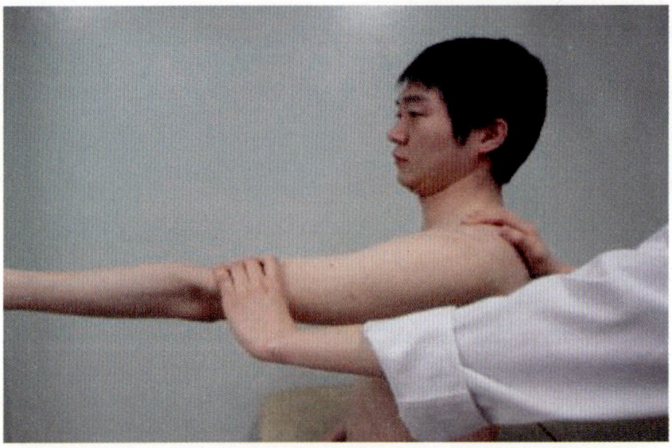

그림 3-27. 어깨 굽힘(shoulder flexion)의 도수근력검사.

(7) 어깨 폄(shoulder extension)

① **근육**

a. 주동근: 넓은등근(latissimus dorsi), 뒤어깨세모근(posterior deltoid), 큰원근(teres major)

b. 협력근: 위팔세갈래근의 긴머리(long head of triceps brachii)

② **환자에 대한 지시**

a. 등급 4, 5: 팔을 가능한 한 높이 들어 올리고 유지하세요. 제가 아래로 누를 때 내려가지 않도록 하세요.

b. 등급 2, 3: 팔을 가능한 한 높이 들어 올리세요.

c. 등급 1: 팔을 들어 올리세요.

③ **환자의 자세와 검사자의 위치**

a. 모든 등급: 엎드려 누운 자세

b. 등급 4, 5: 검사자는 팔꿉 바로 위의 팔 뒷면에서 아래 방향으로 저항을 주면서 검사하는 쪽에 선다(그림 3-28).

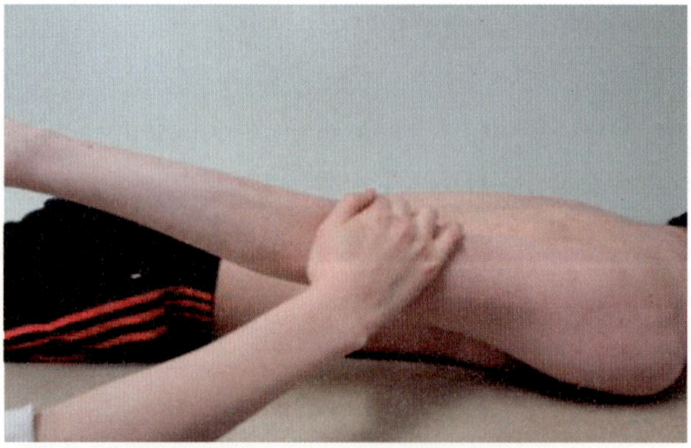

그림 3-28. 어깨 폄(shoulder extension)의 도수근력검사.

(8) 어깨 대각선올림(scaption)

① 근육

a. 주동근: 앞과 중간 어깨세모근(anterior and middle deltoid), 가시위근(supraspinatus)

② 환자에 대한 지시

a. 등급 4, 5: 팔을 정면과 측면의 중간 위치에서 어깨 높이까지 들어 올리고 유지하세요. 제가 아래로 누를 때 내려가지 않도록 하세요.

b. 등급 3: 팔을 정면과 측면의 중간 위치에서 어깨 높이까지 들어 올리세요.

c. 등급 1, 2: 팔을 정면과 측면의 중간 위치에서(또는 정면과 측면 사이의 대각선 방향으로) 어깨 높이까지 들어 올리는 동작을 시도해 보세요.

③ 환자의 자세와 검사자의 위치

a. 모든 등급: 앉은 자세

b. 등급 4, 5: 검사자는 팔꿉 위쪽의 팔에서 아래 방향으로 저항을 주면서 환자의 정면 약간 옆에 선다. 환자는 굽힘(flexion)과 벌림(abduction)의 중간 위치에서 팔을 들어 올린다(그림 3-29).

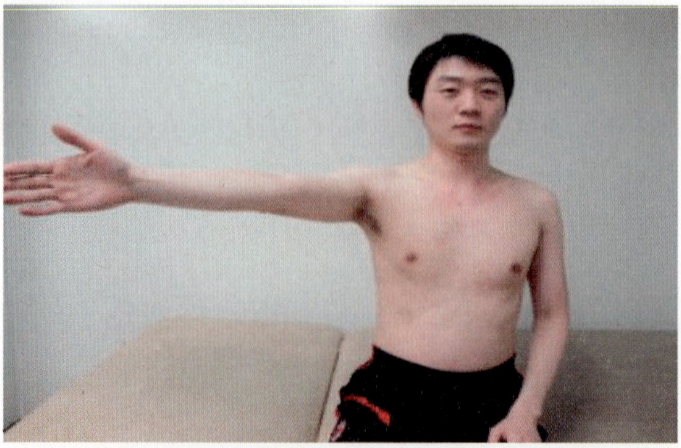

그림 3-29. 어깨 대각선올림(scaption)의 도수근력검사.

(9) 어깨 벌림(shoulder abduction)

① 근육

a. 주동근: 중간 어깨세모근(middle deltoid), 가시위근(supraspinatus)

② 환자에 대한 지시

a. 등급 4, 5: 팔을 측면으로 어깨 높이까지 들어 올리고 유지하세요. 제가 아래로 누를 때 내려가지 않도록 하세요.

b. 등급 3: 팔을 측면으로 어깨 높이까지 들어 올리세요.

c. 등급 1, 2: 팔을 측면으로 들어 올리는 동작을 시도해 보세요.

③ 환자의 자세와 검사자의 위치

a. 모든 등급: 앉은 자세

b. 등급 4, 5: 검사자는 팔꿉관절 바로 위의 팔 위에서 아래 방향으로 저항을 주면서 환자의 뒤에 선다(그림 3-30).

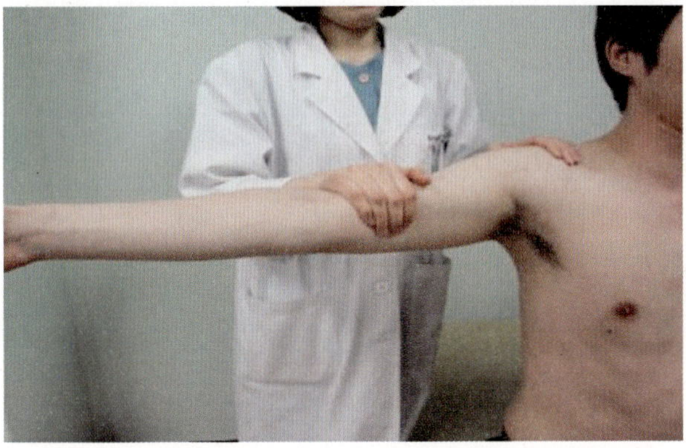

그림 3-30. 어깨 벌림(shoulder abduction)의 도수근력검사.

(10) 어깨 가쪽 돌림(shoulder external rotation)

① 근육

a. 주동근: 가시아래근(infraspinatus), 작은원근(teres minor)

b. 협력근: 뒤어깨세모근(posterior deltoid)

② 환자에 대한 지시

a. 등급 4, 5: 팔을 테이블 높이까지 들어 올리고 유지하세요. 제가 아래로 누를 때 내려가지 않도록 하세요.

b. 등급 3: 팔을 테이블 높이까지 들어 올리세요.

c. 등급 1, 2: 손을 손등 쪽으로 들어 올리세요.

③ **환자의 자세와 검사자의 위치**

a. 모든 등급: 엎드려 누운 자세

b. 등급 4, 5: 검사자는 손가락 2개를 사용해서 손목 부위에서 아래 방향으로 저항을 주면서 검사하는 쪽의 환자 허리 부근에 선다. 검사자의 다른 손은 팔꿉관절을 고정해 준다(그림 3-31).

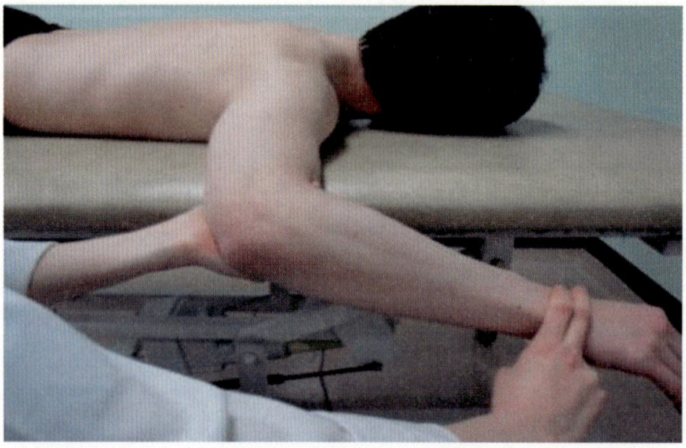

그림 3-31. 어깨 가쪽 돌림(shoulder external rotation)의 도수근력검사.

(11) 어깨 안쪽 돌림(shoulder internal rotation)

① **근육**

a. 주동근: 어깨밑근(subscapularis), 넓은등근(latissimus dorsi), 큰가슴근의 빗장뼈와 가슴뼈 부분(clavicular and sternal parts of pectoralis major), 큰원근(teres major)

b. 협력근: 앞어깨세모근(anterior deltoid)

② **환자에 대한 지시**

a. 등급 4, 5: 아래팔(forearm)을 뒤로 들어 올리고 유지하세요. 제가 아래로 누를 때 내려가지 않도록 하세요.

b. 등급 3: 아래팔(forearm)을 뒤로 들어 올리세요.

c. 등급 1, 2: 팔을 돌려서 손바닥이 천장을 향하도록 하세요.

③ **환자의 자세와 검사자의 위치**

a. 모든 등급: 엎드려 누운 자세

b. 등급 4, 5: 검사자는 손목 바로 위, 아래팔의 앞면에서 아래쪽 및 앞쪽으로 저항을 주면서 검사하는 쪽에 선다. 검사자의 다른 손은 팔꿉관절을 고정하며, 뒤쪽 및 약간 위쪽으로 반대 방향의 힘을 준다(그림 3-32).

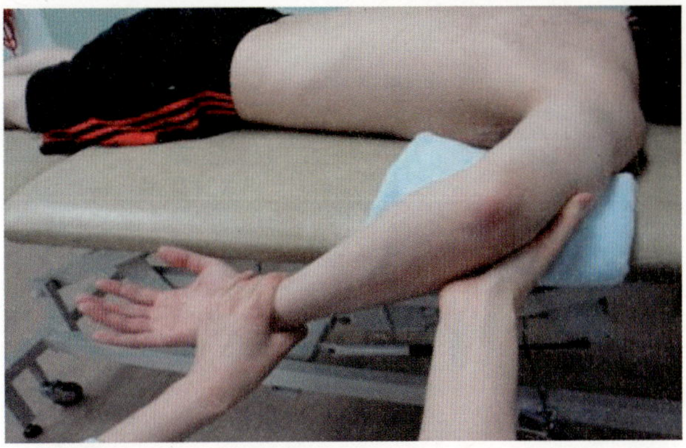

그림 3-32. 어깨 안쪽 돌림(shoulder internal rotation)의 도수근력검사.

⑿ 팔꿉 굽힘(elbow flexion)

① 근육

a. 주동근: 위팔두갈래근의 짧은 및 긴머리(short and long head of biceps brachii), 위팔근(brachialis), 위팔노근(brachioradialis)

b. 협력근: 원엎침근(pronator teres), 긴노쪽 손목폄근(extensor carpi radialis longus), 노쪽 손목굽힘근(flexor carpi radialis), 자쪽 손목굽힘근(flexor carpi ulnaris)

② 환자에 대한 지시

a. 등급 4, 5: 팔꿈치를 굽히고 유지하세요. 제가 잡아당길 때 펴지지 않게 하세요.

b. 등급 3: 팔꿈치를 굽혀보세요.

c. 등급 1, 2: 팔꿈치를 굽히는 동작을 시도해 보세요.

③ 환자의 자세와 검사자의 위치

a. 등급 1, 2: (앉을 수 없을 경우) 엎드려 누운 자세로 팔꿈치를 45° 굽힌 상태에서 다음과 같이 시행한다.
- 위팔두갈래근(biceps) 측정을 위해서는 아래팔 뒤침(supination) 상태로 시행한다.
- 위팔근(brachialis) 측정을 위해서는 엎침(pronation) 상태로 시행한다.
- 위팔노근(brachioradialis)의 측정을 위해서는 중립 위치에서 시행한다.

b. 등급 3, 4, 5: 환자는 앉은 상태에서 팔을 벌리고 다음과 같이 시행한다.
- 위팔두갈래근(biceps) 측정을 위해서는 아래팔 뒤침(supination) 상태로 시행한다.
- 위팔근(brachialis) 측정을 위해서는 엎침(pronation) 상태로 시행한다.
- 위팔노근(brachioradialis)의 측정을 위해서는 중립 위치에서 시행한다.

c. 등급 4, 5: 검사자는 손목에서 가까운 아래팔(forearm)의 굽힘근 표면 위에 저항을 주면서 환자의 앞에 선다. 검사자의 다른 손은 동그랗게 모아 쥐고 어깨의 전면 및 윗면에 저항을 준다(그림 3-33).

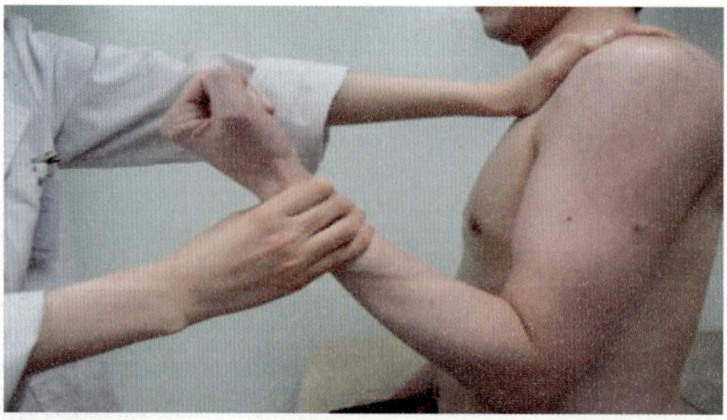

그림 3-33. 팔꿉 굽힘(elbow flexion)의 도수근력검사.

(13) 팔꿉 폄(elbow extension)

① 근육

a. 주동근: 위팔세갈래근의 긴쪽, 가쪽 및 안쪽 머리(long, lateral, and medial head of triceps brachii)

b. 협력근: 팔꿈치근(anconeus)

② 환자에 대한 지시

a. 등급 4, 5: 팔꿈치를 곧게 피고 유지하세요. 제가 굽힐 때 굽혀지지 않게 하세요.

b. 등급 3: 팔꿈치를 곧게 펴보세요.

c. 등급 1, 2: 팔꿈치를 곧게 펴는 동작을 시도해 보세요.

③ 환자의 자세와 검사자의 위치

a. 등급 1, 2: 환자는 앉은 상태에서 팔을 90° 벌리고(abducted), 어깨를 중립 상태로 회전(neutral rotation)하며, 팔꿈치를 약 45° 정도 굽힌다(flexed).

b. 등급 3, 4, 5: 환자는 엎드려 누운 상태에서 팔을 90° 벌리고, 테이블 위에 팔을 걸쳐 놓은 채로 아래팔(forearm)을 굽힌다.

c. 등급 4, 5: 검사자는 팔꿉관절 위의 팔 부분을 고정해 준다. 검사자는 아래팔(forearm)의 팔등 부분 위에서 아래 방향으로 저항을 준다(그림 3-34).

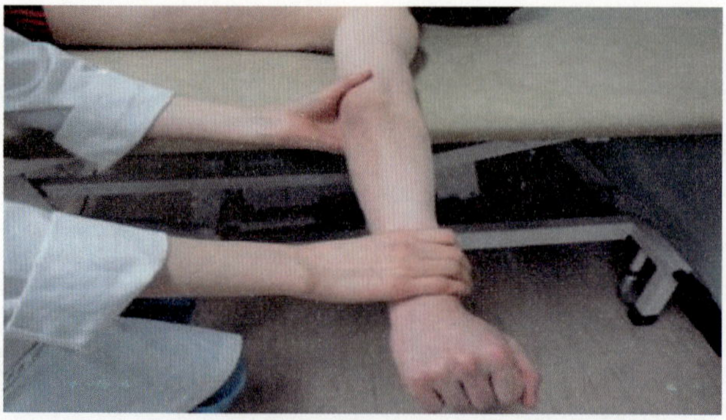

그림 3-34. 팔꿉 폄(elbow extension)의 도수근력검사.

⒁ 아래팔 뒤침(forearm supination)

① 근육

a. 주동근: 뒤침근(supinator)

b. 협력근: 위팔두갈래근의 짧은 및 긴머리(short and long head of biceps brachii)

② 환자에 대한 지시

a. 등급 4, 5: 손바닥이 위로 가도록 뒤집어서 유지하세요. 제가 뒤집을 때 뒤집히지 않도록 하세요. 손목과 손가락에는 힘을 빼고 계세요.

b. 등급 3: 손바닥이 위로 가도록 뒤집어 보세요.

c. 등급 1, 2: 손바닥을 얼굴 쪽으로 뒤집어 보세요.

③ 환자의 자세와 검사자의 위치

a. 모든 등급: 앉은 자세

b. 등급 1, 2: 환자의 어깨를 45°와 90° 사이에서 굽히고 팔꿉을 90°까지 굽힌다.

c. 등급 3, 4, 5: 환자의 팔꿈치를 90° 굽히고 아래팔(forearm)은 엎침(pronation) 상태에 놓는다. 환자는 손바닥이 천장을 향할 때까지 손바닥을 뒤집는다.

d. 등급 4, 5: 검사자는 아래팔을 쥐고 팔꿉관절을 고정하면서 환자의 옆에 선 후에, 손목 부위 아래팔의 앞면에 저항을 준다(그림 3-35).

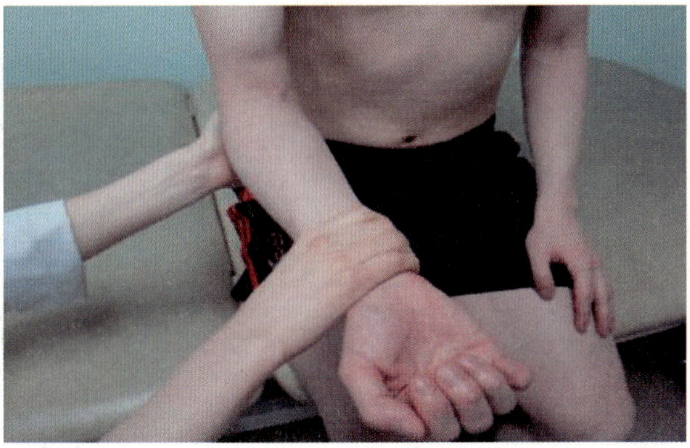

그림 3-35. 아래팔 뒤침(forearm supination)의 도수근력 검사.

⒂ 아래팔 엎침(forearm pronation)

① 근육

a. 주동근: 네모엎침근(pronator quadratus), 원엎침근의 위팔뼈 및 자쪽머리(humeral and ulnar heads of pronator teres)

b. 협력근: 노쪽 손목굽힘근(flexor carpi radialis)

② 환자에 대한 지시

a. 등급 4, 5: 손바닥이 아래로 가도록 뒤집어서 유지하세요. 제가 뒤집을 때 뒤집히지 않도록 하세요. 손목과 손가락에는 힘을 빼고 계세요.
b. 등급 3: 손바닥이 아래로 가도록 뒤집어 보세요.
c. 등급 1, 2: 손바닥을 아래로 뒤집는 동작을 시도해 보세요.

③ 환자의 자세와 검사자의 위치

a. 모든 등급: 앉은 자세
b. 등급 3, 4, 5: 환자의 팔을 몸 옆에 붙인 후 팔꿉관절을 90° 굽히고 아래팔을 뒤침 상태로 놓는다. 환자는 손바닥이 바닥을 향할 때까지 손바닥을 뒤집는다.
c. 등급 1, 2: 환자의 어깨를 45°와 90° 사이에서 굽히고 팔꿉관절을 90°까지 굽힌다. 아래팔은 중립 상태로 놓는다.
d. 등급 4, 5: 검사자는 환자의 옆에 서서 팔꿉관절을 고정해 준다. 검사자의 다른 손은 손목 위쪽의 아래팔을 쥐고서 아래팔의 뒷면에 저항을 준다(그림 3-35와 같으나 손목은 엎침이 되어 있는 상태).

⒃ 손목 굽힘(wrist flexion)

① 근육

a. 주동근: 노쪽 손목굽힘근(flexor carpi radialis), 자쪽 손목굽힘근(flexor carpi ulnaris)
b. 협력근: 긴손바닥근(palmaris longus), 깊은손가락굽힘근(flexor digitorum profundus), 얕은손가락굽힘근(flexor digitorum superficialis), 긴엄지벌림근(abductor pollicis longus), 긴엄지굽힘근(flexor pollicis longus)

② 환자에 대한 지시

a. 등급 4, 5: 손목을 굽히고 유지하세요. 제가 잡아당길 때 펴지지 않게 하세요.
b. 등급 3: 모든 근육의 측정 시 "손목을 굽혀보세요." 자쪽 손목굽힘근(FCU) 측정 시 "손목을 새끼손가락 쪽으로 굽혀보세요." 노쪽 손목굽힘근(FCR) 측정 시 "손목을 엄지손가락 쪽으로 굽혀보세요."
c. 등급 2: 손목을 구부려 보세요. 손가락은 힘을 빼고 계세요.
d. 등급 1: 손목 구부리는 동작을 시도해 보세요. 힘을 빼세요. 다시 구부려 보세요.

③ 환자의 자세와 검사자의 위치

a. 모든 등급: 앉은 자세
b. 등급 1, 3, 4, 5: 환자의 아래팔은 뒤침(supination)을 시키고, 아래팔의 뒷면은 테이블(또는 검사자의 손에 의해)에 받쳐 주고, 손목은 중립 상태로 둔다.
c. 등급 2: 환자의 팔꿈치를 테이블에 받쳐놓고 아래팔은 중간 위치에 놓은 후 손은 힘을 빼서 자쪽면(ulnar side)으로 떨어뜨린다.

d. 등급 1: 검사자는 한 손으로 환자의 손목을 굽힘 상태로 받쳐주고, 다른 손으로는 적절한 힘줄을 촉진한다.
e. 등급 2: 검사자는 환자의 손목에 가까운 아래팔을 받쳐준다.
f. 등급 3: 검사자는 손목 아래를 통해 환자의 아래팔을 받쳐준다.
g. 등급 4, 5: 검사자는 환자의 앞에 서서 손목 아래를 통해 환자의 아래팔을 받쳐준다. 검사자의 다른 손은 손바닥에 저항을 준다(그림 3-36).

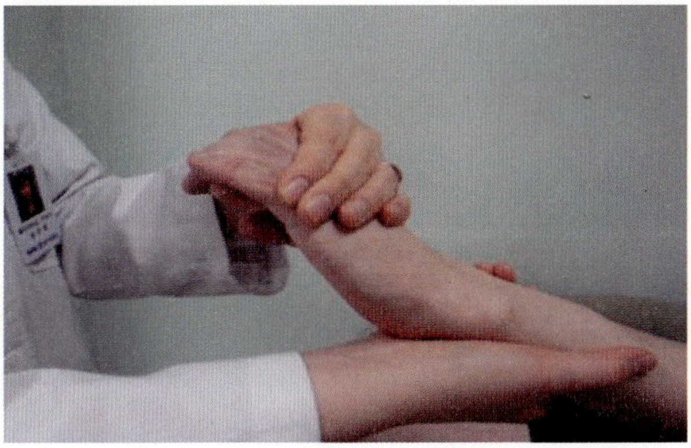

그림 3-36. 손목 굽힘(wrist flexion)의 도수근력검사.

⒄ 손목 폄(wrist extension)

① 근육

a. 주동근: 긴노쪽 손목폄근(extensor carpi radialis longus), 짧은노쪽 손목폄근(extensor carpi radialis brevis), 자쪽 손목폄근(extensor carpi ulnaris)
b. 협력근: 손가락폄근(extensor digitorum), 새끼폄근(extensor digiti minimi), 집게폄근(extensor indicis)

② 환자에 대한 지시

a. 등급 4, 5: 손목을 들어 올리고 유지하세요. 제가 아래로 누를 때 내려가지 않도록 하세요.
b. 등급 3: 손목을 들어 올려 보세요.
c. 등급 2: 손등 쪽으로 손목을 굽혀보세요.
d. 등급 1: 손등 쪽으로 손목을 굽히는 동작을 시도해 보세요.

③ 환자의 자세와 검사자의 위치

a. 모든 등급: 앉은 자세
b. 등급 3, 4, 5: 환자의 팔꿉관절은 굽히고 아래팔은 테이블(또는 검사자의 손으로)에 받쳐놓고 완전히 엎침(pronation)을 시켜놓는다.
c. 등급 2: 환자의 아래팔을 테이블에 받쳐놓고 중립 상태에 둔다.

d. 등급 1: 검사자는 한 손으로 환자의 손목을 편 상태로 받쳐주면서 다른 손으로는 적절한 근육을 촉진한다.

e. 등급 2: 검사자는 환자의 손목을 중립 상태로 받쳐준다(테이블로부터 들어준다).

f. 등급 3, 4, 5: 검사자는 환자의 손목 앞면을 통해 아래팔을 받쳐주면서 환자의 앞에 선다. 검사자의 다른 손은 손허리뼈(metacarpal)의 뒤쪽 면에 저항을 준다(그림 3-37).

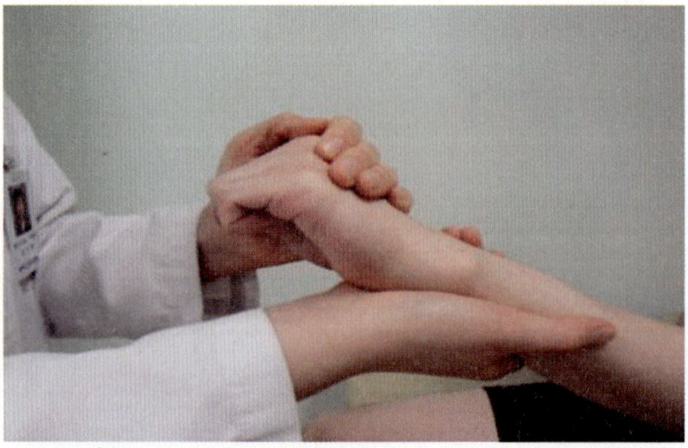

그림 3-37. 손목 폄(wrist extension)의 도수근력검사.

⒅ 손가락과 엄지손가락의 도수근력검사

① 손허리손가락 관절(metacarpophalangeal joint)의 굽힘

a. 근육: 1, 2, 3, 4 벌레근(lumbricales), 등쪽 뼈사이근(dorsal interossei), 손바닥쪽 뼈사이근(palmar interossei)

b. 환자의 자세

- 등급 3, 4, 5: 환자는 앉아서 아래팔을 뒤침(supination)시키고, 손목을 중립 상태로 놓고, 손허리손가락(MP) 관절들은 완전히 펴고, 손가락뼈사이(IP) 관절들은 완전히 굽힌다.
- 등급 4, 5: 환자는 손허리손가락 굽힘(MP flexion)과 손가락 폄(extension)을 동시에 행하고, 최대 또는 중간 정도의 저항에 대해 자세를 유지한다. 저항은 손가락에 개별적으로 적용한다.

② 몸쪽 손가락뼈사이 관절(PIP joint)과 먼손가락뼈사이 관절(DIP joint)의 굽힘

a. 근육: 얕은손가락굽힘근(flexor digitorum superficialis), 깊은손가락굽힘근(flexor digitorum profundus)

b. 환자의 자세

- 등급 3, 4, 5: 환자는 앉아서 아래팔을 뒤침(supination)시키고, 손목을 중립 상태로 놓고, 손허리손가락(MP) 관절들은 약간 구부린 상태에서 평가한다.
- 등급 4, 5: 환자는 완전한 가동범위가 가능하고 최대 또는 중간 정도의 손가락 저항에 대해 자세를 유지한다.

③ **손허리손가락 관절(metacarpophalangeal joint)의 폄**

a. 근육: 손가락폄근(extensor digitorum), 집게폄근(extensor indicis), 새끼폄근(extensor digiti minimi)

b. 환자의 자세

- 등급 3, 4, 5: 환자는 앉아서 아래팔을 엎침(pronation)시키고, 손목을 중립 상태로 놓고, 손허리손가락(MP) 관절과 손가락뼈사이(IP) 관절들은 약간 굽힌 상태로 힘을 뺀다.
- 등급 4, 5: 환자는 최대 또는 중간 정도의 손가락 저항을 적용해도 능동적인 폄(extension)의 가동범위(ROM)가 가능하다.

④ **손가락 벌림(abduction)**

a. 근육: 등쪽 뼈사이근(dorsal interossei), 새끼벌림근(abductor digiti minimi)

b. 환자의 자세

- 등급 3, 4, 5: 환자는 앉아서 아래팔을 엎침(pronation)시키고, 손가락은 폄(extension) 및 모음(adduction)을 한다. 손허리손가락 관절은 중립 상태에 놓는다.
- 등급 4, 5: 환자는 검사를 위해 함께 저항을 주는 손가락의 저항에도 외전이 가능하다. 검사자는 측정을 위해 함께 고정한 손가락에 주는 정도에 따라서 저항을 준다.

⑤ **엄지(thumb) 손허리손가락(MP)과 손가락뼈사이(IP) 관절의 굽힘(flexion)**

a. 근육: 짧은엄지굽힘근(flexor pollicis brevis), 긴엄지굽힘근(flexor pollicis longus)

b. 환자의 자세

- 등급 3, 4, 5: 환자는 앉아서 아래팔을 뒤침(supination)시키고, 손목을 중립 상태로 놓는다. 엄지의 손목손허리 관절(carpometacarpal joint)과 손가락뼈사이(IP) 관절들은 0°에 놓는다. 엄지는 두 번째 손허리뼈(metacarpal) 옆에 힘을 빼고 둔 상태로 모음(adduction)을 시킨다.
- 등급 4, 5: 환자는 최대 또는 중간 정도의 저항에 대해 완전하게 가동범위를 움직인다.

⑥ **엄지(thumb) 손허리손가락(MP)과 손가락뼈사이(IP) 관절의 폄(extension)**

a. 근육: 짧은엄지폄근(extensor pollicis brevis), 긴엄지폄근(extensor pollicis longus)

b. 환자의 자세

- 등급 3, 4, 5: 환자는 앉아서 아래팔을 중간 위치에, 손목은 중립 상태로 놓는다. 엄지의 손목손허리 관절(carpometacarpal joint)과 손가락뼈사이(IP) 관절들은 약간 구부린 상태에서 힘을 뺀다. 엄지의 손허리손가락(MP) 관절들은 벌림(abduction) 및 굽힘(flexion)을 시킨다.
- 등급 4, 5: 환자는 저항에 대해 완전하게 가동범위를 움직인다. 저항의 강도는 반대편 엄지의 폄 근력평가에 사용하는 저항에 따라 결정한다.

⑦ **엄지 벌림(abduction)**

a. 근육: 짧은엄지벌림근(abductor pollicis brevis), 긴엄지벌림근(abductor pollicis longus)

b. 환자의 자세

- 등급 3, 4, 5: 환자는 앉아서 아래팔을 뒤침(supination)시키고, 손목을 중립 상태에 놓고, 엄지

는 모음(adduction) 상태로 두고 힘을 뺀다.

- 등급 4, 5: 환자는 저항에 대해 완전하게 가동범위를 움직인다. 저항의 강도는 반대편 엄지의 벌림 근력평가에 사용하는 저항에 따라 결정한다.

⑧ 엄지 모음(adduction)

a. 근육: 엄지 모음근(adductor pollicis)

b. 환자의 자세

- 등급 3, 4, 5: 환자는 앉아서 아래팔을 엎침(pronation)시키고, 손목을 중립 상태에 놓고, 엄지는 벌림(abduction) 상태로 두고 힘을 뺀다.
- 등급 4, 5: 환자는 최대 또는 중간 정도의 저항에 대해 완전하게 가동범위를 움직인다.

⑨ 맞섬(opposition: thumb to little finger)

a. 근육: 엄지맞섬근(opponens pollicis), 새끼맞섬근(opponens digiti minimi)

b. 환자의 자세

- 등급 3, 4, 5: 환자는 앉아서 아래팔을 엎침(pronation)시키고, 손목을 중립 상태에 놓고, 엄지는 손허리손가락(MP) 관절과 손가락뼈사이(IP) 관절을 굽혀서 모음(adduction) 상태로 둔다.
- 등급 4, 5: 환자는 엄지맞섬근(opponens pollicis)의 측정을 위해서는 첫 번째 손허리뼈(metacarpal)의 머리 부분에 준 저항(가쪽 돌림, 폄 및 모음 방향)을 이겨내어 맞섬(opposition)을 하고, 새끼맞섬근(opponens digiti minimi)의 측정을 위해서는 다섯 번째 손허리뼈(metacarpal)의 손바닥 쪽 면에 준 저항을 이겨내고 맞섬을 한다.

3) 하지의 도수근력검사(lower extremity MMT)

(1) 엉덩관절 굽힘(hip flexion)

① 근육

a. 주동근: 큰허리근(psoas major), 엉덩근(iliacus)

b. 협력근: 넙다리곧은근(rectus femoris), 넙다리빗근(sartorius), 두덩근(pectineus), 넙다리 근막긴장근(tensor fasciae latae), 앞중간볼기근(anterior gluteus medius), 짧은모음근(adductor brevis), 긴모음근(adductor longus), 큰모음근(adductor magnus)

② 환자에 대한 지시

a. 등급 4, 5: 다리를 테이블에서 들어 올린 후에, 제가 아래로 누를 때 내려가지 않도록 하세요.

b. 등급 3: 다리를 테이블 위로 쭉 올려주세요.

c. 등급 2: 무릎을 가슴으로 가져가 보세요.

d. 등급 1: 무릎을 코로 가져가는 동작을 시도해 보세요.

③ 환자의 자세와 검사자의 위치

a. 등급 1: 바로 누운 자세

b. 등급 2: 환자는 검사하는 다리가 위쪽에 오도록 옆으로 눕는다.
c. 등급 3, 4, 5: 환자는 허벅지를 테이블 위에 받쳐놓는다.
d. 등급 4, 5: 검사자는 측정하는 다리 옆에 서서 무릎에서 가까운 먼쪽 허벅지(distal thigh)에 저항을 준다.

(2) 엉덩관절 폄(hip extension)

① 근육

a. 주동근: 큰볼기근(gluteus maximus), 넙다리곧은근의 긴머리(long head of biceps femoris), 반막근(semimembranous), 반힘줄근(semitendinous)
b. 협력근: 큰모음근(adductor magnus), 중간볼기근(gluteus medius)

② 환자에 대한 지시

a. 등급 3, 4, 5: 다리는 테이블에서 가능한 한 높이 들어 올리세요. 무릎은 구부리지 마세요.
b. 등급 2: 다리를 제가 있는 뒤쪽으로 움직이세요. 무릎은 펴세요.
c. 등급 1: 다리를 테이블에서 들어 올려보세요.

③ 환자의 자세와 검사자의 위치

a. 등급 1, 3, 4, 5: 엎드려 누운 자세
b. 등급 2: 환자는 검사하는 다리가 위쪽에 오도록 옆으로 눕고 무릎은 곧게 편다.
c. 등급 4, 5: 검사자는 한 손으로는 발목 위쪽을 통해 다리 뒷면에 저항을 주면서 검사하는 다리 쪽에 선다. 다른 쪽 손은 골반을 고정한다.

(3) 엉덩관절 벌림(hip abduction)

① 근육

a. 주동근: 중간볼기근(gluteus medius), 작은볼기근(gluteus minimus)
b. 협력근: 큰볼기근(gluteus maximus), 넙다리근막긴장근(tensor fasciae latae), 속폐쇄근(obturator internus), 아래 및 위 쌍둥이근(gemellus inferior and superior), 넙다리빗근(sartorius)

② 환자에 대한 지시

a. 등급 3, 4, 5: 다리를 공중으로 들어 올리세요. 제가 아래로 누를 때 내려가지 않도록 하세요.
b. 등급 2: 다리를 바깥쪽으로 벌려 보세요.
c. 등급 1: 다리를 바깥쪽으로 벌리는 동작을 시도해 보세요.

③ 환자의 자세와 검사자의 위치

a. 등급 1, 2: 바로 누운 자세
b. 등급 3, 4, 5: 환자는 검사하는 다리가 위쪽에 오도록 옆으로 눕고 무릎은 곧게 편다.
c. 등급 4, 5: 검사자는 중간볼기근(gluteus medius)을 촉진하며 환자의 뒤에 선다. 검사자의 다른 손은 무릎의 바깥쪽에서 아래 방향으로 저항을 준다(그림 3-38).

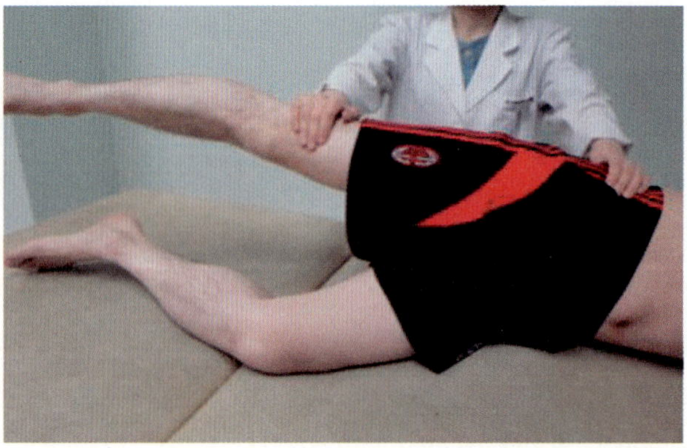

그림 3-38. 엉덩관절 벌림(hip abduction)의 도수근력검사.

(4) 엉덩관절 모음(hip adduction)

① 근육

a. 주동근: 큰모음근(adductor magnus), 짧은모음근(adductor brevis), 긴모음근(adductor longus), 두덩근(pectineus), 두덩정강근(gracilis)

b. 협력근: 큰볼기근(gluteus maximus), 바깥폐쇄근(obturator externus)

② 환자에 대한 지시

a. 등급 4, 5: 아래쪽 다리를 위에 있는 다리 쪽으로 들어 올리세요. 제가 아래로 누를 때 내려가지 않도록 하세요.

b. 등급 3: 아래쪽 다리를 위에 있는 다리 쪽으로 들어 올리세요. 다리를 떨어뜨리지 마세요.

c. 등급 2: 다리를 반대편 다리가 있는 안쪽으로 모으세요.

d. 등급 1: 다리를 안쪽으로 모으는 동작을 시도해 보세요.

③ 환자의 자세와 검사자의 위치

a. 등급 1, 2: 바로 누운 자세

b. 등급 3, 4, 5: 환자는 검사하는 다리가 아래쪽에 오도록 옆으로 눕고 다리를 테이블에 올려놓는다. 위쪽 다리는 검사자가 받쳐서 25° 벌림(abduction)을 시킨다.

c. 등급 4, 5: 검사자는 아래팔로 안쪽 무릎을 받치고 위쪽 다리를 부드럽게 잡아준 상태에서 환자의 뒤에 선다. 검사자의 다른 손은 무릎에서 가까운(distal femur) 안쪽에 저항을 준다(그림 3-39).

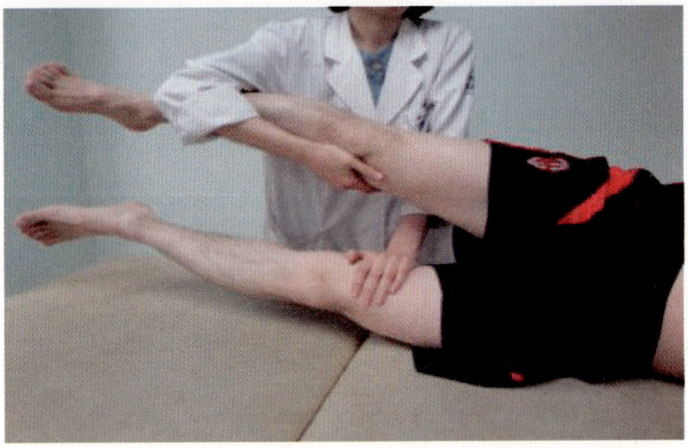

그림 3-39. 엉덩관절 모음(hip adduction)의 도수근력검사.

(5) 엉덩관절 가쪽 돌림(hip external rotation)

① 근육

a. 주동근: 바깥폐쇄근(obturator externus), 속폐쇄근(obturator internus), 넙다리네모근(quadratus femoris), 아래 및 위 쌍둥이근(gemellus inferior and superior), 큰볼기근(gluteus maximus)

b. 협력근: 넙다리빗근(sartorius), 중간볼기근(gluteus medius), 긴머리 넙다리두갈래근(long head biceps femoris), 큰허리근(psoas major), 큰 및 긴 모음근(adductor magnus and longus), 오금근(popliteus)

② 환자에 대한 지시

a. 등급 4, 5: 제가 다리를 바깥쪽으로 돌릴 때 돌아가지 않도록 하세요.

b. 등급 3: 이 위치에서 다리를 유지하세요.

c. 등급 2: 다리를 바깥쪽으로 돌리세요.

d. 등급 1: 다리를 바깥쪽으로 돌리는 동작을 시도해 보세요.

③ 환자의 자세와 검사자의 위치

a. 등급 2: 환자는 검사측 다리를 안쪽 돌림(internal rotation)시키고 바로 누운 자세

b. 등급 3, 4, 5: 앉은 자세

c. 등급 4, 5: 검사자는 무릎의 안쪽 방향으로 힘이 가해지도록 무릎 위쪽의 먼쪽 허벅지(distal thigh)의 바깥쪽에서 저항에 대한 반대 힘을 주면서 환자의 검사측에 앉는다. 검사자의 다른 손은 안쪽 복사뼈(malleolus) 위쪽의 발목을 잡고서 바깥쪽으로 힘이 가해지도록 저항을 준다(그림 3-40).

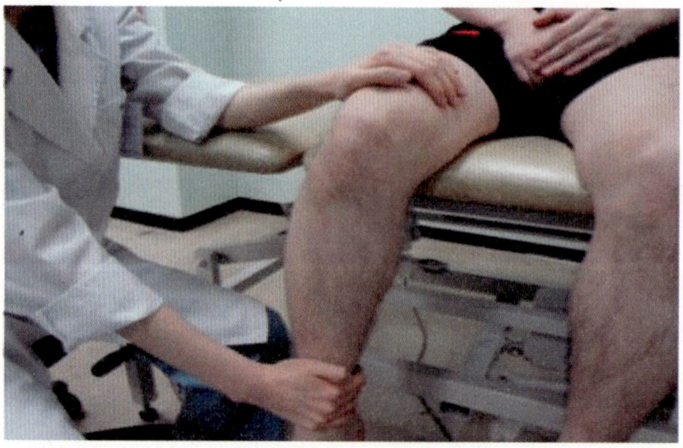

그림 3-40. 엉덩관절 가쪽 돌림(hip external rotation)의 도수 근력검사.

(6) 엉덩관절 안쪽 돌림(hip internal rotation)

① 근육

a. 주동근: 작은볼기근(gluteus minimus), 넙다리근막긴장근(tensor fasciae latae), 중간볼기근(gluteus medius)

b. 협력근: 반막근(semimembranous), 반힘줄근(semitendinous), 큰모음근(adductor magnus), 긴모음근(adductor longus)

② 환자에 대한 지시

a. 등급 4, 5: 제가 다리를 안쪽으로 돌릴 때 돌아가지 않도록 하세요.

b. 등급 3: 이 위치에서 다리를 유지하세요.

c. 등급 2: 다리를 안쪽으로 돌리세요.

d. 등급 1: 다리를 안쪽으로 돌리는 동작을 시도해 보세요.

③ 환자의 자세와 검사자의 위치

a. 등급 2: 환자는 검사측 다리를 부분적으로 가쪽 돌림(external rotation)시킨 상태로 바로 누운 자세

b. 등급 3, 4, 5: 앉은 자세

c. 등급 4, 5: 검사자는 무릎의 바깥쪽 방향으로 힘이 가해지도록 무릎 위쪽의 먼쪽 허벅지(distal thigh)의 안쪽에서 저항에 대한 반대 힘을 주면서 환자의 앞에 무릎을 꿇고 앉는다. 검사자의 다른 손은 바깥 복사뼈 위쪽의 발목을 잡고서 안쪽으로 힘이 가해지도록 저항을 준다(그림 3-41).

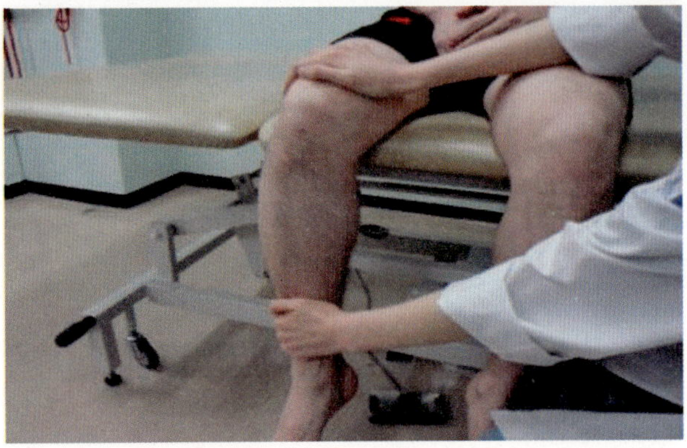

그림 3-41. 엉덩관절 안쪽 돌림(internal rotation)의 도수근력 검사.

(7) 무릎 굽힘(knee flexion)

① 근육

a. 주동근: 넙다리두갈래근의 긴 및 짧은머리(long and short heads of biceps femoris), 반막근(semimembranous), 반힘줄근(semitendinous)

b. 협력근: 두덩정강근(gracilis), 넙다리근막긴장근(tensor fasciae latae), 넙다리빗근(sartorius), 오금근(popliteus), 장딴지근(gastrocnemius), 장딴지빗근(plantaris)

② 환자에 대한 지시

a. 등급 4, 5: 무릎을 굽혀보세요. 제가 무릎을 펴려고 할 때 펴지지 않도록 하세요.

b. 등급 2, 3: 무릎을 굽히세요.

c. 등급 1: 무릎을 굽히는 동작을 시도해 보세요.

③ 환자의 자세와 검사자의 위치

a. 등급 1, 3, 4, 5: 엎드려 누운 자세

b. 등급 2: 환자는 검사하는 다리가 위쪽으로 오게 옆으로 눕는다.

c. 등급 4, 5: 검사자는 발목 위 다리의 뒷면에 저항을 주면서 검사측 다리 옆에 서서 무릎에 가까운 먼쪽 허벅지(distal thigh)에 저항을 준다. 검사자의 다른 손은 허벅지 뒤쪽의 뒤넙다리근(hamstrings) 위에 둔다(그림 3-42).

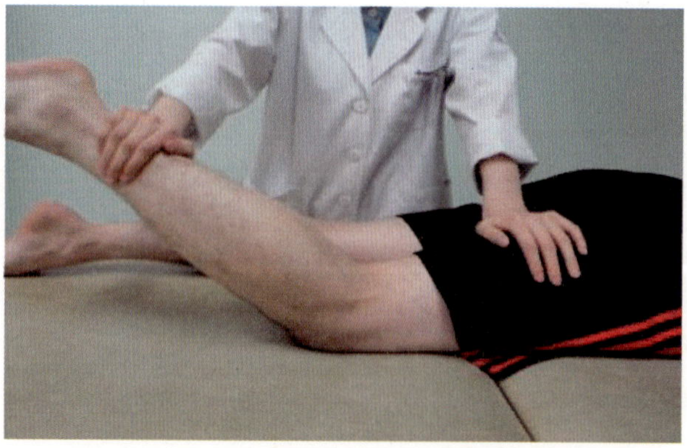

그림 3-42. 무릎 굽힘(flexion)의 도수근력검사.

(8) 무릎 폄(knee extension)

① 근육

a. 주동근: 넙다리곧은근(rectus femoris), 중간넓은근(vastus intermedius), 가쪽 넓은근(vastus lateralis), 안쪽 긴넓은근(vastus medialis longus), 안쪽 빗넓은근(vastus medialis oblique)

b. 협력근: 넙다리근막긴장근(tensor fasciae latae)

② 환자에 대한 지시

a. 등급 4, 5: 무릎을 곧게 펴세요. 제가 무릎을 굽힐 때 굽혀지지 않도록 하세요.

b. 등급 2, 3: 무릎을 곧게 펴세요.

c. 등급 1: 무릎 뒤쪽으로 테이블을 내리 누르세요.

③ 환자의 자세와 검사자의 위치

a. 등급 1: 바로 누운 자세

b. 등급 2: 환자는 검사하는 다리가 위쪽으로 오게 옆으로 눕는다.

c. 등급 3, 4, 5: 앉은 자세

d. 등급 4, 5: 검사자는 한 손으로 발목 위 먼쪽 다리(distal leg)의 앞쪽에서 아래 방향으로 저항을 주면서 검사측 다리 옆에 선다. 검사자의 다른 손은 무릎이 과도하게 펴지지 않도록 허벅지의 먼쪽(distal thigh) 아래에 손을 놓는다(그림 3-43).

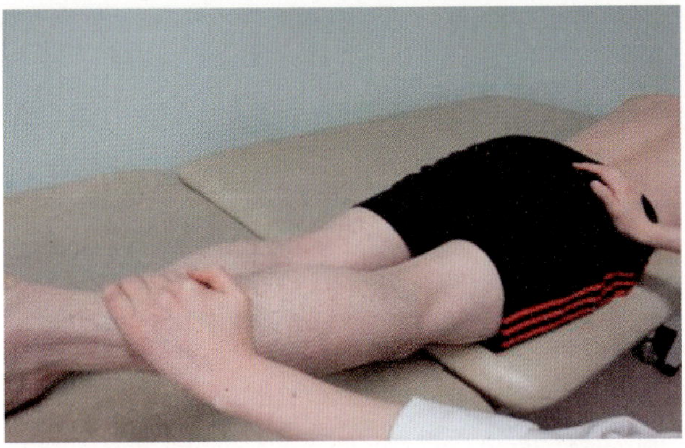

그림 3-43. 무릎 폄(extension)의 도수근력검사.

(9) 발목 발바닥쪽 굽힘(ankle plantar flexion)

① 근육

a. 주동근: 장딴지근(gastrocnemius), 가자미근(soleus)

b. 협력근: 뒤정강근(tibialis posterior), 장딴지빗근(plantaris), 긴종아리근(peroneus longus), 짧은 종아리근(peroneus brevis), 긴발가락굽힘근(flexor digitorum longus), 긴엄지굽힘근(flexor hallucis longus)

② 환자에 대한 지시

a. 등급 4, 5: 오른쪽 다리로만 서세요. 발가락 끝으로 섰다가 다시 내려오세요. 이 동작을 20회 반복하세요.

b. 등급 3: 오른쪽 다리로만 서세요. 발가락 끝으로 섰다가 다시 내려오세요. 이 동작을 9회 반복하세요.

c. 등급 2: 오른쪽 다리로만 서세요. 발가락 끝으로 서는 동작을 시도해 보세요.

d. 등급 1: 발가락 끝을 아래로 뻗어보세요.

③ 환자의 자세와 검사자의 위치

a. 등급 1: 환자는 테이블 끝 모서리에 발이 오도록 엎드려 눕는다.

b. 등급 2: 환자는 중심 잡는 것을 보조하기 위해 손가락 2개로 테이블을 짚고 무릎을 펴고서 검사측 다리로 선다.

c. 등급 2, 3, 4, 5: 검사자는 환자의 측면이 보이도록 선다.

d. 등급 3, 4, 5: 환자는 중심 잡는 것을 보조하기 위해 손가락 2개로 테이블을 짚고 무릎을 펴고서 검사측 다리로 선다(그림 3-44).

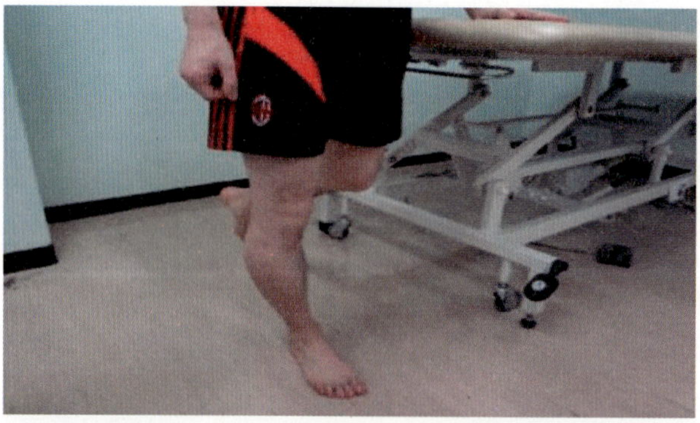

그림 3-44. 발목의 발바닥쪽 굽힘(ankle plantar flexion)의 도수근력검사.

⑽ 발목 발등굽힘(ankle dorsiflexion)과 안쪽번짐(inversion)

① 근육

a. 주동근: 앞정강근(tibialis anterior)

b. 협력근: 셋째 종아리근(peroneus tertius), 긴엄지폄근(extensor hallucis longus), 긴발가락폄근(extensor digitorum longus)

② 환자에 대한 지시

a. 등급 4, 5: 발을 발등 쪽으로 들어 올리고 안쪽으로 모으세요. 제가 아래로 누를 때 내려가지 않도록 하세요.

b. 등급 1, 2, 3: 발을 발등 쪽으로 들어 올리고 안쪽으로 모으세요.

③ 환자의 자세와 검사자의 위치

a. 모든 등급: 환자는 검사자의 허벅지 위에 발뒤꿈치를 올려놓고 앉는다.

b. 등급 4, 5: 검사자는 자신의 허벅지 위에 환자의 발뒤꿈치를 올려놓고 의자에 앉는다. 한 손은 복숭아뼈 위의 발의 뒤쪽을 고정해 준다. 검사자의 다른 손은 발의 발등 및 안쪽 면에 저항을 준다(그림 3-45).

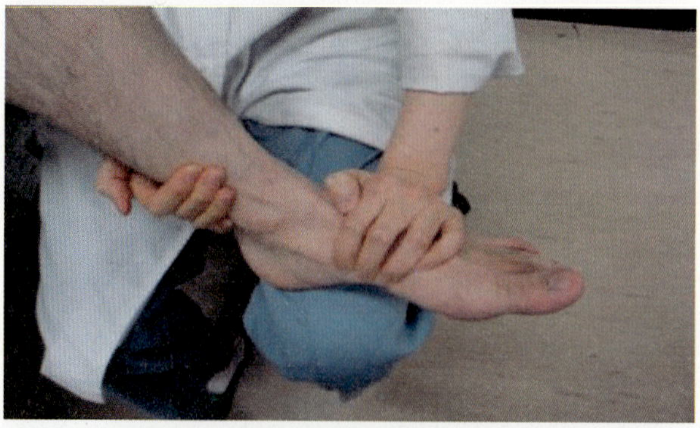

그림 3-45. 발목의 발등굽힘(ankle dorsiflexion)과 안쪽번짐(inversion)의 도수근력검사.

(11) 발목 안쪽번짐(ankle inversion)

① 근육

a. 주동근: 뒤정강근(tibialis posterior)

b. 협력근: 앞정강근(tibialis anterior), 긴발가락굽힘근(flexor digitorum longus), 긴엄지굽힘근(flexor hallucis longus), 가자미근(soleus), 긴엄지폄근(extensor hallucis longus)

② 환자에 대한 지시

a. 등급 4, 5: 발을 발바닥 쪽으로 내리면서 안쪽으로 돌리고 유지하세요.

b. 등급 1, 2, 3: 발을 발바닥 쪽으로 내리면서 안쪽으로 돌리세요.

③ 환자의 자세와 검사자의 위치

a. 모든 등급: 환자는 앉은 자세를 취한다.

b. 등급 2, 3, 4, 5: 환자는 발목을 약간 발바닥쪽 굽힘(plantar flexion)시킨다.

c. 등급 1: 검사자는 뒤정강근 힘줄(tibialis posterior tendon)을 촉진한다.

d. 등급 4, 5: 검사자는 낮은 의자를 이용해 환자의 앞에 앉는다. 한 손은 복사뼈 위에서 발목을 고정해 준다. 검사자의 다른 손은 발허리뼈 머리(metatarsal heads) 위치에서 발의 안쪽 및 발등 쪽에 가쪽번짐(eversion)과 약간의 발등굽힘(dorsiflexion) 방향으로 저항을 준다(그림 3-46).

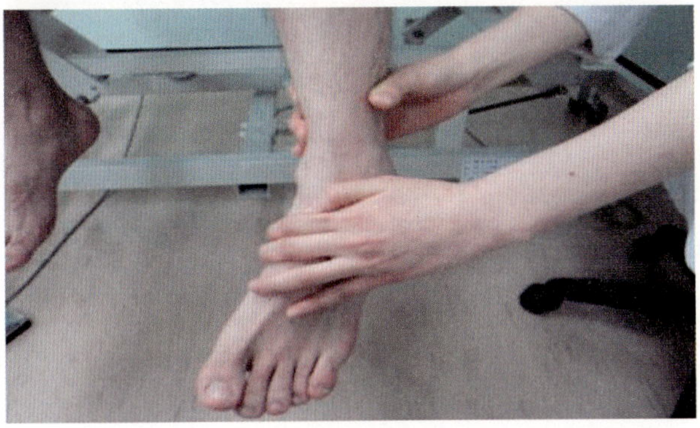

그림 3-46. 발목 안쪽번짐(inversion)의 도수근력검사.

(12) 발목 가쪽번짐(ankle eversion)과 발바닥쪽 굽힘(plantar flexion)

① 근육

a. 주동근: 긴종아리근(peroneus longus), 짧은종아리근(peroneus brevis)

b. 협력근: 긴발가락폄근(extensor digitorum longus), 셋째 종아리근(peroneus tertius), 장딴지근(gastrocnemius)

② 환자에 대한 지시

a. 등급 4, 5: 발을 발바닥 쪽으로 내리면서 바깥쪽으로 돌리세요. 제가 안쪽으로 밀 때 움직이지 않게 하세요.

b. 등급 2, 3: 발을 발바닥 쪽으로 내리면서 바깥쪽으로 돌리세요.

③ **환자의 자세와 검사자의 위치**

a. 모든 등급: 앉은 자세

b. 등급 2, 3, 4, 5: 환자는 발목을 중립 상태에 놓는다.

c. 등급 1: 검사자는 주동근의 힘줄을 촉진한다.

d. 등급 4, 5: 검사자는 낮은 의자를 이용해 환자의 앞에 앉는다. 한 손은 복사뼈 위의 발목을 고정해 준다. 검사자의 다른 손은 발 앞쪽(forefoot)의 바깥쪽 및 발등 쪽에 안쪽번짐(inversion)과 약간의 발등굽힘(dorsiflexion) 방향으로 저항을 준다(그림 3-47).

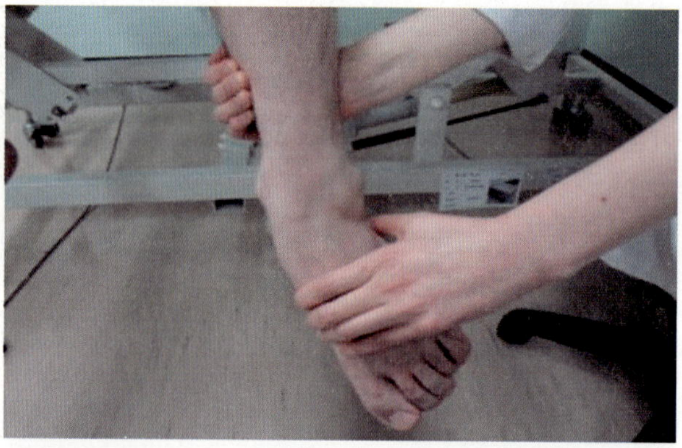

그림 3-47. 발목 가쪽번짐(eversion)과 발바닥쪽 굽힘(plantar flexion)의 도수근력검사.

⒀ 엄지발가락과 다른 발가락들의 도수근력검사

① **발허리발가락 관절 굽힘(Metatarsophalangeal joint flexion)**

a. 근육: 벌레근(lumbricales), 짧은엄지굽힘근(flexor hallucis brevis)

b. 환자의 자세

- 모든 등급: 환자는 테이블의 가장자리에 다리를 걸쳐놓고 앉아서 발목을 중립 상태에 놓는다.
- 등급 4, 5: 환자는 발허리발가락(metatarsophalangeal) 관절 굽힘(엄지발가락 또는 각각의 발가락)을 할 수 있고, 중간 정도의 저항에 대해 이를 유지할 수 있다. 엄지발가락의 몸쪽 부위(proximal) 또는 다른 발가락들의 MP 관절 아래에서 검지를 이용해 저항을 준다.

② **먼발가락뼈사이관절(DIP)과 몸쪽 발가락뼈사이관절(PIP) 굽힘**

a. 근육: 긴발가락굽힘근(flexor digitorum longus), 짧은발가락굽힘근(flexor digitorum brevis), 긴엄지굽힘근(flexor hallucis longus)

b. 환자의 자세

- 모든 등급: 환자는 검사자의 무릎 위에 발을 올려놓고 앉는다.
- 등급 4, 5: 환자는 최소 저항에 대해 엄지와 다른 발가락들의 가동범위를 움직일 수 있다. 몸쪽

발가락뼈사이관절(PIP) 검사를 위해서는 중간마디뼈(middle phalanges)에, 먼발가락뼈사이관절(DIP) 검사를 위해서는 먼마디뼈(distal phalanges) 아래에 저항을 준다.

③ 먼발가락뼈사이관절(DIP)과 몸쪽 발가락뼈사이관절(PIP) 폄

a. 근육: 긴발가락폄근(extensor digitorum longus), 짧은발가락폄근(extensor digitorum brevis), 긴엄지폄근(extensor hallucis longus)

b. 환자의 자세

- 모든 등급: 환자는 검사자의 무릎 위에 발을 올려놓고 앉는다.
- 등급 4, 5: 환자는 최소 저항에 대해 엄지와 다른 발가락들을 펼 수 있다. 검사자는 엄지를 사용해 발허리발가락(MP) 관절 또는 발가락뼈사이(IP) 관절 위에 저항을 준다.

3. 근육 분절 검사(myotomes testing)

1) 어깨 움츠림(shoulder shrug)

(1) 위 등세모근(upper trapezius) 검사

(2) 11번 뇌신경(spinal accessory nerve)과 척수뿌리(spinal roots) C2, C3(목의 뒷면), C4(봉우리빗장관절, acromioclavicular)

2) 어깨 벌림(shoulder abduction)

(1) 어깨세모근(deltoid) 검사

(2) 겨드랑신경(axillary nerve)과 척수뿌리(spinal roots) C5(위팔의 가쪽면), C6(아래팔의 가쪽면, 손과 엄지손가락, 검지)

3) 뒤침된 팔의 팔꿉 굽힘(elbow flexion of supinated arm)

(1) 위팔두갈래근(biceps brachii) 검사

(2) 근육피부신경(musculocutaneous nerve)과 척수뿌리(spinal roots) C5, C6

4) 중립 상태로 팔의 팔꿉 굽힘(elbow flexion of neutral arm)

(1) 위팔노근(brachioradialis) 검사

(2) 노신경(radial nerve)과 척수뿌리(spinal roots) C5, C6

5) 팔꿉 폄 검사(elbow extension test)

(1) 위팔세갈래근(triceps brachii) 검사

(2) 노신경(radial nerve)과 척수뿌리(spinal roots) C6, C7(중지), C8(새끼손가락과 약지, 손과 손의 안쪽 면)

6) 노쪽 손목 폄(radial wrist extension)

(1) 자쪽 손목폄근(ECU) 검사

(2) 노신경(radial nerve)과 척수뿌리(spinal roots) C6, C7, C8

7) 손목 굽힘(wrist flexion)

(1) 자쪽 손목굽힘근(FCU) 검사

(2) 자신경(ulnar nerve)과 척수뿌리(spinal roots) C8, T1(중간 아래팔)

8) 엄지손가락 폄(thumb extension)

(1) 긴엄지폄근(EPL) 검사

(2) 노신경(radial nerve)과 척수뿌리(spinal roots) C6, C7, C8

9) 새끼손가락 벌림(little finger abduction)

(1) 새끼벌림근(abductor digiti minimi) 검사

(2) 자신경(ulnar nerve)과 척수뿌리(spinal roots) C8, T1

10) 엉덩관절 굽힘(hip flexion)

(1) 큰허리근(iliopsoas) 검사

(2) 허리신경총(lumbar plexus)과 척수뿌리(spinal roots) L1(몸쪽 허벅지 안쪽), L2(몸쪽 허벅지 앞쪽)와 L3(먼쪽 허벅지의 앞쪽 및 안쪽과 무릎)

11) 무릎 폄(knee extension)

(1) 넙다리네갈래근(quadriceps femoris) 검사

(2) 넙다리신경(femoral nerve)과 척수뿌리(spinal roots) L2, L3, L4(다리의 앞쪽과 가쪽)

12) 발목발등 굽힘(ankle dorsiflexion)

(1) 앞정강근(tibialis anterior) 검사

(2) 깊은종아리신경(deep peroneal nerve)과 척수뿌리(spinal roots) L4, L5(다리의 앞쪽과 가쪽, 발의 발등 안쪽, 엄지발가락의 바닥면)

13) 무릎 굽힘(knee flexion)

(1) 뒤넙다리근(hamstring) 검사

(2) 궁둥신경(sciatic nerve)과 척수뿌리(spinal roots) L5, S1, S2(허벅지 뒷면, 다리의 몸쪽 부분)

14) 발목발바닥쪽 굽힘(ankle plantar flexion)

(1) 장딴지근(gastrocnemius) 검사

(2) 정강신경(tibial nerve)과 척수뿌리(spinal roots) S1, S2

4. 깊은힘줄반사와 등급(deep tendon reflexes and grade)

1) 검사 위치

(1) 위팔두갈래근(biceps), 위팔노근(brachioradialis): C5~C6 검사

(2) 위팔세갈래근(triceps): C7~C8 검사

(3) 넙다리네갈래근(quadriceps): L3~L4

(4) 뒤넙다리근(hamstrings): L5~S3

(5) 아킬레스힘줄(achilles tendon): S1~S2

2) 등급

(1) 반응 없음: 등급 0

(2) 반응이 감소됨: 등급 1+

(3) 정상 반응: 등급 2+

(4) 반응이 증가됨: 등급 3+

(5) 반응이 매우 증가된 간대성 경련(clonus): 등급 4+, 5+

5. 정형외과적 특수 검사(orthopedic special tests)

1) 어깨의 특수 검사(special test for shoulder)

(1) Yergason's test

① 목적

위팔두갈래근 건염(biceps tendonitis) 검사

② 결과의 이해

a. 검사대상: 위팔두갈래근의 힘줄을 위팔두갈래근 고랑(bicipital groove)에 고정해 주는 가로위팔인대(transverse humeral ligament; THL)의 완전성

b. 건염 양성반응: 위팔두갈래근 고랑에 압통(tenderness) 또는 통증이 발생한다.

c. 가로위팔인대 손상 양성반응: 힘줄이 고랑(groove)으로부터 '튕겨져 나오는(pop out)' 느낌이 발생한다.

③ 검사과정

환자는 팔꿈치를 90° 구부린 채 흉곽에 붙여 고정하고 아래팔은 엎침(pronation)한다. 검사자의 한 손

은 위팔두갈래근 고랑에 있는 위팔두갈래근 힘줄(biceps tendon)을 촉진하고, 다른 손은 환자가 팔을 바깥쪽으로 돌리는 뒤침(supination) 동작을 할 때 이에 대해 저항을 준다(그림 3-48).

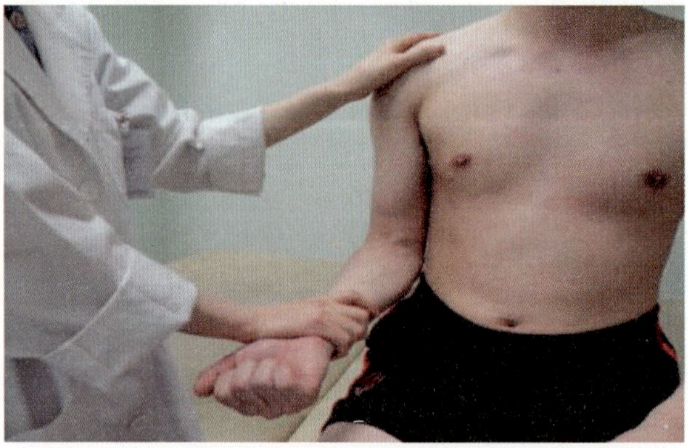

그림 3-48. Yergason's test.

(2) Adson's maneuver

① 목적

흉곽출구증후군(thoracic outlet syndrome) 검사

② 결과의 이해

a. 검사대상: 흉곽출구증후군의 존재 여부

b. 흉곽출구증후군 양성반응: 환자가 깊은 숨을 참을 때 노쪽 맥박(radial pulse)이 잡히지 않는다.

③ 검사과정

환자는 검사측 어깨쪽으로 고개를 돌리고 앉아서 깊은 숨을 들이마신 후 참는 동안 고개를 뒤로 젖힌다. 검사자의 한 손은 환자의 노쪽 맥박을 촉진하고, 다른 손은 환자의 어깨를 돌림(rotation) 및 폄(extension)을 시켜준다(그림 3-49).

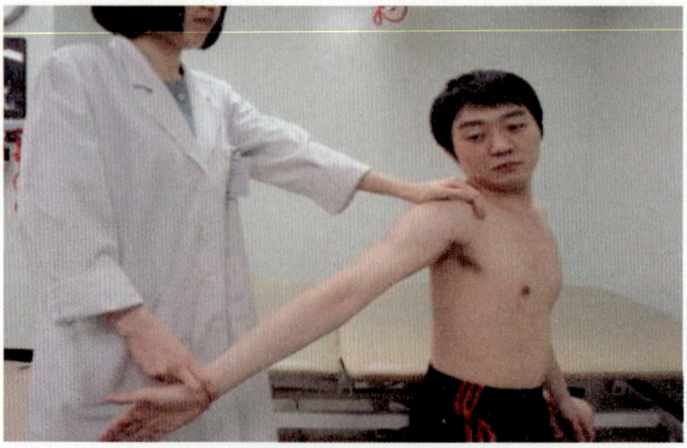

그림 3-49. Adson's maneuver.

(3) Neer impingement test

① 목적

가시위근(supraspinatus) 손상 또는 위팔두갈래근 힘줄(biceps tendon) 손상 검사

② 결과의 이해

a. 검사대상: 과사용(overuse)에 의한 가시위근 손상

b. 양성반응: 환자의 얼굴을 통해 통증을 확인한다.

③ 검사과정

환자가 앉은 상태에서 치료사가 환자의 팔을 강하게 굽히면서(flexed) 안쪽으로 돌린다(internally rotated). 이때 발생하는 수동적인 긴장도(passive stress)는 봉우리(acromion)에 대한 위팔뼈 큰돌기(greater tuberosity of humerus)의 압박 현상을 유발한다(그림 3-50).

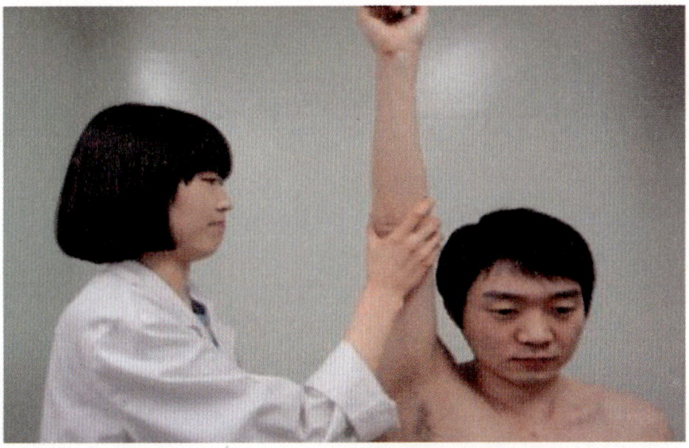

그림 3-50. Neer impingement test.

(4) Drop arm test(Codman' test)

① 목적

회전근개(rotator cuff) 손상 검사

② 결과의 이해

a. 검사대상: 회전근개 손상

b. 양성반응: 환자가 팔을 옆으로 떨어뜨리게 된다.

③ 검사과정

환자를 세워놓고 검사자가 어깨를 90° 벌림(abduction)시킨 후 환자에게 옆으로 천천히 팔을 내리게 한다(그림 3-51).

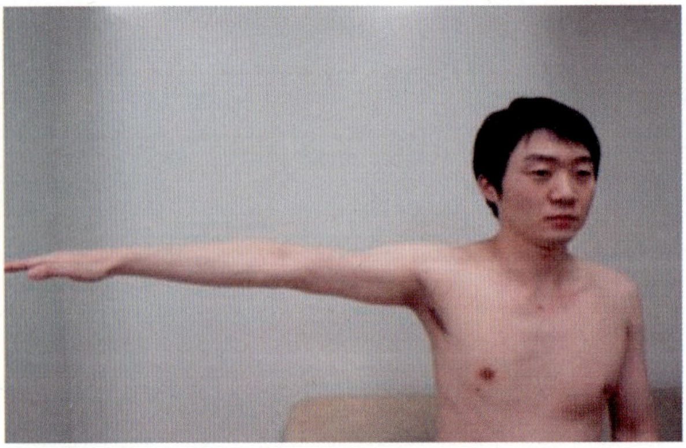

그림 3-51. Drop arm test.

(5) Apprehension test

① 목적

어깨 전방탈구(anterior shoulder dislocation) 검사

② 결과의 이해

a. 검사대상: 어깨 전방의 외상성 불안정성(traumatic instability)

b. 양성반응: 환자가 통증을 호소하거나 환자의 팔을 가쪽 돌림(external rotation)시킬 때 움직임에 대해 어느 정도 저항을 한다.

③ 검사과정

환자를 눕혀놓고 검사자가 환자의 팔을 90° 벌림(abduction)시킨 후 천천히 환자의 팔을 가쪽 돌림(external rotation)시켜 준다(그림 3-52).

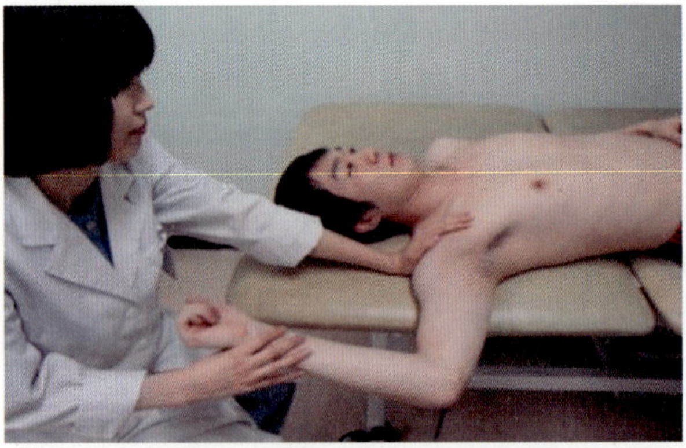

그림 3-52. Apprehension test.

2) 팔꿉의 특수 검사(special test for elbow)

(1) Lateral epicondylitis test(Cozen's test)

① 목적

가쪽 위관절융기염(lateral epicondylitis) 검사

② 결과의 이해

a. 검사대상: 가쪽 위관절융기의 염증(tennis elbow)

b. 양성반응: 해당 부위에 갑작스럽게 심한 통증이 발생한다.

③ 검사과정

환자는 앉아서 팔꿉관절을 펴고, 주먹을 쥔 상태로 아래팔을 엎침(pronation)시킨다. 검사자의 한 손은 가쪽 위관절융기를 촉진하면서 환자의 팔꿈치를 고정한다. 다른 손은 환자의 손목 폄(extension) 및 아래팔 뒤침(supination) 동작에 대해 저항을 준다(그림 3-53).

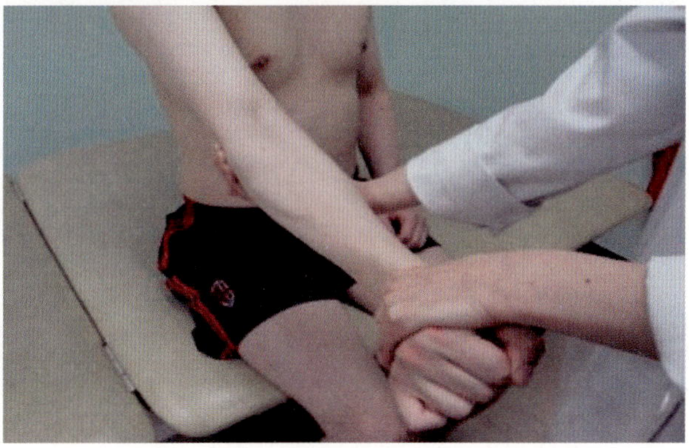

그림 3-53. Lateral epicondylitis test.

(2) Medial epicondylitis test

① 목적

안쪽 위관절융기염(medial epicondylitis) 검사

② 결과의 이해

a. 검사대상: 안쪽 위관절융기(medial epicondyle)의 염증(golfer's elbow)

b. 양성반응: 해당 부위에 갑작스럽게 심한 통증이 발생한다.

③ 검사과정

환자는 앉아서 팔꿉관절을 펴고, 주먹을 쥔 상태로 아래팔을 뒤침(supination)시킨다. 검사자의 한 손은 안쪽 위관절융기를 촉진하면서 환자의 팔꿈치를 고정한다. 다른 손은 수동적으로 환자에게 손목 폄(extension) 및 아래팔 뒤침(supination)을 시켜준다.

3) 손목과 손의 특수 검사(special test for wrist and hand)

(1) Phalen's test

① 목적

손목굴증후군(carpal tunnel syndrome) 검사

② 결과의 이해

a. 검사대상: 손목굴증후군과 부차적인 정중신경(median nerve)의 압박

b. 양성반응: 엄지, 검지, 중지, 약지에서 바깥쪽 절반의 저림 증상이 발생한다.

③ 검사과정

환자는 손목을 구부려 손등을 마주 대는 자세를 취한다. 검사자는 손등이 맞닿도록 손목을 붙여준 후 1분간 유지한다(그림 3-54).

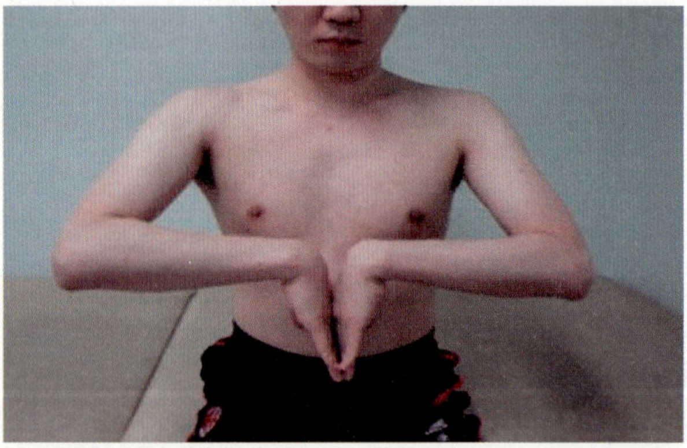

그림 3-54. Phalen's test.

(2) Tinel's sign

① 목적

손목굴증후군(carpal tunnel syndrome) 검사

② 결과의 이해

a. 검사대상: 정중신경(median nerve)의 압박과 신경 감각섬유의 재생 정도

b. 양성반응: 엄지, 검지, 중지 및 약지의 바깥쪽 절반, 그리고 압박 부분으로부터 먼 곳(distal)의 저림 증상과 이상감각이 생긴다. 이러한 감각이 느껴지는 원위부의 가장 먼 지점이 신경 재생의 경계이다.

③ 검사과정

환자는 앉아서 아래팔을 뒤침(supination)시키고 손에 힘을 뺀다. 검사자는 손목굴(carpal tunnel) 위를 톡톡 두드린다(그림 3-55).

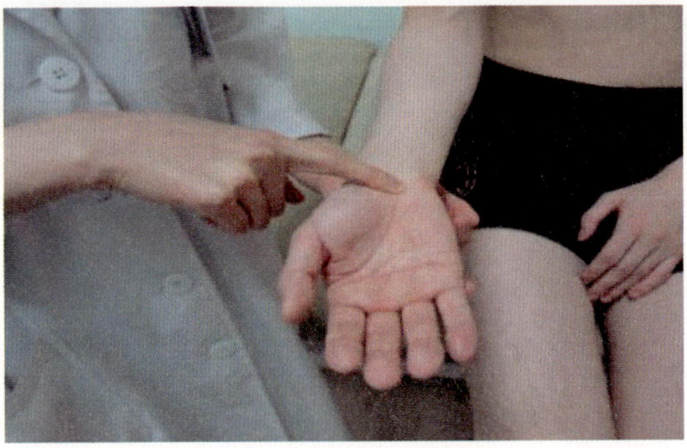

그림 3-55. Tinel's sign.

(3) Finkelstein's test

① 목적

드퀘르뱅 건초염(DeQuevain's tenosynovitis) 검사

② 결과의 이해

a. 검사대상: 긴엄지벌림근(abductor pollicis longus)과 짧은엄지폄근(extensor pollicis brevis) 힘줄의 염증

b. 양성반응: 두 근육의 힘줄 부위에 통증이 발생한다.

③ 검사과정

환자는 앉아서 팔꿉관절을 펴고 엄지를 말아 쥔 상태로 주먹을 쥔다. 검사자는 한 손으로는 환자의 아래팔을 고정하고 다른 손으로는 손목을 자뼈쪽(ulnar)으로 움직여 준다(그림 3-56).

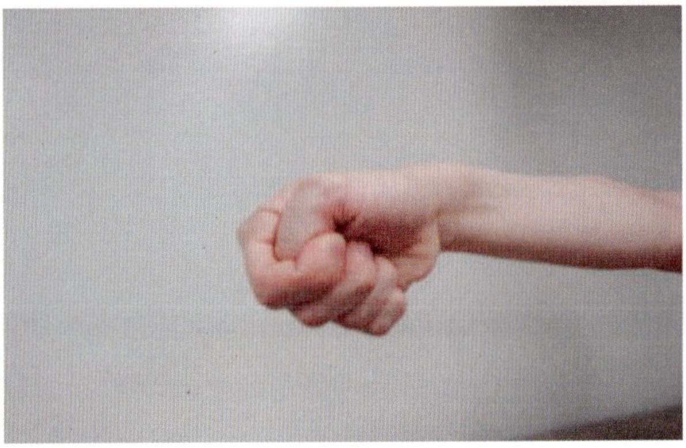

그림 3-56. Finkelstein's test.

4) 엉덩관절의 특수 검사(special test for hip)

(1) Ober test

① 목적

엉덩정강 근막띠(iliotibial band) 구축(contracture) 검사

② 결과의 이해

a. 검사대상: 엉덩정강 근막띠의 긴장(tightness) 및 단축(shortness)

b. 양성반응: 환자가 근육을 이완시켜도 검사측 다리가 벌림(abduction) 상태로 남아 있게 된다.

③ 검사과정

환자는 아래쪽에 놓은 다리의 엉덩관절과 무릎이 굽혀진 상태로 옆으로 눕는다. 검사측 다리는 무릎이 펴진 상태로 위로 오게 한다. 검사자는 위쪽 다리를 수동적으로 벌림(abduction)시키고, 폄(extension)시킨 다음 천천히 낮춰준다(그림 3-57).

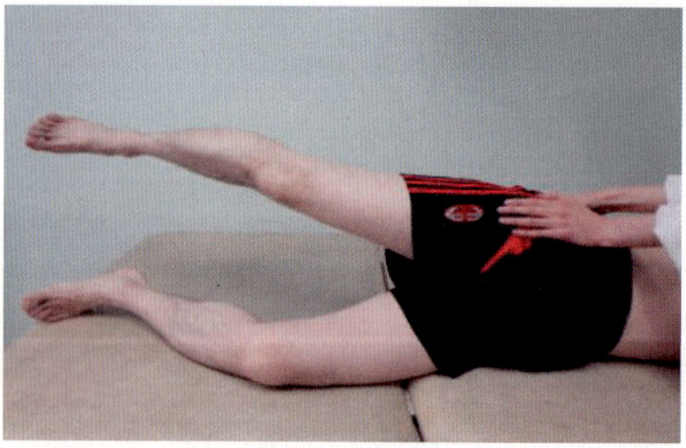

그림 3-57. Ober test.

(2) Thomas test

① 목적

엉덩관절 굽힘 구축(hip flexion contracture) 검사

② 결과의 이해

a. 검사대상: 엉덩관절굽힘근(hip flexors)의 긴장(tightness) 및 단축(shortness)

b. 양성반응: 환자의 허벅지 부분이 테이블로부터 떨어져 올라간다.

③ 검사과정

환자는 바로 눕는다. 검사자는 환자에게 검사하지 않는 쪽 다리의 무릎을 굽힌 상태로 환자의 가슴 쪽으로 끌어당기라고 한 후 엉덩관절을 굽혀준다(요추를 평평하게 해주고 골반을 고정해 준다)(그림 3-58).

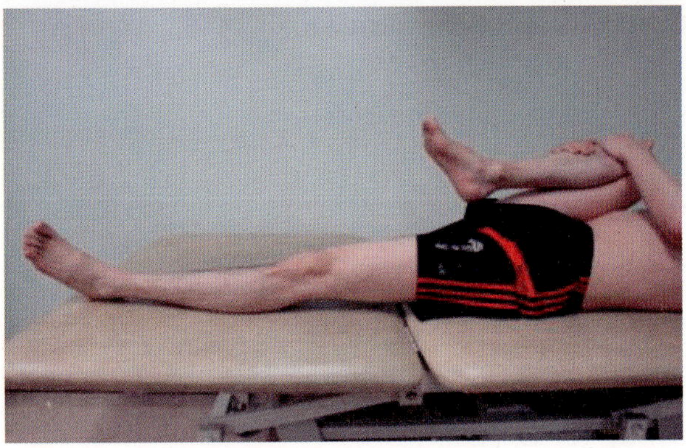

그림 3-58. Thomas test.

(3) Patrick's test(fabere test or figure of 4 test)

① **목적**

엉덩관절 또는 엉치엉덩관절 이상

② **결과의 이해**

a. 검사대상: 엉치엉덩관절 질환(sacroiliac joint dysfunction) 또는 엉덩관절의 관절염

b. 양성반응: 엉덩관절의 통증과 무릎을 굽힌 검사측 다리가 바닥과 평행을 이루지 못하고 세워져 있게 된다.

③ **검사과정**

환자는 바로 눕는다. 검사자는 환자의 검사측 엉덩관절을 굽힘, 벌림 및 가쪽 돌림시켜서 바깥쪽 복숭아뼈가 반대편 무릎뼈 위에 놓는다. 이 자세에서 검사자는 검사측 무릎을 아래 방향으로 부드럽게 눌러 준다(그림 3-59).

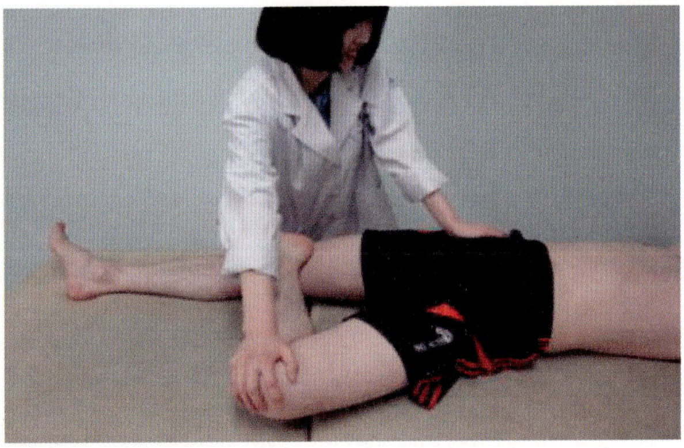

그림 3-59. Patrick's test.

5) 무릎의 특수 검사(special test for knee)

(1) Valgus test(abduction test)

① 목적

안쪽 불안정성(medial instability) 검사

② 결과의 이해

a. 검사대상: 안쪽 곁인대(medial collateral ligament; MCL)의 불안정성

b. 양성반응: 통증 또는 관절면에 과도한 간격이 발생한다. 안쪽에 간격이 발생해서 정강이뼈(tibia)와 넙다리뼈(femur) 사이가 벌어진다.

③ 검사과정

환자는 먼저 검사측 무릎이 완전히 펴지도록 바로 누운 후 무릎을 약간 구부린다(약 20~30°). 검사자는 발목 위에 앉아서 고정시킨다. 검사자의 한 손은 안쪽의 무릎관절 선을 촉진하고, 가쪽 관절선에 위치한 다른 손은 무릎을 안쪽으로 밀면서 가쪽으로 스트레스(valgus stress)를 준다.

(2) Varus test(adduction test)

① 목적

바깥쪽 불안정성(lateral instability) 검사

② 결과의 이해

a. 검사대상: 가쪽곁인대(lateral collateral ligament; LCL)의 불안정성

b. 양성반응: 통증 또는 관절면에 과도한 간격이 발생한다. 바깥쪽에 간격이 발생해서 정강이뼈(tibia)와 넙다리뼈(femur) 사이가 벌어진다.

③ 검사과정

환자는 먼저 검사측 무릎이 완전히 펴지도록 바로 누운 후 무릎을 약간 구부린다(약 20~30°). 검사자는 발목 위에 앉아서 고정시킨다. 검사자의 한 손은 가쪽의 무릎관절선을 촉진하고, 안쪽 관절선에 위치한 다른 손은 무릎을 가쪽으로 밀면서 안쪽으로 스트레스(varus stress)를 준다(그림 3-60).

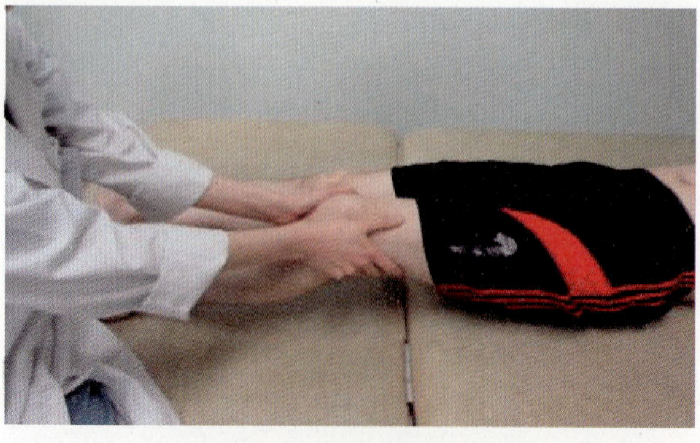

그림 3-60. Varus test.

(3) Lachman test

① 목적

앞십자인대 불안정성(anterior cruciate ligament instability) 검사

② 결과의 이해

a. 검사대상: 앞십자인대(anterior cruciate ligament; ACL)의 불안정성

b. 양성반응: 넙다리뼈(femur) 위에서 정강이뼈(tibia)가 앞쪽 방향으로 움직일 때 '흐물흐물' 또는 부드러운 끝 느낌(soft end feel)이 느껴진다. 만약 넙다리뼈가 적절하게 고정되지 않았을 때나 반달연골 손상(meniscal tear)이 있을 때 발생하는 거짓 음성반응을 주의한다.

③ 검사과정

환자는 바로 누워서 검사측 무릎을 30° 굽힌다. 검사자의 한 손은 안쪽 방향으로 넙다리뼈(femur)를 고정해 주고, 다른 손은 넙다리뼈(femur) 위에서 정강이뼈(tibia)를 가쪽 방향으로 고정하고 앞으로 움직여 준다(그림 3-61).

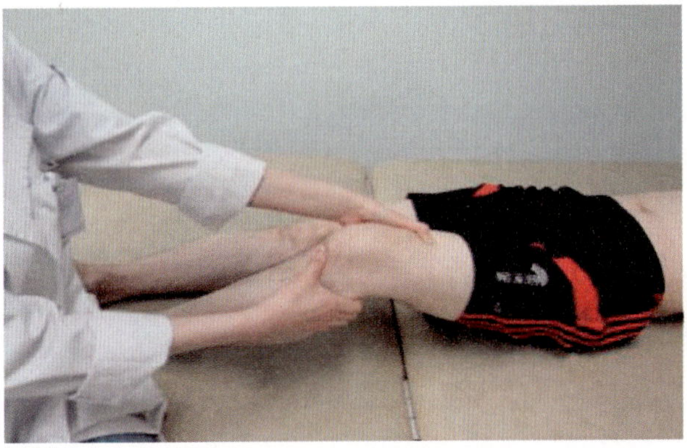

그림 3-61. Lachman test.

(4) McMurray test

① 목적

반달연골의 유리체(loose meniscal fragment) 검사

② 결과의 이해

a. 검사대상: 가쪽과 안쪽 반달연골의 완전성

b. 양성반응: 무릎을 펼 때 통증과 동반되는 '탁(snap)' 또는 '딸깍(click)'하는 소리가 발생한다.

③ 검사과정

환자는 바로 누워서 검사측 무릎을 완전히 구부린다. 검사자의 한 손은 안쪽 또는 가쪽 돌림을 위해 환자의 발꿈치뼈(calcaneus)를 잡고, 다른 한 손은 무릎 폄(extension)을 위해 무릎관절을 잡는다(그림 3-62).

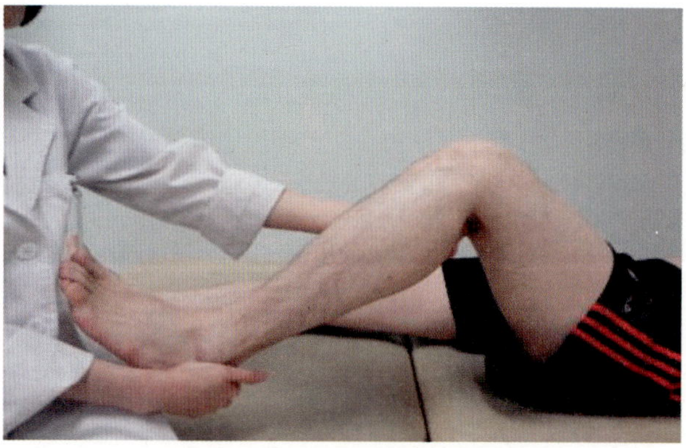

그림 3-62. McMurray test.

6) 발목의 특수 검사(special test for ankle)

(1) Thompson's test

① 목적

아킬레스 힘줄 파열(achilles tendon rupture) 검사

② 결과의 이해

a. 검사대상: 아킬레스 힘줄 파열

b. 양성반응: 종아리 근육(calf muscle)을 강하게 쥐었을 때 발바닥쪽 굽힘(plantarflexion)이 발생하지 않는다.

③ 검사과정

환자는 엎드려 누워서 발을 테이블의 가장자리에 올려놓고 힘을 뺀다. 검사자는 종아리 근육을 강하게 쥐어 잡는다(그림 3-63).

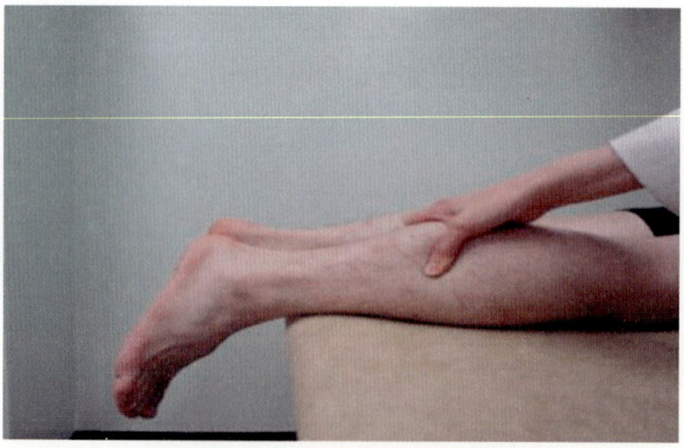

그림 3-63. Thompson's test.

(2) Homan's sign

① 목적

깊은정맥혈전증(deep vein thrombosis; DVT) 검사

② 결과의 이해

a. 검사대상: 깊은정맥혈전증(DVT)

b. 양성반응: 종아리에 통증이 발생한다.

③ 검사과정

환자는 무릎을 편 채로 바로 눕는다. 검사자의 한 손은 환자의 아래 다리를 잡고 테이블에서 들어 올리고, 다른 손은 수동적으로 발을 발등굽힘(dorsiflexion)시킨다(그림 3-64).

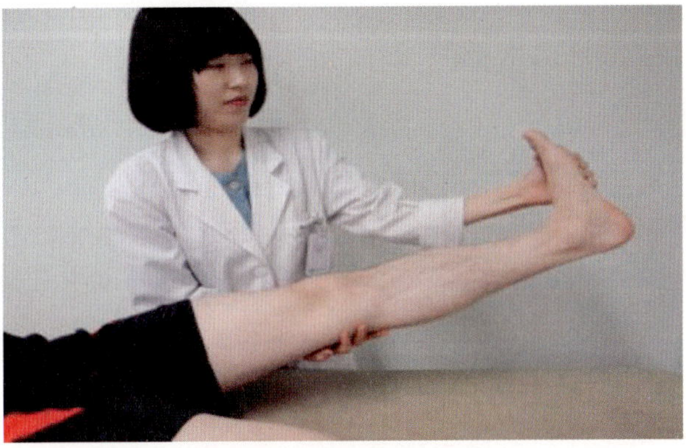

그림 3-64. Homan's sign.

6. 팔 신경얼기(brachial plexus)의 일반적인 손상

척수(spinal cord)로부터 빠져나온 척수신경은 여러 개의 가지가 얽힌 구조의 구성체를 이루게 되는데 이를 신경얼기(plexus)라고 부른다. 신경얼기에는 팔로 뻗어나가는 팔 신경얼기(brachial plexus)와 다리로 뻗어나가는 허리엉치 신경얼기(lumbosacral plexus)가 있다. 이 신경얼기를 이루는 신경가지들은 팔과 다리로 이어지면서 운동과 감각을 담당하는 말초신경(peripheral nerve)을 형성한다.

이러한 신경얼기가 손상을 입는 경우 손상 부위와 연결되어 있는 말초신경이 지배하는 근육의 기능이상과 감각지배를 하는 부위에 이상감각이 발생할 수 있다. 특히 팔 신경얼기의 손상인 경우 연결되어 있는 말초신경의 기능 손실로 인해서 특징적인 징후가 나타나게 된다. 이것들로 인해서 팔 신경얼기 손상 부위에 대한 정보를 역으로 추정하는 것이 가능하다. 또한 팔의 외상으로 인해 말초신경이 손상되었을 경우에도 신경 손상에 대한 정보를 추정할 수 있다.

1) 정중신경(median nerve)

(1) 기원

① 다발(cords): 안쪽(medial), 가쪽(lateral)

② 갈래(division): 앞쪽(anterior)

③ 줄기(trunks): 위쪽(upper), 중간(middle), 아래쪽(lower)

④ 뿌리(roots): C6, C7, C8, T1

(2) 운동신경분포

원엎침근(pronator teres), 네모엎침근(pronator quadratus), 긴손바닥근(palmaris longus), 노쪽 손목굽힘근(FCR), 얕은손가락굽힘근(FDS), 긴엄지굽힘근(FPL), 깊은손가락굽힘근(FDP)의 가쪽 절반, 첫 번째와 두 번째 벌레근(lumbricales), 엄지두덩근[thenar muscle: 짧은엄지벌림근(abductor pollicis brevis), 짧은엄지굽힘근(FPB)의 가쪽 절반, 엄지맞섬근(opponens pollicis)]

(3) 근골격계 질환

① 정중신경 압박 손상

a. 흉곽출구증후군(thoracic outlet syndrome): 목갈비뼈(cervical rib)의 존재 또는 흉곽 출구가 좁아져서 발생한다.

b. 원엎침근증후군(pronator teres syndrome): 외상, 위팔뼈(humerus)의 골절, 근육의 비대 또는 반복적인 손상(드라이버의 사용 등)에 의해 발생한다.

c. 앞뼈사이신경증후군(anterior interosseus syndrome): 섬유초(fibrous sheaths), 혈전 또는 아래팔의 골절에 의해 발생한다.

d. 손목굴증후군(carpal tunnel syndrome): 임신으로 인한 호르몬의 변화, 갑상샘기능저하증, 선천적 골기형, 류마티스 관절염 또는 과사용증후군으로 발생한다.

② 정중신경 외상성 손상

위팔뼈의 골절, 손목의 열상 또는 손목뼈의 외상으로 인해 발생한다.

③ 정중신경의 병변 기형

a. 원숭이 손(ape hand)

- 엄지두덩근(thenar muscle)의 마비와 근위축
- 맞섬(opposition) 기능의 손상으로 인해 엄지손가락이 영구적으로 폄(extension) 상태가 된다.

b. 베네딕트징후(Benediction sign)

- 엄지손가락, 약지, 중지의 굽힘이 불가능하다.
- 깊은손가락굽힘근과 긴엄지굽힘근의 약화로 펴진 상태로 남아 있다.
- 약지와 새끼손가락은 다른 손가락들과 달리 굽혀져 있다.
- 주먹을 쥘 수 없다.

2) 자신경(ulnar nerve)

(1) 기원

① 다발(cords): 안쪽(medial)

② 갈래(division): 앞쪽(anterior)

③ 줄기(trunks): 아래쪽(lower)

④ 뿌리(roots): C8과 T1

(2) 운동신경분포

노쪽 손목굽힘근(FCU), 깊은손가락굽힘근(FDP)의 안쪽 절반, 짧은손바닥근(palmaris brevis), 뼈사이근(interossei), 세 번째와 네 번째 벌레근(lumbricales), 엄지모음근(adductor pollicis), 짧은엄지굽힘근(FPB)의 안쪽 절반, 새끼두덩근[hypothenar muscle: 새끼 맞섬근(opponens digiti minimi), 새끼벌림근(abductor digiti minimi), 새끼굽힘근(flexor digiti minimi)]

(3) 근골격계 질환

① 자신경 압박 손상

a. 흉곽출구증후군(thoracic outlet syndrome): 목갈비뼈의 존재 또는 흉곽 출구가 좁아져서 발생한다.

b. 목발로 인한 손상(crutches injury): 겨드랑이 부근의 압박으로 인해 발생한다.

c. 팔꿉굴증후군(cubital tunnel syndrome): 외상에 따른 팔꿉에서의 포착(entrapment) 현상, 반복적인 동작 또는 염증으로 인해 발생한다.

d. 귀용터널증후군(Guyon's canal or ulnar tunnel syndrome): 류마티스 관절염 또는 외상에 의해 발생한다.

② 자신경의 병변 기형

a. 갈퀴손(claw hand)

- 손가락의 몸쪽 손가락뼈는 과신전(hyperextension)되고 중간 및 먼손가락뼈는 과도한 굽힘 상태가 된다.
- 맞섬(opposition) 기능을 상실하고, 새끼손가락 벌림(abduction)이 불가능해진다.

3) 노신경(radial nerve)

(1) 기원

① 다발(cords): 뒤쪽(posterior)

② 갈래(division): 뒤쪽(posterior)

③ 줄기(trunks): 위쪽(upper), 중간(middle), 아래쪽(lower)

④ 뿌리(roots): C5, C6, C7, C8, T1

(2) 운동신경분포

위팔세갈래근(triceps), 위팔노근(brachioradialis), 팔꿈치근(anconeus), 긴노쪽 손목폄근(ECRL), 짧은노쪽 손목폄근(ECRB), 뒤침근(supinator), 손가락폄근(ED), 새끼폄근(EDM), 긴엄지벌림근(abductor pollicis longus), 자쪽 손목폄근(ECU), 긴엄지폄근(EPL), 짧은엄지폄근(EPB), 집게폄근(extensor indicis)

(3) 근골격계 질환

① 노신경 압박 손상

a. 노신경고랑증후군(spiral groove syndrome or saturday night palsy): 팔의 노신경고랑에 단단한 물체를 대고 잠든 경우 또는 직접적인 외상에 의해 발생한다.

b. 목발로 인한 손상(crutches injury): 겨드랑이 부근의 압박으로 인해 발생한다.

② 노신경 외상성 손상

a. 노뼈머리 골절(radial neck fracture)

b. 위팔뼈 골절(humeral fracture)

c. 어깨 탈구

7. 일반적인 근육의 보상작용(muscular compensations)

보상작용은 실제적인 손상으로 인해서 움직임의 소실이나 제한이 발생했을 경우에 기능적인 목표나 과제를 달성하기 위해서 비정상적인 방식의 움직임이 정상적인 움직임을 대체하는 것을 말한다. 관절, 인대 또는 근육의 손상 등과 같은 연부조직 손상의 경우뿐만 아니라 뇌졸중, 외상성 뇌손상 등과 같은 중추신경계 손상이나 말초신경계 손상 시에도 발생하게 된다.

1) 근육의 보상작용

(1) 어깨벌림근(shoulder abductors)이 약한 경우 어깨뼈안정화근(scapular stabilizers)이 어깨 움직임을 시작한다.

(2) 가쪽 몸통 근육(lateral trunk muscles)은 약한 엉덩관절벌림근(hip abductors)을 대신한다.

(3) 손가락굽힘근(finger flexors)이 약할 경우 손목폄근(wrist extensors)의 수축으로 발생하는 수동적인 손가락 굽힘(finger flexion)을 사용한다.

(4) 엉덩관절폄근(hip extensors)이 약한 경우 아래허리폄근(lower back extensors), 넓은모음근(adductor magnus), 허리네모근(quadratus lumborum)들이 대신한다.

(5) 엉덩관절굽힘근(hip flexors)이 약한 경우 아래배근(lower abdominal), 아래빗근(lower obliques), 엉덩관절모음근(hip adductors), 넓은등근(latissimus dorsi)이 대신한다.

3-2 일반적인 근골격계 질환의 임상적인 손상과 기능제한

1. 관절염 질환의 임상적 손상과 기능제한

1) 골관절염(osteoarthritis)과 류마티스 관절염(rheumatoid arthritis)

골관절염은 퇴행성 관절질환(degenerative joint disease)으로 관절면의 퇴화 또는 마모로 인해 발생하며, 체중이 부과되거나 과도하게 사용되는 관절에 주로 발생한다. 골관절염은 국소적으로 각각의 관절을 침범하게 되고 진행의 정도에 따라 부분적인 관절의 경직을 경험할 수 있다. 관절면의 퇴화에 의해 움직일 때 관절염발음(crepitus)이 발생하며 질환이 진행될수록 골성 변형(bony deformity)이 발생한다. 침범된 관절에서 통증이 발생하는데 이는 연골의 변성으로 인한 관절면의 불일치에 의해 발생하며, 움직임 시와 휴식 시에 모두 통증이 발생할 수 있으나 움직임 시에 더 심해진다.

류마티스 관절염은 계통적인 염증성 질환(systematic inflammatory disease)으로 자가면역체계 이상으로 인해 발생하며 주로 손 관절에 발생한다. 대표적인 증상으로는 아침경직(morning stiffness)이 있으며, 동시에 3개 이상의 관절에서 연부조직의 팽윤(swelling)과 점액이 관찰된다. 또한 질환의 발병 시에는 대칭적이고 같은 관절에서 동시에 발생하게 된다. 류마티스 관절염에서도 관절면의 퇴화로 인한 염발음(crepitus)이 발생하게 된다. 질환이 진행될수록 단추 모양 변형(boutonniere deformity)이나 백조목 변형(swan neck deformity)과 같은 관절의 변형이 발생한다. 통증과 더불어 전신 무력감과 피로감이 동반되는 것이 특징적이다.

두 가지 질환의 경우 관절의 침범 정도에 따라서 일상생활 및 보행에 필요한 운동감각과 고유수용성 감각(proprioception)이 감소하게 된다. 통증의 증가와 운동 및 고유수용성 감각이 감소함에 따라서 일상생활, 직업생활, 레저생활 등의 독립성이 점차 감소하게 되며 심한 경우 보행이나 일상생활 시에도 보조기구가 필요하다.

2. 다른 근골격계 질환의 임상적 손상과 기능제한

1) 건염(tendonitis), 활액낭염(bursitis), 인대염좌(sprain), 근육염좌(strain)

건염, 활액낭염, 인대염좌, 근육염좌 등은 외상성 손상(traumatic injury)과 과사용(overuse syndrome)으로 인해 발생할 수 있다. 외상성 손상의 경우 초기에 통증, 부종, 발열 등이 동반되며 움직일 때뿐만 아니라 쉴 때에도 통증이 발생한다. 하지만 적절한 초기 처치가 시행될 경우에는 부종, 발열의 감소와 함께 쉴 때의 통증은 감소하게 된다. 과사용의 경우에는 장시간 동안의 반복적인 움직임에 의해 손상이 발생하며, 통증 또한 만성 통증의 형태를 나타내는 경우가 많다. 따라서 움직임 시에 통증이 심하며 움직임이 없을 시에도 통증이 발생하게 된다. 위와 같은 손상의 경우에는 손상 정도에 따라 운동감각과 고유수용성 감각이 손실된다. 특히 편타성 손상(whiplash injury)과 가속손상(acceleration injury) 등에 의해 발생하는 경추부 염좌(cervical sprain)의 경우에는 목통증(neck pain)과 더불어 두통, 현훈(vertigo) 및 얼굴과 상지에 무감각(numbness), 화끈거림(burning), 따끔거림(prickling), 저림(tingling)과 같은 지각이상(dysesthesia)과 시각과 청각의 변화까지도 발생할 수 있다.

위와 같은 질환의 경우 손상 후에 근육 경련(spasm)이 증가하거나 근력 및 근지구력 가동범위 그리고 유연성이 감소됨으로써 운동기능의 결손이 발생하게 된다. 또한 손상 부위에 발생하게 되는 부종에 의해서도 움직임의 제한이 발생할 수 있다. 또한 손상 부위의 통증을 최소화하기 위한 방어 기전으로 주변의 온전한 근육이 소실된 동작을 보완해 주는 근육의 대체(substitution) 작용이 발생하는데 이것이 지속될 경우 비정상적인 움직임이 고착되거나 추가적인 자세 문제가 발생할 수 있다. 또한 목 부위의 염좌로 인한 거북목 또는 일자목 자세(forward head kyphosis)나 콜리스 골절(Colle's fracture) 또는 스미스 골절(Smith's fracture)에서와 같이 골절편(fragment)의 전위로 인한 구조적인 변형과 이에 따른 가동범위의 제한이 발생할 수 있다.

3-3 근골격계 문제에 대한 중재 유형

1. 치료적 운동

1) 수동관절운동(CPM 기구 포함)

(1) 적응증

① 움직임을 일으킬 때
② 환자에게 스트레칭을 시킬 때
③ 관절연부조직의 가동성을 유지할 때
④ 근육의 탄력성을 유지할 때
⑤ 관절주머니의 활성을 통한 관절 영양공급
⑥ 혈액순환에 도움
⑦ 관절 구축 예방
⑧ 통증 감소
⑨ 치유 과정을 돕기 위함일 때

(2) 금기증

① 치유 과정에 도움이 되지 않을 때

(3) 제한점

① 근력이나 지구력 증강에 도움이 되지 않는다.
② 근위축을 막을 수 없다.
③ 능동적으로 움직일 때만큼 혈액순환에 도움을 주진 않는다.

2) 능동관절운동

(1) 적응증

① 약해진 근육들을 운동시킬 때 연부조직과 뼈의 내구성을 향상시킬 수 있다.
② 협응 능력과 운동 기술들을 증강시킨다.
③ 심부정맥혈전증을 방지한다.
④ 혈액순환을 도와 산소가 충분히 공급되는 호기적 조건을 만들어 준다.
⑤ 기능적 활동을 하기 전 준비 단계이다.

(2) 금기증

① 치유 과정에 도움이 되지 않거나 최근 진행된 수술 결과에 해가 될 수 있을 때

(3) 제한점

① 근력이 강한 근육에는 별다른 효과가 없다.

3) 능동보조운동(손이나 보조도구들을 이용한 운동: 지팡이, 막대, 손가락 사다리, 풀리)

(1) 적응증

① 심부정맥혈전증을 예방(방지)한다.

② 혈액순환을 개선한다.

③ 인대와 힘줄, 뼈와 근육의 내구성을 증가시킨다.

④ 운동기술과 협응 능력을 향상시킨다.

⑤ 새로운 운동 패턴 학습 시 도움이 된다.

(2) 금기증

① 치료 과정이 원활하지 않을 때

② 최근 진행된 수술 결과에 해가 될 수 있을 때

(3) 제한점

① 근력이 강한 근육에는 별다른 효과가 없다.

② 능동운동보다는 덜 효과적이다.

4) 등척성 운동을 통한 근고정 운동(Q-set, G-set, HS-set)

(1) 적응증

① 아주 약화된 근육들의 운동

② 연부조직 회복의 급성기 단계

③ 순환 증가를 위해

④ 이완 상태의 촉진

⑤ 통증 감소

(2) 주의사항

① 심혈관 질환

② 심부전증

③ 발살바 현상(발살바 현상을 방지하기 위해 환자는 큰 소리로 숫자를 세거나 노래를 부른다.)

5) 저항성 등척성 운동(근고정 운동법보다 강한 강도로 손 또는 기구를 이용)

(1) 적응증

① 관절가동범위가 허락하는 범위에서 근력 증가

② 도수 저항이나 기구를 이용한 저항이 통증을 발생시킬 때

(2) 주의사항

① 심혈관 질환

② 심부전증

③ 발살바 현상(발살바 현상을 방지하기 위해 환자는 큰 소리로 숫자를 세거나 노래를 부른다.)

6) 안정화 운동(등척성 운동과 리듬감 있는 안정화 운동-동시 수축)

(1) 적응증

① 근력과 근육의 안정성을 강화하기 위해

② 체간 근육을 이용한 자세 조정을 돕기 위해

(2) 주의사항

① 심혈관 질환

② 심부전증

③ 발살바 현상(발살바 현상를 방지하기 위해 환자는 큰 소리로 숫자를 세거나 노래를 부른다.)

7) 도수저항운동과 기구저항운동

원심성 수축일 때는 저항을 운동 방향과 반대로 하며, 구심성 수축의 경우는 저항을 운동 방향과 같은 방향으로 준다.

(1) 적응증(도수저항운동)

① 아주 약한 근육들

② 도수저항운동에서 기구저항운동으로 전환하는 시기

③ 저항운동이 적응증인 부위

④ 환자의 근육들이 관절운동의 전 범위에서 최대한으로 일할 때

⑤ 회복이 이루어지는 조직에 저항운동을 실시해야 할 때

⑥ 대상 운동을 방지해야 할 때

(2) 적응증(기구를 이용한 저항운동)

① 근력과 지구력을 증강시키기 위해

② 독립적으로 훈련하게 할 때

③ 재활의 중간 단계와 최종 단계

(3) 금기증

① 염증 초기 단계

② 급성 질병·장애

③ 통증

④ 소아마비

⑤ 길랑-바레증후군

⑥ 기구저항운동은 매우 약한 근육과 회복의 초기 단계에는 적합하지 않다.

(4) 주의사항

① 심혈관 질환

② 발살바 현상

③ 지연발생 근육통(DOMS)

8) 디롬 방식의(Delome) 점진적 저항운동

① 환자의 10RM을 파악한다.

② 첫 번째 세트는 10RM의 50%의 강도로 10회 반복

③ 두 번째 세트는 10RM의 75%의 강도로 10회 반복

④ 마지막 세트는 10RM의 강도로 10회 반복

(1) 적응증

① 근력과 지구력 강화

(2) 금기증

① 급성기 염증

② 급성 질환·장애

③ 통증

④ 소아마비 또는 후소아마비증후군(post-polio syndrome)

⑤ 길랑-바레증후군

(3) 주의사항

① 심혈관 질환

② 발살바 현상

③ 지연발생 근육통(DOMS)

9) 옥스퍼드(Oxford) 방식의 점진적 저항운동

① 환자의 10RM을 파악한다.

② 첫 번째 세트는 10RM의 100%의 강도로 10회 반복한다.

③ 두 번째 세트는 10RM의 75%의 강도로 10회 반복한다.
④ 마지막 세트는 10RM의 50%의 강도로 10회 반복한다.

(1) 적응증

① 근력과 지구력 강화

(2) 금기증

① 급성기 염증
② 급성기 질환·장애
③ 통증
④ 소아마비 또는 후소아마비증후군(post-polio syndrome)
⑤ 길랑-바레증후군

(3) 주의사항

① 심혈관 질환
② 발살바 현상
③ 지연발생 근육통(DOMS)

10) DAPRE(daily adjustable PRE) 방식의 점진적 저항운동

① 환자의 6RM을 파악한다.
② 첫 번째 세트는 6RM의 50%의 강도로 10회 반복한다.
③ 두 번째 세트는 6RM의 75%의 강도로 6회 반복한다.
④ 세 번째 세트는 6RM의 100%의 강도로 최대한 많이 한다.
⑤ 네 번째 세트에서는 3번째 세트에서 수행한 '운동 무게'를 가능한 한 많이 수행한다. 네 번째 세트에서 수행한 반복 횟수는 다음 날의 '운동 무게'를 결정한다.

(1) 적응증

① 근력과 지구력 강화

(2) 금기증

① 급성기 염증
② 급성기 질환·장애
③ 통증
④ 소아마비 또는 후소아마비증후군(post-polio syndrome)
⑤ 길랑-바레증후군

(3) 주의사항

① 심혈관 질환

② 발살바 현상

③ 지연발생 근육통(DOMS)

11) 순환운동

다양한 근육군과 유연성 운동, 기구의 저항을 이용한 신체의 컨디션 유지운동

(1) 적응증

① 근력과 근지구력을 증강시키기

② 심혈관지구력 증강

(2) 금기증

① 급성기 염증

② 급성기 질환·장애

③ 통증

④ 소아마비 또는 후소아마비증후군(post-polio syndrome)

⑤ 길랑-바레증후군

(3) 주의사항

① 심혈관 질환

② 발살바 현상

③ 지연발생 근육통(DOMS)

12) 등속성 운동(적절한 저항의 이용)

(1) 적응증

① 근력과 지구력 강화

② 재활의 마지막 단계

③ 환자가 통증 없이 관절가동운동이 가능할 때

(2) 금기증

① 급성기 염증

② 급성기 질환·장애

③ 통증

④ 소아마비 또는 후소아마비증후군(post-polio syndrome)

⑤ 길랑-바레증후군

(3) 주의사항

① 최근 수술받은 근육, 힘줄

② 심혈관 질환

(4) 제한점

① 저항은 전적으로 환자의 노력에 따라 좌우되며, 모든 근육군에 적용하지는 않는다.

② 환자는 주어진 여건과 별도로 독자적인 비기능성 운동을 수행해서는 안 된다.

③ 등속성 운동은 특별하고 고가의 장비를 이용한 운동이다.

(5) 주의점

① 혈압이 올라갈 수 있다.

13) 열린사슬운동(OKC)과 닫힌사슬운동(CKC)

(1) 적응증

① 열린사슬운동: 체중부하가 이루어지지 않은 상태에서 각각의 근육군을 강화시킨다.

② 닫힌사슬운동: 기능적인 운동이고, 체중부하 자세에서 실시하며, 관절과 기계적 감각수용기를 자극한다.

(2) 주의점

① 무릎을 펴는 동작의 끝부분에서 저항적 열린사슬운동을 할 때

② 전방십자인대 손상 환자가 60~90° 사이에서 닫힌사슬운동을 할 때

③ 반월판 손상의 수술 후 닫힌사슬운동을 할 때

14) 스트레칭 운동

① 손을 이용한 수동적 스트레칭

② 자가 스트레칭

③ 기구를 이용하거나 자세를 이용한 지속적 스트레칭

④ 운동선수들을 위한 동적 스트레칭

⑤ 기구를 이용한 순환 스트레칭

(1) 적응증

① 신체 구조물을 늘리기 위해

② 관절가동범위의 향상을 위해

③ 운동성이 줄어든 관절에 적용

(2) 금기증(정적 스트레칭)

① 관절의 움직임에 뼈와 같은 구조물로 제한될 때
② 급성기 감염이나 염증 단계
③ 급성의 찌르는 듯한 통증
④ 최근에 골절을 당한 부위
⑤ 혈종이 있는 부위와 관절에 과운동성
⑥ 구축이 안정성과 기능적인 역할을 줄 때

(3) 금기증(동적 스트레칭)

① 오래 앉아서 일하는 사람
② 노인 환자
③ 근골격계 질환을 가지고 있거나 만성적 구축이 있을 때

(4) 주의사항

① 정상적인 관절가동범위를 넘어 수동적으로 스트레칭하지 말 것
② 골절 유합의 초기 단계
③ 골다공증
④ 장기간 고정한 부위
⑤ 악성 골종양
⑥ 관절 전치환술

15) 유산소 컨디셔닝 운동(심폐지구력운동 또는 전신지구력운동)

① 카보넨(Karvonen) 공식: 목표심박범위=예비 심박수(최대심박수-휴식기 심박수)(40~85%)+휴식기 심박수
② 단순 심박수 측정: 목표심박범위(THRR)=(220-나이)×(65~85%)
③ MET 방식
④ 보그(borg) 운동자각도 척도

(1) 적응증

① 관상동맥의 혈류의 흐름을 증가시킬 때
② 심벽을 두껍게 발달시키고 좌심실을 튼튼하게 하기 위해
③ 혈중 코르티솔을 늘리기 위해
④ 온도 조절 능력을 향상시키기 위해

⑤ 관상동맥질환의 발병 위험도를 줄이기 위해
⑥ 유산소운동에 관여하는 효소를 활성화시키기 위해
⑦ 체내에서의 최대 환기 능력을 향상시키기 위해

(2) 금기증

① 불안정 협심증
② 휴식기 수축혈압이 200mmHg 이상
③ 휴식기 이완혈압이 110mmHg 이하
④ 기립성 저혈압
⑤ 급성기 신체 질환 및 발열
⑥ 빈맥
⑦ 혈전성 정맥염
⑧ 최근에 색전증이 발생한 경우
⑨ 심각한 근골격계 질환
⑩ 갑상샘염과 같은 대사 문제

(3) 주의사항

① 수영과 크로스컨트리 스키
② 춤
③ 농구
④ 라켓볼
⑤ 심폐징후를 가지거나 컨디션이 매우 떨어지는 환자의 경쟁적인 활동은 삼가야 한다.

16) 수중운동

(1) 적응증

① 서 있는 균형 감각이 떨어지는 사람
② 스트레칭을 하기 위해
③ 이완운동을 위해
④ 근력 강화를 위해
⑤ 유산소운동을 하기 위해
⑥ 부분 체중지지를 하는 보행 훈련

(2) 금기증

① 요실금
② 요로감염

③ 불안정한 혈압
④ 피부 접촉성 감염 및 물과 공기를 통한 감염
⑤ 노출되어 있는 개방 상처
⑥ 심한 간질
⑦ 심한 신장질환
⑧ 심장과 호흡기의 심한 기능장애

(3) 주의사항

① 물에 대한 공포심을 가진 환자는 사전에 오리엔테이션이 필요하다.

17) 이완운동

① 점진적 이완(원위부에서 근위부까지 근육들의 능동적 수축과 이완을 실시)
② 1회 호흡 기술(호기 중에 '하나'라는 단어를 반복적으로 조용히 소리 내면서 횡격막 호흡을 인지)

(1) 적응증

① 만성 통증(긴장성 두통, 만성적 목과 허리의 통증): 생체자기제어 장비를 이용
② 심폐에 가해지는 부담이나 천식과 폐기종과 같은 만성적인 폐질환

(2) 주의사항

① 심폐질환을 가진 환자는 점진적 이완법을 수행하는 동안 주의해야 한다(등척성 수축운동을 할 때).

2. 이완운동

1) 이완운동

이완반응을 얻기 위해 환자의 참여로 수행된다. 이완의 계통적 효과는 교감신경(SNS) 활동 감소와 호흡률, 산소 소모량, 혈압, 골격근 혈류량 및 근긴장도의 감소로 나타난다.

2) 이완기술

단독으로 또는 에어로빅 운동에서처럼 준비 운동과 마무리 운동 일부로 다른 운동과 병행하여 수행할 수 있다. 만약 환자가 받아들일 수 있다면 이완훈련은 효과적이며 여러 상황에 쉽게 적용할 수 있고, 환자의 자기 조절력 회복에 도움이 되며, 즉각적인 통증 감소 효과가 있다.

3) 이완운동의 형태

자기주도훈련, 점진적 이완 및 움직임을 통한 펠덴크라이스 기법(Feldenkrais method)을 포함한다.
⑴ 자기주도훈련은 묵상은 물론 자기암시와 운동의 점진적 적용을 통한 자의적 이완을 포함한다.
⑵ 점진적 이완은 말초 부위에서 근위부쪽으로 자의적 이완과 수축을 반복하도록 하는 가장 일반적인

이완 기술 중 하나이다.

(3) 펠덴크라이스 기법(Feldenkrais method)은 자세와 근육의 불균형을 조절하고 통증과 긴장을 감소시키기 위해 자기-마사지, 몸통과 지절의 운동, 심호흡, 감각 자각 및 의식적 이완의 과정을 혼합 사용한다.

(4) 다른 형태의 이완운동은 '하나 호흡 기술', 안구-운동-호흡 기술, 이완을 유도하는 오디오 테이프를 듣거나 비디오를 보는 것과 같이 인지적 이완 기법, 상상하기, 최면술 및 Trager 정신적 통합기법, 태극권, 하타요가와 같은 비전통적인 심리생리적 기술과 같은 인지적 이완기술을 포함한다.

① '하나 호흡 기술'은 날숨에 속으로 '하나'하며 은연 중 횡격막 호흡 주기를 자각하는 묵상의 한 형태이다. 환자 또는 고객은 자신의 호흡 주기에 순응하도록 수용적 태도가 지시되며 강요되어서는 안 된다.

② 안구-운동 호흡은 들숨에 눈썹을 향해 치켜 본(머리를 들어 올리지 않는다) 후 2초간 호흡 정지를 한 후 뒤이어 매우 천천히 끝까지 날숨을 하며 턱을 향해 내려 본다(머리를 숙이지 않는다). 이완을 촉진하기 위하여 횡격막 호흡의 날숨 주기는 연장될 수 있다.

③ 점진적 이완운동을 적용할 때 다음의 과정이 발생한다. 이완훈련은 은은한 조명과 부드러운 음악이 함께하는 조용한 환경에서 수행될 수 있다.

a. 치료사의 음성은 부드럽고 차분해야 한다.

b. 환자는 편안한 자세를 취하도록 하며 꽉 끼는 옷은 피해야 한다.

c. 이완의 과정은 미리 환자에게 설명해야 한다.

d. 환자가 깊고 편한 방법으로 숨을 쉴 수 있도록 유도한다.

e. 환자 스스로 손이나 발을 수 초간 수축하도록 한다.

f. 환자는 본인의 손이나 발의 무게감을 느껴보도록 한다.

g. 환자는 근 수축이 이완될 때 손이나 발의 따뜻한 느낌을 느끼도록 한다.

h. 운동은 좀 더 근위부의 이완과 수축을 수 초간 반복하도록 요구되며 점진적으로 근위부로 이동할 수 있다.

i. 마지막으로 환자는 팔 또는 다리 전체를 수축하고 이완하게 한다.

j. 이 과정의 마지막은 환자가 팔 또는 다리 전체의 이완과 온기를 느끼며, 결국은 전신의 이완과 온기를 느껴보도록 한다.

④ 이완운동은 온습포, 초욕, 초음파와 같은 온열요법 혹은 가볍게 또는 깊게 두드리기(effleurage)와 같은 마시지 기술과 병행할 수 있다.

3. 고유수용성 신경근촉진(PNF)운동 – 대각선 패턴

1) 능동적인 고유수용성 신경근촉진운동 방법의 끝 자세의 묘사와 수행(어깨, 위팔, 손목, 손가락, 엉덩이, 무릎, 발목)

(1) 폄, 벌림, 안쪽돌림(어깨뼈 하방, 벌림과 하방 돌림), 엎침, 손목의 자쪽 폄, 엄지 벌림을 포함한 손

가락의 벌림과 폄

(2) 굽힘, 모음, 바깥돌림(어깨뼈 상방, 벌림, 위쪽 돌림), 뒤침, 손목 노쪽 굽힘, 엄지 벌림을 포함한 손가락 굽힘, 벌림

(3) 폄, 벌림, 안쪽돌림(어깨뼈 하방, 모음, 아래쪽 돌림), 엎침, 손목 자뼈 폄, 엄지의 맞닿음을 포함한 손가락 굽힘, 모음

(4) 굽힘, 벌림, 바깥돌림(어깨뼈 상방, 벌림, 위쪽 돌림), 뒤침, 손목의 노쪽 폄, 엄지의 폄을 포함한 손가락의 벌림, 폄

(5) 폄, 벌림, 안쪽돌림(골반의 후방 회전), 무릎 폄, 발목의 발바닥쪽 굽힘, 가쪽번짐

(6) 굽힘, 모음, 바깥돌림(골반의 전방 돌림), 무릎 굽힘, 발목 발바닥쪽 굽힘, 안쪽번짐

(7) 폄, 모음, 바깥돌림(골반의 하방이동), 무릎 폄, 발목 발등굽힘, 안쪽번짐

(8) 굽힘, 벌림, 안쪽돌림(골반의 상방이동), 무릎 굽힘, 발목 발등쪽 굽힘(또는 발목 발바닥쪽 굽힘), 가쪽번짐

* 근골격계적 중재방법을 위해 고유수용성 신경근촉진(PNF)운동은 도수저항운동으로 수행될 수 있다.

4. 체중지지 조절과 안전성 증진을 위한 닫힌사슬운동

1) 닫힌사슬운동

(1) 닫힌사슬운동 – 등척성 운동

① 근육고정운동(넙다리네갈래근과 넙다리뒤근육의 동시 – 수축 촉진)

a. 환자의 자세: 뒤꿈치를 바닥에 대고 무릎을 펴거나 약간 구부려 의자에 앉는다.

b. 운동 방법: 환자는 무릎관절 주위의 동시 – 수축을 촉진시키기 위해 뒤꿈치는 바닥에 안쪽번짐은 의자에 대항하여 힘을 준다. 근 수축 유지와 이완을 하며 율동적 안정화를 반복한다.

② 근육고정운동

a. 환자의 자세: 양측 지지로 선다.

b. 운동방법: 환자는 자세를 유지하도록 하며 골반에 여러 방향으로 도수 저항을 적용한다. 이것은 발목, 무릎, 엉덩이 그리고 몸통의 등척성 수축을 촉진할 것이다. 저항이 적용되는 다리 쪽으로만 체중부하를 하며 율동적 안정화 활동으로 진행한다.

(2) 닫힌사슬운동 – 역동성 운동

① 미니 스쿼트

a. 30~40°로 무릎을 구부려 선 자세에서 무릎을 펴도록 지시한다.

b. 탄력 밴드를 발에 걸거나 아령을 손에 쥐고 하는 저항운동으로 진행한다.

c. 엉덩이가 내려갈 때 발목 앞으로 무릎이 나가면 정강뼈 쏠림이 증가하여 전십자 인대의 염좌가 발생한다.

d. 정강뼈을 비교적 수직 상태로 유지하는, 마치 의자에 앉는 듯한, 쪼그려 앉기는 균형을 유지하기

위해 몸통을 앞으로 숙이게 되며, 무릎뼈의 압박이 큰 각도에서 무릎 축 뒤로 골반 후방이동을 지지하기 위한 안쪽번짐 사두근의 강력한 수축을 요구하게 된다(전십자 인대의 스트레스 감소에 도움).

② 앞, 뒤 그리고 옆으로 계단 운동하기

a. 2~3인치의 낮은 계단으로 시작하며 환자의 능력 향상에 따라 높이를 증가시켜 간다.

b. 환자가 허리를 곧게 편 상태를 유지하도록 주의한다.

c. 넙다리네갈래근의 구심성 수축(계단 오름)과 원심성 수축(계단 내림) 활동을 할 때 신체의 체중 이동 조절에 주의한다. 환자에게 뒤꿈치는 마지막에 지면에서 떨어지도록 하며, 가장 먼저 지면에 닿을 수 있도록 지도한다.

③ 벽에 기대어 서서 미끄러지기

a. 환자는 벽면을 따라 무릎을 구부렸다 펴면서 체중을 들어 올렸다 내렸다 한다.

b. 조절 향상에 따라 환자는 최대 60°까지 무릎을 구부린다.

c. 60° 이상의 무릎 굽힘은 무릎인대의 과도한 쏠림과 슬개 대퇴 관절의 압박을 피하기 위해 시행하지 않는다.

d. 등 뒤에 공을 넣고 하는 벽 미끄러지기 운동은 안전성을 감소시켜 더 많은 조절력을 필요로 하게 된다.

④ 런지운동(부분적 운동과 전체 운동)

체중을 앞발에 실으며 앞으로 한 발 내딛기. 환자가 앞 쪽 다리의 무릎을 구부리며 앞으로 체중 이동하게 한 후 다시 뒤쪽으로 이동하며 무릎 폄을 조절하게 한다.

5. 올바른 요추 자세를 위한 환자 교육

1) 요추를 위한 환자 교육

(1) 바로 누운 자세

① 다리를 편 상태는 요추를 폄시키고, 다리를 구부리면 요추를 굽힘시켜 준다.

② 머리 밑의 베개는 경추를 굽힘시킨다. 머리를 중립 상태로 하고 수건을 말아서 목 아래에 대면 약간의 척추전만이 나타나서 목을 안정화시켜 준다.

(2) 엎드려 누운 자세

① 환자는 배 밑에 베개를 넣어 이용해야 한다(왜냐하면 이것이 척추를 굽힘시켜주기 때문이다. 만약 베개가 없다면 척추가 폄 상태가 된다).

(3) 앉은 자세

① 만약 엉덩이와 무릎이 굽힘된다면, 앉기는 척추를 굽힘시킨다.

② 굽힘을 강화하기 위해서는 환자는 작은 발받침 위에 발을 올려놓는다(엉덩이 굽힘을 증가시키기 위해).

③ 폄을 강화하기 위해서는 환자는 허리 받침베개(또는 지지대)를 이용해야 한다.

(4) 서 있는 자세

① 기립은 보통 허리 폄을 만든다.

② 굽힘을 강화하기 위해서는 환자는 한 발 아래 작은 발받침을 놓고 서야 한다.

(5) 가능하다면 환자의 척추를 보호하기 위해서는 기능적인 자세에서 간단한 움직임부터 환자에게 교육해야 한다.

(6) 바로 눕고, 엎드리고, 옆으로 눕고, 앉고, 서 있는 자세를 포함하는, 환자에게 허용되는 모든 자세에서 골반경사운동 또는 턱당기기운동을 교육해야 한다.

(7) 척추궁절제술 또는 추간판절제술을 시행받은 환자는 바로 누운 자세에서 옆으로 눕고, 엎드리고, 다시 원위치로 돌아가는 '원통구르기' 기술을 가르쳐 준다.

(8) 환자는 몸통 구르기를 할 때 하나의 원통처럼 척추를 비틀지 않고 어깨와 골반이 수평을 이루면서 구를 수 있도록 척추정렬 상태 유지를 연습한다.

(9) 그런 다음 침상 밖으로 다리를 내려놓으며 바로 누운 자세에서 옆으로 누운 자세로, 옆으로 누운 자세에서 손으로 바닥을 짚으며 앉는 자세로 이동하는 교육을 받는다.

(10) 앉기 훈련을 하는 동안 만약 폄 편향 상태라면 척추전만 유지가 강조된다(또는 굽힘 편향 상태라면 척추 굽힘이 강조된다).

(11) 환자는 서 있는 자세에서 앉을 때, 그리고 반대 방향으로 움직일 때 척추조절 상태를 유지하며 움직이도록 교육해야 한다. 몸통은 전체로 움직여야 한다.

(12) 환자에게 다음 사항을 교육한다.

① 허리를 구부리지 마시오.
② 무거운 물건을 들지 마시오.
③ 허리를 비틀지 마시오.
④ 장시간 앉아 있지 마시오.
⑤ 계단 보행을 오래하지 마시오.
⑥ 적절한 자세 유지를 위한(척추에 스트레인과 압박을 줄이기 위해) 방법으로 다음과 같은 방법을 권유한다.

a. 딱딱한 침상사용하기
b. 점진적 복근강화운동(수술 6주 후) 프로그램 시작하기

6. 복근강화운동

1) 복부근육강화운동

(1) 윗몸 일으키기

① 환자의 자세는 바로 누운 자세에서 다리를 구부린다(요추가 펴진 상태로 골반의 후방 경사).
② 환자가 바닥으로부터 머리를 들어 올리도록 한다(복근의 안정화된 수축을 일으킨다).
③ 양팔은 몸통과 나란히 하며 어깨 뼈과 가슴이 바닥에서 떨어질 때까지 어깨를 들어 올리는 운동으로 진행한다. 환자는 완전히 앉는 위치까지 일어나지 않도록 한다. 왜냐하면 흉부가 바닥에서 떨어진 이후부터는 엉덩관절굽힘근에 의해서 그 동작이 수행되기 때문이다.

④ 팔의 위치를 몸통과 나란히 한 것에서 가슴 앞에서 팔짱 끼기 자세로, 그리고 그 다음 머리 뒤에서 손깍지 끼기 자세로 변경하며 윗몸 일으키기 난이도를 더욱 증가시킨다.

(2) 사선 윗몸 일으키기

① 배바깥빗근 강화를 위하여 환자는 한 쪽의 팔이 반대 측 무릎에 닿도록 사선으로 윗몸 일으키기를 수행한 후 반대로도 실시한다.

② 환자는 한 쪽 무릎을 반대 측 어깨 쪽으로 끌어당기는 역방향 근 활동을 한 후 다른 쪽 무릎으로도 실시한다.

(3) 양측 무릎 – 가슴 운동

① 배곧은근과 배빗근 강화를 위하여 환자는 골반을 후방 경사시킨 후 양측 무릎을 가슴으로 끌어당긴다. 그 후 원위치한다.

② 엉덩관절과 무릎관절의 각도를 줄여 난이도를 증가시킨다.

(4) 골반 들기

① 환자는 무릎을 펴고 엉덩관절을 90°로 한 상태로 시작한다.

② 환자는 골반 후방 경사를 한 후 엉덩이를 들어 올린다(작은 동작: 한쪽 발을 천장을 향해 위로 뻗는다).

③ 환자는 바닥에 손을 짚지 않도록 해야 한다.

(5) 양측 다리 들어올리기(SLR)

① 이 운동은 양측 무릎–가슴 운동에서 난이도가 증가된 것이다(이 운동은 골반 후방 경사를 유지할 수 있을 만큼의 강한 근력일 경우 실시한다).

② 환자는 다리가 펴진 상태로 운동을 시작한다(환자는 첫째로 골반 후방 경사를 수행하고 그 다음 다리를 편 상태로 엉덩이 관절을 굽힘한다. 만약 이 운동을 시작하기 전 엉덩이 관절에서 벌림이 일어난다면 배바깥빗근에 상당한 스트레스가 발생하게 된다).

7. 산부인과 환자(산모)를 위한 운동

1) 산모를 위한 운동 방법

(1) 임신으로 유발되는 병리(기전)

① 배곧은근의 분리

백선을 따라 신체의 중앙을 가로지르는 배곧은근들의 분리. 배곧은근 사이가 2cm 이상이 되거나 두 손가락 정도가 들어 갈만한 정도가 되면 명확하게 분리되었다고 본다. 그러나 배곧은근의 분리가 아이를 가진 모든 임산부들에게 절대적으로 나타나는 것은 아니지만 빈번하게 관찰된다. 임신이 진행되면서 증상은 더 진전되고, 석 달이 되면서 정점을 찍는다. 또한 배곧은근의 분리는 분만 후에 자연적으로 사라지지 않으며, 적어도 분만 후 6주 정도는 지속된다. 이 마크(분리)는 배꼽을 기준으로 위나 아래에서 나타날 수 있으나 배꼽 아래에서 나타나는 경우는 흔하지 않다고 볼 수 있다.

② 배곧은근 분리 검사

분리된 정도는 배곧은근 사이를 몇 개의 손가락이 차지하는지 측정함으로써 평가될 수 있다. 또한 증상은 백선을 따라서 세로로 팽창이 일어나면서 나타나기도 한다.

③ 배곧은근 분리에 대한 중재방법

배곧은근의 사이가 2cm 또는 그 이하로 줄어들기 전까지는 일반적인 복부운동 외 배곧은근 분리증을 교정하기 위한 운동이 따로 수행되어야 한다.

(2) 배곧은근 분리에 대한 교정운동법

① 머리들기 교정운동

a. 환자의 자세는 무릎을 세우고 바로 누워서 배곧은근을 지지하기 위해 손을 배곧은근 분리가 일어나고 있는 지점인 중앙(중간) 선위로 교차해서 포개 놓는다.
b. 환자는 숨을 내쉬면서 바닥에서 떨어질 정도로만 또는 팽창이 나타나기 바로 전까지 머리를 들어올린다.
c. 환자의 손은 배곧은근을 부드럽게 중앙(중간)을 향해 당긴다.
d. 환자는 머리를 천천히 낮추며 몸을 이완시킨다(휴식을 취함).

② 골반 경사 교정운동과 함께 하는 머리 들어올리기

a. 환자는 바로 무릎을 세우고 바로 눕는다.
b. 만약 현재 배곧은근의 분리증을 보이는 환자라면 분리되어 있는 지점 위로 두 팔을 포개 겹쳐 두고 중앙선을 향해 당겨준다.
c. 환자는 골반을 후방 경사시키면서 머리를 바닥에서 서서히 들어 올린다. 그 후 다시 천천히 바닥에 놓아두고 이완시킨다.
d. 항상 복부근을 수축시킬 때는 호흡을 내쉬면서 이루어지도록 하여 내부 복압을 최소화시킨다.

(3) 산모를 위한 운동요법 가이드라인

① 자궁에 의한 대정맥 압박을 피하기 위하여 임신 4개월 이상의 산모는 한 번에 5분 이상 바로 누운 자세를 지속하는 것은 피하도록 한다.
② 누워 있을 때는 작은 웨지(삼각대)나 말아진 타월 등을 오른쪽 엉덩이 밑에 두어야 한다(혈관에 작용하는 자궁의 압박 효과를 감소시키고, 환자를 살짝 왼쪽으로 돌림으로써 심박출량을 향상시키기 위함).
③ 왼쪽 옆으로 누운 자세는 임신 시 가장 좋은 자세이다.

(4) 산모를 위한 유산소운동법

① 일주일에 최소 3번 이상 정기적으로 운동을 하는 것은 규칙도 없이 간헐적으로 이루어지는 운동보다 환자에게 권장될 만하다.

② 실내 사이클 또는 수영과 같이 체중 지지가 이루어지지 않고도 수행 가능한 유산소운동들은 보통 부상의 위험을 최소화시키는 데 이용될 수 있으나, 가능하다면 달리기나 에어로빅 같은 종류의 활동도 지속할 수 있을 것이다.

③ 산후기간 동안 임신 전 운동 과정의 회복은 점진적으로 회복된다.

④ 임신으로 인한 생리적이고 형태상의 변화는 산후 4~6주 정도 지속된다.

(5) 산모의 유산소운동 시 절대적인 금기인 경우

① 자궁경부가 기능을 하지 못하는 경우

② 임신기간이 꽉 차기 전에 자궁이 팽창된 경우

③ 출혈이 있는 경우

④ 전치태반

⑤ 양막이 찢어진 경우(출산 전 양수가 소실된 경우)

⑥ 조산인 경우

⑦ 산모가 심장질환이 있는 경우

⑧ 산모가 당뇨나 고혈압이 있는 경우

⑨ 태아기에 성장이 지체되어 있는 경우

(6) 산모의 유산소운동 시 주의해야 할 경우

① 임신기간이 오래된 경우

② 빈혈

③ 감염

④ 극심한 피로

⑤ 근골격계 통증

⑥ 열이 나는 경우

⑦ 정맥염이 있을 시

⑧ 골단 해리가 있을 경우

⑨ 자궁이 수축되었을 경우

(7) 산모의 유산소운동 순서

① 준비운동

② 가볍게 스트레칭

③ 심혈관계 컨디셔닝을 위한 유산소운동(15분 이하)

④ 상·하지 근력운동

⑤ 마무리운동

8. 보조기

1) 보조기

(1) 신발 보조기

정형외과적 손상과 기능적 제한이 있는 환자에 대해서 신발 보조기는 구조물 변형에 대한 압박의 민감도를 줄이고 AFO와 같은 발목 보조기에 대해 그 기초적 지지물이 된다.

• 가장 흔하게 사용되는 신발 보조기의 종류

① 끈으로 묶는 가죽 반장화(blucher lace stay)
② 편상화(balmoral lace stay)
③ 복사뼈 아래까지 덮는 형태(low quarter height shoe)
④ 복사뼈 위까지 덮는 형태(high quarter height shoe): 첨족이나 발목 보조기 없이 안정성을 증가시키기 위해 사용
⑤ 보강한 신발
⑥ 특별한 깔창을 사용한 신발
⑦ 높은 굽 또는 낮은 굽 신발

(2) 발에 적용하는 보조기

발에 지지력을 제공해 주는 기기. 소프트 인솔(탄력성 플라스틱, 고무, 경화성 플라스틱, 금속으로 만듦), 장족궁지지(LAS, 편평발 교정)

• LAS의 예

① 발배뼈 패드(고무로 만든 것)
② UCBL(발꿈치뼈 내측에 힘을 지지해 주고 발허리뼈에 외측과 위쪽으로 힘을 지지해 준다)
③ 토마스 힐(Thomas heel): 엎침된 발 교정-가쪽번짐족
④ 발허리뼈 바(발허리뼈 위에 가해지는 압력 감소)
⑤ 둥근 바(발허리뼈 위에 체중 이동 향상)
⑥ 신발 리프트(다리 길이 차이에 대해 적용)
⑦ 힐 웻지(뒤꿈치가 닿을 때 충격 흡수, 발꿈치뼈의 정렬을 변화시킨다.)

(3) 족관절 족부 보조기(AFO)

발목과 발의 조절 능력 향상, 상부 구조물에 대한 기초로 제공한다. 이 구조물은 신발과 플라스틱 또는 금속으로 만든 구성물이 포함된다. 전통적인 AFO의 구조물은 금속으로 만든 스티럽(stirrup)이 기초적인 지지를 제공한다.

• AFO의 유형

① 단단한(solid) AFO: 발과 발목의 모든 동작 제한

a. 심한 통증과 불안정성에 사용

b. 편측마비 환자에게 보폭 증가와 보행률의 증가를 위해 사용

② **단단한 힌지(solid hinge) AFO**

a. 입각기 초기의 발을 딛는 상태에서 시상면상에서의 움직임을 제공

b. 경직성 양하지마비 아동에게 적용

③ **양측성 단단한(alternative to solid) AFO: BiCAALs**

a. 발등쪽 굽힘과 발바닥쪽 굽힘 모두 제한

④ **입실론(ypsilon) AFO: 탄소가 AFO 구성요소에 포함됨**

a. 발등쪽 굽힘을 보조

b. 중등도의 발처짐 상태에 사용

⑤ **전방 정지(anterior stop) AFO: 발목의 발등굽힘 제한**

a. 과도한 무릎관절의 굽힘이나 '버클링' 예방

b. 보행의 입각기 후반부에 도움을 줌

⑥ **후방 정지(postrior stop) AFO: 발목의 발바닥쪽 굽힘 제한**

a. 무릎의 과도한 폄 방지

⑦ **후방 리프 스프링(posterior leaf spring) AFO: 발등쪽 굽힘에 도움을 줌**

a. 발 처짐에 사용

⑧ **클렌젝(klenzak) AFO**

a. 발등쪽 굽힘 보조

b. 발 처짐에 사용

⑨ **토우 오프(toe off) AFO: 발등쪽 굽힘 보조**

a. 발 처짐과 불안정성 상태에 사용

⑩ **사선형(spiral) AFO**

a. 모든 방향으로 움직임의 제한은 없으나 조절은 가능

b. 편안하게 맞춰주고, 최대한의 조절 능력 제공

c. 부종의 변화가 심한 상태에는 적용하지 않음

⑪ **실리콘 AFO**

a. 발 처짐 상태에 대해 실리콘으로 AFO 제작

b. 보다 동적인 기능과 편안함을 제공해 주고 발과 발목의 미용상의 장점도 있음

c. 보행 시 발동작이 부드럽게 진행될 수 있도록 해 줌

• **AFO 보조기의 다른 유형**

① **바닥으로부터의 반작용의 힘을 조절해주는 보조기(단단한 AFO 유형)**

a. 무릎 굽힘에 저항

b. 입각기에서 무릎의 굽힘을 조절해 줌으로써 무릎을 펴는 힘을 제공

② **자세의 긴장도를 낮춰 주는 보조기**

a. 경직성 뇌성마비와 경직성 편마비 환자에 적용하며 플라스틱 AFO로 제작(지속적으로 발목의 발바닥쪽 굽힘근과 안쪽번짐근에 압력을 가하게 된다.)

b. 첨족과 불안정한 안쪽번짐족에 적용

③ **복사뼈 위까지 고정해 주는 보조기**

a. 발목을 중립 위치에 유지시켜주는 데 사용

b. 발목의 발등쪽 굽힘/발바닥쪽 굽힘만 허용

c. 무릎관절의 조절 능력은 제공하지 않음

d. 경직성 하지마비에 사용

④ **안정성 부츠 AFO**

a. 하반신마비 환자에게 일상적으로 적용하는 AFO(성인에 적용)

b. 환자의 다리와 발을 고정하기 위해 사용

c. 발목을 15° 발바닥쪽 굽힘 상태로 유지

d. 다리는 무릎을 펴진 상태로 함

e. 환자는 후방으로 기댄 상태에서 안정성을 유지

f. 목발이나 보행기 사용 시 적용

(4) 무릎 발목 보조기(KAFO)

신발, 기본 지지대, 발목 조절부 및 상부 구조물로 만들어 적용한다. KAFO는 발의 조절 또한 포함한다.

① KAFO는 무릎의 굽힘과 폄을 조절하며, 무릎의 가쪽번짐과 안쪽번짐을 조절한다.

② 하지마비 환자나 하지의 변형이 있을 때 적용한다.

③ 무릎의 굽힘과 폄을 조절하는 가장 흔한 형태의 KAFO는 드롭링 잠금 장치를 사용한다(스프링으로 잠금 상태가 되며, 버튼을 이용해 잠금 해제 상태가 된다. 기립 상태가 되면 동시에 잠금 상태가 되며, 멈춤쇠가 잠금 상태를 유지하게 한다).

④ 드롭링과 멈춤쇠의 사용은 무릎의 굽힘 구축 변형이 있는 환자에게 적용하지 않는다.

⑤ 시상면상에서의 안정성 확보를 위한 KAFO 사용

a. 가죽으로 된 무릎 덮개

b. 견고한 전방 밴드(플라스틱으로 만들어져 있고, 무릎뼈 상부 또는 정강뼈의 위쪽 부위에 사용한다. 앉은 상태에서 방해되지 않게 하며 사용하기 쉽다는 장점이 있다.)

c. 전자제어 기립 조절(신형으로 선 자세에서 무릎이 구부러지는 것을 방지한다. 유각기에서 무릎 굽힘을 허용한다.)

⑥ 전두면상에서의 무릎관절 조절(가쪽번짐 무릎 또는 안쪽번짐 무릎)에 사용

a. 플라스틱으로 만든 종아리 부위의 덮개(무릎에서 가쪽번짐 무릎에 대해 외측 힘을 적용시켜 주

는 약간 딱딱한 덮개이다. 무릎에서 안쪽번짐 무릎에 대해 내측으로 힘을 적용시켜 준다.)

b. 가쪽번짐 무릎 교정 스트랩(무릎 덮개와 함께 외측 지지대에 스트랩을 묶는다. 플라스틱 덮개보다 덜 효과적이다.)

⑦ 특별하고 새로운 KAFO: 컴퓨터로 무릎관절을 조절하는 KAFO

⑧ 크래이그 스콧(Craig Scott) KAFO

a. 하반신마비 환자에게 적용하는 일반적인 형태의 보조기(성인에 적용)

b. 신발, 횡 방향과 종 방향의 보강을 위한 판이 포함된다.

c. 약간의 발등굽힘이 허용되는 BiCAAL AFO, 잠금쇠, 1개의 대퇴 밴드: 이런 구조물들은 환자가 뒤로 기대어 선 자세에서 예기치 못한 엉덩관절이나 체간의 굽힘을 방지해 준다.

⑨ 보행용 보조기: 일반적으로 한 쌍의 KAFO는 엉덩관절의 굽힘과 펴지는 것은 허용하며 엉덩관절의 벌림, 모음, 돌림은 제한하게 만들어진다.

(5) 엉덩관절 무릎 발목 보조기(HKAFO)

KAFO에 골반 밴드와 엉덩관절이 더해진 상태

① HKAFO는 엉덩관절의 벌림, 모음, 돌림, 굽힘의 조절이 이루어진다.

② 안쪽돌림 또는 바깥돌림의 감소를 위해 스트랩을 사용한다.

③ 엉덩관절 굽힘을 줄이기 위해 드롭링 잠금 장치를 추가한다.

(6) 체간 엉덩관절 무릎 발목 보조기(THKAFO)

THKAFO는 체간에 금속성 밴드를 이용해 고정한다. THKAFO는 보편적으로 사용되는 보조기는 아니다. 그 이유는 사용하기 어렵고 금속밴드는 편안하지 않으며 목발 보행 형태 중 스윙 스루 또는 스윙 투 움직임을 제한하게 된다.

① 교대로 움직이는 보행용 보조기(RGO)

a. 일반적인 형태의 THKAFO. 엉덩관절은 1개 또는 2개의 케이블에 의해 연결되어 있고, 무릎 잠금 장치로 무릎관절의 안정성을 확보하며(무릎 관절의 오프셋 또는 정강이뼈 위의 밴드), 단단한 형태의 AFO를 포함하는 족부를 포함한다.

b. 양 하지와 체간의 마비 환자에게 사용한다.

c. 환자는 목발을 사용해서 보행할 수 있다(4점 또는 2점 보행 패턴).

d. 체중을 오른쪽으로 이동하면서 골반을 밀어 넣고 목발에 압박을 가하면서 왼쪽 다리를 건너뛰기(swing through)가 되도록 하면서, 같은 방법으로 오른쪽 다리도 앞으로 나아가게 한다.

(7) 스탠딩 프레임(standing frame)

목발 없이 서 있는 상태를 만들기 위해 사용하며 아이 또는 어른에게 적용한다.

① 스위블 워커

a. 목발 없이 서거나 회전하기 위해 사용

b. 어린이와 어른에게 사용

c. 약간의 잠금 상태를 가지고 스위블 워킹이 가능한 스탠딩 프레임과 유사

② **파라포디움(parapodium)**

a. 목발 없이 서거나 활동을 수행하기 위해 사용

b. 앉는 것 허용

c. 어린이와 어른 모두 사용

d. 아동들은 체중 이동을 통해 프레임을 흔들고 회전시키면서 상체를 비틀고 돌리는 동작에 의해 여기저기 이동할 수 있다.

(8) 코르셋

① 허리의 근골격계 손상에 사용하며 엉치엉덩관절 부위를 지지한다.

② 척수손상 환자에 대해 호흡 기능을 보조한다.

③ 코르셋은 복부 내압을 증가시키지만 전두면상에서의 움직임을 줄여 준다.

④ 복부 내압의 증가는 척추 부위의 근육에 가해지는 압력을 감소시켜 주어서 요추 추간판에 걸리는 부하를 감소시키게 된다.

(9) 허리엉치 보조기(LSO)

① 굽힘, 폄과 외측 굽힘 움직임의 제한 또는 조절

예: 허리엉치의 굽힘, 폄, 외측굽힘조절 보조기(나이트척추 보조기; LSFEL)는 굽힘, 폄, 외측 굽힘을 조절해 준다.

② 나이트척추 보조기(LSFEL)는 변형된 형태로 척추전방전위증에 사용한다(폄 움직임 조절).

③ 요통에 대해 나이트척추 보조기(LSFEL)의 사용은 논란의 여지가 많다.

④ 플라스틱으로 만든 나이트척추 보조기(LSFEL) 자켓은 모든 방향의 움직임을 제한한다.

(10) 등허리엉치 보조기(TLSO)

① 굽힘과 폄 움직임 제한

② 등허리엉치 보조기(TLSO) 착용 후 움직임의 조절은 환자 각각의 경우에 따라 차이가 나게 된다.

예: 등허리엉치 보조기(TLSO)의 굽힘과 폄(테일러 브레이스)은 척수손상 환자에게 적용한다.

(11) 목 부위(cervical) 보조기

① **부드러운 고무로 만든 칼라**

a. 편타성 손상 환자에 적용

b. 적은 지지력 제공

② **사주(four poster) 보조기**

a. 경추 골절과 척수손상에 적용

b. 중간 정도의 지지력 제공

③ 할로 보조기 또는 미네르바 보조기

a. 경추 골절과 척수손상에 적용

b. 최대 지지력 제공

⑿ 옆굽음증 보조기

① 목등허리엉치 보조기(밀워키 보조기; CTLSO): 옆굽음증에 대해 가장 오랫동안 사용된 보조기

a. 척추 뒤굽음증과 옆굽음증 커브의 각도가 40° 이하에 사용한다.

② 보스톤 보조기

a. 흉추 중간 부위나 하부 옆굽음증에 적용하며, 옆굽음증 커브각이 40° 이하에 적용한다.

b. 척추전방전위증에도 사용하며 근위축증 같은 심한 체간의 약화에 사용한다.

③ 윌밍톤

조금 타이트하고 잘 맞게 적용한다.

④ 찰스톤 밴딩(Charleston bending) 보조기와 프로비던스(providence) 보조기

a. 중력이 적용되는 상태에서는 효과가 적으므로 밤에 잠잘 때만 착용하도록 한다.

b. 척추 커브에 대한 과잉 보정 효과를 제공한다.

⒀ 보조기에 적용하는 외적인 보강 요소

① 공압식 조절 또는 기능적 전기자극(FES): 주거시설에 거주하는 보행 가능한 환자에 적용한다.

a. 기능적 전기자극치료(FES)는 넙다리네갈래근과 큰볼기근에 전기자극을 적용한다.

b. 양측성 AFO에 의해 발목의 지지가 안 되는 경우 종아리신경에 전기자극을 적용한다.

c. 기능적 전기자극치료(FES)를 사용하기 위해서는 모든 관절의 완전한 수동적 가동범위의 확보가 요구되며, 의자에서 일어선 자세로 움직일 때 전류 흐름의 적절한 시간적 조절과 전류의 양 조절이 가능해야 하며, 각각의 방향으로 보행이 가능해야 한다.

9. 보조기를 이용한 중재법

1) 보조기를 이용한 중재법

(1) 피부 관찰, 보조기 관리, 보조기 신고 벗기 등의 환자 교육

(2) 능동관절가동운동, 수동관절가동운동, 정적 및 동적 균형, 보조기를 이용한 보행 훈련

(3) 평가 항목

① 팔다리 길이의 차이(discrepancy) 평가

② 감각 평가

(4) 보조기를 이용한 기능적 활동

① 근육에 대한 도수근력검사

② 근 경직이 발생한다면 운동 수행의 기능검사를 수행

(5) 보조기로 인한 보행 변화의 평가 및 재평가

2) 보조기 사용으로 나타나는 보행 변화의 형태와 그 원인의 예

(1) 초기 입각기의 외측 체간 굽힘

① 원인

a. KAFO의 내측이 너무 높게 세워진 경우

b. HKAFO의 엉덩관절 벌림이 심한 경우

c. 지팡이가 필요한 경우

d. 신발의 밑창이 부족한 경우

e. 중간볼기근(gluteus medius)이 약한 경우

f. 벌림 구축

g. 엉덩관절 통증

h. 균형 기능이 부족한 경우

i. 한쪽 다리가 짧은 경우

(2) 유각기 시 회선보행(circumduction gait)

① 원인

a. 무릎의 잠김 상태가 되어 있는 경우

b. 과도한 발바닥쪽 굽힘 상태

c. 부적절한 발바닥쪽 굽힘 고정

d. 부적절한 발등쪽 굽힘 보조

e. 엉덩관절굽힘근의 약화

f. 폄공동운동 패턴

g. 약한 발목발등굽힘근

h. 편평발

i. 무릎이나 발목의 경직증

(3) 초기 입각기의 무릎관절의 과도한 폄짐

① 원인

a. 부적절한 발바닥쪽 굽힘 고정 또는 무릎 잠김 위치

b. 편평발

c. 넙다리네갈래근의 약화

d. 폄공동운동 패턴
e. 반대측 하지의 단축
f. 반대측 무릎이나 엉덩관절의 굽힘 구축

(4) 초기 입각기의 불안정한 무릎관절

① 원인

a. 심한 무릎 굽힘
b. 부적절한 무릎관절 잠김 위치
c. 부적절한 발등쪽 굽힘 고정
d. 넙다리네갈래근의 약화
e. 무릎 통증
f. 무릎이나 엉덩관절 굽힘 구축
g. 굽힘근공동운동 패턴
h. 반대측 하지의 단축

(5) 초기 입각기에 발이 떨어짐

① 원인

a. 발등굽힘 근육의 약화
b. 부적절한 발등쪽 굽힘근 보조
c. 부적절한 발바닥쪽 굽힘 정지

(6) 초기 입각기의 발바닥 전체 디뎌짐

① 원인

a. 부적절한 발등쪽 굽힘 정지
b. 안창이 끌어당김
c. 지팡이가 필요한 경우
d. 균형 부족
e. 구족(pes calcaneus)

(7) 초기 입각기의 몸통 전방 굽힘

하지에 체중이 실릴 때 몸을 숙인다.

① 원인

a. 부적절한 무릎관절 잠김 위치
b. 넙다리네갈래근의 약화
c. 엉덩관절과 무릎 굽힘 구축

(8) 초기 입각기의 몸통 후방 굽힘

하지에 체중이 실릴 때 몸을 뒤로 젖힌다.

① 원인

a. 부적절한 엉덩관절 잠김 위치
b. 부적절한 무릎관절 잠김 위치
c. 큰볼기근의 약증
d. 무릎 경직증

(9) 유각기의 골반들기

① 원인

a. 무릎 잠김
b. 부적절한 발등쪽 굽힘 정지
c. 부적절한 발바닥쪽 굽힘 정지
d. 반대측 하지의 단축
e. 엉덩관절굽힘근의 약화
f. 폄근공동운동 패턴
g. 발목 발등쪽 굽힘 근육의 약화
h. 편평발
i. 무릎과 발목 경직증

(10) 유각기의 볼팅

반대 다리의 발바닥쪽 굽힘이 과장되게 나타난다. 폴짝 뛰어넘는 듯한 걸음이다.

① 원인

a. 무릎 잠김
b. 부적절한 발등쪽 굽힘과 발바닥쪽 굽힘의 보조
c. 엉덩관절굽힘근의 약화
d. 편평발
e. 폄근의 경직
f. 반대측 하지의 단축
g. 발등쪽 굽힘근의 약화
h. 무릎이나 발목의 경직증

10. 무릎 아래 절단

1) 무릎 아래 절단 환자에 대한 의족

(1) 발과 발목 복합체(무관절 의족)

발에 관절이 없는 의족으로 가볍고 내구성이 있어 널리 사용된다.

(2) 무관절 의족의 유형

① Solid ankle cushion heel(SACH)

a. 단순한 디자인
b. 저렴한 가격
c. 낮은 기능성
d. 입각기 초기에 발바닥쪽 굽힘 가능
e. 충격 흡수
f. 입각기 후기에서 과도한 펴짐 현상이 나타남

② Stationary attachment flexible endoskeleton(SAFE)

a. 울퉁불퉁한 바닥에 적합
b. 발의 뒤쪽 부분에서의 내·외측 움직임 가능
c. SACH보다 무겁고 비쌈

(3) 발과 발목 복합체(관절 의족)

금속 볼트와 케이블이 포함되며, 충격 흡수, 발바닥쪽 굽힘의 조절, 발등쪽 굽힘의 정지, 장시간 사용 시 느슨해질 수 있다.

(4) 관절 의족의 유형

① 단일축 의족

a. 가장 흔함
b. 발등쪽 굽힘과 발바닥쪽 굽힘 허용
c. 발가락 움직임 가능
d. 내·외측 또는 수평 움직임은 불가능
e. 로테이터를 이용함(의족 위에 놓여 수평면의 충격을 흡수, 넙다리뼈를 절단한 활동 가능한 환자에게 적용)

② 다축 의족

a. 불규칙한 바닥에 대해 접촉면을 최대로 하기 위해 모든 면의 방향으로 약간의 움직임이 가능
b. 남은 신체 부위에 전달되는 전단력을 감소시킴
c. 단일축 의족이나 무관절 의족에 비해 무거우며 내구성이 떨어짐

③ 다른 유형의 의족들은 다음과 같은 요소들을 포함하고 있다.

a. 에너지 보존과 동적 탄성 반응

b. 다축 특성과 에너지 보존

c. 수직 충격 파일론과 에너지 보존

(5) 에너지 보존형 동적 반응 의족

보행의 입각기에서 에너지를 흡수하고 유각기에 들어갈 때 에너지를 방출하는 구조물을 내장한 에너지 보존형 동적 반응 의족이다. 더 부드럽고 에너지 면에서 효율적인 보행 가능하며 매우 가볍고 내구성이 뛰어나다.

(6) 에너지 보존형 동적 반응 의족의 예

① 플렉스 풋(flex foot)

② 스프링라이트 풋(springlite foot): 300g 이하의 무게, 충격 흡수 및 중간입각기와 발끝 떼기 단계로 부드럽게 이동

③ 시애틀 풋(Seattle foot)

④ Carbon Copy Ⅱ: 에너지 저장 및 방출이 가능한 동적 의족, 농구 및 달리기 가능

(7) 내외골격 몸체(인간의 다리를 대체함)

① 외골격 몸체는 나무나 단단한 플라스틱으로 만들어진다.

② 내골격 몸체는 말랑한 고무나 딱딱한 스타킹 또는 유사한 마감재로 싸인 알루미늄이나 단단한 플라스틱 파일론으로 만들어진다. 파일론은 약간의 조절이 가능하다.

(8) 정강뼈 횡단 소켓: 절단발에 적용하는 플라스틱 수용기

① 하퇴절단(BKA)은 patellar tendon bearing(PTB) 소켓이 필요하다(무릎힘줄 위에 솟아 오른 자국이 있음).

② 최근의 BKA 소켓은 저비중의 설계를 채택한다(전체 표면에 체중부하, 자국 없음).

③ 이러한 소켓은 CAD나 CAM을 이용하여 사용자에 맞게 제작한다.

④ 컴퓨터 프로그램을 통해 전자센서가 다리의 구체적인 모양을 감지하여 다양한 소켓 모양이 가능하다.

⑤ 의족 제작자는 적절한 형태의 의족을 선택하여 전기조각기로 적절한 모형을 만든 다음, 컴퓨터 프로그램대로 플라스틱의 모양을 잡는다.

⑥ 소켓은 뼈가 튀어나온 곳과 같은 민감한 부위를 감쌀 수 있도록 오목한 충격 완화(relief) 부분이 있다.

⑦ 소켓은 교체 가능한 안감이 있는 얇은 열가소성 물질로 만들어져 있다(폴리에틸렌 수지 안감).

⑧ 'Buildups'는 압력에 강한 부위에 적용하는 볼록한 소켓 부위이다.

⑨ 정강뼈횡단 소켓은 대개 탈착 가능한 폴리에틸렌 수지 안감이 덧대어 있거나 단단한 틀의 얇은 열가소성 홑감으로 만들어져 있다.

⑩ 이러한 소켓들은 딱딱한 플라스틱 소재의 소켓보다 피부에 잘 부착되며 의족의 서스펜션을 향상시킨다.

⑪ 플라스틱 소켓이나 소켓 안감은 특히 따뜻한 기후에서 청결을 위해 씻을 수 있어야 한다.

(9) 서스펜션

의족을 제자리에 유지하기 위해 위관절융기 커프나 무릎 위 서스펜션을 사용한다. 위관절융기 커프의 서스펜션은 내·외측의 안정성을 증가시킨다.

① 위관절융기/무릎위(SC/SP) 서스펜션은 무릎뼈 위로 앞쪽 벽이 있어서 남은 절단 길이가 짧을 때 사용된다.

② SC/SP의 유일한 문제는 서스펜션이 높아서 무릎 꿇기가 힘들고 앉은 자세에서 외관이 좋지 않다는 것이다.

③ 최근의 정강뼈 횡단절단에 대한 의족은 여전히 가죽으로 된 위관절융기 서스펜션을 사용하여 사용자가 스스로 서스펜션을 조이거나 풀 수 있다.

④ 포크 스트랩이나 허리띠는 사다리를 오르거나 의족을 땅에 딛지 않은 상태에서 오랫동안 활동할 때 사용한다.

⑤ 피부가 민감한 경우에는 허벅지 코르셋 서스펜션을 사용하지만 이를 오래 사용하면 허벅지의 압박 및 위축이 발생할 수 있으며 착용이 어렵다.

⑥ 다른 형태의 서스펜션으로서 진공 소켓 서스펜션은 체액 교환을 촉진하고 고유수용감을 증가시키며 습기를 방지하고 부종 변화를 조절해 준다.

11. 무릎 위 절단

1) 무릎 위 절단 환자에 대한 의족

(1) 발과 발목 복합체

무릎아래 절단 의족과 동일하고 SACH 발 또는 단일축발이 보편적으로 사용된다.

(2) 무릎관절 유닛

① 무릎을 구부릴 수 있다.

② 움직임에 대한 축을 만든다(단일축 경첩 또는 더 나은 안정성을 제공하는 다중심 연결).

③ 마찰 역학(지속적 마찰 또는 가변형 마찰)

④ 다리 펴기 보조(유각기 후반부에서 무릎의 펴짐을 보조, 무릎 축 앞쪽 외부, 무릎관절 유닛의 내부에 위치)

⑤ 기계적 안정 장치(수동 잠금 장치, 마찰 브레이크)로 구성된다.

⑥ 무릎관절 유닛은 지속적인 마찰이나 가변 마찰 역학(초기 유각기의 높은 마찰, 중간 유각기의 마찰 감소, 후기 유각기의 마찰 증가)을 이용한다.

⑦ 마찰이 클램프 슬라이딩을 통해 적용된다.

⑧ 유압식이나 공압식이 있다. 유압식과 공압식 마찰 유닛은 대칭적 운동을 가능하게 하므로 가장 좋다.

⑨ 또 하나의 새로운 무릎관절의 마찰 유닛은 컴퓨터 프로그램이 되어 있는 전자센서를 사용해서 지면의 상태에 따른 보행 형태의 변화에 즉각적인 대응을 제공해 준다.

⑩ 무릎이 펴지는 기전은 외부 보조(탄력성 있는 웨빙으로 만들어지며, 가장 단순하고 무릎을 펴고 앉은 자세에서 무릎을 당겨준다)나 내부 폄 보조[탄성 스트랩이나 코일 스프링(앉아 있을 때 무릎을 굽힘자세로 유지시켜 줌)]로 무릎 폄을 보조한다.

⑪ 무릎관절 유닛의 안정화 기전

a. 수동 잠금(핀 잠금은 무릎 굽힘을 방지하며 가장 단순하고, 앉을 때는 핀 잠금 해제)

b. 마찰 브레이크(무릎 굽힘을 25° 허용하는 제품: 유압식 유닛은 안정성이 더 좋다)

⑫ 컴퓨터로 프로그램이 된 전자센서를 사용하는 무릎관절 유닛

a. Rheo Knee(입각기 동안 저항을 조정할 미세처리기 채용, 고르지 않은 바닥에서의 무릎 안정성 유지, 리튬 배터리 사용)

b. C-Leg(컴퓨터센서 사용, 유압식 피스톤 사용, 차에서 내리거나 턱이 있거나 계단을 내릴 때 유용)

(3) 넙다리뼈골 횡단 소켓

① 사각형 소켓(좌골 조면과 둔부근육을 위한 후방 수평 선반이 달려 있음)과 좌골이 담겨지는 소켓이 있다.

② 넙다리뼈 횡단 소켓은 휘어지는 플라스틱(외부로부터의 감각 입력을 받을 수 있도록) 소재로 체중을 땅으로 전달하는 단단한 프레임으로 마감되어 있다.

③ 오목한 충격 완화 부위는 압박에 민감한 부위를 위한 것으로 큰볼기근과 넙다리곧은근의 수축을 허용한다.

④ 좌골 포함 소켓 또는 contoured adducted trochanter-controlled alignment method(CAT-CAM) 소켓이라 불리는 대체소켓은 넙다리뼈 횡단 소켓 안정성을 증가시킨다.

⑤ 약간의 소켓 굽힘은 엉덩관절폄근의 수축을 허용하여 허리척주 앞굽음을 감소시키고 보폭을 같게 해 준다.

⑥ CAT-CAM의 예

a. Otto Bock C-Leg와 결합된 Comfort Flex Socket System(Hanger Comfort Flex Socket)

b. 이 의족은 마이크로프로세서를 통해 무릎 부위의 유압을 조절하여 유각기와 입각기를 만든다. 고르지 않은 바닥, 계단, 경사, 자전거 타기, 달리기, 춤추기, 골프하기 등에 적용 가능하다.

(4) 서스펜션

① 완전 진공식(최대한의 의족 조절 가능)

② 부분 진공식(하나 이상의 양말이나 실리콘 안감 필요)

③ 무진공식(끝 부위에 구멍이 있으며 소켓 안팎에 압력이 없고 골반대가 필요)

12. 의지학

1) 절단 위치

(1) 발가락 절단: 발허리뼈 지절 관절 부위의 절단

(2) 발허리뼈 절단: 모든 발허리뼈의 중간 부위 절단

(3) 정강뼈의 말단부와 뒤꿈치를 포함한 부분의 사임(Syme's) 발목 절단: 양쪽 복사뼈를 포함한 정강뼈와 종아리뼈의 벌어지는 부위를 포함해서 제거된 상태

(4) 정강뼈의 횡단 절단: 무릎 아래 절단(BKA)

① 짧은 무릎 아래 절단: 정강뼈 길이의 20% 이내 잔존

② 긴 무릎 아래 절단: 50% 이상 잔존

③ 표준 무릎 아래 절단: 20~50% 사이 보존

(5) 무릎 절단: 무릎 관절면 절단(대퇴골은 보존)

(6) 대퇴골 횡단 절단: 무릎 위 절단(AKA)

① 짧은 무릎 위 절단: 대퇴골 길이의 35% 이내 잔존

② 긴 무릎 위 절단: 60% 이상 잔존

③ 표준 무릎 위 절단: 35~60% 사이 잔존

(7) 엉덩관절 절단: 엉덩관절을 통과하면서 절단(골반은 보존됨)

(8) 반골반 절단: 골반 아래 반 절단됨

(9) 하반신 절단: 양쪽 다리와 골반 모두 절단(L4~5 이하)

2) 압박에 강한 부위와 민감한 부위

(1) 압박 내성 부위(buildup)

① BKA

a. 무릎뼈 건

b. 정강뼈의 근위부와 내측 부위

c. 정강뼈과 종아리뼈의 체간

d. 장딴지근의 배 부위

② AKA

a. 좌골 조면

b. 둔부 근육

c. 잔존 다리의 외측부

d. 말단부(드물게 민감하게 됨)

(2) 압박 취약 부위(relief)

① BKA

a. 종아리뼈의 머리 부분과 목 부분

b. 앞쪽 정강뼈 능

c. 정강뼈 융기

d. 정강뼈 말단부의 앞쪽

e. 뒤넙다리근의 내측과 외측 건

② AKA

a. 넙다리뼈의 외측 말단부

b. 치골 결합

c. 회음부

d. 장모음근 건

3) 의지학 중재법

(1) 기능적 중재법

① 침대에서의 운동성

② 이동

③ 일상생활 훈련

④ 의족과 보조기(균형이 부족한 경우의 목발, 보행기)를 사용한 보행 훈련

⑤ 휠체어 훈련

⑥ 의족을 착용하지 않고 이동하기(밤 활동에 필요)

(2) 잔존 부위 관리

① 단단한 재질로 교체 가능 드레싱

② 일시적 의족: 초기 이동 보조

③ 잔존 부위 싸기: 탄력붕대와 팔자붕대기법

④ 슈링커(shrinkers): 탄력붕대보다 적용이 쉽다.

⑤ 구축 방지: 낮 동안 가능한 한 환자를 엎드려 있게 하고, 휠체어에 앉았을 때 다리 밑에 판을 댄다.

⑥ 무릎 굽힘, 엉덩관절 굽힘, 벌림, 바깥돌림을 피한다.

(3) 환자 교육

① 잔존 부위 관리: 둔감화 훈련, 위생, 붕대 감기

② 정상 다리 관리

③ 적절한 위치

④ 운동
⑤ 부종, 통증, 피부색 변화에 대한 교육
⑥ 환상지 – 정상, 환상통 – 비정상 및 장애

(4) 치료적 운동

① 개별화
② 능동관절가동운동
③ 스트레칭: 엉덩관절과 무릎관절의 폄근
④ 근력 강화
  a. 무릎 위 절단은 잔존 엉덩관절폄근과 벌림근 강화
  b. 무릎 아래 절단은 잔존 무릎폄근과 굽힘근 강화
⑤ 균형 및 협응 훈련

(5) 균형과 협응 훈련

① AKA 의족 착용 환자는 평행봉부터 시작한다(역학적으로 무릎관절 사용이 어렵기 때문에).
② 절단쪽의 정적 균형 훈련
③ 의지에 대한 내성 점진 증가(피부 찰과상 최소화)
④ 일부 임상가들은 평행봉을 환자가 당길 수 있으므로 사용하지 않는 것을 선호한다.
⑤ 평행봉을 사용할 때는 손으로 바를 움켜잡지 않도록 한다.
⑥ 평행봉을 움켜쥐는 환자의 경우 단단한 매트판 테이블을 사용하여 선 자세에서 균형 훈련을 시작한다(동일한 체중 지지를 하도록 하면서 과도한 척주 앞굽음을 피한다).
⑦ 치료사는 의족에 가깝게 서서 체중을 대칭적으로 이동하고 발을 떼도록 독려한다(시각 되먹임을 위해 거울 사용 가능).
⑧ 선 자세에서 엉덩관절 굽힘(무릎 굽힘 유발), 엉덩관절 폄(입각기에서 무릎 안정성), 양다리를 번갈아 낮은 의자에 발 올리기(대칭적 체중 이동 유발)

(6) 이동 훈련

① 팔걸이가 있는 휠체어에서 다른 휠체어로 이동하는 것으로 시작한다(정상 다리에 먼저 체중을 실은 다음 팔걸이를 민다).
② 휠체어에서 매트, 푹신한 소파, 낮은 의자, 화장실, 자동차(차 문 밖에 양발을 옆으로 내고 앉은 자세를 취한 다음, 좌석에서 축회전하여 다리를 차 안으로 가져온다)로 오가는 훈련을 시행한다.

(7) 보행 훈련

① 동적 균형 훈련에서부터 진행된다.
② 고유수용성 신경근 촉진법(PNF) 운동을 적용한다.
③ 음악에 맞춰 박자 세기와 걷기를 통해 보행 대칭성과 속도를 향상시킨다.

④ 피로를 쉽게 느끼는 환자의 경우 1개 또는 2개의 지팡이나 전완 지지 목발(겨드랑 목발에는 기댈 수 있기 때문에 주의한다)을 사용한다.

⑤ 지팡이 없이 실내 보행이 가능해지면 지팡이를 사용해 실외 보행을 한다(편평하지 않은 바닥이나 턱에 대처할 수 있도록 한다).

⑥ 전신 약화 환자는 알루미늄 보행기(최대한 안정성 확보를 위해)를 사용한다.

⑦ 이때 보행기로 너무 기대지 않도록 한다.

⑧ BKA 의족을 사용할 경우 바퀴가 없는 것보다는 두 바퀴 보행기를 사용해 속도를 향상시킨다.

(8) 계단(손잡이가 있는), 턱, 경사로 오르기

① Syme's 절단 환자가 사용하는 BKA 의족은 계단을 오르내리고 동일한 보폭으로 경사를 오를 수 있다.

② 한쪽 AKA 의족 사용 시 계단 보행을 위해 정상 다리를 먼저 올리고 내려갈 때는 절단 다리를 먼저 내린다.

③ 손잡이가 없는 경사로를 걸을 때도 동일한 방법을 적용한다.

④ 계단, 경사로, 턱이 너무 깊은 곳이면 대각선으로 오르거나 의족을 한 다리를 아래로 하여 옆으로 걸어 오른다.

(9) BKA의 의족 보행 변형 평가

① 입각기 초기 단계에서 과도한 무릎 굽힘

원인: 너무 앞에 위치한 소켓, 발꿈치의 높은 신발굽, 불충분한 발바닥쪽 굽힘, 소켓의 과도 굽힘, 발꿈치 쿠션이 딱딱할 때, 약한 넙다리네갈래근, 무릎 굽힘 구축

② 입각기 초기 단계에서 부적절한 무릎 굽힘

원인: 너무 뒤에 위치한 소켓, 소켓의 굽힘이 불충분할 때, 발꿈치 쿠션이 부드러울 때, 발꿈치굽이 낮을 때, 과도한 발바닥쪽 굽힘, 약한 넙다리네갈래근, 경직성 넙다리네갈래근

③ 중간 입각기 안쪽 트러스트

원인: 과도하게 바깥쪽으로 치우친 의족 정렬

④ 중간 입각기의 바깥쪽 트러스트

원인: 과도하게 안쪽으로 치우친 의족 정렬

⑤ 입각기 후반의 너무 이른 무릎 굽힘(drop off)

원인: 너무 앞에 위치한 소켓, 높은 발꿈치 굽, 부족한 발바닥쪽 굽힘, 과도하게 굽힘된 소켓, 너무 부드러운 발등쪽 굽힘 정지, 무릎 굽힘 구축

⑥ 입각기 후반의 늦은 무릎 굽힘

원인: 너무 뒤에 위치한 소켓, 불충분한 소켓 굽힘, 너무 뻣뻣한 발등쪽 굽힘 정지, 과도한 발바닥쪽 굽힘, 낮은 뒤꿈치 굽, 폄근 경직

⑽ AKA의 의족 보행 변형 평가

① **휘돌림 보행 형태**

원인: 너무 긴 의족, 무릎 유닛의 잠김, 너무 작은 소켓, 느슨한 마찰, 부적절한 서스펜션, 발목관절의 발바닥쪽 굽힘 구축, 벌림 구축 상태

② **입각기에서의 벌림 보행**

원인: 긴 의족, 부적절한 의족의 외측 면 상태, 높거나 날카로운 내측 면, 벌림 구축, 약한 벌림근

③ **입각기 몸통 측굴**

원인: 짧은 의족, 의족의 낮은 외측 면, 의족의 높거나 날카로운 내측 면, 약한 벌림근, 엉덩관절 통증, 엉덩관절의 벌림 구축

④ **뒤꿈치 떼기 시 안쪽 또는 바깥쪽 휘둘려지는 상태(whip)**

원인: 소켓 윤곽이 잘못됨, 무릎 나사가 바깥이나 안으로 돌아감, 발의 잘못된 돌림

⑤ **유각기 볼팅(voulting)**

원인: 너무 긴 의족, 너무 작은 소켓, 부적절한 서스펜션, 너무 적은 무릎 굽힘

⑥ **입각기 전방 굽힘**

원인: 불안정한 무릎 유닛, 불안정성

⑦ **유각기의 높은 뒤꿈치 들기**

원인: 부적절한 마찰, 폄 보조 장치의 너무 적은 장력

⑧ **고르지 못한 보폭**

원인: 부적절한 소켓 굽힘, 불편한 소켓, 엉덩관절 굽힘 구축, 불안정성

13. 보행주기 단계(표 3-10)

표 3-10. 보행주기 단계

전통적 용어	Rancho Los Amigos(RLA) 용어
Heel strike	Initial contact
Heel strike to foot flat	Loading response
Foot flat to heel off	Terminal stance
Toe off	Preswing
Toe off to acceleration	Initial swing
Acceleration to midswing	Midswing
Midswing to deceleration	Terminal swing

14. 보행 시 근육의 활동 양상

1) 근육 활동 양상

(1) 발꿈치 딛기(heel strike)

발꿈치가 바닥에 닫는다.

근육: 넙다리네갈래근과 발등쪽 굽힘근(앞정강뼈근, 긴엄지폄근, 긴발가락폄근)

(2) 발바닥 닿기(foot flat)

발바닥이 바닥에 닫는다(heel strike 직후).

근육: 장딴지근, 가자미근

(3) 중간 입각기(midstance)

다리에 체중이 완전히 실린다.

근육: 엉덩관절과 발목관절의 폄근이 몸통 앞으로 향하는 것을 조절한다. 엉덩관절 벌림근이 골반을 안정화한다.

(4) 발꿈치떼기(heel off)

중간 입각기 이후 발꿈치가 바닥에서 떨어질 때

근육: 발꿈치 떼기 직후 바닥쪽 굽힘근 활동이 정점에 도달하여 몸을 앞으로 보내는 추진력을 얻는다.

(5) 발끝떼기(toe off)

아직 발가락이 바닥에 닿아 있다.

근육: 뒤넙다리근과 넙다리네갈래근은 전방으로의 추진력을 제공한다.

(6) 가속(acceleration)

발끝 떼기에서 시작하여 중간 유각기까지의 단계이다.

근육: 엉덩관절굽힘근(장골허리근)은 다리의 가속과 전방의 추진을 돕는다.

(7) 중간유각기(midswing)

신체 아래로 다리의 움직임이 일어난다.

근육: 엉덩관절과 무릎굽힘근 및 발등쪽 굽힘근이 수축하여 발이 바닥에서 잘 떨어지도록 한다(foot clearance).

(8) 감속(deceleration)

뒤꿈치 닿기의 준비 단계. 다리 이동 속도가 느려지며 무릎이 펴진다.

근육: 뒤넙다리근

15. 보편적인 보행 변형

1) 입각기

(1) 몸통의 측굴: 중간볼기근 약증(Trendelenburg 보행)
(2) 몸통의 젖힘: 큰볼기근 약증(계단이나 턱을 오르기 힘듦)
(3) 몸통의 숙임: 넙다리네갈래근 약증이나 엉덩관절/무릎관절굽힘근 구축
(4) 과도한 엉덩관절 굽힘: 엉덩관절폄근의 약증 또는 엉덩관절/무릎관절 굽힘근의 팽팽함
(5) 엉덩관절 굽힘: 엉덩관절굽힘근 약증 또는 엉덩관절 폄근 팽팽함
(6) 엉덩관절 폄 감소: 엉덩관절굽힘근의 팽팽함
(7) 과도한 무릎 굽힘: 넙다리네갈래근 약증 또는 무릎 굽힘 구축(계단이나 턱을 오르기 힘듦)
(8) 무릎 과폄: 약하거나 팽팽한 넙다리네갈래근 또는 발바닥쪽 굽힘근의 구축
(9) 발꿈치 딛기 단계에서 발가락이 바닥에 닿는 경우: 발등쪽 굽힘근 약증, 발바닥쪽 굽힘근의 팽팽함, 짧아진 다리 또는 발꿈치 통증
(10) 발을 쾅 딛기(steppage gait): 약한 발등쪽 굽힘근 또는 과도한 엉덩관절/무릎 굽힘
(11) 편평하게 발 딛기: 약한 발등쪽 굽힘근(2세 이하 아동에게는 정상)
(12) 과도한 발등쪽 굽힘(발꿈치뼈 보행): 약한 발바닥쪽 굽힘근
(13) 과도한 발바닥쪽 굽힘(편평발 보행): 발바닥쪽 굽힘근의 팽팽함 또는 구축
(14) 입각기의 발의 안쪽번짐: 약한 종아리근 또는 팽팽한 발등쪽 굽힘근
(15) 지면 밀기 제한: 약한 발바닥쪽 굽힘근 또는 발 앞쪽 통증
(16) 짧은 입각기와 비대칭적 보행 양상: 이동 시의 통증(동통성 보행)

2) 유각기

(1) 골반 뒷땅겨짐 제한(골반의 전방 돌림): 엉덩관절굽힘근 또는 배근육의 약증
(2) 엉덩관절과 무릎 굽힘 제한: 엉덩관절과 무릎관절굽힘근의 약증
(3) 휘돌림: 엉덩관절과 무릎관절굽힘근의 약화
(4) 허리네모근의 엉덩관절 들어올리기: 엉덩관절과 무릎관절굽힘근의 약화
(5) 과도한 엉덩관절과 무릎관절 굽힘(계단형 보행): 다리 길이의 단축, 발바닥쪽 굽힘근의 경직 또는 발등쪽 굽힘근 약화
(6) 무릎관절 굽힘의 제한: 넙다리네갈래근의 경직, 뒤넙다리근의 약증 또는 무릎관절 통증
(7) 발 처짐(첨족 보행): 발등쪽 굽힘근의 약화 또는 앞정강뼈근의 경직
(8) 안쪽번짐 첨족: 뒤정강뼈근 경직과 비복근, 가자미근의 경직

16. 보행 훈련 요점(points)

1) 보행 훈련의 요점

(1) 환자를 보호하는 동안 주의할 점

환자의 어깨, 반대쪽 골반 및 안전벨트

(2) 환자가 전방으로 균형 감각이 떨어질 때

① 안전벨트를 이용해 한 손으로 환자를 뒤로 당기고 다른 한 손으로 환자의 다른 쪽 어깨 앞쪽을 보조해 균형 감각을 확보한다.

② 만약 환자가 균형 감각을 확보할 수 없고, 전방으로 쓰러진다면 치료사는 환자가 바닥에 닿을 때까지 안전벨트를 잡고 천천히 바닥에 닿을 수 있도록 해야 하며, 환자는 가지고 있던 보조기구들을 몸에서 떨어뜨릴 수 있도록 교육해야 한다.

③ 넘어지는 동안 환자는 팔꿈치를 구부려 쿠션처럼 이용하고, 머리는 반대쪽으로 돌릴 수 있도록 교육한다.

(3) 환자가 후방으로 균형 감각이 떨어질 때

① 한 손으로 환자의 안전벨트를 잡고, 다른 한 손으로 환자의 어깨 후방을 지지한다.

② 치료사의 하지는 환자의 골반쪽에 대고 환자가 균형 감각을 획득할 수 있도록 한다.

③ 만약 균형 감각을 획득하지 못하고 후방으로 쓰러진다면 치료사는 환자의 안전벨트를 잡고 바닥에 천천히 닿을 수 있도록 하며, 환자가 가지고 있던 보조기구들을 몸에서 떨어뜨릴 수 있도록 교육한다.

(4) 지팡이

① 기저면을 넓히고 균형 감각을 증진시킨다(하지에 실리는 하중을 최대 30% 정도 줄여준다).

② 서 있을 때 엉덩관절에 걸리는 힘을 줄여 준다.

③ 지팡이로는 체중부하를 제한할 수 없다(NWB 또는 PWB처럼).

④ 지팡이는 건측 손에 잡도록 한다.

a. 이유: 환측에 사용하는 것보다 신체의 무게중심의 외측으로의 이동을 줄여주고 기저면 확보가 용이하다.

⑤ 교대로 움직이는 정상적인 보행 패턴을 만들어 준다.

⑥ 입각기에서 엉덩관절벌림근에 의한 힘의 발생을 줄여준다(입각기에서 엉덩관절에 걸리는 항중력 움직임이 일어날 때).

⑦ 지팡이 길이 측정

a. 발가락 외측면에서 6인치 떨어져야 한다.

b. 지팡이의 끝이 넙다리뼈의 큰돌기 높이까지 이르게 한다.

c. 팔꿈치가 20~30° 굽힘되어야 한다.

(5) 목발

① 외측 안정성과 균형 감각 증진, 하지에 걸리는 체중부하를 줄여준다(환자 교육을 통해 겨드랑목발에 기대지 않도록 하여 노신경과 겨드랑신경 손상 예방).

② 목발은 좁거나 붐비는 곳에서 사용이 불편하다.

③ 겨드랑목발 측정

a. 서 있을 때 겨드랑이에서 2인치(손가락 2개 너비) 아래, 발의 2인치 바깥쪽, 6인치 앞쪽(환자의 키에서 16인치를 빼도 됨)에 위치한다.

b. 목발을 사용할 때 팔꿈치는 20~30° 구부러지도록 위치한다.

④ 아래팔목발 측정

a. 서 있을 때 목발 끝이 발을 기준으로 2인치 바깥쪽, 6인치 앞쪽에 위치한다.

b. 팔꿈치는 20~30° 구부러지도록 한다.

c. 아래팔 커프(cuff)는 팔꿈치의 1~1.5인치 아래에 온다.

⑤ 목발 보행 양상

a. 3점 보행

b. 수정된 3점 보행

c. 4점 보행

d. 2점 보행

e. 목발 뛰기 보행(swing to)

f. 목발 건너뛰기 보행(swing through)

(6) 보행기

① 넓은 기저면, 다리에 완전하거나 일부 체중 지지, 균형 증가, 바깥쪽 앞쪽 안정성

② 보행기는 가장 큰 안정성을 제공한다.

③ 보행기 측정

a. 손잡이가 큰돌기에 위치하도록 한다.

b. 팔꿈치는 20~30° 구부러지도록 한다.

④ 바퀴 없는 보행기는 완전체중지지, 불완전체중지지, 체중지지 불가 시 사용 가능하다.

17. 휠체어 측정

1) 휠체어 측정

(1) 편평한 표면에서(앉거나 누운 상태) 엉덩관절, 무릎, 발목은 90°로 되어야 한다.

(2) 좌석의 너비 측량: 엉덩관절의 가장 넓은 부위에서 2인치를 더하여 측정한다.

① 전형적인 좌석 너비에서 지름의 경우 표준형 성인의 경우는 18인치를 사용한다.

② 마른형의 성인이나 청소년의 경우는 16인치를 사용한다.

③ 뚱뚱한 성인의 경우는 22인치를 사용한다.

④ 잠재적인 문제점으로는 좌석의 너비가 넓으면 팔 뻗기를 할 때 어려움이 있을 수 있고, 너비가 좁으면 외측 골반과 허벅지의 불편함을 초래할 수 있다.

(3) 좌석의 깊이 측량

① 허벅지 외측의 둔부 뒤쪽에서부터 오금까지로 측정하고 2인치를 뺀다.

② 전형적인 좌석 깊이 지름의 경우 표준형 성인, 마른 성인, 청소년, 뚱뚱한 성인 모두 16인치를 사용한다.

③ 잠재적인 문제로는 좌석의 깊이가 너무 깊으면 무릎 뒤쪽의 순환, 뒤로 기울어진 앉은 자세, 척추 후만 자세를 유발할 수 있고 깊이가 너무 짧으면 허벅지의 지지가 불충분할 수 있다.

(4) 좌석의 높이 측량

① 바닥에서부터 바닥의 가장 낮은 부분까지 측정하고 거기에서 2인치를 더한다.

② 다리 길이 측정은 환자의 신발 밑바닥부터 뒤쪽 오금까지의 길이에서 2인치를 더한다.

③ 전형적인 좌석 높이는 표준형 성인, 마른형의 성인, 뚱뚱한 성인은 20인치, 청소년의 경우 18.5인치를 사용한다.

④ 잠재적인 문제로는 다리 길이가 너무 짧은 경우 좌골에 체중이 과하게 부하되고 욕창이 유발된다. 너무 긴 경우는 휠체어에서 앞으로 미끄러질 수 있다.

(5) 등높이 측량

① 좌석의 밑바닥에서부터 환자의 어깨뼈 하각, 중간, 어깨의 끝부분까지 환자의 필요성에 의해 측정한다.

② 만약 쿠션이 필요한 경우 측정을 추가적으로 시행한다.

18. 휠체어에서의 자세를 지지해주는 시스템

1) 휠체어의 좌석 지지 시스템

(1) 단단한 내부 구조물(좌석 지지)

① 보강판

② 쿠션과 휠체어 사이에 넣는 편평한 판이 있다.

③ 장점은 안정성을 증가시키고 하지의 모음, 골반의 후방 경사를 감소시켜 주며, 골반의 위치를 올바르게 하고 척추 정렬을 대칭적이게 한다. 이로 인해 몸통의 폄, 상지의 안정성 향상, 머리와 상지 기능을 향상시킬 수 있다.

④ 제한점은 좌석의 높이를 증가시켜 위치가 이동되어 비대칭적인 좌석을 유발할 수 있다.

(2) 단단한 고리 고정(좌석 지지)

① 좌석 레일에 철물을 걸어 사용할 수 있다.
② 휠체어의 틀에서 좌석의 높이, 각도를 조절할 수 있다.
③ 장점으로는 안정적인 기저면을 제공하여 골반의 위치 향상, 하지의 모음, 안쪽돌림의 감소, 골반의 뒤쪽 기울임, 휠체어의 앞으로 미끄러짐을 방지할 수 있다.
④ 좌석의 뒤쪽 부분을 올린다면 몸통의 동시 수축을 촉진시킬 수 있다.
⑤ 제한점으로는 제거가 어렵고 휠체어의 무게가 증가된다는 것이다.

(3) 압력 제거를 위한 폼(좌석의 쿠션 형태)

① 표면 접촉을 증가시키고 압력 분배 향상, 압력 제거를 한다.
② 각각 견고함의 정도는 다르다.
③ 장점으로는 표면 접촉을 증가시켜 체중의 분배를 증가시키고 자세의 비대칭을 조절한다. 환자의 자세 잡기와 자세 교정을 쉽게 할 수 있다.
④ 제한점으로는 가격이 비싸고 쿠션의 움직임이 제한되어 있어서 미끄러지듯 이동하는 것을 방해할 수 있다.

(4) 편안한 쿠션(좌석의 쿠션 형태)

① 층층으로 된 폼으로 만들어지고 자세 조절과 관절가동범위 제한을 위해 사용한다.
② 장점으로는 자연스러운 골반의 자세를 향상시키고 환자의 편안함 증가, 안정적인 기저면 제공, 미끄러지듯 이동하는 것을 방해하지 않으며, 비싸지 않고 무게가 가벼우며, 환자는 불편함 없이 편하게 앉을 수 있다.
③ 제한점으로는 압력을 제거할 수 없고 자세 조절과 지지를 조금밖에 하지 않는다.

(5) 압력 경감을 위한 에어쿠션(좌석 쿠션)

① 환자의 무게에 반응하고 표면의 접촉을 증가시켜 체중 분배를 향상시킨다.
② 장점으로는 매우 가볍고 압력 제거에 효과적이며 자세의 비대칭성을 조절하고 앉아있는 시간을 증가시킬 수 있다.
③ 욕창을 예방하며(특히 뼈돌기 부위) 특정한 신체 분절의 자세 조절을 향상시킬 수 있다(분절된 에어쿠션을 사용함으로써).
④ 제한점으로는 비싸고 환자에게 안정적이지 않을 수 있다.
⑤ 상지의 도달 범위를 감소시키며(사용자가 안정성을 유지시키기 위해 팔을 고정해 두기 때문에) 기저면이 불안정하기 때문에 이동이 어려워진다. 이로 인하여 공기압력 조절은 신중한 모니터링이 필요하다.

(6) 압력 경감을 위한 유체/폼 결합된 쿠션(좌석 쿠션)

① 일반적으로 자루에 액체가 가득 채워진 형태이다.

② 뼈 돌출 부위를 액체에 잠긴다고 느끼게 하고(표면 접촉 증가) 제한된 관절가동범위를 조절한다.

③ 장점으로는 적절한 앉은 상태에서의 정렬을 위해 안정적인 기저면을 제공하고 편안함을 증가시키며, 머리와 어깨의 정렬을 향상시킴으로써 앉아 있는 시간을 증가시키고 욕창을 감소시키며, 골반의 안정성을 증가시키고 환자의 자세 및 자세 변경을 쉽게 할 수 있다.

④ 제한점으로는 가격이 비싸며 폼/에어보다 무겁고 쿠션 표면 때문에 움직임이 제한될 수 있다.

(7) 단단한 내부 구조물(허리 지지)

① 골반의 정렬을 유지시키고 자세 조절을 제공한다.

② 장점으로는 골반의 정렬을 유지시키고 몸, 머리의 정렬을 올바르게 하며 앉은 자세를 향상시킬 수 있다.

③ 몸통의 조절 능력과 몸의 먼쪽 사지를 이용하는 기능을 증가시킬 수 있으며, 쉽게 제거가 가능하고 무게가 가볍다.

④ 제한점으로는 의자에서는 불안정하고 접을 수 있는 휠체어를 사용할 때 쉽게 잃어버릴 수 있다.

(8) Pita back(허리 지지)

① 단단한 패드로 되어 있다.

② 이것은 올바른 앉은 상태를 유지하기 위한 환자를 지지하기 위해 사용한다.

③ 장점으로는 몸통을 폄 상태로 유지시키며, 무게가 가볍고 쉽게 넣고 제거 가능하다.

④ 제한점으로는 지지하는 정도가 적고 접히는 휠체어를 사용할 경우 쉽게 잃어버릴 수 있다.

(9) 단단한 고리 고정(허리 지지)

① 매우 안정적으로 지지할 수 있다.

② 관절가동범위를 제한하고자 할 때 적당하다.

③ 내구성이 강한 것으로 제조된다.

④ 장점으로는 올바른 앉은 자세를 제공하며 관절가동범위의 제한, 관절 변형에 맞춰 각도를 조절할 수 있다.

⑤ 상지와 머리의 조절 능력을 증가시키고 압력 경감과 편안함을 제공한다. 몸통과 골반의 정렬을 유지시키고 부착물을 추가할 수 있다(머리 받침대와 같은).

⑥ 제한점으로는 휠체어의 무게가 증가되고 접히는 휠체어를 사용할 경우 제거를 하기 위한 조작이 필요하다.

(10) 머리, 목을 위한 지지물(specialized support)

① 머리 조절 능력이 없거나 부족한 경우 사용한다.

② 고정과 제거가 가능하다.

③ 장점으로는 앞, 뒤, 외측으로 머리와 목의 조절 능력을 향상시키고 자연스러운 목뼈와 머리의 자세를 향상시킨다. 호흡, 먹기, 삼키기, 보는 것을 상호작용하도록 도와주고 환자가 이동하는 동안 안정성을 제공한다.

④ 제한점으로는 머리의 움직임을 방해할 수 있고 폄근의 트러스트를 자극하며 압력을 많이 받는 피부에 문제를 일으킬 수 있다.

(11) 몸통 외측 지지물(specialized support)

① 몸통의 근육들이 약하거나 경직이 있을 경우 사용한다.

② 장점으로는 몸통의 안정성과 조절 능력을 향상시키고 골반의 정렬, 몸통의 외측 굽힘 능력 조절을 증가시키며 상지의 움직임을 촉진시킨다.

③ 호흡, 먹기, 삼키기를 향상시키고 환자가 움직이는 동안 안정성을 증가시킨다.

④ 제한점으로는 몸통의 움직임을 방해하고 휠체어의 무게가 증가되며 환자가 스스로 추진하는 것을 방해한다.

(12) 가슴 앞쪽 지지물(specialized support)

① 올바른 몸통의 자세와 어깨 조절을 위해 사용한다.

② 이것은 최대 또는 최소로 지지한다(스트랩, 패드 스트랩과 같은 추가적인 요소를 사용함으로 인해).

③ 장점으로는 앞으로 기울어지는 것을 막을 수 있고 어깨의 전방으로 내미는 현상을 막을 수 있다. 몸통 조절 능력을 향상시키고 먹기, 삼키기, 시각적인 상호작용을 향상시키고 상지와 어깨, 골반의 위치를 적절히 할 수 있다.

④ 환자의 편안함, 안정적인 기저면을 제공한다. 미끄러지듯 이동하는 것을 방해하지 않고 가격이 비싸지 않으며 가볍다.

⑤ 제한점으로는 압력 경감을 제공하지 않고 자세 조절과 지지 능력은 최소로 제공한다.

(13) 엉덩관절 외측을 가이드해 주는(specialized support) 지지물

① 골반 정렬을 위해 사용된다. 좌석에 앉을 때 골반의 위치를 유지하도록 도와주는 것이다.

② 장점으로는 골반의 체중 분배를 향상시키고(대칭적인 체중 분배), 상·하지의 분절 정렬을 올바르게 해 주며, 몸통과 하지의 비대칭적인 요소들을 감소시킨다.

③ 제한점으로는 환자 이동에 방해를 줄 수 있고(제거하지 않은 경우), 좌석에 앉아있을 때 불편함을 느낄 수 있으며, 휠체어의 무게가 더 증가될 것이다.

(14) 무릎 외측을 가이드해 주는(specialized support) 지지물

① 쿠션으로 되어 있고 휠체어의 팔걸이나 좌석에 부착, 분리될 수 있게 제작되었다.

② 최대 조절을 하기 위해 무릎을 끝까지 신장시키도록 해 준다.

③ 장점으로는 하지의 정렬을 유지시켜 주고 과도한 벌림과 바깥돌림을 감소시키며 골반의 정렬을 유지시키도록 도와준다.

④ 몸통과 상지의 위치와 기능을 향상시키고 휠체어에 앉았을 때 골반이 앞으로 미끄러지는 것을 방지한다.

⑤ 제한점으로는 만약 너무 높은 경우 환자의 이동을 방해할 수 있고(제거하지 않은 경우) 휠체어의 무게가 가중된다.

(15) 무릎 내측을 막아 주는(specialized support) 지지물

① 쿠션으로 되어 있고 분리되도록 제작되었다.

② 이것은 조절 가능하게 하기 위해 사지의 먼쪽에 위치되어야 하고 서혜부에 압박이 가해짐으로 인해 좌석에서 골반이 안정되면 안 된다.

③ 장점으로는 하지의 모음과 골반이 앞쪽으로 회전되는 것을 예방하고 안정적인 기저면을 유지하며 경직의 감소(충분히 넓을 경우) 및 하지의 정렬을 유지할 수 있다.

④ 제한점으로는 환자의 이동을 방해할 수 있고 휠체어의 무게가 가중된다.

(16) 무릎 앞쪽을 막아 주는(specialized support) 지지물

① 좌석에서 적절한 골반의 위치를 유지시켜 주기에 매우 효과적이다.

② 만약 엉덩관절이 아탈구, 탈구 및 적절한 형태가 아니라면 의사의 승인이 필요하다.

③ 장점으로는 안정적인 기저면을 유지시켜 주고 골반의 정렬을 적절하게 해 주며 상지의 기능적인 사용을 향상시켜 준다.

④ 몸통의 동시 수축을 촉진시키고 상지의 관절가동범위(앞으로 기울인 채 앉아 있을 경우)가 향상되며 폄근의 긴장도가 감소되고 안정성이 증가될 것이다.

⑤ 제한점으로는 무릎 위와 엉덩관절에 많은 압박이 가해질 수 있고 환자가 불편하게 느낄 수 있다.

19. 휠체어 트레이닝을 위한 요소

1) 휠체어 트레이닝을 위한 요소

(1) 환자, 보호자에게 휠체어 사용, 안전, 관리에 관한 교육을 시켜야 한다.

(2) 환자, 보호자에게 휠체어 내에서의 올바른 인체 정렬과 압력 제거 활동을 교육시켜야 한다.

① 푸쉬 업(push up) 자세, 체중을 양쪽으로 이동하기

(3) 환자, 보호자에게 휠체어에서의 자세를 지지해 주는 방법을 교육시켜야 한다.

① 지지함으로써의 장단점과 지지물을 유지하고 관리하는 방법

(4) 휠체어 추진을 위한 연습 방법(양쪽 상지, 한쪽 상지, 한쪽 상지와 하지를 이용)

① 편평한 길, 그렇지 않은 곳에서 앞으로 가다가 뒤로 추진하는 방법, 한 손으로 강하게 밀면서

다른 한 손으로 날렵하게 회전시킨다.

② 반대쪽 휠체어 바퀴를 앞으로 추진하면서 한 쪽 바퀴를 당긴다.

(5) 휠체어 추진 방법 훈련: 운전하는 기술 및 안전, 스위치 사용 방법(끄고 켜기), 조이스틱 사용 방법, 안전한 정지를 훈련한다.

(6) 휠체어 잠금 사용: 발판, 팔 받침 사용, 휠체어가 잠긴 상태에서 안전하게 이동하기, 환자가 이동하기 위해 발 받침, 팔 받침을 제거하여 사용한다.

(7) 휠체어의 사회적 사용 연습

① 뒤로 돌아서 경사 오르기: 체간을 앞으로 굽혀서 체 중심을 앞으로 이동시키고 빠르고 짧게 추진을 한다.

② 경사 내려가기: 등을 휠체어 등반에 붙여 바퀴 손잡이를 느슨하게 잡고 스피드를 조절하면서 내려간다.

(8) 휠라이(wheelie) 연습: 한 손을 바퀴 손잡이 뒤쪽을 잡고 강하고 빠르게 바퀴를 앞으로 민다. 시행자의 머리와 체간이 뒤쪽에 기울어 있는 휠체어를 유지시키기 위해 앞으로 이동한다.

(9) 휠라이(wheelie) 자세에서 균형을 유지하는 방법은 바퀴를 앞으로 밀면 휠체어 끝이 뒤로 기울어지고, 바퀴를 뒤로 당기면 휠체어 끝이 원래 자세가 된다. 환자는 앞바퀴를 든 상태에서 휠체어 바퀴 뒤쪽에 균형을 유지한다.

(10) 휠체어 경사 오르기: 앞바퀴를 들고 바퀴 손잡이 뒤쪽을 밀어 오른다.

(11) 휠체어 경사 내려가기: 휠체어 후방을 앞쪽으로 하고 머리와 체간을 굽힌 상태에서 내려간다. 휠라이(wheelie) 자세로 전방을 앞쪽으로 하고 내려올 수 있다.

(12) 휠체어 계단 오르고 내리기: 둔부를 휠체어의 뒤에 위치한 상태에서 앞선 방법을 이용한다.

(13) 휠체어에서 안전하게 넘어지는 방법 및 휠체어로 복귀하는 방법에 대한 교육을 시행한다.

(14) 휠체어에서 자동차 좌석으로 이동하는 방법: 자동차 좌석 시트 뒤쪽에 휠체어를 이동시키거나 휠체어 리프트를 사용한다.

(15) 정기적인 휠체어 관리: 일반적 청결 및 상태를 유지하고 전동휠체어의 배터리를 유지시키도록 한다.

3-4 근육 및 뼈대 중재 패턴

1. 근육 및 뼈대 중재 패턴

1) 치료적 운동(therapeutic exercise)

(1) 머리, 목, 팔다리, 골반바닥, 몸통과 호흡 근육의 근력, 힘, 지구력 훈련을 위해 특성 수행 훈련을 시행한다. 특성 수행 훈련은 능동보조, 능동, 저항운동으로 표준화되고 프로그램화된 상호 보완적 운동을 과제로 하는 훈련을 말하며, 이 훈련에는 단축수축, 동적, 등장성, 늘임성, 등운동성, 등척성, 등활동성, 플라이오메트릭운동, 수중 프로그램 등이 있다.

(2) 유연성 운동을 위해 근육의 길이, 관절가동범위를 증가시키는 늘이기운동을 시행한다.

(3) 이완 운동을 위해 호흡 조절, 움직임 전략, 이완 기술을 시행한다. 이 운동들은 표준화, 프로그램화, 상호보완하여 특성 수행 훈련으로 접근한다.

(4) 균형, 협응, 민첩성 훈련을 위한 개발활동으로는 운동조절 훈련, 운동학습으로는 운동기능 훈련, 그리고 신경근육 교육과 재교육을 실시한다. 또한 지각훈련, 자세인식훈련을 실시한다. 이 운동들은 표준화, 프로그램화, 상호보완하여 특성 수행 훈련으로 접근한다.

(5) 신체역학 훈련을 통하여 자세인식과 자세안정화 활동이 가능하도록 한다.

(6) 이동을 위해 보행훈련, 도구 및 장비훈련, 지각훈련, 의자차(wheel chair) 훈련을 실시한다.

2) 일상생활동작(ADL)과 수단적 일상생활수행능력(IADL)을 포함한 자가관리 및 가정관리에서의 기능적 훈련

(1) 일상생활동작 훈련은 목욕, 침상활동 및 이동하기 훈련을 비롯하여 개발행동인 옷 입기, 식사하기, 단장하기, 용변보기 훈련을 시행한다.

(2) 도구 및 장비사용을 위해 ADL과 IADL 중 적응조절, 보조/보호/지지 기구 훈련을 시행한다.

(3) 기능훈련을 위한 재활은 가상환경에서 과제 적응 프로그램을 시행한다.

(4) IADL 훈련으로 독립적 돌보기인 집 꾸미기, 집안일하기, 쇼핑하기, 아이들과 놀아주기, 정원 가꾸기를 시행한다.

(5) 자가 돌봄과 가정관리를 위해 장비나 도구를 사용하여 신체손상예방, 교정, 정복하도록 셀프케어와 안정성 인식하기 훈련을 시행한다.

3) 적절한 처방, 적용 및 기구와 장비의 제작

(1) 적응 조절: 화장실, 세면대, 싱크대의 높이 조절 시스템 같은 환경 조절

(2) 보조기구: 지팡이, 목발, 긴 손잡이가 달린 집게(reacher), 전동기구, 정적 및 동적 덧대(splints), 보행기, 의자차(wheelchair)

(3) 보조기: 고정기(brace), 석고, 깔창, 덧대

(4) 의지: 의수 및 의족
(5) 보호 기구: 고정기, 쿠션, 헬멧, 보호 테이핑
(6) 지지 기구: 압박 옷, 코르셋, 탄력밴드, 목 칼라, 석고붕대, 팔걸이, 지지 테이핑

4) 작업 환경에서의 기능적 훈련(직업, 학교, 놀이), 수단적 일상생활수행능력, 작업의 강화, 작업의 조절을 포함한 지역사회와 여가 활동의 통합과 복귀

(1) 수단적 일상생활수행능력(IADL) 중 보조기나 보철도구를 이용하여 보조/지지 능력 습득을 위한 장치 훈련을 시행한다.
(2) 기능적 훈련 프로그램인 가상환경과 과제 적응에 대한 재활을 실시한다.
(3) 수단적 일상생활수행능력 훈련으로 도구를 이용한 지역봉사활동, 도구와 장치를 포함한 학교나 놀이활동 훈련, 도구를 이용한 작업 훈련을 시행한다.
(4) 직업, 학교나 놀이, 지역사회와 여가활동에서 손상 예방을 위한 교육과 안전 의식 훈련을 시행한다.
(5) 여가와 놀이 활동 및 훈련을 시행한다.

5) 도수 치료 기술(관절가동술 제외)

(1) 도수 견인
(2) 수동 관절가동운동
(3) 마사지(결합조직 마사지, 치료적 마사지)
(4) 연부조직 가동술
(5) 림프조직 마사지

6) 물리적 및 기계적 요법

(1) 물리적 요법

① 냉 요법: 얼음주머니, 얼음 마사지, 냉각제 분사
② 물 요법: 풀, 월풀 탱크, 냉온 교대욕, 파동성 세척(pulsatile lavage)
③ 사운드 요법: 음성 영동법 및 초음파
④ 열 요법: 마른 열, 핫팩, 초욕
⑤ 빛 요법: 적외선 및 레이저

(2) 기계적 요법

① 압박 요법: 테이핑, 압박 옷, 전 접촉 석고(total contact casting), 압축순환도구(vasopneumatic compression devices)
② 중력 요법: 기립기(standing frame) 및 경사대(tilt table)
③ 견인 도구: 간헐적, 체위성, 지속적 견인

④ 기계적 움직임 도구: CPM

7) 전기 치료적 방식

(1) 생체되먹임(biofeedback)

(2) 전기적 근육자극(electronic muscle stimulation; EMS), 기능성 전기자극(functional electrical stimulation; FES), 신경근 전기자극(neuromuscular electricalstimulation; NMES), 경피적 전기자극(transcutaneous electrical stimulation; TENS), 고전압 맥동 전류(high voltage pulse current; HVPC)

(3) 전기적 약물 전달(이온도입법)

8) 환자와 보호자 관련 교육

환자와 보호자 또는 간병인에게 현재 상태에 관한 지도와 교육 및 훈련(병리학적 병리 생리에 대한 질병 및 질환상태, 장애, 기능제한 등)을 비롯하여 수행능력 촉진, 보건, 건강, 신체적 건강, 돌봄 계획, 위험요인과 환경변화에 따른 새로운 역할 변화를 교육한다.

2. 관절의 장애(arthritic disorders)와 중재 패턴

1) 관절의 장애와 중재 패턴

(1) 퇴행성 관절 질병(degenerative joint disease; DJD) 또는 퇴행성 골관절염(degenerative osteoarthritis)

체중이 부하되는 관절의 관절낭과 연골밑뼈의 비대를 동반한 관절연골의 퇴행성 변화이다.

- 중재: 통증 관리와 염증의 조절(물리적 인자와 물리치료 기구) 및 관절의 보호와 기능 훈련(덧대, 보조기, 보조도구를 사용한 보행 훈련과 작업방식 및 환경 조절)을 실시한다.
  유연성의 증가와 근력 증강(관절가동범위운동, 늘이기운동, 근력증강운동)을 비롯하여 관절 보호에 대한 보호자 교육을 실시한다.
- 주의사항: 과도한 저항과 관절범위운동을 피한다.

(2) 류마티스 관절염(rheumatoid arthritis)

손, 손목 팔꿈치, 어깨, 무릎, 발목, 발관절의 연골과 활액 조직의 양측성 기능이상을 수반하는 전신질환(systemic disease)을 말한다. 손허리손가락관절(metacarpophalangeal; MCP)과 손가락뼈사이관절(inter-phalangeal; IP)이 주로 침범되고 지방층(pannus)이 형성되며 손가락관절이 자뼈쪽으로 기울어진다.

- 중재: 통증관리와 염증의 조절(물리적 인자와 물리치료 기구)을 실시하고 관절 변형의 예방과 관절가동범위의 유지를 위해 덧대와 일상생활동작을 위한 보조장비를 적용하고 보조도구를 사용한 보행 훈련과 작업환경조절을 시행한다.

손가락 굽힘근과 위팔 두갈래근에 관절가동범위운동, 늘이기운동, 근력운동을 실시하여 유연성, 지구력, 근력을 증진시킨다.

질병의 진행과 관절 보호를 위한 보호자 교육을 실시한다.

(3) 전신홍반 루푸스(systemic lupus erythematosus; SLE)

신체 모든 결합조직의 손상과 염증의 특징을 나타내는 진행성 전신염증 질환으로 가장 흔하게 침범되는 부위는 피부, 관절, 신경계, 신장, 폐 및 다른 장기들이다.

전신홍반 루푸스는 코, 뺨 및 신체 다른 노출 부위에 나비 모양의 발진이 나타난다.

- 중재: 통증관리(물리적 인자와 물리치료 기구)를 실시하고 근력증가를 위한 수중치료, 만성 피로 감소를 위한 에너지 보존과 조율 활동을 실시한다. 보조 장비를 사용하여 관절을 보호하며 보행훈련을 실시한다. 올바른 자세 인식, 일상적인 보행을 위한 환자 교육을 실시한다.

(4) 강직성 척추염(Marie, Strumpell, Bechterew; 류마티스 척추염)

진행성 염증 질환으로 초기에는 척추와 엉치엉덩 관절에 영향을 주며 후기에는 장기(눈, 심장, 폐, 신장)와 척추 외의 다른 관절까지 침범된다. 목뼈와 등뼈의 뒤굽음(kyphosis) 변형과 허리뼈의 앞굽음(lordorsis)의 감소로 자세가 변형된다.

- 중재: 적절한 자세의 유지를 위한 심호흡과 늘이기 운동, 신전 운동을 실시한다. 작업 방식과 직장환경을 인체 공학적으로 조절하며 올바른 자세 인식을 교육한다. 베개 없이 딱딱한 침상환경을 조성하도록 환자를 교육한다.

(5) 건선성 관절염(psoriatic arthritis)

건선을 보이는 만성적이고 침식적인 염증성 질환이다. 침식적인 변성은 척추뿐만 아니라 손·발가락 관절(손가락이나 발가락 끝부분)에서도 발생될 수 있다.

- 중재: 관절 운동성의 유지와 관절을 보호를 위해 덧대와 보조기, 보조도구를 사용한 보행훈련을 실시한다. 늘이기 운동, 관절보호를 위한 환자 교육을 실시한다.

(6) 통풍(gout)

요산 대사의 만성 유전성 질환이며, 급성으로 발생하고 관절염이 일시적인 형태로 나타난다. 통풍은 무릎과 엄지발가락의 극심한 통증 양상을 보인다.

- 중재: 통증관리와 스트레스 감소를 위해 TENS, EMG, biofeedback 등과 같은 전기 치료기를 적용한다. 관절 범위 유지와 관절을 보호하기 위해 덧대, 보조기를 사용한다. 보조도구를 사용하여 보행훈련을 실시한다. 환자에게 질환에 대한 정보와 일반적인 건강관리, 통증 및 스트레스 관리, 운동법을 교육한다. 근육의 신장과 근력 증강을 위해 수중운동이 적당하다.

(7) 섬유근육통(fibromyalgia)

모든 근육에서 나타나는 일반적인 근 골격계 통증의 특징을 가진 비특이성 류마티스 장애이다. 근막통증증후군은 1개 또는 소수의 근육에 국한된다.

섬유근육통은 근육의 광범위하고 쑤시며 타는 듯하는 만성 통증이 특징으로 뻣뻣함, 피로감, 수면장애, 우울증을 야기하기도 한다.

- 중재: 통증관리와 이완을 돕기 위해 TENS, MHP, EMG, biofeedback 등과 같은 전기 치료, 회전욕을 적용하고 호흡훈련을 실시한다. 걷기, 자전거 타기, 고정식 자전거, 수영, 저 강도의 유산소 운동, 수중에서의 유산소 운동과 같은 진행성 점증부하운동을 사용한 유연성 증진 프로그램을 실시한다.

3. 윤활주머니염(bursitis)과 중재 요소

1) 힘줄염(tendonitis), 윤활주머니염(bursitis)과 중재 요소

(1) 투수의 어깨(pitcher's shoulder), 어깨부딪힘증후군(shoulder impingement syndrome), 수영 선수의 어깨(swimmer's shoulder), 테니스 어깨(tennis shoulder)라고도 불리는 돌림근 띠 힘줄염(rotator cuff tendonitis; RCT) 등의 질환

대부분 스포츠 활동이 원인인 점진적 과사용장애로서 머리 위로 팔을 들어올리는 동작을 반복적으로 할 경우 앞쪽 어깨뼈 봉우리에서 돌림근 띠의 먼 쪽의 부착 부위나 부리어깨봉우리인대가 기계적으로 부딪쳐서 생긴다.

- 중재: 통증관리와 관절보호를 위해 얼음마사지, 얼음찜질, MHP, ES, US, 음성영동법, 이온영동법과 같은 물리적 인자와 물리치료기구를 이용한다.
- 환자 교육: 통증을 동반하는 각도인 60°에서 120° 사이에서 어깨 굽힘과 벌림을 하지 않는다. 관절보호를 위해 일상생활동작의 정도를 제한하고 유연성 향상을 위해 늘이기 운동을 실시한다.
  근력 증가(increase strength)를 위하여 증상 초기에 코드만의 추운동(Codman's pendulum exercise)과 능동보조 관절가동운동을 시행하여 먼저 어깨안정근(scapular stabilizer)을 강화한 다음 돌림근 띠 근육을 강화한다.

(2) 가쪽 위관절융기염(lateral epicondylitis, tennis elbow), 안쪽 위관절융기염(medial epicondylitis, golfer's elbow), 안쪽 바깥굽은부하과잉(medial valgus stress overload; MVSO)

테니스 팔꿈치는 짧은 노쪽 손목폄근 힘줄의 만성 염증이다. 골퍼 팔꿈치는 자쪽 손목굽힘근 힘줄의 만성 염증이다.

MVSO는 반복적 과사용으로 인한 안쪽 자(medial ulnar) 인대와 주머니의 염증이다.

이 모두는 운동이나 작업 중 발생하거나 작업 손상(work injury)에서 축적된 외상이 원인이다.

- 중재: 급성기인 경우 RICE, US, ES, 음성영동법, 이온영동법, 부드러운 능동 관절가동운동을 시행하고, 테니스 팔꿈치를 위해 아래팔 압박 보조기(counterforce brace)로 고정한다.
  아급성기인 경우 참을 수 있고 통증이 없는 범위에서 PRE를 진행한다. 기능 훈련을 통하여 단계적으로 복귀할 수 있도록 하며 필요시 과제를 수정한다.

MVSO에서는 팔꿈치가 바깥 굽은 자세에서의 운동은 피하도록 한다.

- 환자 교육: 반복적인 동작을 피하거나 예방하도록 하고, 늘이기운동을 실시한다.

(3) 드퀘르벵의 힘줄윤활막염(DeQuervain's tenosynovitis)

손등의 첫 번째 구획에서 반복적인 미세외상에 의한 EPB와 긴엄지벌림(abductor pollicis longus) 힘줄의 염증이 발생한 경우이다.

- 중재: 급성기의 경우 RICE, US, 음성영동법, 이온영동법, ES, 부목 보호, 동작 수정, 마찰 마사지, 늘이기운동, 동작 수정을 위한 환자 교육을 실시한다.

(4) 앞정강 뼈막염(anterior tibial periostitis, shin splints)과 안쪽 정강부하증후군(medial tibial stress syndrome; MTSS)

비정상적 생체역학 정렬, 불량한 몸 상태(poor conditioning) 또는 부적절한 운동 방법에 의한 혹사 상태에서 발생한다. 앞정강근, EHL 앞쪽 구획에서나 뒤쪽과 안쪽 구획의 뒤정간근(MTSS)이 연관될 수 있다.

- 중재: 통증 관리와 부종 조절을 위해 물리적 인자와 물리치료 기구를 사용한다.
  보조기, 적절한 훈련 방법과 재발 예방을 위한 환자 교육을 통하여 동작을 정한다. 유연성 향상(늘이기운동)과 근력강화운동(앞정강 뼈막염을 위한 발등쪽 굽힘근과 바깥번짐근뿐만 아니라 MTSS를 위한 발바닥쪽 굽힘근과 안쪽번짐근)을 시행한다.

(5) 봉우리밑/세모근밑 윤활주머니염(subacromial/subdeltoid bursitis)과 넙다리돌기 윤활주머니염(trochanteric bursitis)

외상, 만성 과사용, 염증성 관절염(RA와 같이)이나 생체역학적/보행 비정상(넙다리돌기 윤활주머니염에서)에 의해서 발생된다.

운동선수 팔이 어깨나 그 이상의 높이일 때 과사용에 의해 어깨 윤활주머니염에 걸리는 경향이 있다. 또한 엉덩이 활주머니염은 달리기 선수들이나 축구나 야구와 같이 달리기를 자주하는 운동선수들에서 빈번하게 발생된다.

- 중재: 급성기의 경우 RICE, 관절 보호(부목이나 보조기), 통증과 염증의 감소(물리적 인자와 기법), 기능적 동작의 증진(근력강화운동)을 실시하고 적절한 사용과 재발 방지를 위한 환자 교육을 실시한다.

(6) 어깨 윤활주머니염

급성 시기에 코드만의 추운동과 능동 보조관절가동운동을 실시한다. 넙다리돌기 윤활주머니염은 US가 효과적이며, 엉덩정강 근막띠 긴장(iliotibial band; ITB tightness)을 위한 늘이기운동을 실시한다.

(7) 손목굴증후군(carpal tunnel syndrome; CTS)

힘줄윤활막염이나 염증이 있는 힘줄이 정중신경을 압박하여 생기는 증후군(힘줄의 염증에 의해서)이다.

목수, 공장 노동자, 또는 음식 가공 노동자와 같은 직업에서 발생하거나 임신 중에 발생할 수도 있다. 환자들은 엄지두덩근 위축(thenar muscles atrophy)이 발생할 수 있고 극단적인 경우 원숭이손 기형(ape hand deformity)이 되기도 한다.

- 중재: 비수술적 방법으로 통증 관리를 위한 물리적 인자와 물리치료기구 사용과 더욱 악화시키는 요소의 완화가 있다. 직업 및 업무 수정을 위한 환자 교육을 실시하고, 관절의 보호와 지지를 위해 0~20° 편 상태에서 안정 부목(resting splints) 또는 야간 부목(night splints)을 제공한다.
  기능훈련을 위해 관절가동역운동, 늘이기운동, 강화운동을 실시한다.
  수술 후 물리적 인자와 치료기구를 사용하여 부종을 관리하고 상처 조직의 연부조직 가동술을 시행한다.
  기능 회복을 위해 ROM운동, 일상생활활동에서는 쥐기운동 같은 손의 강화운동과 상지운동을 실시한다.
  조직의 탈민감화(desensitization)를 위해 CTS에 대한 환자 교육, 상처조직 마사지, 직업 및 업무 수정을 통해 재발을 방지한다.

4. 과긴장(strains), 삠(sprains), 탈구(dislocations), 골절(fractures)과 중재 요소

1) 과긴장, 삠, 탈구, 골절과 중재 요소

(1) 과긴장

직접적인 외상으로 근육과 힘줄의 손상, 과신장 또는 과도한 근수축을 말한다.

- 3단계: 1 - 경미한 손상, 2 - 중등도의 손상, 3 - 심한 손상
- 일반적인 과긴장: 어깨돌림근찢김(RCT)과 엉덩이 과긴장(넙다리뒤근, 엉덩허리근, 모음근, 넙다리곧은근)에서 발생한다.
  넙다리뒤근 과긴장은 달리기 선수에서 가장 흔하고 요추 과긴장은 갑작스러운 강한 수축이나 신전과 회전이 복합된 빠른 신장으로 발생한다. RCT는 어깨봉우리에서 충돌이 오랜 시간에 걸쳐 빈번하게 일어날 때 생기는 퇴행성 과긴장으로, 반복해서 사용할 때와 외상 또는 손을 바깥으로 뻗으면서 넘어질 때 발생한다.
- 중재: 비수술적 중재로는 작은 열상인 경우 RICE, 물리적 인자와 물리치료기구를 이용한 통증 관리를 시행한다.
  ADL 수정을 위해 팔을 머리 위로 들어 올리는 활동은 RCT를 유발한다는 것을 환자에게 교육하여 재발을 방지한다.
  RCT는 신장운동으로 어깨의 굽힘과 벌림을 실시하고 급성기가 지난 후기에는 근력강화운동을 한다.

엉덩이 과긴장 중재의 환자 교육은 넙다리뒤근육 자극을 피하기 위해 급성기에 앞쪽 굽힘과 복합된 무릎관절의 완전한 폄을 피하는 것을 주목표로 시행한다.
목발로 보행 훈련 시 긴모음근 과긴장에 대해서 초기에 강하게 펴는 것을 피한다. 크게 찢어진 경우는 수술이 필요할 수 있다.
넙다리뒤근 과긴장에서 급성기의 경우 PRICE, 부드러운 수동 관절가동운동과 능동 보조관절가동운동을 시행하고 아급성기에는 능동 관절가동운동과 수중운동 및 최대하 등척성 운동으로 근력강화를 실시한다.
수술 후 중재로는 코드만의 추운동, 어깨관절등척운동, 능동 보조관절가동운동, 근력강화운동, 점진적인 기능훈련으로 회복할 수 있도록 한다.

(2) 삠

직접적 또는 간접적 외상으로부터 발생한다.

- 인대의 손상 3단계: 1 – 경미, 2 – 중등도, 3 – 심함(수술 필요)
  ① AC 관절 삠(직접적으로 어깨봉우리로 넘어지거나 간접적으로 팔을 바깥으로 뻗고 넘어지는 경우)
  ② MCP 또는 IP 관절 삠
  ③ 스키어 엄지(skier's thumb): 스키를 타는 중 엄지의 과한 폄으로 인한 MCP의 자뼈쪽 곁인대의 파열
  ④ 무릎 삠: ACL(가장 흔한 삠), PCL, MCL, LCL
  ⑤ 발목 삠: 바깥 인대(ATF, CF, PTF) 또는 안쪽 인대(세모인대: 드뭄), 반달 연골 파열로 갑작스러운 외상이나 점차적인 퇴행으로 발생
  ⑥ 허리 삠: 갑작스럽고 강한 힘 또는 반복적인 스트레스로 인함
- 중재: 비수술적 중재로 RICE, 물리적 인자 또는 물리치료기구를 이용한 NWB 또는 WBAT, 고정과 체중부하 감소를 위한 고정기, 덧대와 보조기를 이용한다.
  CPM 기계, 수동 관절가동운동, 능동 보조관절가동운동, 능동 관절가동운동을 통하여 등척운동을 실시한다.
  등장성 운동은 닫힌사슬(close kinetic chain; CKC)운동, 등속운동과 등장운동을 실시하며 신체 컨디션 향상 프로그램을 실시한다. 자전거 타기와 계단 오르기를 통하여 고유수용성 감각, 균형, 조절을 향상시킨다.
  재발을 방지하기 위한 환자 교육(특히 허리엉치 부위로 들어올리기와 앉기)을 시행하여 기능 훈련의 이전 단계로 돌아갈 수 있도록 한다.
  수술 후 중재는 비수술과 유사하게 하여 WB 상태를 제외하고 수술 후 처방하는데 ACL 재건처럼 마지막 40° 폄에서 무릎관절 폄을 하지 않고 바깥쪽으로 저항을 주어 OKC 무릎관절 폄을 하지 않도록 한다.
  반달판 회복 시 4~6주간 NWB하고 90~100°(이상) 무릎관절을 굽히지 않는다.
  3~6개월간 쪼그리고 앉지 않도록 한다.

(3) 위팔어깨관절 불완전 탈구(glenohumeral subluxation)와 위팔어깨관절 탈구(glenohumeral dislocation)

어깨관절 벌림, 폄, 바깥돌림(전방 탈구), 벌림, 굽힘, 안쪽돌림(후방 탈구)으로서 전방탈구가 더 빈번하고 후방은 드물다.

① 방카르트 병변(Bankart lesion): 안쪽 어깨뼈막의 파열과 함께 관절주머니와 관절 가장자리에서부터 앞쪽 테두리가 찢긴 경우이다.

② 페르데스 병변(Perthes lesion): 방카르트와 유사하고 안쪽 어깨뼈 뼈막이 온전한 경우 제외한다.

③ 힐삭스 병변(Hill-sachs lesion): 뒤바깥쪽 위팔뼈머리와 앞/아래쪽 관절 가장자리가 충돌하면서 생기는 압박 골절이다.

- 중재: 비수술적 중재로 고정기, 보조기, 팔걸이로 고정한다.

물리적 인자와 물리치료기구를 이용하여 손상 없는 관절의 강화운동과 신체 상태를 향상시킨다.

앞쪽 병변의 경우 어깨 벌림과 바깥돌림은 금지시키고 일상생활 활동의 수정을 돕는 환자 지침 교육을 실시한다.

코드만 추운동을 통하여 능동적 보조적 늘이기운동(굽힘)을 실시하고 돌림근 띠(가시아래근과 작은원근에 집중) 강화운동(등척운동, T밴드)을 시행한다.

어깨뼈 안정근과 앞쪽 어깨 근육의 등장성 저항운동, 고유수용성 운동 CK 운동 시 주의를 요한다.

수술 후 중재로는 비 수술과 유사하나 환자와 과정의 다양성을 고려하여 접근한다.

(4) 골절(fracture)

① 어깨뼈와 빗장뼈 골절(scapular and clavicular fx): 직접 또는 간접 외상에 의해 발생한다.

② 몸쪽 위팔뼈 골절(proximal humerus fx): 위팔뼈 머리, 작은거친면 또는 큰거친면, 위팔뼈 몸통의 골절

③ 융기위 골절: 위팔뼈 먼쪽의 1/3 부분의 가로골절로 어린이에게 빈번하다.

④ 융기사이 골절(intercondylar fx): 팔꿈치 관절면의 골절

⑤ 노뼈머리 골절(radial head fx): 팔을 바깥으로 뻗고 넘어져서 발생한다.

⑥ 팔꿈치머리 골절(olecranon fx): 팔꿈치머리로 떨어져서 발생한다.

⑦ 팔꿈치 골절(elbow fx)

⑧ 콜리스 골절(Colles' fx): 팔을 바깥으로 뻗고 넘어졌을 때 발생한다. 원위 노뼈가 등쪽 전위되는 저녁 포크변형(dinner fork deformity)이 일어난다.

⑨ 스미스 골절(Smith fx): 팔꿈치를 뒤침하면서 팔을 바깥으로 뻗고 넘어졌을 때 발생한다. 바깥쪽 노뼈가 배쪽으로 전위된다.

⑩ 손배뼈 골절(scaphoid fx): 팔이 과하게 바깥으로 신장되며 넘어질 경우 발생한다.

⑪ 복서 골절(boxer's fx): 다섯 번째 손허리뼈목의 골절

⑫ 베넷 골절(Bennet's fx): 첫 번째 손허리뼈 원위부의 골절

⑬ 말렛핑거(mallet finger): 박리골절 굽힘 구축이 일어난다.

⑭ 무릎뼈 골절(patellar fx)

⑮ 엉덩관절 골절(hip fx): 노인에게 가장 흔하며 치료하지 않으면 엉덩이 관절의 무혈성 괴사가 올 수 있다.

⑯ 골반과 볼기뼈절구 골절(pelvis and acetabulum fx)

⑰ 발목 골절(ankle fx, 단과/이과/삼과)

⑱ 정강뼈 원위부 골절(distal tibia fx)

⑲ 발꿈치뼈 골절(calaneal fx): 높은 곳에서 떨어지는 경우 주로 발생된다.

⑳ 목말뼈 골절(talus fx): 높은 곳에서 쭈그리고 앉은 자세로 떨어져 발로 착지하는 경우 주로 발생한다.

• 중재: 비수술적 중재로 물리적 인자를 이용한 통증 관리와 임파부종에 압박 펌프를 이용하여 부종을 감소시킨다.

석고고정, 부목, 보조기 또는 슬링을 이용하여 고정한다.

이동 훈련 시 보조도구를 이용하고 NWB, PWB 또는 TTWB 하고 보행 훈련 도중 균형 훈련을 병행한다. 손목 골절에서 순환 문제의 징후가 나타나는지 주의하고 재발 방지와 안전을 위한 환자 교육을 실시한다.

사지의 기능적 사용(ROM 운동: 적응성 장비)은 고정된 관절의 기능적 활동을 통해 이루어지도록 하며, 관절가동범위를 회복시키고(ROM 운동) 근력강화운동을 실시한다.

수술 후 중재로는 이동 훈련 시 MD/DO에 의해 보조장비를 이용한 보행 훈련과 NWB로 PWB 또는 TTWB 균형 훈련을 실시한다.

수술 합병증과 주의사항에 대한 환자 교육을 통해 재발을 방지한다.

사지의 기능적인 사용(ROM 운동과 ADLs)을 위하여 등척운동을 먼저 시행하고 이후 등장성 운동을 통하여 강화운동을 시행한다. 이때 CKC 운동을 먼저 시행하고 이후 열린사슬(open kinetic chain; OKC)운동을 시행하여 고정되지 않은 관절의 기능적인 활동이 가능하도록 한다.

5. 가슴문증후군(thoracic outlet syndrome; TOS), 유착성 피막염(adhensive capsulitis), 허리질환(low back disorders), 발바닥근막염(plantar fasciitis), 관절성형술(arthroplasties)과 중재 요소

1) 가슴문증후군, 유착성 피막염, 허리질환, 발바닥근막염, 관절성형술

(1) 가슴문증후군(TOS)

가슴 문 안, 뼈와 연부조직 구조물 사이에 있는 신경혈관다발(팔신경얼기, 쇄골하 동맥/정맥, 미주신경, 횡격막 신경, 교감 신경줄기)의 압박 시 발생한다. 가슴 문의 모양과 크기가 변했을 때 압박이 발생한다.

원인으로는 어깨를 앞으로 떨어뜨리거나 머리를 앞으로 내민 좋지 않은 자세, 외상, 또는 골다공증이 있거나 무거운 짐을 듦으로 인해 어깨띠의 지속적인 근육 긴장이 지속되는 경우 발생한다.

수영, 테니스, 배구, 야구선수 같은 운동선수나 반복적으로 팔을 머리 위로 들어올리기 동작을 수행하는 전기기사, 화가 같은 직업에 종사하는 사람에게 주로 발생한다.

- 중재: 물리적 인자와 물리치료기구를 이용한 통증 조절, 반복적인 동작의 제한 등 업무 수정을 위한 환자 교육(일, 놀이, 수면)을 실시한다.

  올바른 자세의 인식과 업무 수정을 포함한 자세의 재훈련을 실시한다.

  앞경추늑골근과 작은가슴근의 스트레칭, 어깨뼈뒤당김운동, 고무 밴드와 튜브를 이용한 앉아서 노젓기운동과 같은 어깨뼈의 안정화를 포함한 근력강화운동을 실시한다.

  물리치료사는 환자의 증상에 맞는 개별 맞춤의 프로그램을 개발해야 한다.

  혈관 또는 신경적 TOS는 수술이 필요한 경우도 있다.

(2) 유착성 피막염(오십견)

어깨 관절의 상해, 반복적인 미세외상에 따른 염증과 섬유화로 인하여 통증을 동반한 어깨의 관절운동범위의 제한이 발생한다.

어깨 관절의 바깥돌림, 벌림과 굽힘, 약간의 안쪽돌림 제한과 같은 관절낭 양상을 보인다. 유착성 피막염은 자발적으로 발생하는 일차적인 것과 외상 후 또는 고정으로 인한 이차적인 특발성이 있다.

- 중재: 초기 급성기인 경우 냉치료, 온열치료, US, TENS, 근육이완을 위한 EMG 바이오 피드백을 시행한다.

  코드만의 추운동을 통증 없는 범위에서 막대기나 도르래를 이용하여 능동 보조관절가동운동을 통한 등척성 운동을 시행한다.

  아급성기인 경우 정상적인 어깨 움직임의 복원(늘이기운동, 어깨뼈 안정화 강화운동)을 통하여 기능의 회복(어깨세모근, 돌림근띠와 위 팔 근육의 등장성을 이용한 강화운동)이 가능하도록 하고, 어깨의 앞당김과 척추의 뒤굽음을 방지하기 위한 자세의 재교육을 실시한다.

(3) 허리척추협착증

골관절염에 이은 척추관의 협소화로 신경뿌리의 압박이 일어나 허리를 펼 때 통증을 호소한다.

- 허리척추분리증: 척추뼈의 결함(관절간부, pars interarticularis의 골절)을 말한다.
- 척추전방전위증: 위에 있는 척추뼈가 아래 척추뼈 위로 미끄러지는 것으로 흔히 L4-L5와 L5-S1 사이에서 발생한다.
- 척추전방전위증의 원인: 선천성, 기계적(또는 협부적이 더 흔함), 외상(어린 환자의 경우에는 석고고정이 필요) 또는 퇴행성으로 인해 발생한다.
- 중재: 모든 질환에서 허리폄운동이 증상을 악화시키므로 금지한다.

  중재는 증상에 따라 다른데 협착증인 경우 윌리엄 운동(William's exercise)을 시행한다.

  자세의 재교육으로 물건 들어올리기 기술, 앉기, 수면자세에 대한 환자 교육을 실시한다.

전방전위증의 비수술적 중재: 물리적 인자와 물리치료 기구를 이용하여 통증 조절과 부종을 감소시킨다.

관절 보호를 위한 허리 코르셋, 보조기구, 허리 안정화 운동으로 복부 근육을 강화시키고 활동을 수정하도록 지도한다.

전방전위증의 수술 후 중재(방사통 증상을 갖고 있거나 미끄러짐 정도가 많은 환자): 허리를 과도하게 펴지 않도록 교육한다.

발목펌프운동 등으로 하지 순환을 원활하게 하고 보조기구를 이용하여 보행 훈련, 관절가동운동, 상지와 하지의 강화운동, 척추꼬리뼈강화운동, 기능 훈련을 실시한다.

(4) 허리뼈 디스크

속질핵 탈출(herniated nucleus pulposus; HNP)을 말한다.

추간판 탈출(완전한 난형으로 핵 돌출), 추간판 돌출(핵이 난형으로 돌출되지만 핵물질은 뒤 세로인대에 의해 제한됨) 또는 핵 분리(핵이 척수관 내에서 분리됨)가 일어나면서 발생한다.

환자는 신경뿌리 증상을 갖는다. 대퇴부 뒤쪽의 통증과 무릎 아래로의 저림 증상이 발생하고, 엉덩이에서 다리 아래 방향으로의 방사통이 있다.

환자 대부분 전방 굽힘의 반복은 다리 아래쪽으로 방사통을 일으킨다.

반복된 움직임이나 자세는 요추부를 중심선에서 앞쪽으로 이동시키는 증상을 일으킨다.

• 중재: 비수술적 중재로 물리적 인자 또는 물리치료기구를 이용한 통증 조절 시행 시 허리뼈 견인 환자는 후방 HNP를 위해 엎드린다.

코르셋 또는 보조기로 관절을 보호하고, 굽힘과 폄 상태로 늘이기 운동을 통해 중심을 잡도록 유연성을 증가시킨다.

허리뼈디스크(HNP)와 적절한 신체 역학, 자세에 대하여 환자 교육과 근력증가운동[윌리엄 운동 또는 맥킨지 신전운동(McKenzie extension exercise)]을 실시한다.

심혈관 건강 증가로 업무 환경 조절(일, 놀이 또는 학업)과 자세 재교육을 통하여 기능 훈련으로 복귀(ADLs: 균형 훈련)하도록 지도한다.

수술 후 중재로는 수술 후 구부림, 들기, 몸통 회전, 한 번에 한 시간 이상 앉기 금지, 적절한 자세 등 주의를 위한 환자 교육을 실행한다.

침상 움직임과 이동(log-roll technique) 시 보행기 또는 목발을 이용한 보행 훈련을 실시하고 LEs 순환(발목펌프운동)과 등척성(발살바[valsalva]를 주의하여 적당한 숨쉬기를 지키며) 운동, CKC 운동, 관절가동범위와 근력운동, 그리고 전반적인 신체 상태를 조절하여 기능 훈련으로 복귀하도록 지도한다.

(5) 척추옆굽음증(scoliosis)

목뼈, 가슴뼈 또는 허리뼈가 바깥쪽으로 구부러진 것을 말한다. 원인불명(idiopathic)이나 주로 신경근의 문제로 발생한다.

① **구조적(structural) 옆굽음증**

척추가 회전 고정되어 바깥쪽으로 휘어져 변형할 수 없는 척추(앞 방향으로 25° 이상 구부러져 혹 모양을 일으킴)를 말한다.

- 중재: 비 수술적 중재로 오목측의 짧은 근육을 늘이는 운동과 볼록측의 모든 근육에 대한 근력 강화 운동을 시행한다.

  고정기[TLSO 및 40° 이하의 곡선을 위한 밀워키(milwaukee)]를 적용하거나 경미한 척추측만인 경우 신발 굽을 높인다.

  자세 인식을 통한 자세 이미지를 재교육하고 호흡운동, 수중 치료를 시행한다.

② **비구조적(nonstructural) 옆굽음증**

앞 방향으로 25°보다 적게 굽어진 경우이며 대부분 청소년기 여성에게 빈번하게 일어나는데 오른쪽 가슴뼈 부위에서 왼쪽 허리뼈 부위로 'S' 곡선을 보인다.

수술은 측만 곡선이 40° 이상일 때 시행한다.

- 중재: 수술 후 중재로 수술 후 고정기(TLSO)를 착용한다.

  효과적인 기침을 유도하고 수술 후 폐 위생을 유지하도록 한다.

  보행 훈련은 수개월 동안 제한된 활동으로 무리가 가지 않도록 한다.

(6) 발바닥근막염(plantar fasciitis)

발바닥 널힘줄의 만성 염증(발꿈치 뼈 돌기 부분 포함 또는 불포함)을 말한다.

일반적으로 발의 비정상적 내향 뒤틀림 또는 굴림 같은 신체역학적으로 높은 궁, 평발, 짧은 장딴지 근육, 또는 짧은 뒤꿈치 뒤쪽 건의 과도한 회내가 발생한다. 딱딱하거나 불규칙한 바닥에서 장시간 걷거나 뛰는 경우 발생하기 쉽다.

- 중재: 적절한 역학적 정렬을 증대하여 원인을 제거하거나 통증과 부종의 감소를 위해 물리적 인자 또는 물리치료기구를 적용한다.

  장딴지 늘임 또는 발가락 폄 신장운동과 같은 늘이기운동을 실시하고 편한 신발을 고르도록 환자 교육을 실시한다. 적합한 보조기를 착용하고 통증과 부종의 감소 후 발의 내·외 근육의 근력강화운동을 실시한다. 신체 전반적 상태의 향상을 위한 최선은 수영장 활동을 통해 체중 지지를 줄이는 것이다.

(7) 고관절 성형술(total hip arthroplasty; THA) 또는 고관절 전치환술(total hip replacement; THR)

인공 삽입물로 대퇴 골두와 절구를 대치한다. 시멘트질 또는 비 시멘트질로 가능하다. 비 시멘트질 대퇴 줄기는 수술 2년 후 보행시 진통이 발생할 수 있다.

반 관절 성형술: 두 극 보형물로 대퇴 골두를 대치한다. 전 고관절 성형(THA)의 적응증은 관절염, 류마티즘, 골절, 통증, 보행능력 감소, 일상생활동작 감소인 경우이다.

- 중재: THA 예방을 위해 다음과 같은 환자 교육을 시행한다.

- 수술한 다리 쪽으로 눕지 말 것
- 다리를 꼬는 자세를 취하지 않도록 할 것
- 엉덩이 관절이 90°보다 커지도록 낮은 면에 앉지 않도록 할 것
- 바닥에 물건을 집어 올리기 위해 구부리지 않도록 할 것
- 발을 안쪽이나 바깥쪽으로 돌리지 않도록 할 것
- 하지 순환을 위해 발목 펌프 운동을 시행하고 발살바를 피하기 위한 적절한 호흡으로 등척성 운동을 시행할 것
- 침상 움직임과 이동 시 보조기구를 이용한 보행 훈련(PWB 또는 TTWB 또는 WBAT as per MD/DO)을 실시하고 능동적 관절가동운동(SLR과 등척성 운동을 위한 무릎굽힘과 건측하지운동)을 실시한다. 균형운동(한다리 서기, 밸런스 보드)과 고유수용감각 훈련을 위해 수중운동(WB를 제한한 심혈관 프로그램)을 실시한다.

(8) 무릎관절 성형술(total knee arthroplasty; TKA) 또는 무릎관절 전치환술(total knee replacement; TKR)

퇴행된 정강뼈(tibia), 넙다리뼈(femur) 및 무릎뼈(patella)를 금속, 플라스틱 또는 의지와 조합된 새로운 관절로 교체하는 것을 말한다.

재활할 수 있는 충분한 시간이 부족한 활동적인 환자인 경우 접착하고, 의지 안으로 뼈가 자라 들어갈 만큼 충분한 WB의 제한이 가능한 환자인 경우 접착을 하지 않을 수도 있다.

- TKA의 적응증: 골관절염, 류마티스 관절염, 통증과 기능제한이 심한 경우 시행한다.
- 중재: CPM, 발목펌프운동 등으로 하지 순환을 원활하게 하고 적절한 호흡을 유지하며 등척성 운동을 실시한다. 침상 움직임과 이동 시 보조기구를 이용한 보행 훈련(PWB, WBAT)을 실시하고 SLR과 SAQ와 같은 능동 보조관절가동운동을 실시한다. 무릎 관절 신전 운동과 같은 등장성 운동과 고정식 자전거, 트레드밀을 비롯한 균형 훈련, 고유수용감각 훈련, WB를 제한한 심혈관 프로그램인 수중 치료를 실시한다.

(9) 어깨관절 전치환술(total shoulder replacement; TSA)

골절되거나 괴사된 위팔뼈의 근위부를 의지로 교체해 주는 것을 말한다.

- TSA의 적응증: 골관절염, 무혈성 괴사증, 골다공증, 류마티스 관절염, 때때로 어깨돌림근띠(rotator cuff) 복원술 때 TSA를 하기도 한다. 이때 장기간의 고정과 재활이 필요하다.
- 중재: 어깨관절 걸이(sling)를 착용한다.

  능동보조운동으로 등척성 운동(돌림근 띠 복원술 시 세모근의 운동은 제외)을 실시하고 손목, 손, 팔꿈치 근육의 강화운동과 코드만의 시계추운동을 통해 어깨뼈의 관절가동운동, 어깨뼈 안정화운동을 위해 봉운동, 도르래운동, 지팡이운동을 실시한다.

  가벼운 강도로 PREs(돌림근 띠 복원술을 함께 시행하지 않았을 경우 TSA 수술 6주 후부터)를 적용한다.

3-5 연부조직 치유(tissue healing) 단계와 임상적 중재

1. 조직의 염증 치유 과정과 중재

1) 조직 회복의 단계와 임상적 징후(sign)와 중재

(1) 염증기(손상 직후부터 2~4일간 지속)

- 징후: 통증, 발열, 발적, 부종, 기능소실이 일어난다.
- 중재: 손상 부위가 안정되도록 고정 및 보호하고 비손상 부위의 NWB 또는 PWB 운동이 가능할 경우 수동관절가동운동을 실시한다. 수술 직후인 경우 CPM을 실시하고, 한랭요법(얼음이나 냉 적용), 압박(테이핑, 보조기 착용) 및 거상시킨다.
  물리적인 요소와 치료기구들을 사용하여 통증을 완화시키고 부종을 관리한다.
  피해야 할 활동들과 손상 부위를 보호하는 방법에 대해서 환자를 교육한다.

(2) 섬유 생성기(염증기 약 5일 이후부터 3주간 지속)

- 징후: 염증의 감소, 통증과 약증은 남아 있을 수 있다.
- 중재: 손상 부위의 보호를 위해 보조기를 착용하여 PWB와 WBAT와 같은 점진적인 WB를 진행한다.
  물리적인 요소와 치료기구들을 사용하여 통증을 완화시키고 부종을 관리한다.
  피해야 할 활동들과 손상 부위를 보호하는 방법에 대해 환자 교육을 실시한다.
  관절가동운동과 기능 증진을 위한 수동 관절가동운동, 능동 보조관절가동운동, 능동 관절가동운동을 시행한다.
  초기에는 회복된 조직이 약하므로 약한 강도의 등척성 운동, 신장운동을 시행한다.
  손상 부위를 보호하는 방법과 조직을 자극하거나 재손상시키는 과도한 동작을 방지하도록 환자 교육을 실시한다.

(3) 리모델링기(손상 3주 후부터 3개월까지 지속)

- 징후: 염증이 회복된다.
- 주의: 반흔 조직이 자극받거나 스트레스가 주어지면 근섬유아세포의 활동이 지속되며 이런 경우 통증, 부종, 경직과 근 보호가 발생할 수 있다.
- 중재: 근력의 증진과 안정성, 이동성, 관절 역학으로의 회복을 비롯하여 직장, 학교, 취미생활의 점진적인 복귀를 돕는다.
  재손상을 예방하기 위해 환자교육을 실시한다.

3-6 뼈

뼈대는 인체에 기본틀을 형성한다. 인간의 골격은 80개의 몸통뼈대와 126개의 팔다리뼈대로 전체 206개의 뼈로 이루어져 있다(그림 3-65).

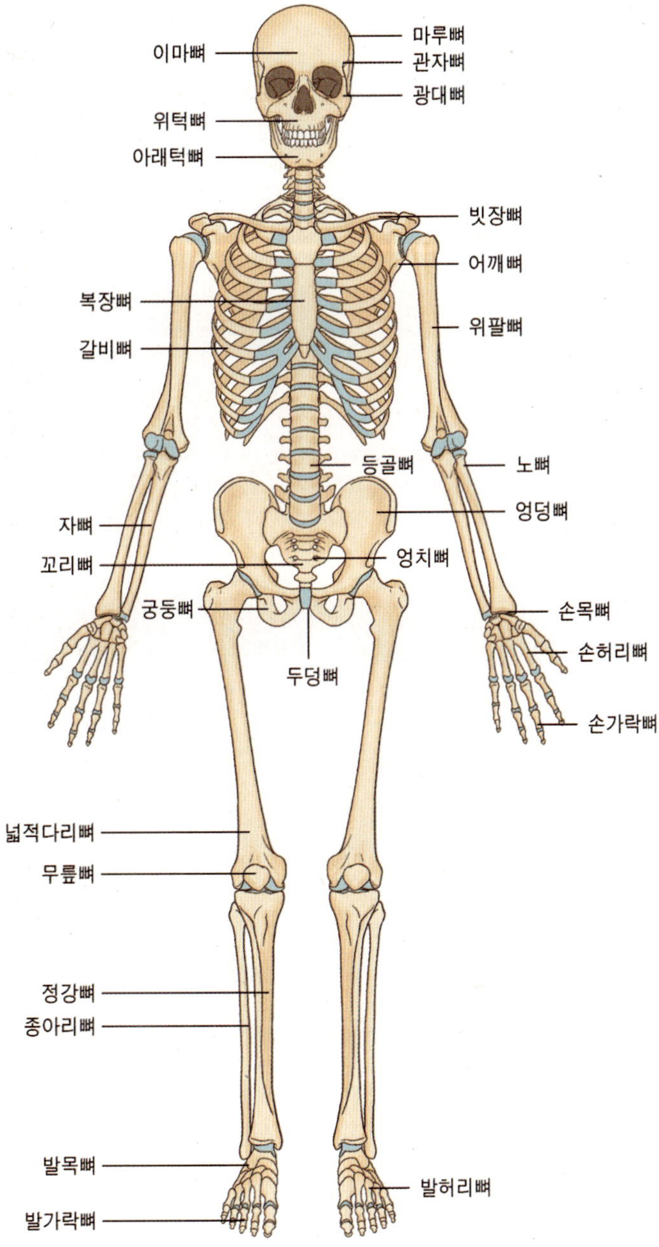

그림 3-65. 인간 뼈대.

1. 손목뼈(그림 3-66)

1) 몸쪽(proximal raw)

(1) 손배뼈(scaphoid, navicular)

(2) 반달뼈(lunate)

(3) 세모뼈(triquetrum)

(4) 콩알뼈(pisiform)

2) 먼쪽(distal raw)

(1) 큰마름뼈(trapezium)

(2) 작은마름뼈(trapezoid)

(3) 알머리뼈(capitate)

(4) 갈고리뼈(hamate)

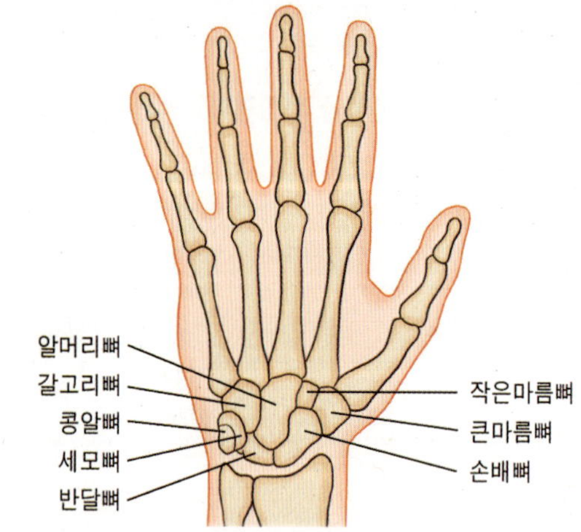

그림 3-66. 손목뼈.

2. 발목뼈(그림 3-67)

(1) 발꿈치뼈(calcaneus)

(2) 입방뼈(cuboid)

(3) 발허리뼈(metatarsal)

(4) 목말뼈(talus)

(5) 발배뼈(navicular)

(6) 쐐기뼈(cuneiform)

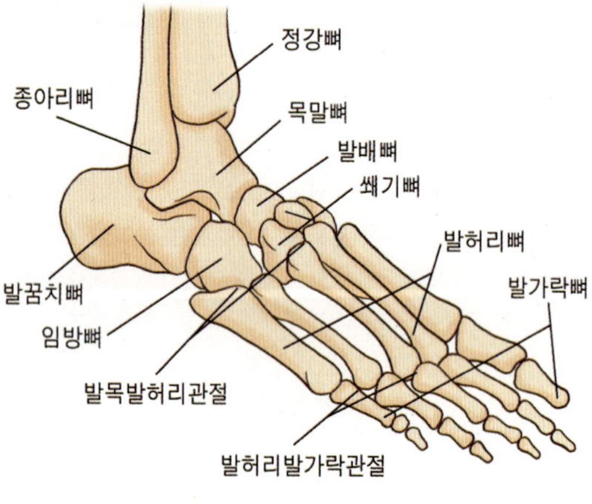

그림 3-67. 발목뼈.

3-7 근육

1. 골반 및 엉덩이 근육

근육	기능	신경	이는 곳	닿는 곳
엉덩허리근(iliopsoas) 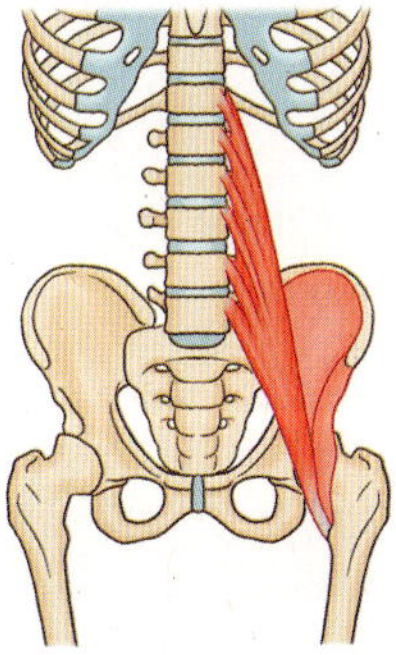	엉덩관절 굽힘(hip flexion), 모음(adduction), 가쪽돌림(external rotation)	넙다리 신경(femoral nerve) (L2~L3)	엉덩뼈 오목(iliac fossa), T12–L5 안쪽, 바깥면	넙다리뼈 작은 돌기(femur lesser trochanter)
넙다리근막긴장근(tensor fascia latae) 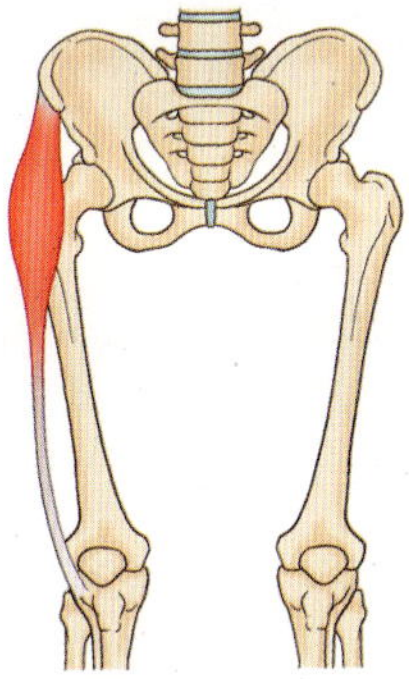	연합된 엉덩 관절 굽힘, 벌림(hip abduction), 안쪽돌림(internal rotation)	위볼기 신경(superior gluteal nerve) (L4~L5)	위앞엉덩뼈 가시(ASIS)	엉덩정강띠(iliotibial tract)에서 정강뼈(tibia) 가쪽 관절융기(lateral condyle)
넙다리빗근(sartorius) 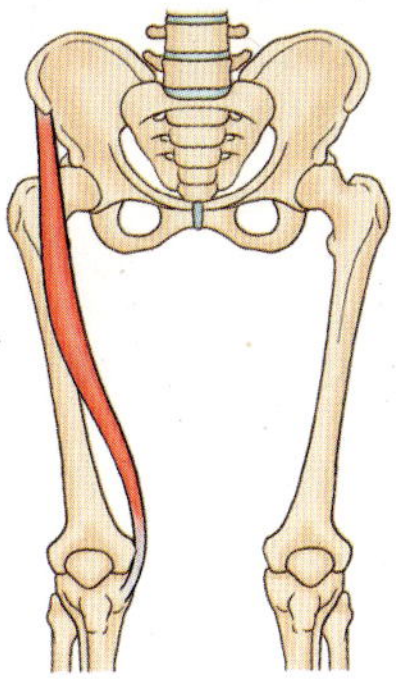	엉덩관절 굽힘, 벌림, 가쪽돌림	넙다리신경 (2개 가지: L2~L3)	위앞엉덩뼈 가시(ASIS)	정강뼈몸통(shaft) 안쪽면의 몸쪽 부분–거위 발(pes anserinus)

근육	기능	신경	이는 곳	닿는 곳
큰볼기근 (gluteus maximus) 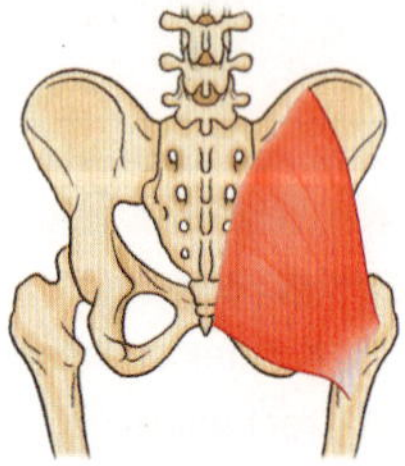	엉덩관절 폄 (hip extension), 과다 폄 (hyper extension), 가쪽돌림	아래볼기신경 (inferior gluteal nerve) (L1~L5, S1~S2)	엉덩뼈(ilium)와 엉치뼈(sacrum) 뒷부분	넙다리뼈 뒤쪽으로 큰 돌기(greater trochanter)와 엉덩정강 띠
중간볼기근 (gluteus medius) 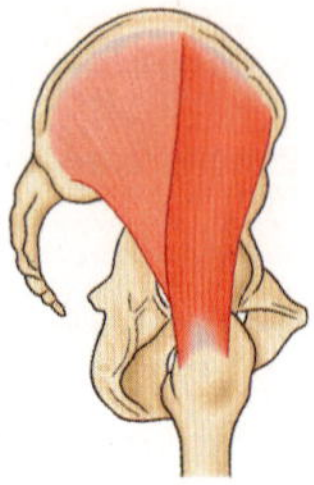	엉덩관절 벌림	위볼기신경 (L4~S1)	엉덩뼈 바깥면	넙다리뼈 큰돌기 (옆면)
작은 볼기근 (gluteus minimus) 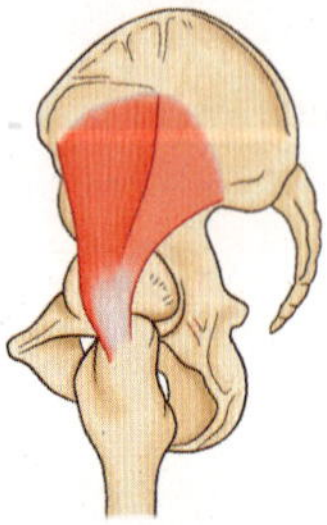	엉덩관절 벌림, 안쪽돌림	위볼기신경 (L4~S1)	엉덩뼈 옆면	넙다리뼈 큰돌기 (앞쪽 모서리)
큰모음근 (adductor magnus) 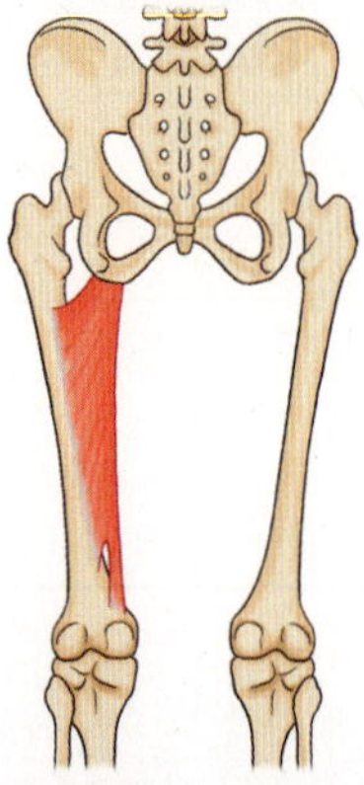	엉덩관절 모음	위볼기신경 (L4~S1)	엉덩뼈 바깥면	거친선 (linea aspera) 전체와 모음근 결절 (adductor tubercle)

근육	기능	신경	이는 곳	닿는 곳
짧은모음근 (abductor brevis) 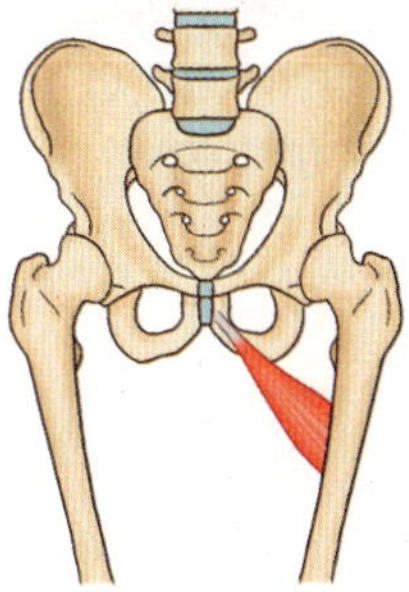	엉덩관절 모음	폐쇄신경 (obturator nerve) (L3~L4)	두덩뼈(pubis) 아래가지 (inferior ramus)의 바깥 면	몸쪽 거친선과 두덩근 선 (pectineal line)
긴모음근 (adductor longus) 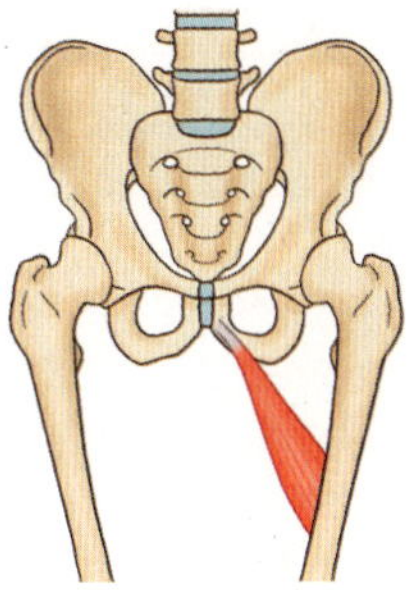	엉덩관절 모음	폐쇄신경(L3~L4)	두덩뼈 아래가지의 바깥 면	거친선의 중간 1/3
궁둥구멍근(priformis) 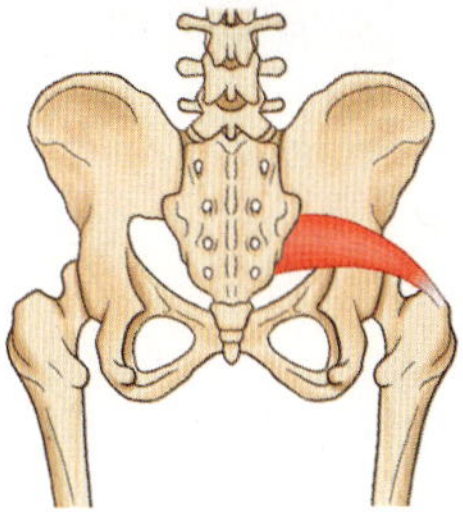	엉덩관절 가쪽돌림	좌골신경 (sciatic nerve) (S1~S2) 신경뿌리분절에서 일어난 신경들	엉치뼈	넙다리뼈 큰 돌기(위모서리)

2. 무릎 근육

근육	기능	신경	이는 곳	닿는 곳
넙다리곧은근 (rectus femoris) 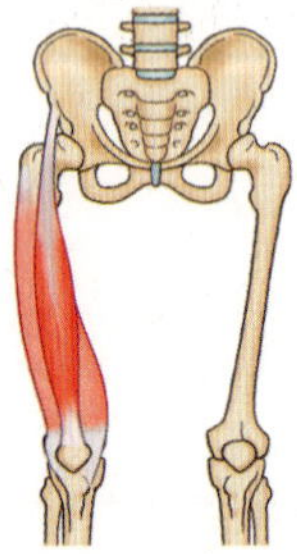	엉덩관절 굽힘, 무릎 관절 폄 (knee extension)	넙다리신경 (femoral nerve) (L2~L4)	아래 앞 엉덩뼈 가시 (AIIS)	네갈래근 힘줄에서 정강뼈 거친 면 (tibial tubercle)
안쪽 넓은근 (vastus medialis) 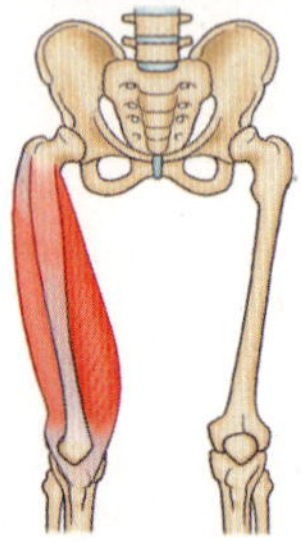	무릎관절 폄	넙다리신경 (L2~L4)	거친선 (linea aspera)	네갈래근 힘줄에서 정강뼈 거친 면
가쪽 넓은근 (vastus lateralis) 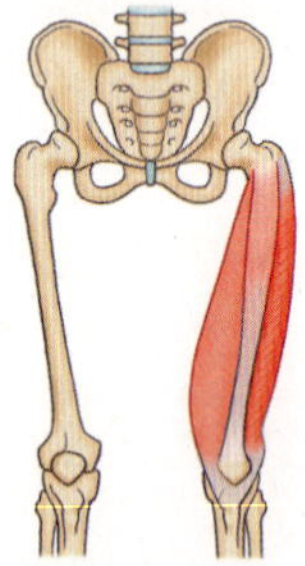	무릎관절 폄	넙다리신경 (L2~L4)	거친선 (linea aspera)	네갈래근 힘줄에서 정강뼈 거친 면
중간 넓은근 (vastus intermedius) 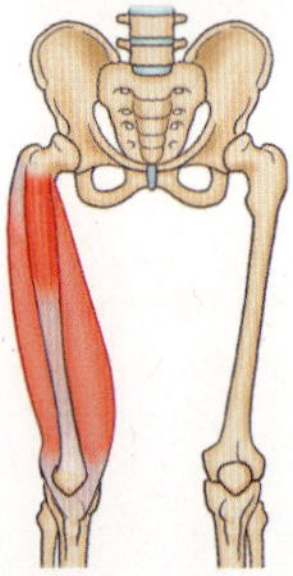	무릎관절 폄	넙다리신경 (L2~L4)	넙다리뼈 앞쪽	네갈래근 힘줄에서 정강뼈 거친 면

근육	기능	신경	이는 곳	닿는 곳
넙다리 두갈래근 (biceps femoris) 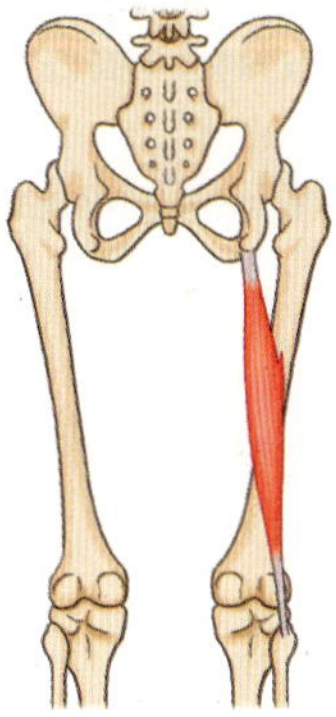	무릎관절 굽힘, 엉덩관절 폄 (knee flexion), 엉덩관절 폄	긴 갈래: 궁둥신경(S1~S3), 짧은갈래: 온종아리 신경 (common peroneal nerve)(L5~S2)	긴 갈래: 궁둥뼈 결절 (ischial tuberosity), 짧은 갈래: 넙다리뼈 거친선의 가쪽 선 (lateral lip of linea aspera)	두 갈래의 공통 힘줄은 종아리뼈 머리(head of fibula)에 닿음
반막근 (semimembranosus) 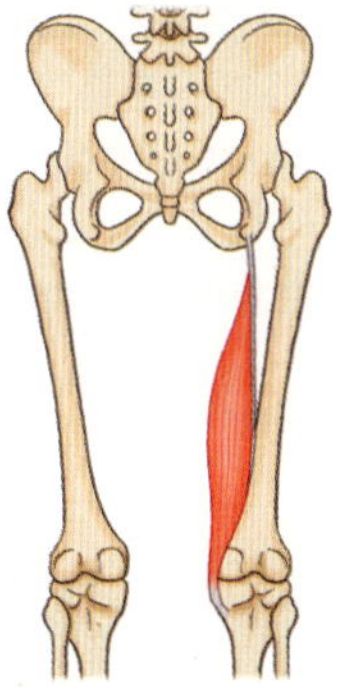	무릎관절 굽힘, 엉덩관절 폄	궁둥신경의 정강 부분(tibial portion) (L5~S2)	궁둥뼈 결절	정강뼈 안쪽 관절융기의 뒷면
반힘줄근 (semitendinosus) 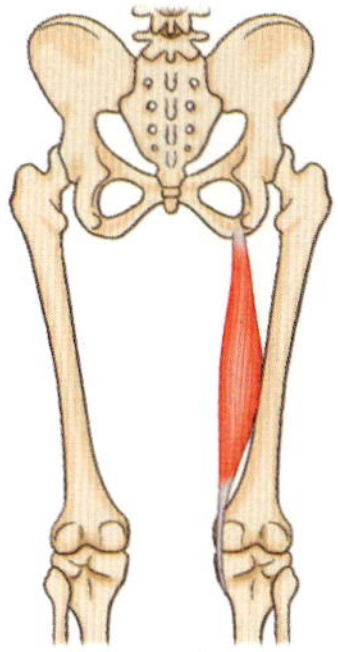	무릎관절 굽힘, 엉덩관절 폄	궁둥신경(L5~S2)	궁둥뼈 결절	정강뼈 몸통의 앞 안쪽 면(거위 발)

3. 발목, 발 근육

근육	기능	신경	이는 곳	닿는 곳
장딴지근 (gastrocnemius) 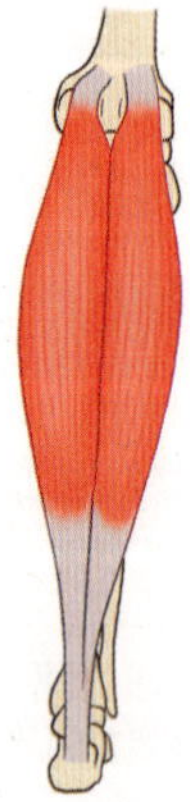	발목관절 바닥쪽 굽힘 (ankle plantar-flexion), 무릎관절 굽힘	정강신경 (tibial nerve) (S1~S2)	넙다리뼈 안쪽 관절융기와 가쪽 관절융기	아킬레스 힘줄 (achilles tendon)이 되어 발꿈치뼈(calcaneus)
가자미근(soleus) 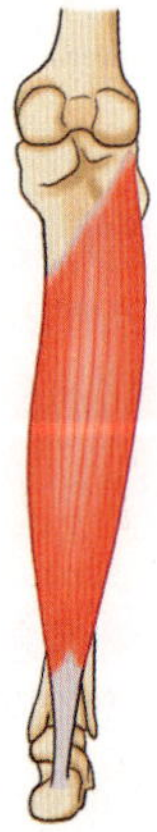	발목관절 바닥쪽 굽힘	정강신경(S1~S2)	종아리뼈와 정강뼈 뒤쪽	아킬레스 힘줄 (achilles tendon)이 되어 발꿈치뼈(calcaneus)
앞정강근 (tibialis anterior) 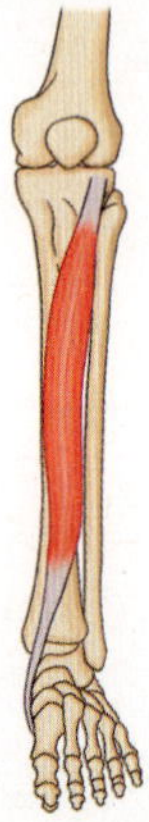	발목관절 등쪽 굽힘 (ankle dorsiflexion), 발 안쪽번짐 (foot inversion)	깊은종아리신경 (deep peroneal nerve) (L4~S1)	정강뼈 가쪽과 뼈사이 막 (interosseous membrane)	첫 번째 쐐기뼈와 발허리뼈 (first cuneiform and metatarsal)

근육	기능	신경	이는 곳	닿는 곳
뒤정강근 (tibialis posterior) 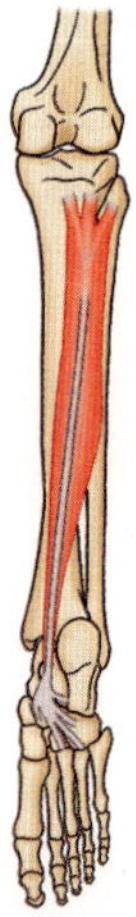	발 안쪽번짐 (foot inversion), 발목관절 바닥쪽 굽힘	정강신경(L5~S1)	뼈사이 막, 인접한 정강뼈, 종아리뼈	발배뼈(navicular)와 대부분의 발목뼈 (tarsals) 및 발허리뼈(metatarsals)
긴종아리근 (peroneus longus) 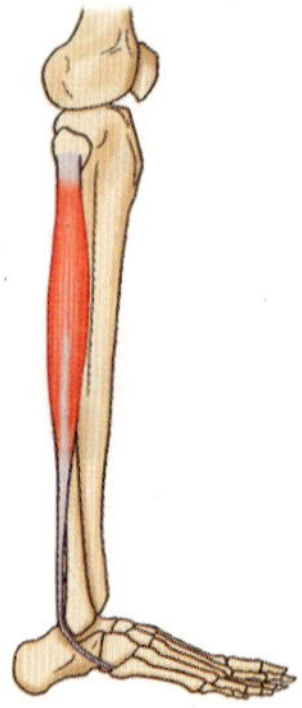	발 가쪽번짐 (foot eversion), 발목관절 바닥쪽 굽힘	얕은 종아리신경 (superficial peroneal nerve) (L4~S1)	가쪽 몸쪽 종아리뼈와 뼈사이 막	첫 번째 쐐기뼈와 발허리뼈의 바닥면
짧은종아리근 (peroneus brevis) 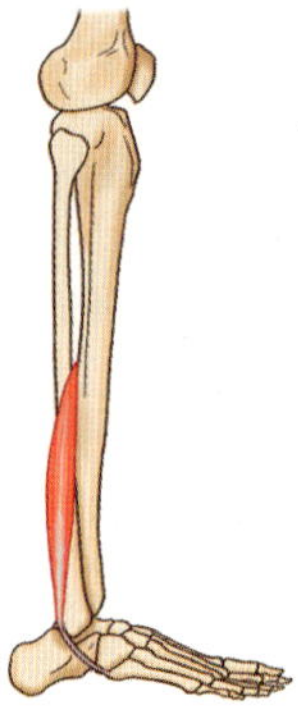	발 가쪽번짐, 발목관절 바닥쪽 굽힘	얕은종아리신경 (L4~S1)	종아리뼈 가쪽면의 가쪽 2/3	다섯 번째 발허리뼈의 바닥면

근육	기능	신경	이는 곳	닿는 곳
긴발가락폄근 (extensor digitorum longus; EDL) 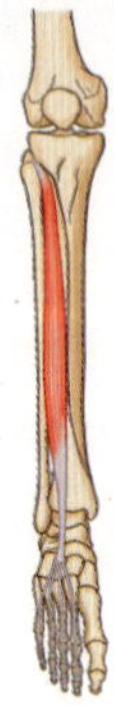	작은 4개의 발가락 (four lessor toes) 폄, 발목관절 등쪽 굽힘, 발 가쪽번짐	깊은종아리신경 (L4~S1)	종아리뼈 몸통의 앞면	작은 4개의 발가락의 끝 마디뼈 (distal phalanx)
긴엄지폄근 (extensor hallucis longus; EHL) 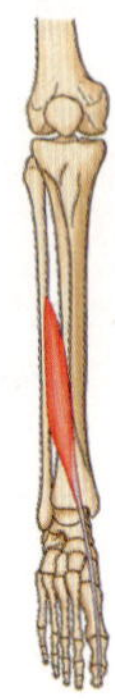	엄지발가락 (great toe) 폄, 발목관절 등쪽 굽힘, 발 안쪽번짐	깊은종아리신경 (L4~S1)	종아리뼈와 뼈사이 막	엄지발가락의 끝 마디뼈
긴발가락굽힘근 (flexor digitorum longus; FDL) 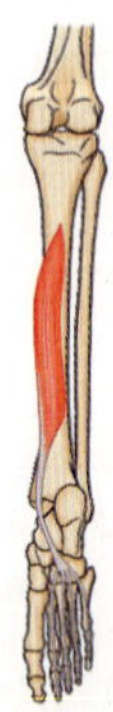	작은 4개의 발가락 굽힘, 발목관절 바닥쪽 굽힘, 발 안쪽번짐	정강신경 (L5~S1)	정강뼈 뒤쪽	작은 4개의 발가락의 끝 마디뼈
긴엄지굽힘근 (flexor hallucis longus; FHL) 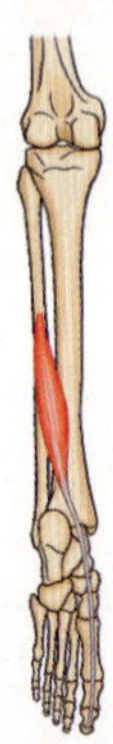	엄지발가락 굽힘, 발목관절 바닥쪽 굽힘, 발안쪽번짐	정강신경 (L5~S1)	종아리뼈 뒤쪽과 뼈사이 막	엄지발가락의 끝 마디뼈

4. 어깨 근육

근육	기능	신경	이는 곳	닿는 곳
위등세모근 (upper trapezius) 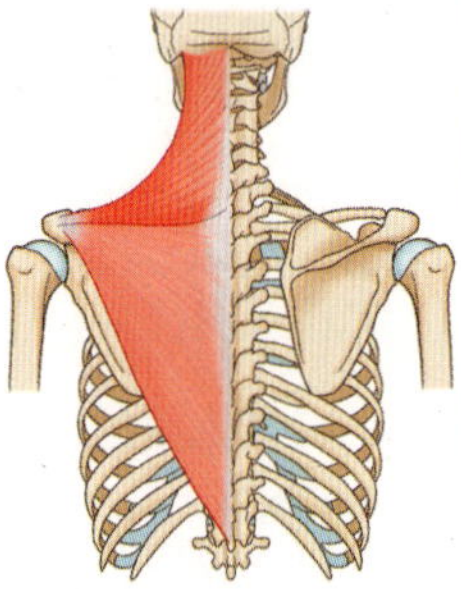	어깨뼈 올림 (scapular elevation), 위쪽 돌림 (upward rotation)	척수더부신경(CN XI) (spinal accessory nerve)(C3~C4)	뒤통수 뼈융기 (occipital protuberance), 목덜미 인대 (nuchal ligament)	빗장뼈(clavicle)의 바깥 1/2, 봉우리 돌기 (acromion process)
중간등세모근 (middle trapezius) 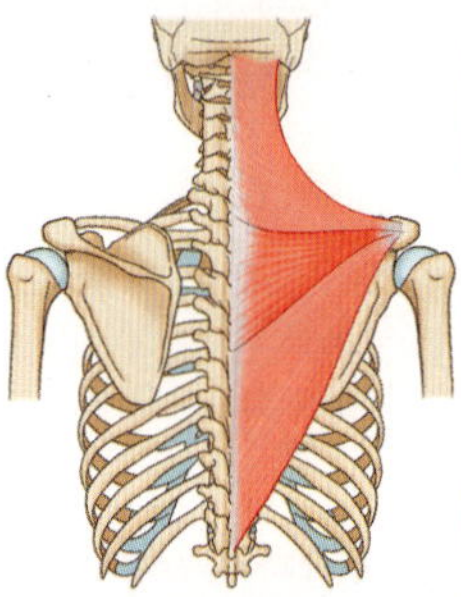	팔 이음뼈 (shoulder girdle) 뒤당김(retraction)	척수더부신경(C3~C4)	C7~T3 가시돌기 (spinous processes)	어깨뼈 가시 윗입술 (superior lip of spine of scapular)
아래등세모근 (lower trapezius) 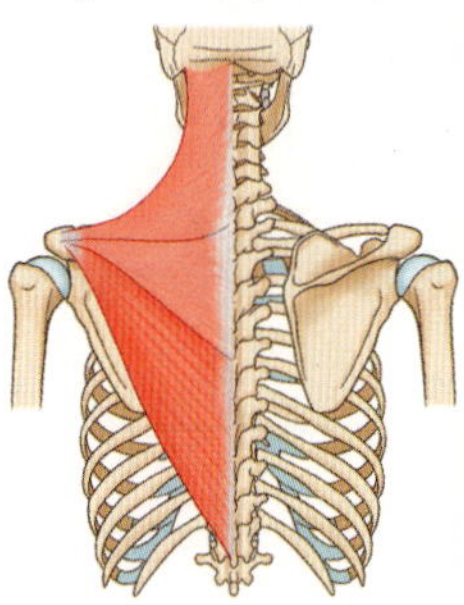	어깨뼈 내림 (shoulder depression), 위쪽돌림 (upward rotation)	척수더부신경(C3~C4)	중간과 아래등뼈 (thoracic vertebrae) 가시돌기	어깨뼈 가시바닥 (base of spine of scapula)

근육	기능	신경	이는 곳	닿는 곳
앞톱니근 (serratus anterior) 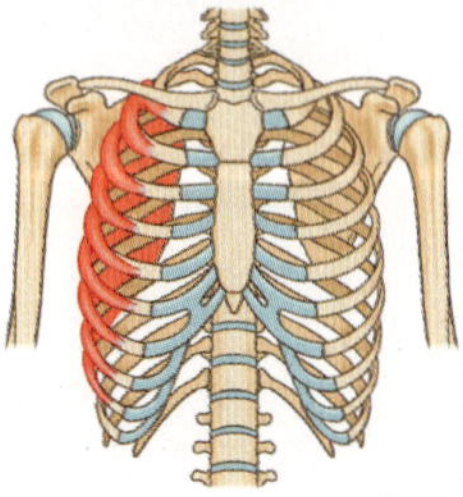	어깨뼈 앞당김 (protraction), 위쪽돌림	긴가슴신경 (long thoracic nerve)(C5~C7)	위 8개 갈비뼈의 가쪽면	어깨뼈의 척추 쪽 모서리 (vertebral border of scapular)의 앞쪽 면
큰마름근과 작은마름근 (rhomboid major & minor) 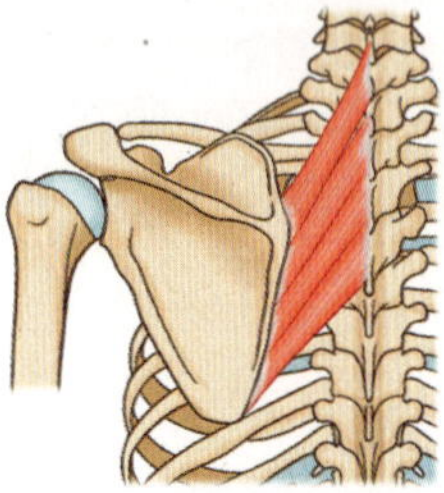	어깨뼈 뒤당김, 아래쪽 돌림 (downward rotation)	등쪽어깨신경 (dorsal scapular nerve)(C5)	목덜미 인대와 C7와 T5의 가시돌기	어깨뼈의 가시(spine)와 아래 각 (inferior angle) 사이의 척추쪽 모서리
어깨올림근 (levator scapulae) 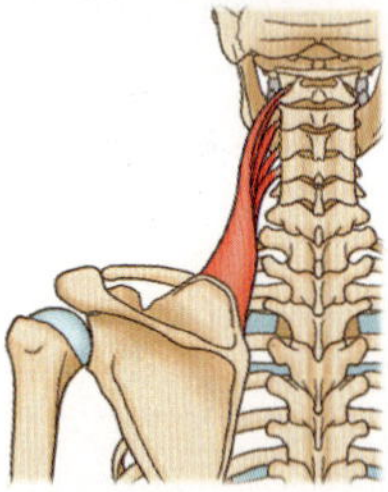	어깨뼈 올림, 아래쪽 돌림	C3와 C4 신경, 등쪽어깨신경(C5)	C1~C4의 가로돌기 (transverse processes)	어깨뼈의 위각 (superior angle)과 가시바닥 사이의 척추쪽 모서리

근육	기능	신경	이는 곳	닿는 곳
어깨세모근(deltoid) (앞) 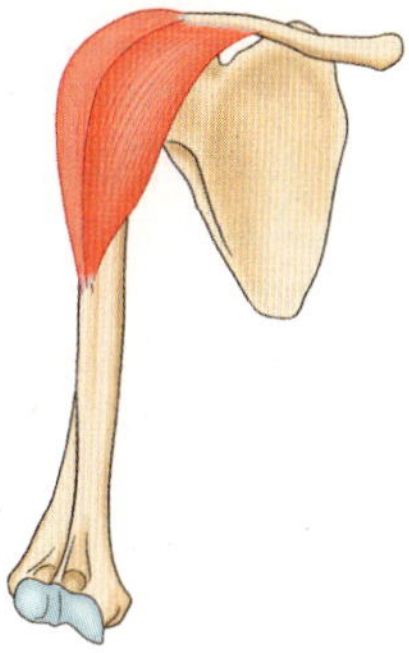	어깨관절 굽힘, 안쪽돌림, 가로 모음 (horizontal adduction)	겨드랑신경 (axillary nerve) (C5~C6)	빗장뼈 가쪽 1/3 앞쪽	위팔뼈(humerus) 세모근 거친면 (deltoid tuberosity) 앞
(중간) 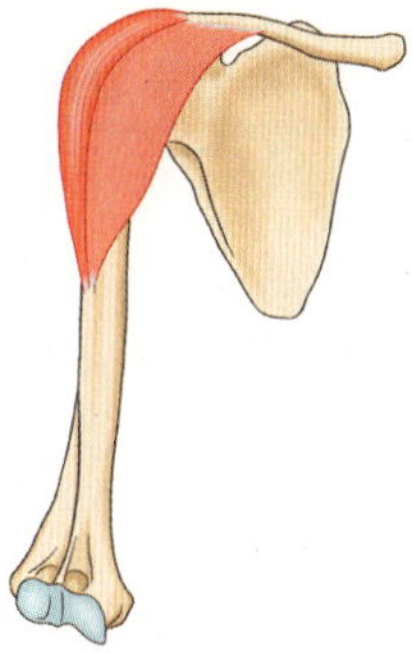	어깨관절 벌림	겨드랑신경 (C5~C6)	어깨뼈봉우리돌기 중간	위팔뼈 세모근 거친면 중간
(뒤) 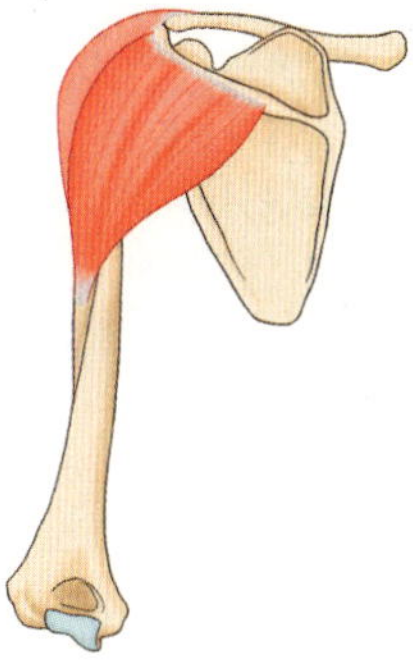	어깨관절 폄, 과다 폄, 가쪽돌림	겨드랑신경 (C5~C6)	어깨뼈가시의 아랫입술 (inferior lip) 뒤쪽	위팔뼈 세모근 거친면 뒤

근육	기능	신경	이는 곳	닿는 곳
큰가슴근과 작은가슴근 (pectoralis major and minor) 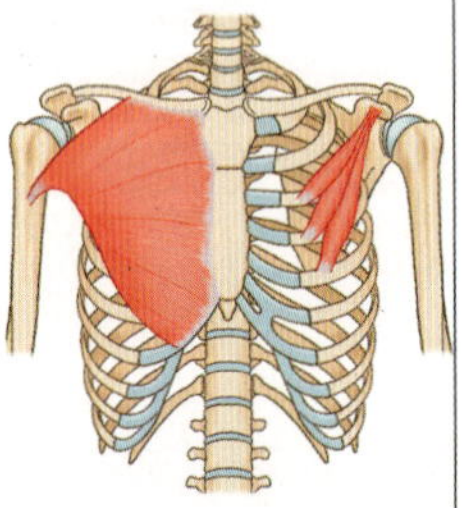	큰가슴근: 약 90°까지 어깨관절 굽힘, 안쪽돌림, 모음, 가로모음 작은 가슴근: 어깨 돌림	큰가슴근: 가쪽, 안쪽 가슴근신경 (pectoral nerves) (C5~T1) 작은 가슴근: 안쪽 가슴근신경 (C8~T1)	큰가슴근: 빗장뼈의 안쪽 1/3의 빗장부분, 위쪽 6개 갈비뼈의 갈비 연골 (costal cartilage)이 있는 곳까지 복장뼈(sternum) 앞면의 흉골 부분 작은 가슴근: 3, 4, 5번째 갈비뼈	큰가슴근: 위팔뼈의 두갈래 근고랑 (bicipital groove) 가쪽입술-큰결절능선 (crest of greater tubercle) 작은가슴근: 부리돌기 (coracoid process)의 안쪽 모서리
넓은등근 (latissimus dorsi) 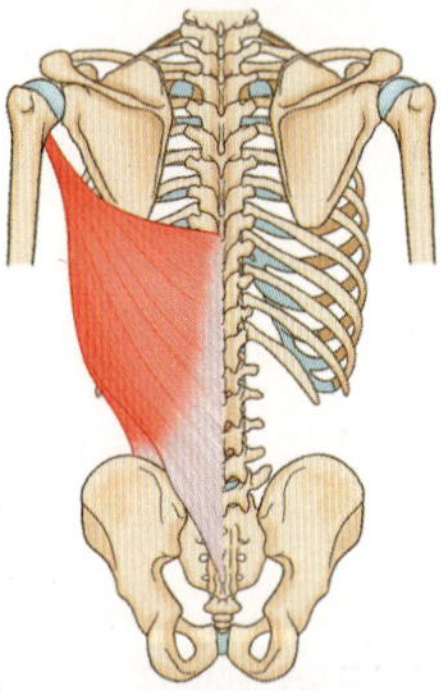	어깨관절 폄, 모음, 안쪽돌림, 과신전	가슴등신경 (thoracodorsal nerve)(C6~C8)	T7~L5 가시돌기, 엉치뼈와 엉덩뼈능선 (iliac crest), 아래 3개 갈비뼈	위팔뼈의 두갈래 근고랑 (바닥과 안쪽 입술)
큰원근(teres major) 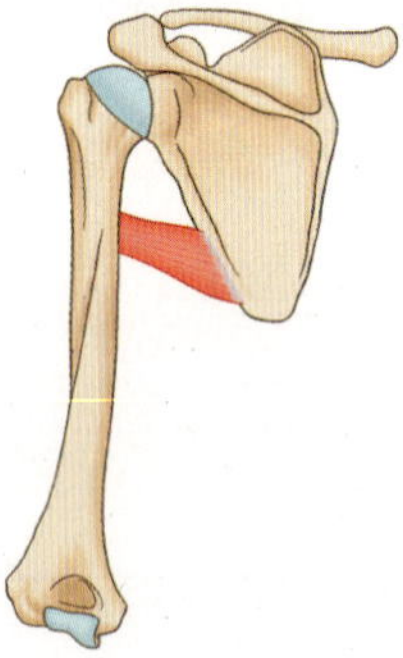	어깨관절 폄, 모음, 안쪽돌림	어깨밑신경 (subscapular nerve)(C5~C6)	아래 각에 가까운 어깨뼈의 겨드랑모서리 (axillary border of scapular)	위팔뼈의 두갈래근고랑의 안쪽 입술 - 작은 결절능선 (crest of lesser tubercle)

5. 돌림근 띠 근육

근육	기능	신경	이는 곳	닿는 곳
가시위근 (supraspinatus) 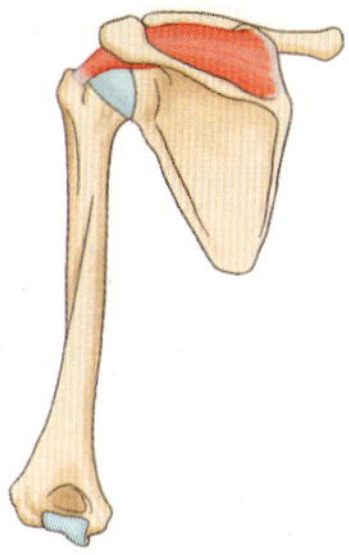	어깨관절 벌림	어깨위신경 (suprascapular nerve)(C5~C6)	어깨뼈의 가시위 오목(supraspinous fossa of scapular)	위팔뼈의 큰 결절 (greater tuberosity of humerus)
가시아래근 (infraspinatus) 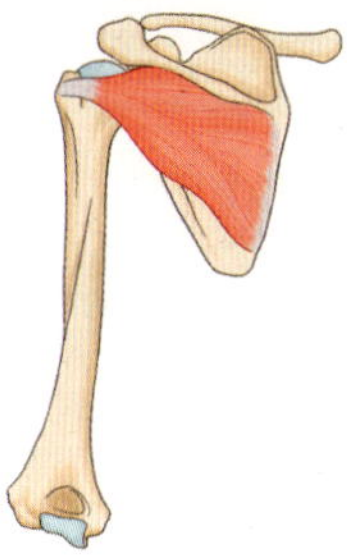	어깨관절 가쪽돌림, 가로 벌림	어깨위신경 (C5~C6)	어깨뼈의 가시아래 오목(infraspinous fossa of scapular)	위팔뼈의 큰 결절
작은원근 (teres minor) 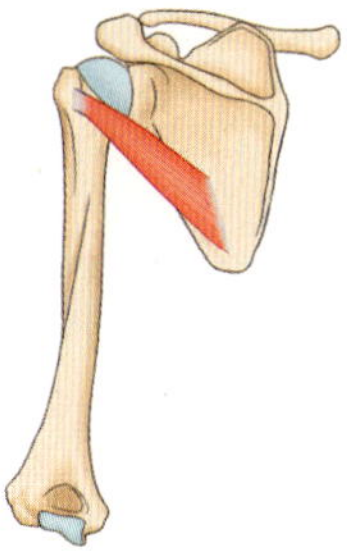	어깨관절 가쪽돌림, 가로 벌림	겨드랑신경 (C5~C6)	어깨뼈의 겨드랑 모서리	위팔뼈의 큰 결절
어깨밑근 (subscapularis) 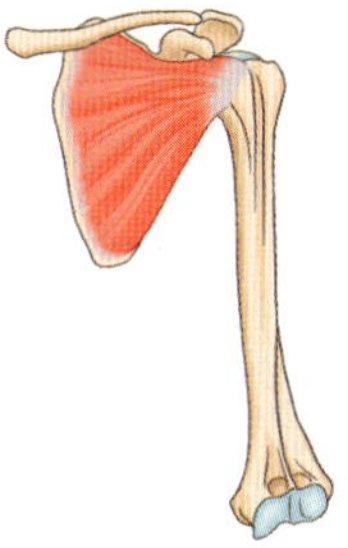	어깨 관절 안쪽돌림, 가로 벌림	어깨밑신경 (C5~C6)	어깨뼈의 어깨뼈밑 오목 (subscapular fossa of scapular)	위팔뼈의 큰 결절

6. 팔꿉 및 아래팔 근육

근육	기능	신경	이는 곳	닿는 곳
위팔두갈래근 (biceps brachii) 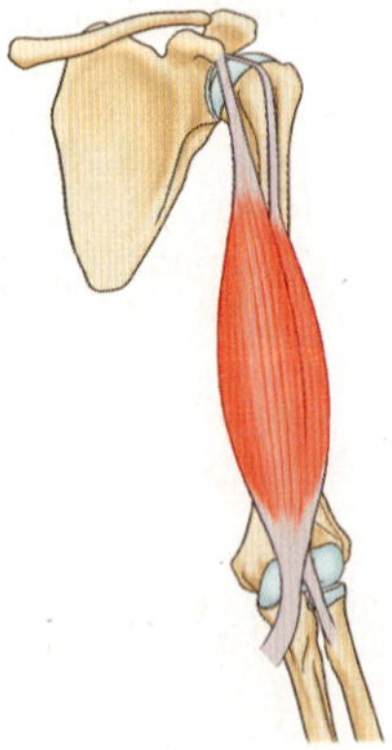	팔꿈치 굽힘, 아래팔 뒤침 (supination)	근육피부신경 (musculocutaneous nerve)(C5~C6)	짧은 갈래: 어깨뼈의 부리돌기 (coracoid process of scapular) 긴 갈래: 어깨뼈의 접시위결절 (supraglenoid tubercle)	노뼈의 두갈래근 거친면(bicipital tuberosity of radius)
위팔세갈래근 (triceps brachii) 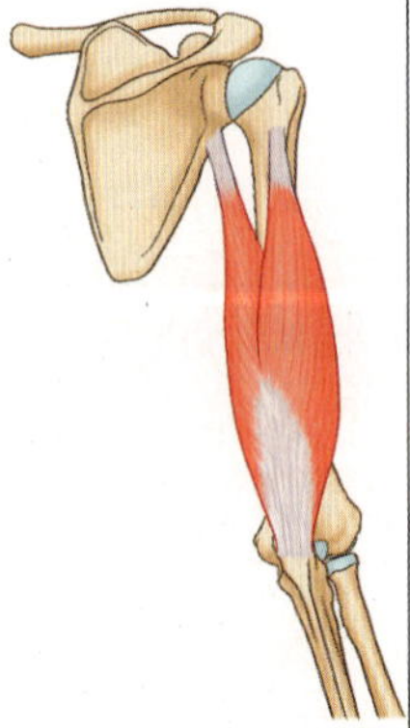	팔꿈치 폄	노신경 (radial nerve) (C6~C7)	긴갈래: 어깨뼈의 접시아래결절 (infraglenoid tubercle) 가쪽갈래: 몸쪽 위팔뼈의 가쪽/뒤쪽면 안쪽갈래: 먼쪽 위팔뼈의 안쪽/뒤쪽면	자뼈의 팔꿈치머리 돌기(olecranon process of ulna)
위팔근(brachialis) 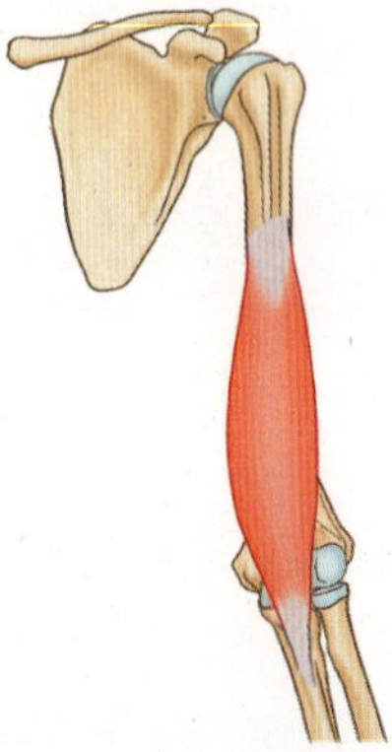	팔꿈치 굽힘	근육피부신경 (C5~C6)	위팔뼈의 앞쪽면의 먼쪽 부분	자뼈 거친면과 자뼈 갈고리 돌기 (coronoid process of ulna)

근육	기능	신경	이는 곳	닿는 곳
위팔노근 (brachioradialis) 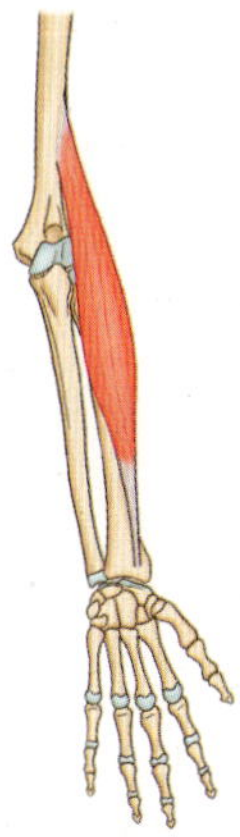	팔꿈치 굽힘	노신경(C5~C6)	위팔뼈 가쪽 관절융기위 능선(lateral supracondylar ridge of humerus)	노뼈 붓돌기 (styloid process of radius)
손뒤침근(supinator) 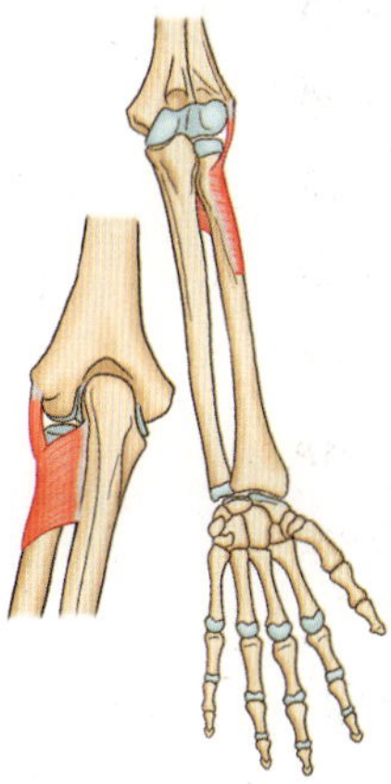	아래팔 뒤침	노신경(C6)	위팔뼈 가쪽 위관절융기 (lateral epicondyle)와 인접해 있는 자뼈	몸쪽 노뼈의 앞쪽 면
원엎침근 (pronator teres) 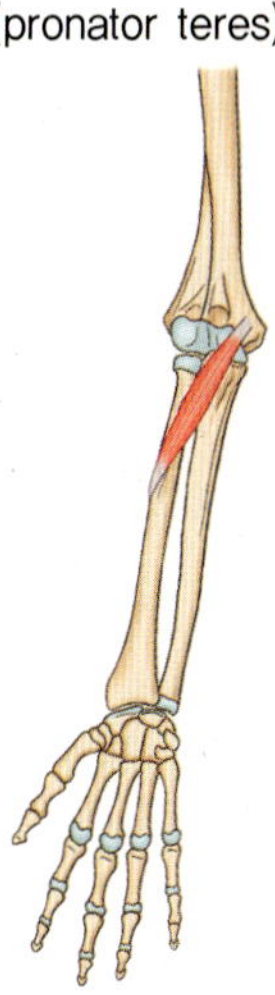	아래팔뼈 엎침, 팔꿈치 굽힘	정중신경 (median nerve) (C6~C7)	위팔뼈 안쪽 위관절융기 (medial epicondyle), 자뼈 갈고리돌기	노뼈 중간 부분의 가쪽 면

7. 손목, 손, 손가락 근육

근육	기능	신경	이는 곳	닿는 곳
자쪽 손목굽힘근 (flexor carpi ulnaris; FCU) 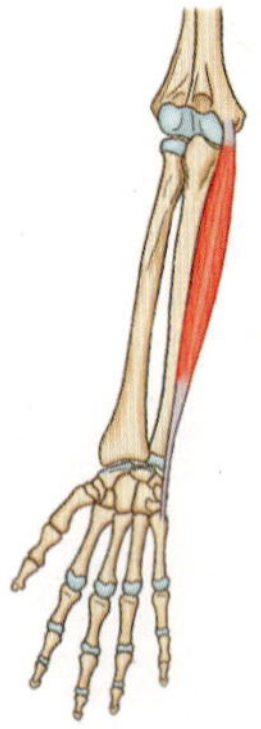	손목관절 굽힘, 자쪽 치우침 (ulnar deviation)	자신경 (ulnar nerve) (C8~T1)	위팔뼈 안쪽 위관절융기 (medial epicondyle)	콩알뼈(pisiform)와 다섯 번째 손허리뼈 (metacarpal)
노쪽 손목굽힘근 (flexor carpi radialis; FCR) 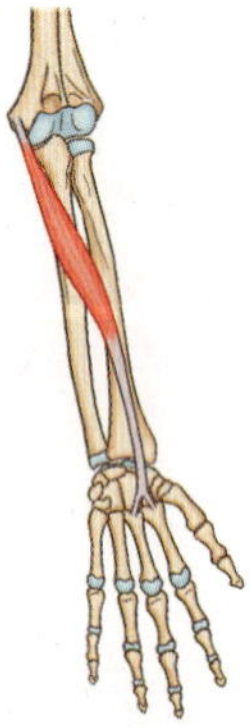	손목관절 굽힘, 노쪽 치우침 (radial deviation)	정중신경(C6~C7)	위팔뼈 안쪽 위관절융기	두 번째, 세 번째 손허리뼈 바닥-손바닥면 (palmar-surface)
자쪽 손목폄근 (extensor carpi ulnaris; ECU) 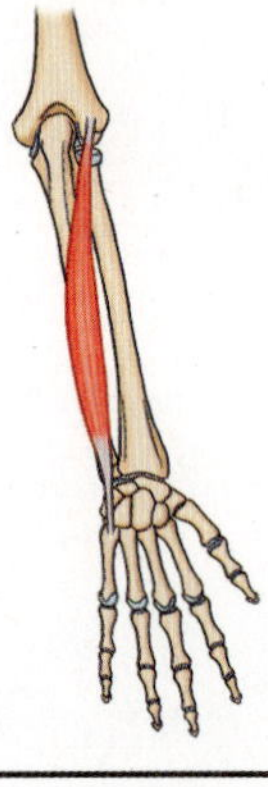	손목관절 폄, 자쪽 치우침 (ulnar deviation)	노신경(C6~C8)	위팔뼈 가쪽 위관절융기	다섯 번째 손허리뼈 바닥

근육	기능	신경	이는곳	닿는곳
긴노쪽 손목폄근 (extensor carpi radialis longus; ECRL) 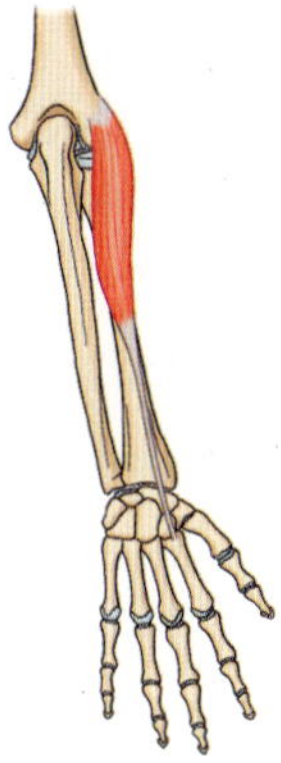	손목관절 노쪽 치우침, 폄	노신경(C6~C7)	위팔뼈 관절융기 위능선	두 번째 손허리뼈 바닥
짧은노쪽 손목폄근 (extensor carpi radialis brevis; ECRB) 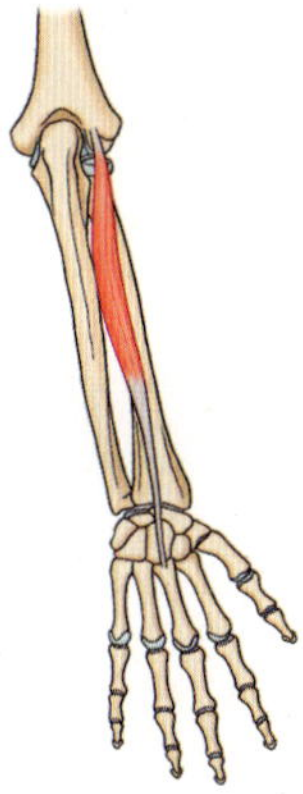	손목관절 폄	노신경(C6~C7)	위팔뼈의 가쪽 위관절융기	세 번째 손허리뼈 바닥
얕은손가락굽힘근 (flexor digitorum superficialis; FDS) 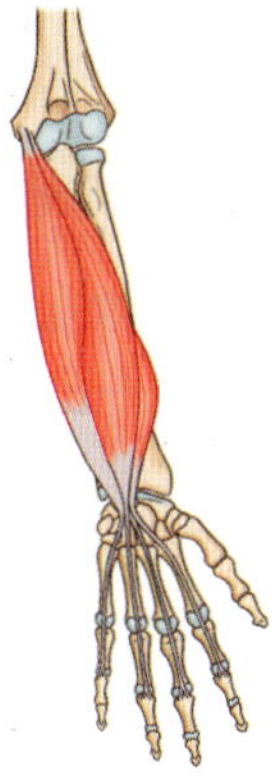	몸쪽 손가락관절사이관절 (proximal interphalangeal; PIP)과 손허리손가락관절 (metacarpophalangeal; MCP) joint 굽힘	정중신경 (C7~T1)	위팔뼈의 가쪽 위관절융기, 갈고리돌기, 노뼈	네 개 손가락의 중간 마디의 옆

근육	기능	신경	이는 곳	닿는 곳
깊은손가락굽힘근 (flexor digitorum profundus; FDP) 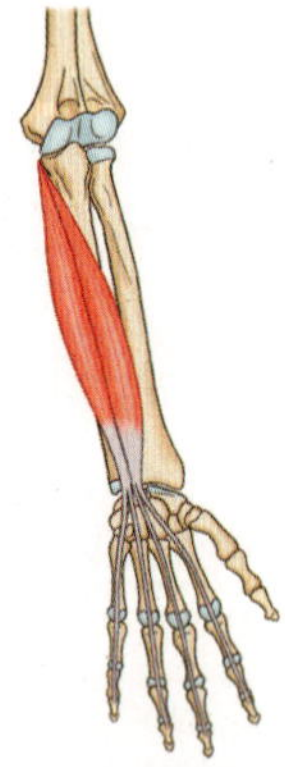	손가락 모든 3개 관절(MP, PIP, DIP) 굽힘	정중신경과 자신경(C8~T1)	자뼈의 위 3/4	2~5번째 손가락의 끝마디
손가락폄근 (extensor digitorum) 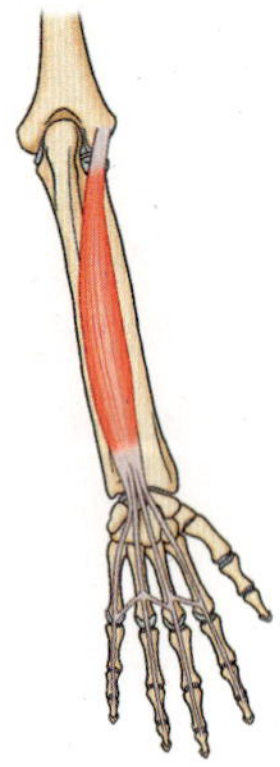	손가락 모든 3개 관절(MP, PIP, DIP) 폄	노신경(C6~C8)	위팔뼈의 가쪽 위관절융기	2~5번째 손가락의 끝마디 바닥
새끼폄근 (extensor digiti minimi) 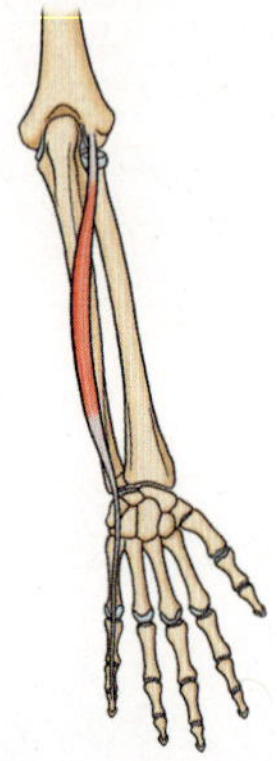	새끼손가락 모든 3개 관절 (MP, PIP, DIP) 폄	노신경-깊은 가지 (C6~C8)	위팔뼈 가쪽 위관절융기	넷째 손가락 끝마디뼈 바닥

근육	기능	신경	이는 곳	닿는 곳
긴엄지굽힘근 (flexor pollicis longus) 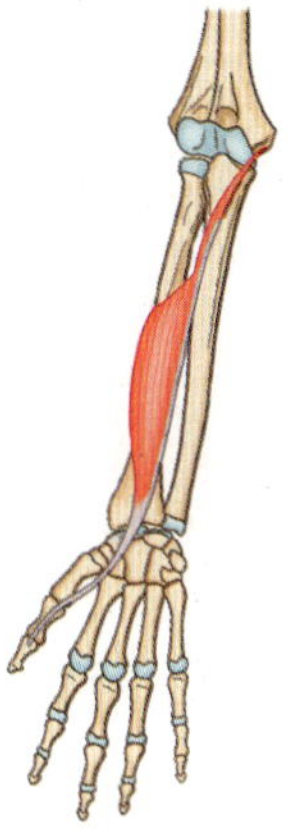	엄지손가락 모든 관절 (IP, MP, CMC) 굽힘	정중신경(C8~T1)	노뼈의 앞쪽면	엄지손가락의 끝마디뼈
긴엄지폄근 (extensor pollicis longus) 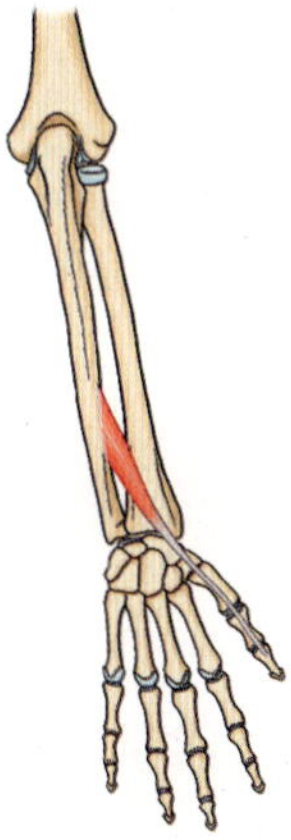	엄지손가락 모든 관절(IP, MP) 폄	노신경(C6~C8)	자뼈 중간 뒤쪽과 뼈사이막	엄지손가락의 끝마디뼈 바닥, 등쪽면
긴엄지벌림근 (abductor pollicis longus; APL) 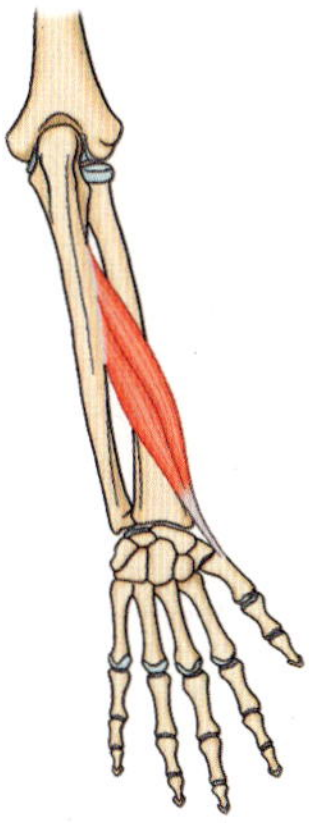	엄지손가락 벌림	노신경(C6~C7)	노뼈 뒤쪽, 뼈사이막, 자뼈 중간	첫 번째 손허리뼈 바닥

근육	기능	신경	이는 곳	닿는 곳
등쪽 뼈사이근 (dorsal interossei) 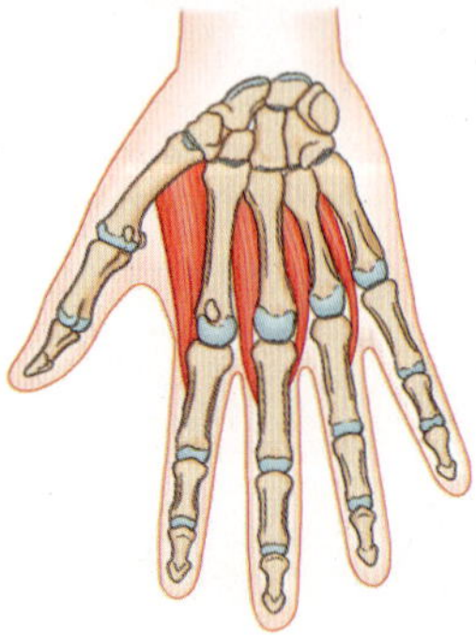	손허리손가락 관절에서 손가락 벌림	자신경(C8~T1)	인접한 손허리뼈	첫 마디뼈 바닥
바닥쪽 뼈사이근 (palmar interossei) 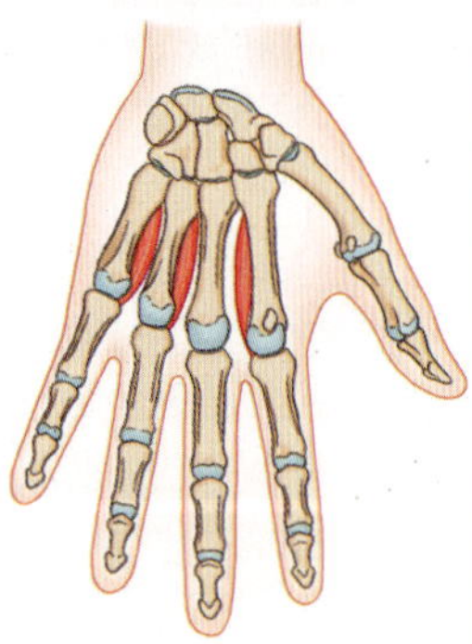	손허리손가락 관절에서 손가락 모음	자신경(C8~T1)	각각의 손허리뼈	이는 곳과 같은 첫 마디뼈 바닥
엄지모음근 (adductor pollicis) 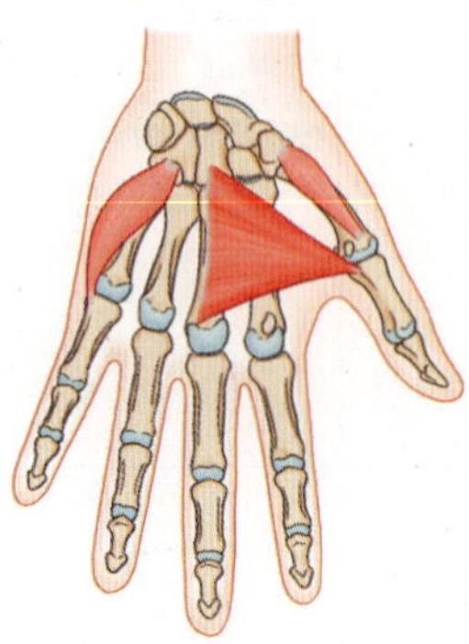	엄지손가락 모음	자신경(C8~T1)	알머리뼈(capitate), 두 번째 손허리뼈 바닥, 세 번째 손허리뼈의 손바닥면	엄지손가락 첫 마디뼈 바닥

근육	기능	신경	이는 곳	닿는 곳
엄지맞섬근 (opponens pollicis) 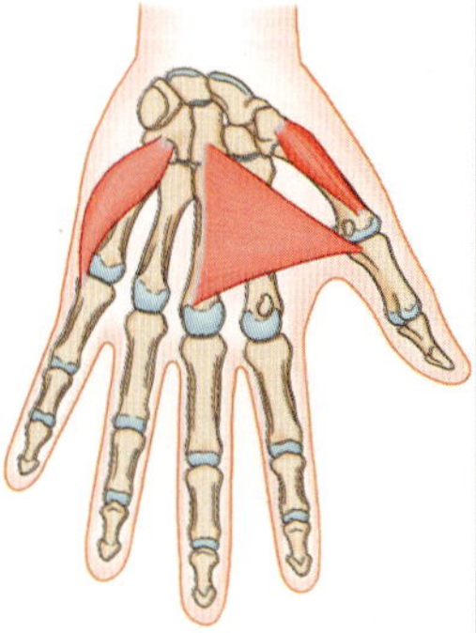	엄지손가락 맞섬	정중신경(C6~C7)	큰마름뼈 (trapezium bone)와 굽힘근 지지띠 (flexor retinaculum)	첫 번째 손허리뼈
짧은엄지벌림근 (abductor pollicis brevis) 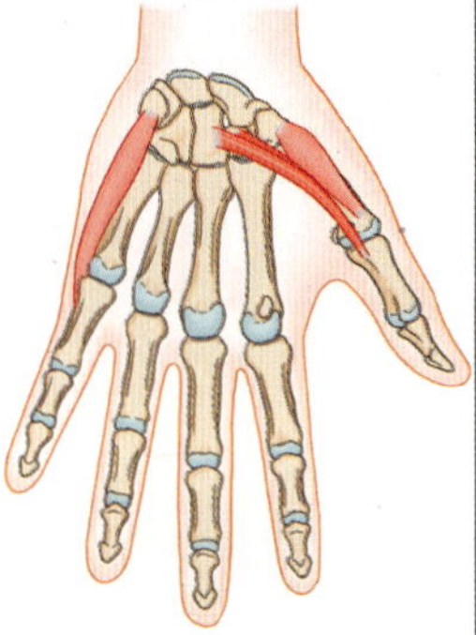	엄지손가락 안장관절 벌림	정중신경(C6~C7)	가로 손목뼈 인대 (transverse carpal ligament), 손배뼈(scaphoid)의 거친면, 큰마름뼈의 능선	엄지손가락 첫 마디뼈 바닥 자뼈쪽
새끼굽힘근 (flexor digiti minimi) 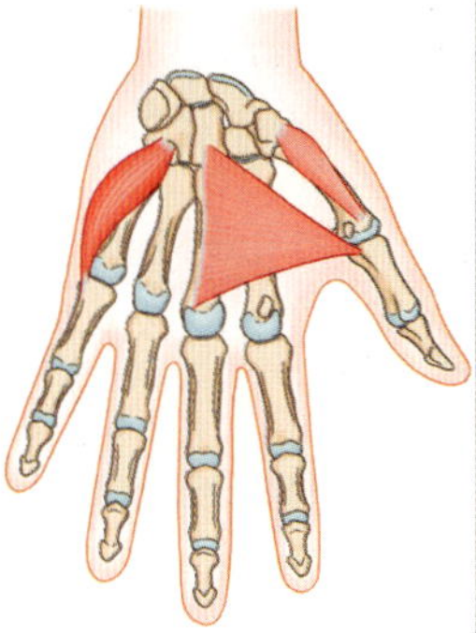	새끼손가락의 손목손허리와 손허리손가락 관절 굽힘	자신경(C8~T1)	갈고리뼈 고리 (hook of hamate)와 굽힘근 지지띠	네 번째 손가락의 첫 마디뼈 바닥

근육	기능	신경	이는 곳	닿는 곳
새끼맞섬근 (opponens digiti minimi) 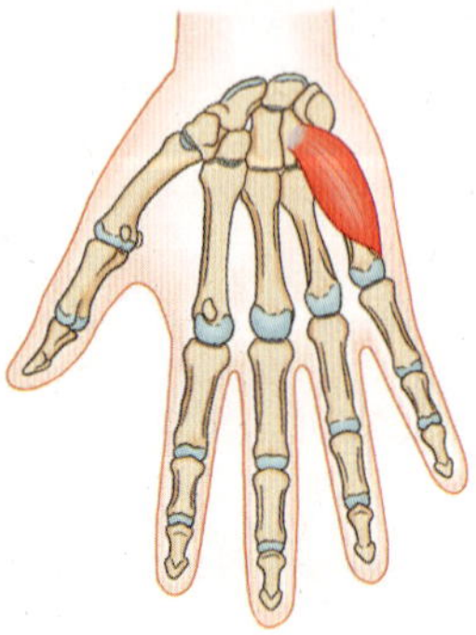	새끼손가락 맞섬	자신경(C8~T1)	갈고리뼈와 굽힘근 지지띠	다섯 번째 손허리뼈
새끼벌림근 (abductor digiti minimi) 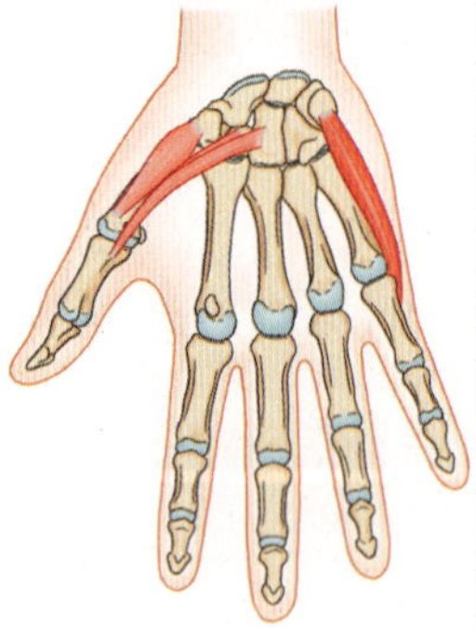	새끼손가락의 손허리손가락 관절 벌림	자신경(C8~T1)	콩알뼈(pisiform), 자쪽 손목굽힘근	새끼손가락 첫 마디뼈

8. 목, 몸통, 등의 근육

근육	기능	신경	이는 곳	닿는 곳
목빗근(sternocleidomastoid) 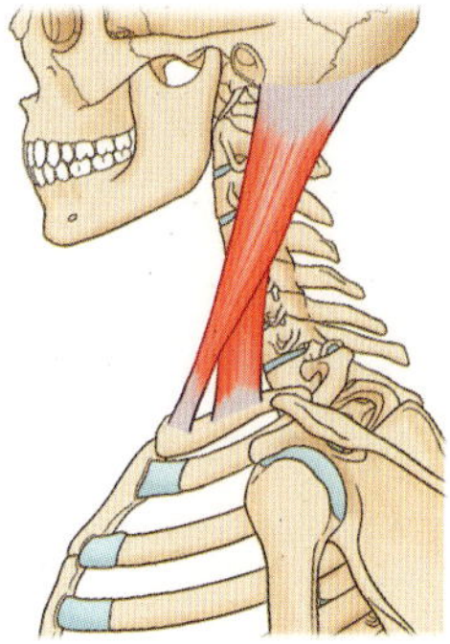	목 굽힘 (cervical flexion)과 반대쪽으로 돌림	더부신경 (accessory nerve)-CN XI(C2,C3)	복장뼈와 빗장뼈	꼭지돌기 (mastoid process)
앞, 중간, 뒤 목갈비근 (anterior, medius, posterior scalene) 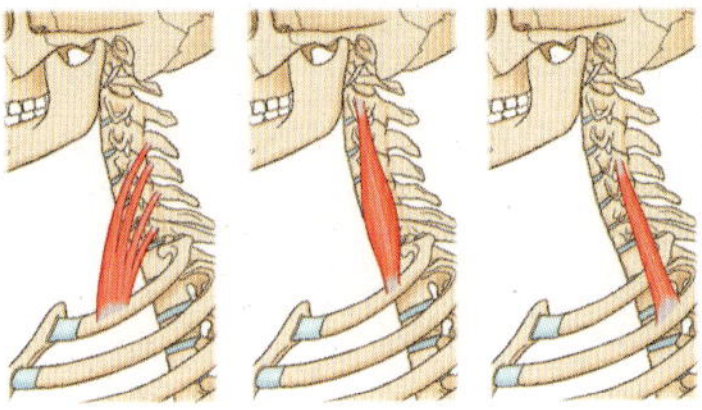 (앞) (중간) (뒤)	목 굽힘 시 양쪽으로 도움, 한쪽 가쪽 굽힘	아랫목신경 (lower cervical nerve)	목뼈의 가로돌기 (transverse processes of cervical vertebrae)	1, 2번째 갈비뼈
배곧은근(rectus abdominis) 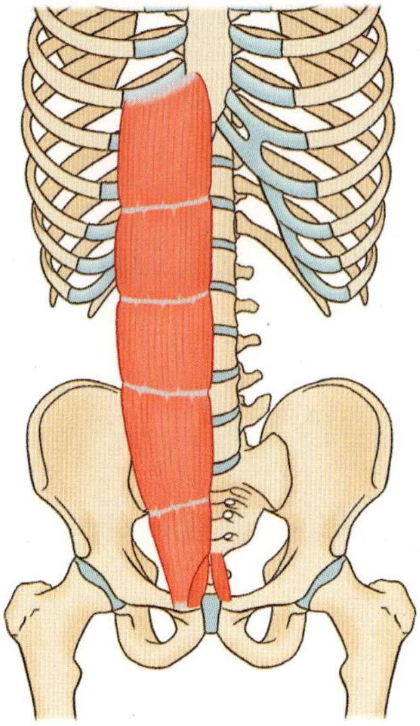	몸통 굽힘과 배 압박	7~12번째 갈비사이 신경 (intercostal nerves)(T7~T12)	두덩뼈(pubis)	5~7번째 갈비물렁뼈

근육	기능	신경	이는 곳	닿는 곳
배바깥빗근 (external oblique) 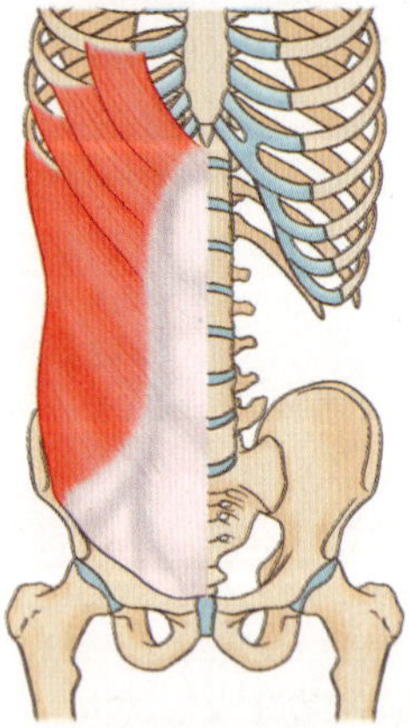	양쪽–몸통 앞쪽 굽힘, 한쪽–가쪽 굽힘과 반대쪽으로 돌림	8~12번째 갈비사이신경, 엉덩아랫배신경 (iliohypogastric nerves), 엉덩샅굴신경 (ilioinguinal nerves)	아래쪽 8개의 갈비뼈 가쪽	엉덩뼈 능선과 백색 선 (linea alba)
배속빗근 (internal oblique) 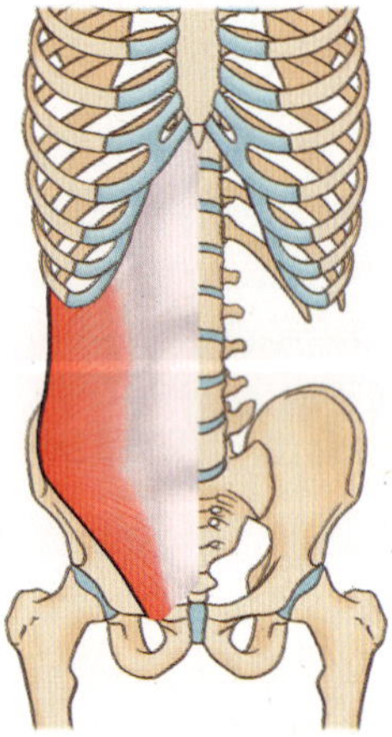	양쪽–몸통 앞쪽 굽힘, 한쪽–가쪽 굽힘과 같은 쪽으로 돌림	8~12번째 갈비사이신경, 엉덩아랫배신경, 엉덩샅굴신경	샅고랑인대 (inguinal ligament), 엉덩뼈능선, 등허리 근막 (thoracolumbar fascia)	10~12번째 갈비물렁뼈와 백색 선

근육	기능	신경	이는 곳	닿는 곳
허리네모근 (quadratus lumborum) 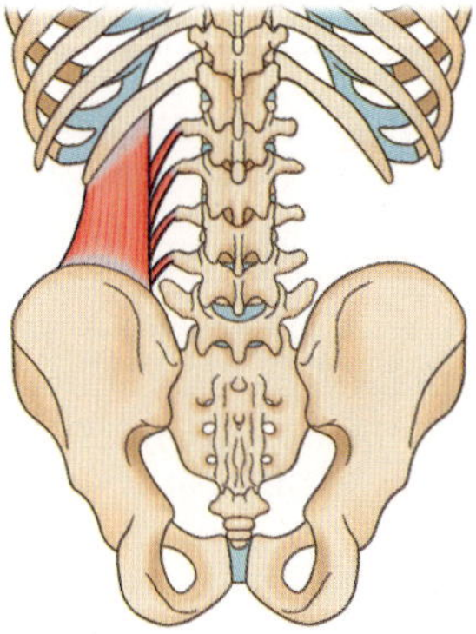	몸통 가쪽 굽힘 (같은 쪽으로)	12번째 등뼈신경(T12)과 첫 번째 허리신경(L1)	엉덩뼈 능선	2, 5번째 허리뼈의 가로돌기와 12번째 갈비뼈
척추세움근(erector spinae) 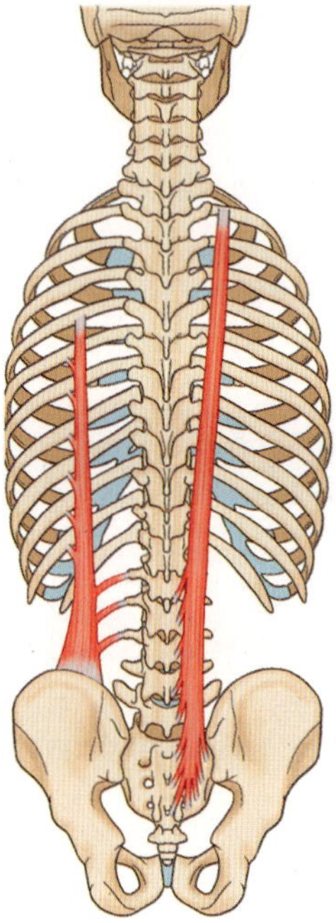	양쪽-머리와 척주 (vertebral column) 폄, 한쪽-가쪽 굽힘	척수신경 (spinal nerves)	뒤통수(occiput)부 터 엉치뼈까지 가시돌기, 가로돌기와 갈비뼈, 엉덩뼈	뒤통수부터 엉치뼈까지 가시돌기, 가로돌기와 갈비뼈, 엉덩뼈

9. 엄지두덩과 새끼두덩의 근육

엄지두덩(thenar muscles)	짧은엄지벌림근, 엄지맞섬근, 짧은엄지굽힘근 엄지두덩 구역의 신경지배: 정중신경
새끼두덩(hypothenar muscles)	새끼벌림근, 새끼맞섬근, 짧은새끼굽힘근 새깨두덩 구역의 신경지배: 자신경

참고문헌

1. 민경옥. 전기치료학. 현문사. 1996.
2. 이준우 등. 신용어 MMT, ROM, Special Test. 퍼시픽북스. 2009.
3. Alexandria VA. The American Physical Therapy Association. Guide to Physical Therapist Practice, 2nd edition. Alexandria, VA: APTA. 2001.
4. Delisa JA. Physical Medicine & Rehabilitation: Principles and Practice, 4th edition. Lippincott Williams & Wilkins. 2005.
5. Dreeben O. Introduction to Physical Therapy for Physical Therapist Assistants. Jones and Bartlett Publishers. 2007.
6. Dreeben O. Physical Therapy Clinical Handbook. Jones and Bartlett Publishers. 2008.
7. Gulick D. Ortho Notes: Clinical Examination Pocket Guide. Philadelphia: F.A. Davis Company. 2005.
8. Hecox B, Tsega AM, Weisberg J, et al. Integrating Physical Agents in Rehabilitation, 2nd edition. Upper Saddle River, NJ. Pearson Education Inc. 2006.
9. Hislop HJ, Mongomery J. Daniels and Worthingham's Muscle Testing: Techniques of Manual Examination. Philadelphia: W.B. Saunders Company. 2002.
10. Jari Y. Stretching Therapy for sport and manual therapies. Churchill living stone. 2008.
11. Kisner C, Colby LA. Therapeutic Exercise: Foundation and technique, 5th edition. F.A. Davis. 2007.
12. Magee DJ. Orthopedic Physical Assessment, 4th edition. SAUNDERS. 2006.
13. Moore KL. Clinically Oriented Anatomy, 3rd edition. Baltimore, MD: Williams and Wilkins. 1992.
14. Norkin CC, White DJ. Measurement of Joint Motion: A Guide to Goniometry, 3rd ed. Philadelphia: F.A. Davis Company. 2003.
15. O'Sullivan SB, Schmitz TJ. Physical Rehabilitation, 5th edition. F.A. Davis. 2007.
16. Pauls JA, Reed KL. Quick Reference to Physical Therapy. Gaithersburg, MD: Aspen Publishers, Inc. 1996.
17. Prentice WE. Therapeutic Modalities for Physical therapist, 2nd edition. M.C Graw Hill. 2002.
18. Rothsteins JM, Roy SH, Wolf SL, et al. The Rehabilitation Specialist's Handbook, 3rd edition. Philadelphia: F.A. Davis Company. 2005.
19. Ryerson S, Levit K. Functional Movement Reeducation. Churchill Livingstone. 1997.
20. Tan, KC. Practical Manual of Physical Medicine and Rehabilitation: Diagnostics, Therapeutics, and Basic Problems. St. Louis: Mosby Year Book, Inc. 1998.
21. Ylinen. Stretching Therapy for Sport and Manual Therapies. Churchill Livingstone. Elsevier. 2008:97-254.

제 4 장

신경계 중재

4-1 신경학적 자료 수집

1. 환자의 각성상태

1) 청명한(alert) 상태

환자는 치료사에게 집중하고 치료에 협조하면서 환자 주위 환경을 인식하고 있다.

2) 혼수(coma) 상태

환자는 전반적으로 자극에 반응하지 않고 깨어나지 못한다. 환자는 그들 스스로 표현할 수 없고 글래스고 혼수 척도(Glasgow coma scale)에 따라 감지될 수 있다(글래스고 혼수 척도는 눈뜨기, 운동반사, 언어반사를 포함).

3) 기면(lethargic) 상태

환자는 졸리거나 수면 상태이다. 환자는 과제에 집중하기를 어려워하고, 깨어 있는 상태를 유지하기 위한 자극을 필요로 한다.

4) 둔화된(obtunded) 상태

환자의 주변 환경에 각성과 인식이 점차 감소된다. 환자는 치료사를 인지하기 위해서 반복적인 감각이 필요하다.

5) 혼미한(stupor) 상태

환자의 주변 환경에 따른 반응은 줄어들고 치료사와 상호작용을 할 수 없다. 환자는 각성되기 위하여 해로운 자극을 필요로 한다.

2. 기억 및 기억상실의 기간

1) 기억(memory)

정신적 입력, 과거의 경험, 지식, 생각, 감정들의 보유 및 회상

2) 단기기억(short-term memory)

가까운 시간 내(몇 초에서 몇 분)에 발생되는 경험, 지식, 생각 및 감정들의 즉각적인 회상이다. 단기기억의 능력은 대략 7가지이다.

3) 장기기억(long-term memory)

오래된 과거(며칠에서 몇 년)에 발생된 경험, 지식, 생각 및 감정들의 회상이다. 장기기억의 능력은 제

한적이지 않다.

4) 기억상실(amnesia)

기억의 상당한 손실을 말하며, 이것은 뇌졸중(CVA), 발작(seizure), 외상(trauma), 알코올 중독, 약물 중독, 노령, 또는 알려지지 않은 원인들로 인하여 발생될 수 있다.

5) 순행성 기억상실증(post-traumatic amnesia)

기억상실이 발생된 이후로 일어난 일들을 기억하지 못하는 증상이다. 순행성 기억상실증은 사고 이후의 새롭게 배운 것들을 기억하지 못하는 흔한 증상이다.

6) 역행성 기억상실증(retrograde amnesia)

기억상실이 발생되기 이전에 사건들을 기억하지 못하는 증상이다. 이것은 사고 이전의 발생된 기존의 습득된 것을 기억하지 못한다. 역행성 기억상실증은 순행성 기억상실증보다 드물다.

3. 인지 및 지각에 관한 용어 정의

1) 실인증(agnosia)

'알지 못한다'라는 문자적 의미를 갖는 것으로 기본적인 감각이상, 지능이상, 주의력 결핍, 실어증에 의한 이름대기장애 등이 없음에도 불구하고 자극을 인식하지 못하는 증상을 말한다. 예를 들어 사자그림을 보여 주었을 때 실인증 환자들은 사자를 그대로 따라 그릴 수 있고(시력장애 없음), "동물의 왕이 무엇인가?"라고 물어보았을 때 "사자"라고 대답할 수 있음에도 불구하고 사자 그림이 어떤 의미를 가자고 있는지 인식하지 못한다. 이때를 시각실인증이라고 하며, 청각실인증, 얼굴실인증, 색실인증 등이 있다.

2) 질병인식 불능증(anosognosia)

우반구 뒤관자엽(posterior temporal)의 병변으로 신체 부위의 표상이나 왜곡이 있다. 더 심각한 문제는 이러한 환자들이 종종 자신들의 장애를 인식하지 못한다는 것이다. 자신이 명확히 생각하지 못한다는 것을 깨닫지 못하고, 예전에 하던 일들을 모두 할 수 없다는 것을 알지 못한다. 예를 들어 우반구에 뇌졸중이 있어 좌측편마비가 발생한 한 비행기 조종사는 심지어 자신이 현재 병원에 입원 중이라는 사실도 무시하고 바로 다음 날 일터에 복귀할 거라고 이야기한다.

3) 실행증(apraxia)

기본적인 운동능력 및 감각능력에 장애가 없고 환자가 지시자의 말을 충분히 이해하고 수행할 수 있을 정도의 의식 수준을 유지하고 있음에도 불구하고, 운동계획을 세우는 대뇌의 영역에 나타난 이상 증상으로 인하여 이미 학습되어 할 수 있는 운동이나 몸짓을 못하는 장애를 말한다. 예를 들어 지시에 따라 입을 크게 벌릴 수 없는 환자도 하품을 하거나 재채기를 할 때는 크게 입을 벌리기도 한다.

4) 관념 실행증(ideational apraxia)

패턴화된 운동의 순서를 알지 못하는 실행증이다.

5) 관념운동성 실행증(ideomotor apraxia)

말도 하고 운동 능력도 정상이지만 지시받은 행위나 운동은 하지 못하는 실행증이다.

6) 전경배경의 구별장애(figure-ground discrimination deficit)

배경으로부터 하나의 물체를 찾아내는 능력의 결여이다.

7) 형태 항상성 장애(form constancy deficit)

배열되어 있는 비슷한 물건들 속에서 하나를 구분하는 능력의 결여이다.

8) 같은 쪽 반맹(homonymous hemianopsia)

시각로(optic tract)가 손상되면 반대쪽에서 교차한 섬유와 같은 쪽에서 온 섬유가 함께 손상된다. 시각로가 손상되었을 때 반대쪽에서 교차한 섬유는 반대쪽 외측 시야를 볼 수 있는 부분이고, 동측의 교차하지 않는 섬유는 동측의 내측 시야를 볼 수 있는 부분이다. 따라서 이 두 부위는 오른쪽 반이면 양쪽 오른쪽 반, 왼쪽 반이면 양쪽 왼쪽 반의 시야가 된다. 그러므로 이런 경우에는 같은 쪽의 반쪽 시야가 보이지 않는다고 해서 같은 쪽 반맹이라고 한다. 오른쪽 시각로가 손상되면 왼쪽 시야의 반이 보이지 않으므로 왼쪽 같은 쪽 반맹(left homonymous hemianopsia)이라 하고, 왼쪽 시각로가 손상되면 오른쪽 같은 쪽 반맹(right homonymous hemianopsia)이라고 한다.

9) 위치감각장애(position in space deficit)

위아래, 안과 밖, 앞뒤와 같은 공간적 개념의 이해와 결정을 할 수 없는 능력을 말한다.

10) 신체인식불능증(somatognosia)

본인 또는 타인의 신체를 구분하거나 신체의 부분이 이루고 이는 관계를 구체화할 수 없다. 신체인식불능증은 신체도식의 손상이다.

11) 공간관계장애(spatial-relation deficit)

개념적 정의는 물건들을 서로 또는 각각 연관 짓기가 어렵고, 조작적 정의는 '소매, 바지의 다리, 셔츠 단추를 찾지 못한다', '소매를 다른 방향으로 잡아당긴다'이다.

12) 좌우구별장애(right/left discrimination deficit)

개념적 정의는 좌·우측 신체 부위를 구별할 수 없거나 외부 환경에 좌우 개념을 적용할 수 없다. 언어적 요소, 촉각 구별과 같은 비언어적 요소, 자극 위치, 공간 관계, 시공간적 요소 등 여러 인자를 포함한다. 조작적 정의는 '언어적 지시에 신체 좌우를 구별할 수 없다'이다.

13) 지리적 지남력장애(topographical orientation deficit)

개념적 정의는 공간에서 길을 찾기 어려움과 새로운 길을 배우거나 유사한 환경에서 길을 찾는 것에 어려움이 있다. 조작적 정의는 '침실 또는 욕실을 못 찾는다'이다.

14) 한쪽 무시(unilateral neglect)

한쪽 신체 무시(unilateral body neglect)와 한쪽 공간 무시(unilateral spatial neglect)가 있다. 한쪽 신체 무시의 개념적 정의는 대뇌손상의 반대쪽 신체에 주어진 자극을 감지하고 반응하지 못한다. 감각처리상의 문제 또는 주의력 결핍, 손상된 팔다리의 무시 등 여러 요인이 원인일 수 있다. 조작적 정의는 '손상된 쪽은 옷을 입지 않는다. 옷을 잘못 입고도 이를 고치려 하지 않고, 잘못되었다는 것을 인식하지 못한다'이다.

한쪽 공간 무시의 개념적 정의는 시지각 결핍 또는 주의력 손상 등의 결과로 인해 대뇌손상으로 반대쪽에 제시한 시각적 자극에 집중을 못하거나 무시한다. 시각적 결함이나 반맹증(hemianopsia)이 같이 일어날 수 있다. 조작적 정의는 '손상된 쪽의 시야에 있는 물체를 보지 못한다'이다.

4. 언어와 의사소통 기능 및 장애

1) 표현적인 기능

말하기와 언어능력의 유창성 장애가 생기며, 이것은 중추신경과 말초신경계의 병변으로 야기된다.

(1) 브로카 실어증(Broca's aphasia)

말이 유창하지 못하고 조화롭지 못하고 따라 말하기도 잘하지 못한다. 문법에 맞지 않는 문장을 사용하나 청각적인 언어이해 능력은 좋은 편이다. 쓰기 능력이 손상되는 경우가 많으며 편마비가 같이 나타나는 경우도 많다. 우세반구(주로 좌반구)의 이마엽 중에서도 아래쪽 뒷부분, 즉 일반적으로 브로카 영역이라고 일컬어지는 영역을 손상당했을 때 주로 나타난다.

(2) 단어 실어증(verbal aphasia)

대뇌겉질 반구에서 발생한 병변으로 인하여 주도적으로 말하는 능력이 상실된다.

(3) 조음장애(dysarthria)

호흡, 발성, 조음 및 턱과 혀의 움직임과 관련된 운동손상으로 발생된 언어 구사의 어려움을 말한다.

2) 수용적인 기능

이해력의 장애가 발생한다.

(1) 베르니케 실어증(Wernicke's aphasia)

말하기가 자연스럽고 부드럽게 진행되는 반면에 청각 이해력은 손상된다. 이것은 좌측 반구의 위치한 뒤통수관자이랑 병변의 결과이다.

(2) 완전 실어증(global aphasia)

이해력과 언어 구사의 손상으로 인한 심각한 실어증이다.

5. 감각기능 – 감각수용체

1) 무게인식(barognosis)

대뇌겉질 감각으로, 기능은 비슷한 크기나 모양의 물체 무게의 정도를 다르게 인식할 수 있는 능력이다. 검사방법은 검사 대상자인 환자 손 위에 같은 크기(모양)의 무게가 다른 물체를 하나씩 차례로 올려놓는다. 눈을 감은 환자는 이전에 측정한 물체와 비교하여 무거운지 가벼운지를 나타내야 한다.

2) 피부그림감각(graphesthesia)

대뇌겉질 감각으로, 기능은 숫자, 문자 또는 피부에 찍힌 상징 등을 인지하는 능력이다. 검사방법은 검사할 환자 손 위에 숫자, 문자, 상징 등을 그린다. 환자는 눈을 감은 채 피부 위에 그려진 모양을 형상화해야 한다.

3) 운동감각(kinesthesia)

심부 감각으로, 기능은 능동적 또는 수동적인 움직임에 대한 감각과 인식을 하는 것이다. 검사방법은 환자의 팔을 움직인다. 눈을 감은 환자는 팔이 움직이는 동안 움직임의 방향을 확인해야 하며 반대쪽 팔로 움직임을 똑같이 따라해야 한다.

4) 통증(pain)

표피 감각으로, 기능은 날카롭거나 무딘 자극에 대하여 반응을 인지하는 능력이다. 검사방법은 안전한 일회용 핀이나 종이클립으로 환자의 피부를 자극한다. 눈을 감은 환자는 자극이 느껴질 때 반응을 나타내야 한다.

5) 고유수용성 감각(proprioception)

심부 감각으로, 기능은 안정 시 관절의 인식(awareness)과 위치감각을 말한다. 검사방법은 눈을 감은 환자의 팔 위치를 지정하면 환자는 팔 위치에 대하여 나타내야 한다(위, 아래, 안, 바깥 등).

6) 입체감각인식(stereognosis)

대뇌겉질 감각으로, 기능은 친숙한 물건의 모양을 만지거나 조종하면서 인지하는 능력이다. 검사방법은 환자에게 동전, 열쇠, 연필과 같은 하나의 물체를 준다. 눈을 감은 환자는 그 물건의 이름을 말해야 한다.

7) 촉각(touch)

표피 감각으로, 기능은 미세한 접촉과 비접촉을 통하여 접촉의 유무를 구분하는 능력이다. 검사방법은 환자의 피부에 솜뭉치를 접촉시킨다. 눈을 감은 환자는 자극이 가해질 때 "예", "아니오"로 접촉감각의 유무를 나타내야 한다.

8) 두점식별(two-point discrimination)

대뇌겉질 감각으로, 기능은 피부에 동시에 가해지는 1개 또는 2개의 지점 사이를 구분하는 능력이다. 검사방법은 환자의 피부에 동시에 2개의 자극을 준다. 눈을 감은 환자는 1개 또는 2개의 자극을 구분해야 한다. 2개의 자극이 느껴질 때 자극 사이에 거리를 측정해야 한다. 상지와 하지를 비교하여 자극에 대한 인식을 반드시 측정해야만 한다.

6. 감각기능 – 피부분절

피부분절(dermatomes)은 척수분절에 따라 신경분포를 나타내는 피부신경의 감각 분포를 말한다. 피부분절은 심부 또는 피질감각 이전에 첫 번째로 표피감각으로 평가한다. 피부분절 검사는 먼쪽에서 가까운 방향으로 수행한다. 이것은 일반적으로 각 피부분절의 분절 마디를 평가하는 것을 필요로 하는 것이 아니라 전신을 평가하는 것이 더 적절하다.

1) 상지의 피부분절

C1 – 정수리/C2 – 관자놀이, 이마, 뒤통수뼈/C3 – 목, 볼의 뒷면/C4 – 겨드랑이 위쪽의 가슴 위쪽(빗장뼈 부위)/C5 – 어깨세모근, 팔의 가쪽면/C6 – 팔의 앞면부, 엄지와 검지/C7 – 팔의 가쪽과 앞쪽, 검지와 가운데 손가락/C8 – 팔의 가운데, 가운뎃손가락부터 새끼손가락

2) 몸통의 피부분절

T1 – 팔의 가쪽면, 새끼손가락 바닥부/T2 – 겨드랑이 부위/T4 – 젖꼭지 부위/T6 – 칼돌기 부위/T10 – 배꼽 부위/T12 – 위앞엉덩뼈가시(ASIS level) 부위

3) 하지의 피부분절

L1 – 하복부와 샅굴/L2 – 가쪽 넙다리 무릎관절/L3 – 전면안쪽 대퇴부, 다리, 엉덩이 위쪽/L4 – 엉덩이 중간, 허벅지 가로측, 종아리 중앙부, 발등, 엄지발가락/L5 – 허벅지 뒷면 가쪽, 종아리 가쪽, 발등, 안쪽 발바닥, 엄지~중지발가락/S1 – 발바닥 가쪽면, 허벅지와 종아리 뒷면/S2–허벅지와 종아리 뒷면/S3 – 샅굴, 허벅지 안쪽면, 무릎뼈/S4, S5 – 회음부, 생식기, 꼬리뼈 밑 부분

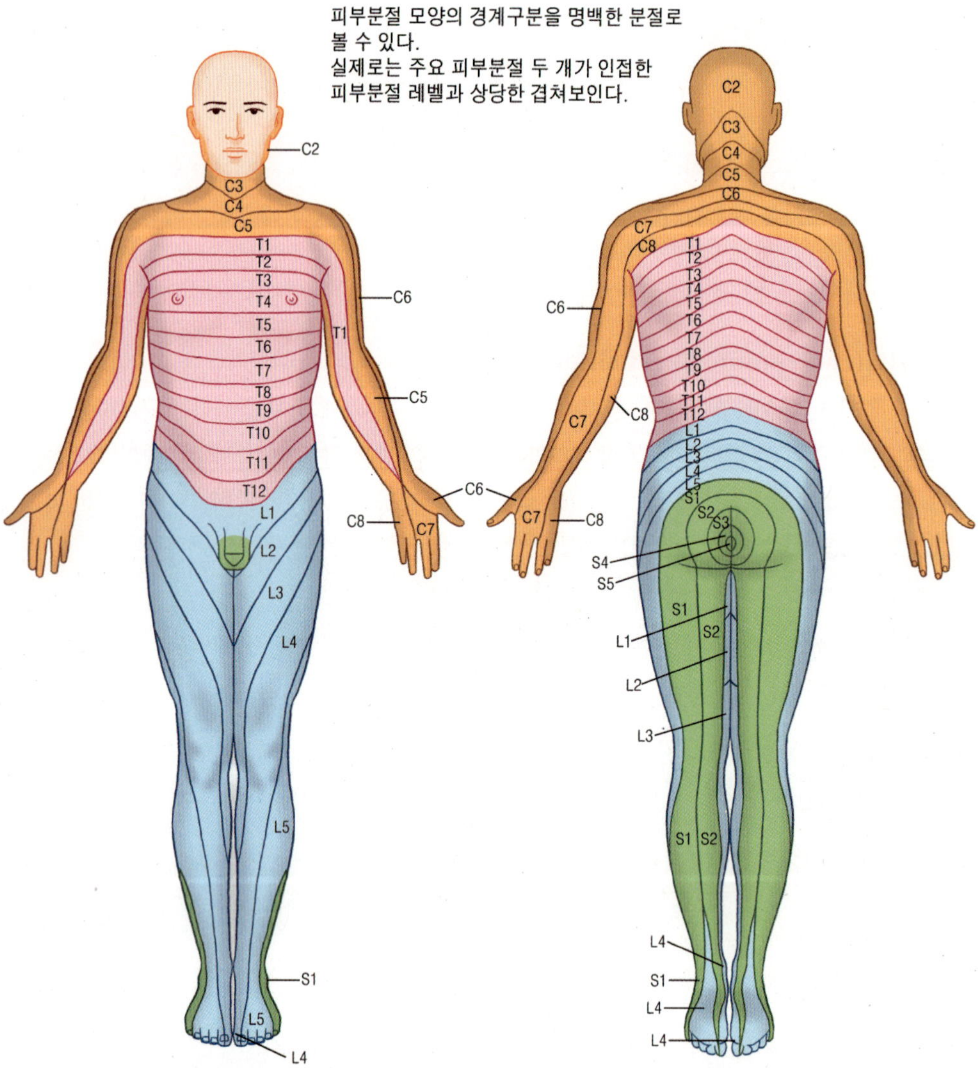

Levels of principal dermatomes

C5	Clavicles
C5, 6, 7	Lateral parts of upper limbs
C8, T1	Medial sides of upper limbs
C6	Thumb
C6, 7, 8	Hand
C8	Ring and little fingers
T4	Level of nipples
T10	Level of umbilicus
T12	Inguinal or groin regions
L1, 2, 3, 4	Anterior and inner surfaces of lower limbs
L4, 5, S1	Foot
L4	Medial side of great toe
S1, 2, L5	Posterior and outer surfaces of lower limbs
S1	Lateral margin of foot and little toe
S2, 3, 4	Perineum

그림 4-1. 상지, 몸통, 하지의 피부분절.

7. 운동기능 – 긴장과도와 긴장저하

1) 간대성 경련(clonus)

근수축의 주기적 경련성의 변동이며 근경련의 반복적인 이완에 따른 근력 완화이다. 보통 경련성 근육은 저항성을 증가시키면서 크고 빠르게 이루어지는 근이완에 대해 반작용한다.

2) 톱니바퀴 강직(cogwheel rigidity)

근육이 강직된 상태에서 떨림이 발생될 때의 현상이다. 이것은 주로 파킨슨병에서 흔하게 나타나는데 환자가 수동적으로 움직이고 있을 때 톱니바퀴 같은 느낌이 발생한다. 이 현상은 유지되면서 움직임에 대한 저항성은 증가한다.

3) 대뇌제거 강직(decerebrate rigidity)

사지와 몸통이 완전히 펴지게 되어 있는 상태에서 근 구축이 지속되는 상태이다. 이것은 위둔덕(superior colliculi)과 안뜰핵(vestibular nuclei) 사이에 있는 뇌줄기(brain stem)에서의 병변으로 심각한 상태를 나타낸다.

4) 겉질제거 강직(decorticate rigidity)

몸통과 하지는 펴게 되고 상지는 구부리게 되어 있는 자세로 근 구축이 지속되고 있는 상태이다. 이것은 사이뇌(diencephalon)에 위치한 겉질척수로(corticospinal tract)에서의 병변으로 대뇌제거 강직(decerebrate rigidity)보다 심각하지 않은 상태이다.

5) 근긴장 이상(dystonia)

신체 부분의 반복적인 꼬임, 비틀어짐과 근긴장도의 변화에 의한 불수의적인 근수축의 지속성을 말한다. 주로 바닥핵에 위치한 중추신경계의 병질, 신경성 퇴행질환(Wilson's dz or Parkison's dz), 대사장애(amino acid of lipid)에서 발견된다. 또한 근긴장 이상은 기운목(torticollis)에서도 발견되며, 일차적 원발성 근긴장증은 유전 가능하다.

6) 근이완성(flaccidity)

근긴장도의 감소나 결핍이다(hypotonia). 상지는 저항 없이 수동적으로 쉽게 움직여진다. 이것은 척수 앞뿔세포(anterior horn cell)에서 신경에 영향을 주는 하위운동신경원(LMN)과 소뇌 또는 피라미드로(pyramidal tract)의 상위운동신경원(UMN)의 병변에서 흔하게 나타난다.

7) 납관 강직(lead-pipe rigidity)

강직이 지속되는 것이며, 이것은 수동 움직임의 속도에 좌우되지 않는다.

8) 강직(rigidity)

작용근과 대항근을 포함한 수동 움직임에 대한 저항이다. 이것은 뻣뻣함과 구부려지지 않는 성질이 특징적이고, 바닥핵(basal ganglia)의 병변으로 야기된다. 강직은 파킨슨병에서 흔하게 볼 수 있다.

9) 경직(spasticity)

근육의 긴장도 또는 저항성이 증가되어 있는 상태이다. 이것은 움직임이 뻣뻣하고 다루기가 어렵게 만든다. 강직은 상위운동신경(UMN)의 병변으로 일어난다.

8. 운동기능 – 신장 반사

1) C5~C6

두갈래근(biceps)은 환자가 팔을 구부린 채 앉는다. 팔오금(cubital fossa)에 있는 두갈래근 힘줄(biceps tendon)을 톡톡 친다. 정상 반응은 팔꿈치를 굽힘한다.

2) C7~C8

세갈래근(triceps)은 환자가 팔을 벌림, 팔꿈치 굽힘 상태로 앉는다. 팔꿈치머리(olecranon) 위에 있는 세갈래근 힘줄(triceps tendon)을 톡톡 친다. 정상 반응은 팔꿈치를 편다.

3) L2~L4

넙다리네갈래근(quadriceps)은 환자가 열린 사슬(open chain) 상태에서 무릎을 구부린 다음에 무릎뼈와 종아리 거치면 사이에 있는 넙다리네갈래근 힘줄(quadriceps tendon)을 톡톡 친다. 정상 반응은 무릎을 편다.

4) L5~S2

넙다리뒤근(hamstrings)은 환자가 무릎을 살짝 구부린 상태로 누워 있고, 무릎에 위치한 넙다리뒤 힘줄(hamstrings tendon)을 톡톡 친다. 정상 반응은 무릎을 구부린다.

5) S1~S2

아킬레스(achilles)는 환자가 테이블 끝 위에 발을 올려 높은 상태로 누운 다음에 발뒤꿈치 기시점에 붙어있는 아킬레스건(achilles tendon)을 톡톡 친다. 정상 반응은 바닥쪽 굽힘이다.

9. 운동기능 – 근신전 반사를 위한 산출기준

- 0(없음): 눈에 보이는 수축이 없음
- 1+(반사저하): 관절 움직임이 없거나 조금의 관절 움직임이 동반되는 약간의 근수축
- 2+(정상): 약간의 관절 움직임을 동반하는 미약한 근수축
- 3+(반사항진): 적당한 관절 움직임을 동반하는 눈에 보이는 근수축
- 4+, 5+(비정상): 강한 근수축. 환자는 간대성 경련을 가질 수 있고 반사는 반대쪽에서 펴질 수 있다.

10. 운동기능 – 바빈스키 반사(Babinski reflex)

발바닥의 바깥쪽을 바늘이나 해머자루 등으로 발꿈치에서 발가락쪽 방향으로 문지르면 엄지발가락이 등쪽으로 굽고 다른 발가락은 부챗살처럼 펼쳐지는 현상(fanning sign)을 말한다. 이 현상은 병적 반사

중 가장 기본적 반사로서 피라미드로 장애가 있을 때 나타난다.

피라미드로는 대뇌겉질에서 시작되는 운동의지를 신속하게 전신근육에 전달하는 중요한 기능을 가지는 겉질척수로이다. 뇌종양, 뇌졸중, 척수염 등에서 볼 수 있는데, 엄지발가락이 발등쪽으로 굽는 병적 현상(flexor plantar response)에 대하여 정상인은 엄지발가락이 발바닥쪽으로 굽는 현상(extensor plantar response)이 나타난다. 신경발육이 미숙한 3~4개월의 젖먹이 때에는 이 현상이 생리적으로 인정되므로 주의해야 하며, 보통 1세 정도가 되면 이 검사를 할 수 있다.

11. 운동기능 – 뇌신경의 기능과 손상들

1) 제1번 뇌신경은 후각신경으로 감각신경이다.

- 기능: 냄새를 맡는다.
- 손상 시: 후각상실증(anosmia)으로 후각의 감각 상실

2) 제2번 뇌신경은 시각신경으로 감각신경이다.

- 기능: 시각과 동공과 관련된 반사의 기능
- 손상 시: 시각손실, 눈에 빛이 비출 때 동공반사의 소실

3) 제3번 뇌신경은 눈돌림신경(oculomotor nerve)으로 운동신경, 감각신경이다.

- 근육: 내측곧은근, 상직근, 하직근, 하사근, 위눈꺼풀올림근
- 기능: 눈꺼풀을 위로 올리고 눈동자를 수축하며 눈을 위아래로 움직인다.
- 손상 시: 눈의 위치 이상을 동반하는 눈의 근육 마비로 심각한 눈꺼풀 처짐으로 눈꺼풀을 들기 어렵다. 동공산대로 비정상적인 동공 확대가 나타난다.

4) 제4번 뇌신경은 도르래신경으로 운동신경, 감각신경이다.

- 근육: 상사근
- 기능: 모여 있는 눈을 아래로 내린다.
- 손상 시: 동측의 모여 있는 눈을 내리는 데 결손이 있다. 겹보임(double vision)이 나타난다.

5) 제5번 뇌신경은 삼차신경으로 운동신경, 감각신경이다.

- 근육: 교근, 관자근, 날개근, 고막긴장근, 입천장 올림두힘근, 두힘살근의 앞쪽 부분
- 기능: 씹기근육, 각막, 얼굴로부터의 감각을 담당한다.
- 손상 시: 각막반사와 안면감각의 소실, 씹기근육의 위축과 약화, 같은 방향의 턱을 여는 데 있어서 치우친다.

6) 제6번 뇌신경은 외전신경으로 운동신경, 감각신경이다.

- 근육: 가쪽곧은근
- 기능: 눈의 벌림
- 손상 시: 겹보임, 안쪽으로 돌릴 때 눈이 한쪽으로 치우치며 집중적인 사시가 나타난다. 같은 쪽의 눈근육 마비가 나타난다.

7) 제7번 뇌신경은 얼굴신경으로 운동신경목 감각신경이다.

- 근육: 볼근, 등골근, 경돌설골근, 넓은목근, 뒤통수이마 두힘살근, 두힘살근의 뒤쪽 부분
- 기능: 얼굴표정, 관절, 주름지기, 음식과 물의 섭취, 코와 눈에서 분비, 타액분비, 맛보기
- 손상 시: 얼굴근육 동측의 위아래 근육 마비, 눈물흘림의 손실, 입이 건조하고 타액분비의 감소

8) 제8번 뇌신경은 안뜰신경으로 감각신경이다.

- 기능: 청각, 평형
- 손상 시: 귀머거리, 평형이상, 현기증, 눈떨림(nystagmus)

9) 제9번 뇌신경은 혀인두 신경으로 운동신경, 감각신경이다.

- 근육: 경돌인두근, 상인두수축근
- 기능: 인두거상, 타액분출, 맛보기, 설근의 감각, 편도, 목젖, 연구개의 감각
- 손상 시: 최소의 연하곤란, 입안의 부분적 건조함, 혀근(뒤 1/3 부분)의 같은 방향에서 미각 상실, 구역질반사(gag reflex) 소실, 편도의 부분에 무감각

10) 제10번 뇌신경은 미주신경으로 운동신경, 감각신경이다.

- 근육: 구개, 인두의 수축근, 후두내재성근
- 기능: 맛보기, 삼키기, 발성, 심박동속도의 저하, 세기관지의 수축, 연동증가, 소화적인 분출, 바깥귀길(auditory meatus)의 감각, 인두/후두의 감각, 내장감각
- 손상 시: 연하곤란, 목이 쉰다, 반대편에 대한 천장과 목젖의 치우침을 동반하는 연구개의 마비, 인두와 후두의 같은 방향에서 무감각, 같은 쪽 청각통로의 무감각

11) 제11번 뇌신경은 더부신경(accessory nerve)으로 운동신경, 감각신경이다.

- 근육 : 목빗근, 등세모근
- 기능: 삼키기, 발성, 어깨와 머리의 움직임
- 손상 시: 같은 쪽의 어깨를 으쓱하는 데 있어 근육의 약화, 반대편으로 고개 돌리는 데 있어 근육의 약화

12) 제12번 뇌신경은 혀밑신경으로 운동신경, 감각신경이다.

- 근육: 경상혀근, 설골혀근, 턱끝혀근, 혀내재근

• 기능: 혀의 운동
• 손상 시: 혀의 같은 쪽 근위축, 혀 내밀기에 있어 동측의 혀 치우침

12. 운동기능 – 소뇌 기능부전의 특징

1) 운동실조(ataxia)

조절되지 않은 움직임으로 소뇌의 감각이 기능부전되어 나타난다. 특징은 측정이상이나 운동동작의 해체(movement decomposition)와 같은 환자의 움직임의 패턴, 자세, 보행에서 관찰 가능하다.

2) 조음장애(dysarthria)

구음장애로 단속성 언어(scanning speech)라고도 불린다. 특징은 말하는 데 있어 주저하고 느리며 부적절하게 쉬거나 연장된 음절로 말한다. 운율이 있는 발음이 잘 전달되지 않는다. 환자는 일반 단어 선정이나 문장을 나열한다.

3) 되풀이운동장애(dysdiadochokinesia)

빠르게 움직임을 바꾸는 기능의 손상으로, 특징은 환자가 빠르게 아래팔을 뒤침과 엎침을 바꾸지 못한다. 속도가 빨라질수록 환자의 움직임은 리듬과 범위에 있어서 고르지 못한 장애를 보인다.

4) 운동측정장애(dysmetria)

움직임의 범위나 거리의 측정을 할 수 없다. 특징은 환자는 물체가 위치해 있는 거리를 지나치거나 덜 다가가서 물체에 다다르지 못한다.

5) 근긴장 저하(hypotonia)

소뇌의 기능부전으로 근긴장이 저하된다. 특징은 환자가 수동으로 움직일 때 저항이 감소한다. 환자의 근육은 부드러워지고 탄력 없이 축 늘어진다.

6) 활동떨림(intention tremor)

의도적인 움직임을 할 때에 사지에 나타나는 불수의적인 진동 움직임이다. 활동떨림은 휴식 시에는 사라진다. 특징은 환자가 목적에 도달하려 노력할 때 불수의적인 떨림(tremor)을 보인다. 떨림은 움직임의 속도가 빨라질 때나 목적에 사지가 가까워질 때 증가한다.

7) 운동동작의 해체(movement decomposition)

한 번에 부드러운 동작수행을 할 수 없다. 특징은 움직임을 완성하라고 요청받을 때 환자는 움직임의 요소적인 부분의 일련을 수행한다.

8) 체위성 떨림(postural tremor)

가만히 서 있을 때 신체의 불수의적인 진동 움직임이 나타난다. 특징은 환자가 서 있는 자세를 유지하려고 노력할 때 왔다 갔다 하는 불수의적인 체위성 떨림을 보인다. 이는 사지가 중력에 대해 저항할 때 역시 관찰된다.

13. 운동기능 - 기저핵 기능부전의 특성

1) 운동불능(akinesia)

움직임의 시작이 불가능하다. 특징은 환자가 어떠한 움직임도 시작하지 못한다. 환자는 사지의 움직임을 위해 큰 집중력과 노력을 필요로 한다. 운동불능은 파킨슨병의 말기에서 찾아 볼 수 있다.

2) 느린비틀림 운동형(athetosis)

느리고, 불수의적으로 몸을 비비꼬며 움직인다. 특징은 환자가 느리고 불수의적으로 몸을 꼬거나 상지(주로 손), 목, 혀, 얼굴, 체간에서 온몸을 비튼다. 이러한 움직임들은 경직과 동반하여 나타난다. 느린비틀림 운동형은 뇌성마비의 꿈지락운동형 타입에서 찾아볼 수 있다.

3) 운동느림(bradykinesia)

느리고 감소되는 움직임을 보이며, 특징은 환자가 느리고 발을 끌며 걷는 보행을 보이며, 움직임을 시작하기 어렵고 방향을 갑자기 바꾸기 어렵다. 또한 환자는 움직임 시작 시 멈추기 어려우며 걷는 동안 팔을 많이 흔들지 않는다. 운동느림은 파킨슨병에서 찾아볼 수 있다.

4) 무도증(corea)

불수의적이며, 빠르고 고르지 못하며 급한 움직임이다. 특징은 환자가 얼굴근육과 사지에서 불수의적이고 빠르며 급한 움직임을 보인다. 만성(유전적인) 무도증은 헌팅톤병(Huntington's disease)의 특징이다.

5) 안정 시 떨림(resting tremor)

휴식 시에 불수의적이고 율동적인 진전 움직임을 나타낸다. 특징은 환자가 '알약 굴리기'(엄지와 검지 사이에서 알약을 굴리는 듯한 움직임)라는 동작을 팔에서 불수의적인 떨림으로 보여준다. 또한 환자는 아래팔에서 뒤침과 엎침의 불수의적인 움직임을 가지며 턱에서 떨림을 보인다. 안정 시 진전은 파킨슨병에서의 특징이다.

6) 강직(rigidity)

근긴장도의 증가를 보인다. 특징은 환자가 뻣뻣함(stiffness)을 가지며 굽히거나 구부러질 수 없다. 톱니바퀴 강직은 수동적인 움직임을 하는 데 있어 저항이 톱니바퀴가 돌아가는 느낌이 들며 툭툭 끊어지는 느낌이 있다. 납관 강직(lead-pipe rigidity) 움직임에 있어 지속적인 저항이 있다. 둘 다 바닥핵장애에서 관찰 가능하다.

14. 운동기능 - 상위운동신경원과 하위운동신경원 병변의 특징(표 4-1)

표 4-1. 상위운동신경원과 하위운동신경원 병변의 특징

상위운동신경 세포 특징(중추신경계 병변)	하위운동신경 세포 특징(중추신경계와 말초신경계의 병변)
진단명: 척추손상, 뇌졸중, 외상성 뇌손상, 뇌성마비, 다발성 경화증, 수두증	진단명: 소아마비, 종양, 외상, 근이영양증, 길랑-바레증후군, 안면마비, 삼차신경통
과긴장(속도에 의존), 경직(항중력근육에 특별함), 구축, 비정상적 자세, 기형	저긴장, 무기력증, 근위약화(근이영양증), 먼쪽의 약화(신경병증)
굽힘근 또는 폄근에 불수의적인 연축(spasms)	섬유전위(근섬유의 자발적인 탈분극은 피부를 통해 가시적으로 나타나지 않음), 섬유 속(눈에 보이며 근육그룹의 자발적인 연축)
완전마비(paralysis), 부전마비(paresis)	완전마비(paralysis)
무용성 위축(변화 가능함)	신경학적인 위축(빠르고 심함)
반사항진, 간대성 경련, 바빈스키 양성반응	깊은힘줄반사의 감소나 소실을 동반하는 반사저하, 늘어진 사지
수의적인 움직임의 근실조 패턴(dyssynergic patterns)	수의적인 움직임의 소실, 약화

15. 운동기능 - 손발 협응 기능검사 및 점수

1) 대동작기능검사(gross motor coordination test)

손가락-코 검사(finger to nose test), 손과 치료사의 손 검사(finger to finger), 손과 손 검사, 전완의 뒤침과 엎침 검사, 박수, 코와 손을 교대로 접촉하기, 발뒤꿈치로 정강이 긁기(heel to shin), 발을 두드리기

2) 섬세한 동작기능검사(fine motor coordination test)

엄지와 손가락의 대립운동, 주먹을 쥐었다 펴기검사, 표준화검사

3) 점수(scoring)

0=할 수 없다(unable)/1=중증장애(severe impaired)/2=중등장애(moderate impaired)/3=최소장애(minimal impaired)/4=정상적인 수행(normal performance)

16. 운동기능 - 균형검사 및 점수

1) 서 있는 상태에서 정적인 균형검사(눈을 뜨거나 감고)

환자는 양·하지로 서 있기, 환자는 한 발로 서 있기

2) 롬버그 정적균형검사(Romberg static balance test)

정적균형검사(static standing balance)로 신경학적인 검사의 한 부분이며 평형장애(dysequilibrium)

나 운동실조증(ataxia) 환자에게 사용되었다. 평가방법은 환자에게 두 눈을 감은 채, 두 발을 모으고 20~30초간 서 있으라고 한다. 평가자의 주관적 판단으로 과도한 흔들림이나 균형의 상실, 균형을 잡기 위해 발을 옮기거나 눈을 뜨면 비정상 또는 양성이라고 판정한다.

3) 날카로운 롬버그 정적균형검사(Sharpened Romberg static balance test)

정적균형검사(static standing balance)로 원래의 Romberg 검사를 변화시킨 것이다. 평가방법은 한 발의 뒤꿈치를 다른 발의 발끝에 위치시키고, 팔짱을 끼고 두 눈을 감은 채 60초간 서 있게 한다. 균형을 잃거나 눈을 뜰 때까지의 시간을 측정하며, 이 과정을 4회 반복하여 그 합을 점수로 한다(만점: 4×60=240).

4) 동적균형검사(dynamic balance test)

환자는 서 있기, 걷기, 돌기와 정지하기를 한다. 한 줄로 걷기(tandem walking), 옆으로 걷기, 뒤로 걷기, 교차로 걷기

5) 기능적 균형검사(functional balance test)

(1) 버그 균형 척도(Berg balance scale)

노인 및 뇌졸중, 외상성 뇌손상 등 중추신경계 환자를 대상으로 정적 균형능력과 동적 균형능력을 객관적으로 평가한다.

14 항목의 기능적인 활동을 측정한다. 각 항목의 점수는 0점에서 4점까지 줄 수 있는 5점 척도로 되어 있으며, 도움의 정도가 적고 독립적으로 과제를 수행할수록 높은 점수를 준다. 전체 총점의 최소 점수는 0점이고, 최대 점수는 56점이며, 점수가 높을수록 균형 능력이 좋은 것이다. 검사자 내 신뢰도는 0.98이며, 검사자 간 신뢰도는 0.97이다.

(2) 기능적 뻗기검사(functional reach test)

두 발을 어깨 넓이만큼 벌리고 무릎은 구부리지 않은 채 팔을 어깨 높이까지 올려 앞으로 뻗어 준비 자세를 취하게 하여 손끝의 시작점 길이를 측정한다. 이후 발을 움직이지 않고 팔을 최대한 뻗었을 때의 손끝 위치를 측정하며, 준비 자세와의 차이를 측정한다.

(3) Tinetti 운동성 검사

앉기 균형, 의자에 오르기, 오르기 시도하기, 즉시 서기균형, 서있기 균형, 찌르기(nudged), 눈감기(eyes closed), 360도 돌기, 앉기 등 9가지 기능 활동을 검사한다.

(4) 일어나 걸어가기 검사(timed get up and go test)

동적균형검사로서 시작이라는 말과 함께 의자에서 일어난 후 가장 안정되고 편안한 속도로 3m를 걸어가게 한다. 3m 되는 지점에서 돌아서게 한 후 원래 위치로 걸어와 다시 의자에 앉게 한다. 초시계를 이용하여 시작이라는 말을 하는 시점에서부터 대상자가 의자에 앉는 시간까지 전체 시간을 기록한다.

6) 점수(scoring)

(1) 정상(normal)

환자는 지지 없이 안정되게 정적인 균형을 유지하며, 모든 방향으로 무게를 이동할 수 있다.

(2) 안정(good)

환자는 지지 없이 정적인 균형을 유지하며 마루에 떨어져 있는 물체를 잡을 수 있다.

(3) 적정한(fair)

환자는 손으로 잡고 정적인 균형을 유지하며, 머리와 몸통을 돌리는 동안에도 균형을 유지한다.

(4) 불량(poor)

환자가 정적인 균형을 유지하기 위해서는 손으로 잡거나 지지가 필요하다. 동적인 균형 능력은 없고, 균형을 잃지 않기 위해 움직인다.

17. 기능적 균형검사 – 버그 균형 척도(Berg balance scale)

1) 앉은 자세에서 일어나기(sitting to standing)

- 지시: 손을 사용하지 않고 일어나세요.
  - (4) 손의 사용 없이 일어 설 수 있으며, 독립적으로 안정성을 갖고 서 있을 수 있다.
  - (3) 손을 사용하여 스스로 일어날 수 있다.
  - (2) 몇 번의 시도 후에 손을 사용하여 일어날 수 있다.
  - (1) 일어서거나 안정성 있게 서 있기 위하여 최소한(minimal)의 도움이 필요하다.
  - (0) 일어 서기 위해 중증도(moderate) 또는 최대한(maximal)의 도움이 필요하다.

2) 지지(보조) 없이 서 있기(standing unsupported)

- 지시: 도움 없이 2분 동안 서 있으세요.
  - (4) 2분 동안 안정감 있게 서 있을 수 있다.
  - (3) 감독하에 2분 동안 서 있을 수 있다.
  - (2) 지지 없이 30초 동안 서 있을 수 있다.
  - (1) 몇 번의 시도 후 지지 없이 30초 동안 서 있을 수 있다.
  - (0) 지지 없이는 30초 동안 서 있을 수 없다.
  - * 만약 대상자가 지지 없이 2분 동안 서 있을 수 있다면 지지 없이 앉기 항목(항목 3)이 모두 가능하므로, 검사 항목 4를 검사하도록 한다.

3) 발판 또는 바닥에 발을 지지하고 등받이의 지지 없이 앉기(sitting unsupported)

- 지시: 지지 없이 2분 동안 앉아 있으세요.

(4) 2분 동안 안정성 있게 앉아 있을 수 있다.
(3) 감독하에 2분 동안 앉아 있을 수 있다.
(2) 30초 동안 앉아 있을 수 있다.
(1) 10초 동안 앉아 있을 수 있다.
(0) 지지 없이 10초 동안 앉아 있을 수 없다.

4) 서 있는 자세에서 앉기(standing to sitting)

- 지시: 앉아 보세요.

(4) 최소한(minimal)으로 손을 사용하여 앉을 수 있다.
(3) 손을 사용하여 몸을 잘 조절하여 앉는다.
(2) 앉는 것을 조절하기 위하여 양발을 의자 뒤쪽으로 옮겨 놓는다.
(1) 스스로 앉을 수는 있으나, 몸을 잘 조절하지 못한다.
(0) 앉기 위해 보조가 필요하다.

5) 이동(transfers)

- 지시: 축 이동(pivot transfer)을 위하여 의자를 준비한다. 대상자에게 팔걸이가 있는 방향 또는 팔걸이가 없는 방향으로 이동하도록 한다(검사자는 팔걸이가 있는 의자 또는 침대와 팔걸이가 없는 의자 또는 침대 두 종류를 준비한다).

(4) 최소한으로 손을 사용하여 안정적으로 이동할 수 있다.
(3) 손에 의지하여 안정적으로 이동할 수 있다.
(2) 감독 또는 언어적인 지시(verbal cue)에 의해 이동할 수 있다.
(1) 이동하기 위해 한 명의 보조자가 필요하다.
(0) 이동하기 위해 두 명의 보조자가 필요하다.

6) 눈 감고 지지 없이 서 있기(standing with eye closed)

- 지시: 양쪽 눈을 감고 10초 동안 서 있으세요.

(4) 10초 동안 안정적으로 서 있을 수 있다.
(3) 감독하에 10초 동안 서 있을 수 있다.
(2) 3초 동안 눈을 감고 서 있을 수 있다.
(1) 비틀거리지는 않지만 3초 동안 눈을 감고 유지하지 못한다.
(0) 넘어지는 것을 붙잡기 위해 도움이 필요하다.

7) 두 발을 모으고 서 있기(standing with feet together)

- 지시: 두 발을 모으고 지지 없이 서 있으세요.

(4) 스스로 두 발을 모으고 안정적으로 1분 동안 서 있을 수 있다.
(3) 스스로 두 발을 모으고 감독하에 1분 동안 서 있을 수 있다.
(2) 스스로 두 발을 모으고 30초 동안 유지할 수 있다.
(1) 두 발을 모으고 15초 동안 서 있을 수 있으나 도움이 필요하다.
(0) 자세를 취하기 위해 도움이 필요하다. 15초 동안 서 있을 수 없다.

8) 서 있는 자세에서 팔 앞으로 뻗기(reaching forward with outstretched arm)

- 지시: 90°로 팔을 올리세요. 손가락을 펴고 당신이 할 수 있을 만큼 앞으로 뻗으세요. 검사자는 줄자를 이용하여 뻗은 환자의 손끝까지의 거리를 재고, 손끝이 줄자에 닿지 않도록 한다. 측정한 거리는 환자가 앞으로 몸을 기울여 손끝이 닿은 지점까지의 거리이다. 대상자에게 몸통의 회전을 피하기 위해 양팔을 사용하도록 한다.

(4) 25cm 이상 자신 있게 뻗을 수 있다.
(3) 12.5cm 이상 안전하게 뻗을 수 있다.
(2) 5cm 이상 안전하게 뻗을 수 있다.
(1) 앞으로 뻗을 수 있으나 감독이 필요하다.
(0) 앞으로 뻗기 동작을 시도하는 도중 균형을 잃거나 보조가 필요하다.

9) 서 있는 자세에서 바닥에 있는 물체 집어 올리기(retrieving object from floor)

- 지시: 발 앞에 있는 신발을 집어 올리세요.

(4) 안전하고 쉽게 신발을 집어 올릴 수 있다.
(3) 감독하에 신발을 집어 올릴 수 있다.
(2) 집어 올릴 수는 없으나 균형을 유지하여 신발 근처 2~5cm까지 이른다.
(1) 신발을 집어 올릴 수 없으며, 수행하는 동안 감독이 필요하다.
(0) 집어 올릴 수 없으며, 수행하는 동안 균형을 잃는다.

10) 서 있는 자세에서 뒤에 있는 물체 보기(turning to look behind)

- 지시: 왼쪽 어깨 넘어 뒤에 있는 물체를 보세요. 그리고 오른쪽으로 반복하세요.

(4) 양쪽으로 회전하여 뒤에 있는 물체를 잘 볼 수 있으며, 체중이동이 잘 된다.
(3) 오직 한쪽 뒤에 있는 물체를 볼 수 있고 체중이동도 조금 감소함을 보인다.
(2) 옆으로만 회전할 수 있으나 균형을 잘 유지한다.
(1) 회전할 때 감독이 필요하다.
(0) 동작 수행 시 균형을 잃거나 넘어지는 것을 방지하기 위해 보조가 필요하다.

11) 360° 회전하기(turning 360 degrees)

• 지시: 몸을 완전하게 회전하세요. 그리고 다른 방향으로 완전하게 회전하세요.

(4) 4초 또는 그 안에 양쪽 방향으로 360° 회전할 수 있다.

(3) 4초 또는 그 안에 오직 한 방향으로 360° 회전할 수 있다.

(2) 느리지만 안전하게 360° 회전할 수 있다.

(1) 동작 수행 시 감독 또는 언어적인 지시가 필요하다.

(0) 회전하는 동안 보조가 필요하다.

12) 지지 없이 서 있는 자세에서 발판 위에 교대로 발 바꾸기(placing alternate foot on stool)

• 지시: 발판 위에 교대로 발을 바꾸세요. 각 발을 8회까지 바꾸세요.

(4) 스스로 서서 안전하게 20초 내에 발을 8번 바꿀 수 있다.

(3) 스스로 서서 20초를 넘겨서 8번을 완전히 바꿀 수 있다.

(2) 보조나 감독 없이 4번 바꿀 수 있다.

(1) 최소한의 도움으로 2번 바꿀 수 있다.

(0) 넘어지는 것을 방지하기 위해 보조가 필요하거나 동작을 수행할 수 없다.

13) 지지 없이 서 있는 자세에서 한 발 앞으로 내밀어 지지하기(standing with one foot in front)

• 지시: 한 발을 다른 발 앞쪽에 직렬로 놓으세요. 만약 할 수 없다면 다른 발의 발가락 앞만큼만 발을 내딛으세요.

(4) 30초 동안 스스로 발을 직렬로 놓고 유지할 수 있다.

(3) 30초 동안 스스로 다른 쪽 발 앞에 발을 내딛고 유지할 수 있다.

(2) 발을 조금 내딛고 30초 동안 유지할 수 있다.

(1) 발을 내딛기 위해 조금 도움이 필요하나 15초 동안 유지할 수 있다.

(0) 서 있는 동안 또는 내딛는 동안 균형을 잃는다.

14) 한 발로 서 있기(standing on one foot)

• 지시나 도움 없이 한 발로 서 있으세요.

(4) 스스로 한 발로 10초 이상 서 있을 수 있다.

(3) 스스로 한 발로 5~10초 동안 서 있을 수 있다.

(2) 스스로 한 발로 3초 동안 서 있을 수 있다.

(1) 스스로 서 있을 수는 있으나 3초 정도를 유지할 수 없다.

(0) 동작을 수행할 수 없거나 넘어지는 것을 방지하기 위해 보조가 필요하다.

* 총점=56점

18. 기능적 균형검사 – 일어나 걸어가기 검사(timed get up and go test)

환자의 안전을 위하여 의자(약 43cm)는 뒤쪽으로 미끄러지지 않도록 벽에 기대어 놓는다. 의자에서 정확히 2.44m 떨어진 곳에 원뿔체(cone)를 놓는다. 원뿔체를 놓는 거리는 의자의 모서리에서 원뿔체의 뒤쪽까지 측정한다. 돌아오기 위해서는 적어도 1.22m의 거리가 필요하다. 초시계도 필요하다.

1) 시작 자세

환자의 손은 대퇴에 발은 바닥에 놓고 의자에 앉는다.

2) 검사

환자는 시작이라는 신호와 함께 의자에서 일어나 가능한 한 빠르게 원뿔체를 돌아서 의자에 앉아 교육을 받는다. 의자에서 일어나는 동안 대퇴나 의자를 밀어서 수행할 수 있다. 한 번은 연습을 하고, 두 번째 검사를 시작한다.

3) 점수

시작이라는 신호와 함께 타이머는 시작하고 환자의 엉덩이가 의자에 닿는 순간 멈춘다. 두 번을 시도해서 더 빠른 것을 기록한다. 검사 결과는 나이와 관련된 표준값과 비교한다.

4) 검사에 사용된 평가도구

허가는 필수적이다. 보조도구의 유형은 평가형태(assessment form)가 포함되는 것이 필요하다. 만약 보조도구가 필요하다면 나이와 관련된 표준값과 비교할 수 없다.

19. 일어나 걸어가기 검사의 표준값

점수의 정상 범위는 각각 나이 그룹의 중간 50%로 정의한다. 범위 위쪽의 점수는 나이 그룹에서 평균보다 위에 있는 것을 고려했다. 범위의 아래 그룹은 평균 아래에 있을 것이다(표 4-2).

표 4-2. 일어나 걸어가기 검사의 표준값

환자의 나이(세)	60~64	65~69	70~74	75~79	80~84	85~89	90~94
남자의 정상 범위 점수(초)	5.6~3.8	5.9~4.3	6.2~4.4	7.2~4.6	7.6~5.2	8.9~5.5	10.0~6.2
여자의 정상 범위 점수(초)	6.0~4.4	6.4~4.8	7.1~4.9	7.4~5.2	8.7~5.7	9.6~6.2	11.5~7.3

20. 뇌졸중의 운동장애 – 비정상적인 시너지 패턴

1) 상지의 굽힘 시너지

어깨뼈의 뒤당김(retraction)과 올림 또는 젖힘/어깨의 벌림과 바깥돌림/팔꿈치 굽힘(강한 요소)/앞팔의 뒤침/손목과 손가락 굽힘

2) 상지의 폄 시너지

어깨뼈의 앞당김(protraction)/어깨관절 모임(강한 요소)과 안쪽돌림/팔꿈치관절 폄/앞팔의 엎침(강한 요소)/손목과 손가락의 굽힘

3) 하지의 굽힘 시너지

엉덩관절 굽힘(강한 요소), 벌림, 바깥돌림, 무릎 굽힘, 발목의 등쪽 굽힘과 안굽이, 발가락 등쪽 굽힘

4) 하지의 폄 시너지

엉덩관절 폄, 모음(강한 요소)과 안쪽돌림/무릎의 폄(강한 요소)/발목의 바닥쪽 굽힘(plantar flexion)(강한 요소), 안굽이/발가락 바닥쪽 굽힘

21. 브론스트롬의 경직 패턴(Brunnstrom's spasticity patterns)

- 건측으로 머리가 돌림되고 환측으로 바깥쪽 굽힘
- 어깨 모음과 안쪽돌림
- 어깨골 뒤당김(retraction)과 하강(depression)
- 팔꿈치관절 굽힘과 앞팔의 엎침(뒤침일 수도 있다)
- 손목 굽힘과 자쪽 치우침(ulnar deviation) 및 손가락들/엄지손가락의 굽힘과 모음
- 골반의 올림과 뒤쪽으로 돌림
- 엉덩관절 폄, 모음 및 안쪽돌림
- 무릎 폄 및 발목의 바닥쪽 굽힘과 안쪽번짐(inversion)
- 발가락 굽힘과 모음

22. 뇌졸중의 운동장애 – 브론스트롬의 회복 단계(표 4-3~4-5)

표 4-3. 편마비 환자의 일반적인 회복 단계

단계	특징
1	발병 직후의 이완성 단계로 전체 사지의 수의적 운동이 불가능하다.
2	경직이 서서히 발달하면서 연합 반응 또는 기본적 사지 공동운동이 나타나 약간의 수의적 운동이 가능해진다.
3	경직이 가장 강한 단계로 환자는 공동운동을 수의적으로 할 수 있다.
4	경직이 서서히 감소되면서 공동운동으로부터 분리된 몇 가지 수의적 운동이 가능해진다. 예를 들어 손을 몸 뒤로 가져가거나 상지를 수평하게 하여 몸을 앞쪽으로 가져가는 동작 또는 팔꿈치 관절을 90° 굽힘 상태에서 앞 팔의 뒤침이나 엎침 등의 동작이 공동운동과 관계없이 가능해진다.
5	기본적인 사지공동운동이 상실되어 가면서 좀 더 어려운 동작들을 수행할 수 있다.
6	경직이 없어지고, 개별적인 관절운동이 회복되어 협응이 정상에 가까워진다.

표 4-4. 상지의 회복 단계

단계	특징
1	이완성 단계로 수의적 운동이 일어나지 않는다.
2	경직이 시작되며, 굽힘근 시너지 운동이나 연합반응과 관련된 특징을 보인다. 굽힘근 시너지 운동이 폄근 시너지 운동보다 먼저 나타난다.
3	경직이 증가하고 시너지 운동이나 이와 관련된 운동을 수의적으로 조절한다.
4	경직이 감소하고 시너지 운동이 가능하다.
5	경직이 더 이상 운동에 영향을 주지 않으며, 복합적인 운동이 좀 더 쉬워진다.
6	바른 운동을 시도하는 경우 외에는 경직이 없으며, 독립적인 관절 움직임이 쉽게 가능해진다.

표 4-5. 손의 회복 단계

단계	특징
1	기능이 없다.
2	손 전체로 잡기가 시작되고, 약간의 손가락 굴곡이 가능하다.
3	손 전체로 잡기, 후크식 잡기(hook grasp)가 가능하지만 물건을 놓지 못한다.
4	손 전체로 잡기가 가능하고, 바깥쪽으로 집기가 회복되며, 약간의 손가락 신전이 가능하고, 엄지가 움직일 수 없다.
5	손바닥 긴 쪽 잡기(palmar prehension), 원통형 잡기(cylindric grasp), 구형잡기(spheric grasp), 물건을 놓는 것이 가능하다.
6	모든 형태의 잡기와 각 손가락의 운동, 수의적인 완전 범위의 관절 펴기도 가능하다.

23. 뇌졸중의 보행장애

1) 엉덩관절

몸통과 사지가 강직으로 뒤당김(retraction)/배근육의 약화로 골반을 세게 끌어 올린다(hiking)/벌림근의 약화로 트렌델렌부르크 보행(trendelenburg limp)/넙다리뒤근의 경직, 발처짐(foot drop), 엉덩관절과 무릎관절 굽힘의 관절범위 감소로 회전보행(circumduction gait)/엉덩관절 모음근의 경직으로 가위보행(scissoring gait)/약한 고유수용성 감각(poor proprioception)/굽힘근 시너지 패턴에 의한 과도한 엉덩관절 굽힘

2) 무릎

넙다리지근의 경직과 넙다리네갈래근의 약화로 입각기(stance)에 굽힘의 증가/바닥쪽 굽힘의 구축과 네갈래근의 약화로 입각기에 젖힘/부적절한 엉덩관절 굽힘과 네갈래근의 경직으로 부적절한 무릎의 굽힘/넙다리뒤근의 강직으로 부적절한 무릎의 폄/약한 고유수용성 감각(poor proprioception)

3) 발목과 발

장딴지근과 가자미근의 경직이나 구축으로 발뒤꿈치가 지면에 닿지 않아서 첨족보행(equinus gait)/발등굽힘근의 마비에 의한 발처짐(foot drop)/발가락 굽힘근의 경직과 굽힘된 발가락의 통증으로 불균등한 보폭 길이/뒤경골근, 장단지근과 가자미근의 경직으로 안쪽말발(equinovarus)/굽힘근의 시너지로 과도한 바닥쪽 굽힘

24. 외상성 척추손상의 기능적인 가능성과 보조

1) C1, C2, C3 레벨의 신경지배

(1) 필요조건(requirement)

전 시간 간병과 기계적인 인공호흡기 또는 낮에는 가로막 자극이 필요하다. 가벼운 스위치, 호출 버튼, 전기기구, 책 페이지 넘기기와 스피커 전화기로 환경적인 조절 기구를 가동시킨다.

(2) 환자의 기능과 보조

ADL과 이동(transfers)을 전체적으로 보조에 의존한다. 전동 휠체어에 의존하며, 휴대용 인공호흡기가 필요하다. 마이크로스위치 또는 호흡스위치(sip and puff switch)로 휠체어나 침대를 조절한다.

(3) 주요 근육들(key muscles)

얼굴과 목근육, 뇌신경지배(cranial innervation)

(4) 가능한 움직임들

말을 하는 것, 홀짝 홀짝 마시는 것(sipping), 휘파람호흡(blowing), 씹기

2) C4 레벨의 신경지배

(1) 필요조건(requirement)

24시간 간병과 압박을 경감하기 위해 경사가 가능한 휠체어가 필요하다. 팔지지[보조기, 굽힘 가능한 손 스프린트(flexor hinge hand splint)] 및 적은 각도로 스스로 먹기 위한 적당한 장비가 필요하다. 가벼운 스위치, 호출 버튼, 전기기구, 책 페이지 넘기기와 스피커 전화기로 환경적인 조절 기구를 가동시킨다.

(2) 환자의 기능과 보조

ADL, 이동(transfers), 기침, 혀인두호흡(glossopharyngeal breathing), 피부 감염 등을 전체적으로 보조에 의존한다. 컴퓨터 키보드에 타이핑을 하기 위해 호흡스위치나 손 보조기로 머리나 입막대(mouth stick)를 사용할 수 있다. 카드나 바둑과 같은 테이블 게임을 할 수 있다. 그림이나 화장이 가능하고 머리, 입, 턱이나 호흡스위치 등으로 동력을 갖춘 휠체어 조절이 독립적으로 가능하다.

(3) 주요 근육들(key muscles)

가로막, 등세모근

(4) 가능한 움직임들

호흡, 어깨뼈 올림

3) C5 레벨의 신경지배

(1) 필요조건(requirement)

시간제로 간병이 필요하며, 장비 설치는 움직임이 가능한 팔 지지대, 삼각근 보조대, 개조된 가정용품, 스스로 먹을 수 있는 스프린트가 있다. 차림새를 단정하게 하기(grooming)와 씻기와 같은 제한된 자조활동을 위한 변형된 장비, 손 보조기(hand splints), 컴퓨터 키보드의 타이핑을 하기 위한 타이핑막대(typing sticks), 압박을 경감시키기 위한 동력을 갖춘 경사가 가능한 휠체어, 미끄럼판

(2) 환자의 기능과 보조

약간의 보조가 필요하다. ADL을 위한 설정, 옷 입기, 이동을 위한 미끄럼판(sliding board), 머리 위의 회전고리대(overhead swivel bar), 피부 감염, 가로막을 수동 압박하여 기침유발, 손 조절로 자동차 운전이 가능하다. 침대, 휠체어 조절을 한다. 손잡이테(hand rim)가 부착된 휠체어를 독립적으로 조절 가능하고 팔 조절로 동력을 갖춘 휠체어를 사용하며, 스스로 음식 먹기, 압박을 감소할 수 있다.

(3) 주요 근육들(key muscles)

위팔두갈래근, 위팔근, 위팔노근, 어깨세모근, 가시아래근, 마른모근과 뒤침근

(4) 가능한 움직임들

팔꿉관절 굽힘, 뒤침, 어깨 90° 벌림, 바깥돌림, 어깨 굽힘은 제한

4) C6 레벨의 신경지배

(1) 필요조건(requirement)

침대의 측면 막이(side rail), universal cuff, 스스로 먹기 위해 개조된 주방기구, 옷 입기와 차림새를 단정하게 하기 위한 적당한 장비(단추걸이, 지퍼 당기기), 배변과 방광 관리를 위한 적당한 장비, 스스로 사워하기, 손 조절과 핸들하기 위한 U자형 띠, 때때로 가벼운 식사를 스스로 준비하기 위한 적당한 장비

(2) 환자의 기능과 보조

ADL은 아주 적게 의존한다. 스스로 먹는 장비들로 독립으로 먹을 수 있다. 옷 입기, 자조활동, 배변과 방광 관리, 이동판을 이용한 이동, 피부 감염, 복부 압박을 통한 기침, 운전, 간단한 식사 준비, 휠체어 스포츠, 신발 끈 묶기는 못한다. 휠체어와 침대 조절을 할 수 있다. 언제든지 손잡이테(hand rim)가 부착된

휠체어로 수동으로 휠체어 조작 가능하고 먼 거리와 사회생활은 동력이 갖추어진 휠체어가 필요하다.

(3) 주요 근육들(key muscles)

노쪽손목폄근(extensor carpi radialis; ECR), 가시아래근, 넓은등근, 큰가슴근의 빗장뼈 부분, 원엎침근, 앞톱니근, 작은원근

(4) 가능한 움직임들

어깨 굽힘, 모음, 폄, 안쪽돌림, 벌림, 어깨뼈의 위쪽으로 향하는 돌림(upward rotation), 아래팔의 뒤침, 손목의 폄(tenodesis grasp)

5) C7 레벨의 신경지배

(1) 필요조건(requirement)

옷을 입기(단추걸이) 위한 적당한 장비, 자조관리(사워 의자, 손으로 사워 노즐 잡기, 욕실 손잡이), 배변과 방광관리에 적당한 기구(디지털 자극기, 화장실 자리 올리기, 소변 배출 보조기구), 미끄럼판, 휠체어를 이용할 수 있는 부엌, 손으로 조절할 수 있는 차, 적당한 부엌 도구가 필요하다.

(2) 환자의 기능과 보조

ADL, 스스로 먹기, 옷 입기, 자조관리, 미끄럼판이 있거나 없거나 이동, 배변과 방광관리, 손을 이용한 기침, 간단한 가사, 운전은 독립적으로 가능하다. 차에 올라가거나 내리기도 할 수 있다. 침대와 휠체어를 조절할 수 있다. 손잡이테(hand rim)의 마찰면으로 수동으로 휠체어를 독립적으로 조작 가능하다.

(3) 주요 근육들(key muscles)

긴엄지폄근(extensor pollicis longus; EPL), 짧은엄지폄근(extensor pollicis brevis; EPB), 노쪽손목굽힘근(flexor carpi radialis; FCR), 어깨세모근, 외인손가락폄근(extrinsic finger extensor)

(4) 가능한 움직임들

팔꿈치 폄, 손가락 폄, 손목 굽힘

6) C8에서 T1 레벨의 신경지배

(1) 필요조건(requirement)

자조관리(욕실의자, 잡을 수 있는 막대)를 위한 약간의 장비, 가사를 위한 적당한 장비, 손으로 조절하는 차

(2) 환자의 기능과 보조

ADL, 쉬운 가사, 식사 준비, 이동, 운전은 독립적으로 가능, 침대와 휠체어 조절, 표준 손잡이테가 있는 휠체어를 수동으로 독립적으로 조작 가능하다.

(3) 주요 근육들(key muscles)

자쪽손목굽힘근(flexor carpi ulnaris; FCU), 긴엄지굽힘근(flexor pollicis longus; FPL), 짧은엄지굽힘근(flexor pollicis brevis; FPB), 손가락 굽힘의 내·외재근

(4) 가능한 움직임들

상지의 근육으로 할 수 있는 모든 운동, 섬세한 협응 운동, 강하게 손잡기

7) T4에서 T6 레벨의 신경지배

(1) 필요조건(requirement)

기립기, 양쪽 KAFOs

(2) 환자의 기능과 보조

침대, ADL, 휠체어 이동, 일상적인 가사는 독립적으로 가능하다. 수동으로 휠체어 곡예부리기(wheelie)를 할 수 있다. 휠체어 스포츠에 참여할 수 있다. KAFOs를 이용한 기립기에서 생리학적인 서기가 가능하다. 어떤 환자는 KAFOs로 짧은 거리를 이동 가능하다.

(3) 주요 근육들(key muscles)

등에 있는 긴 근육(천극근, 반가시근), 갈비사이근의 꼭대기 절반

(4) 가능한 움직임들

강하게 몸통을 조절하는 근육조직, 들어 올리는 가슴근육의 개선, 남아 있는 호흡근의 증가

8) T9에서 T12 레벨의 신경지배

(1) 필요조건(requirement)

양쪽 KAFOs, 목발과 보행기

(2) 환자의 기능과 보조

목발이나 보행기를 이용해 양쪽 KAFOs로 집안에서 이동이 독립적으로 가능, 에너지 보존을 위해 휠체어 사용

(3) 주요 근육들(key muscles)

갈비사이근, 하부 배근육

(4) 가능한 움직임들

몸통 조절과 지구력 향상

9) L2, L3, L4 레벨의 신경지배

(1) 필요조건(requirement)

양쪽 KAFOs와 목발

(2) 환자의 기능과 보조

양쪽 KAFOs와 목발을 이용하여 독립적이고 기능적인 이동이 가능하다. 에너지 보존을 위해 휠체어 사용

(3) 주요 근육들(key muscls)

허리네모근, 넙다리네갈래근, 배곧은근, 두덩전강근근, 넙다리빗근

(4) 가능한 움직임들

엉덩관절 모음, 굽힘/무릎관절 폄

10) L4, L5 레벨의 신경지배

(1) 필요조건(requirement)

양쪽 KAFOs와 목발

(2) 환자의 기능과 보조

양쪽 KAFOs와 목발을 이용하여 독립적이고 기능적인 이동이 가능하다. 에너지 보존을 위해 휠체어 사용

(3) 주요 근육들(key muscles)

손가락폄근, 허리쪽 근육조직, 넙다리네갈래근, 안쪽 넙다리뒤근 약화, 전후 앞정강근

(4) 가능한 움직임들

몸통 조절이 매우 좋다. 엉덩관절 굽힘, 무릎관절 폄, 무릎관절 굽힘은 약하다.

25. 외상성 척수손상의 손상기전

1) 굽힘 손상의 원인

T12에서 L2와 C4에서 C7까지의 척추손상이 된다. 손상의 원인은 앞쪽 척추뼈몸통, 척추돌기의 골절, 경(pedicles), 층(laminate)의 골절, 뒤쪽 척추인대가 찢어지고, 디스크 파열, 앞쪽 척추뼈 몸통의 탈골이다.

2) 굴곡 회전 손상의 원인

뒤쪽 경(pedicles)과 층(laminate), 관절면(articular facet)의 골절, 수도꼭지 관절(faucet joints)의 아탈구 또는 탈구, 뒤인대 또는 극간인대의 손상이다.

3) 압박 골절의 원인

척수 종판의 오목 골절, 분쇄 골절, 눈물방울 골절, 추간판 골절

4) 과다폄 골절의 원인

가시돌기, 층(laminae)의 골절, 척추뼈의 앞쪽면이 찢어지는 골절, 앞세로인대(anterior longitudinal ligament)의 찢어짐, 디스크 파열 등이다.

※ 척추에서 가장 많이 손상되는 곳은 C5~C7과 T12~L2이다.

26. 척수손상의 증상들

1) 앞쪽척수증후군(anterior cord syndrome)

겉질척쪽로(corticospinal tract)의 손상으로 병변 아래쪽의 운동기능 손실, 척수시상로(spinothalamic tract)의 손상으로 병변 아래쪽의 통증과 온도 감각 손실, 손상 부위 아래쪽으로 고유수용성 감각, 운동감각, 진동감각은 보존되어 있다. 앞쪽척수증후군은 앞쪽척수 또는 앞쪽척수 동맥의 경추 부위의 굴곡손상이 원인이다.

2) Brown-Sequard 증상들

손상 레벨의 피부분절과 일치하여 동측에 감각 손실, 손상 레벨의 몇몇의 분절에서 통증과 온도 감각이 반대쪽으로 손실된다. 운동기능(DTR 감소, 간대성 경련, 바빈스키 양성), 고유수용성 감각, 운동감각, 진동감각은 동측으로 손실된다. Brown-Sequard 증상들 총상이나 칼에 찔려서 척수의 한쪽이 손상되어 나타난다.

3) 마미증후군(cauda quina syndrome)

척수 원추 이하 부위의 척추관 내 허리엉치 신경근의 손상으로 척수증후군은 아니지만 방광, 비반사성 장, 비반사성 하지를 나타낸다. 완전마미증후군은 장, 방광, 항문주위, 하지로 가는 모든 말초신경의 기능이 소실되고 망울해면체 반사, 항문 주위 반사, 하지의 모든 반사 기능이 손실된다. 마미는 말초신경계이므로 다른 척수손상과는 달리 완전마비일지라도 신경근의 기능이 회복될 가능성이 있다. 대부분의 마미증후군은 불완전 마비의 형태로 나타난다.

4) 중심성 척수증후군(central cord syndrome)

가장 흔하며 척수 중심부의 파괴로 회색질 및 백질이 모두 손상된다. 상지로 가는 겉질척수로(corticospinal tract)가 중심부에 위치하므로 상지의 기능장애가 심하고 상대적으로 하지의 기능장애가 심하지 않다.

환자는 사지마비를 보이지만 상지의 마비가 상대적으로 더 심하고 보통 항문주위 감각은 보존된다. 예후는 50%의 환자에서 배뇨 및 배변 기능의 회복되고 보행이 가능하며 손의 기능도 일부 회복된다. 흔히

퇴행성 경추증이 있는 노년층에서 젖힘에 의하여 척수가 앞쪽의 굽힘과 뒤쪽의 중첩된 황색인대에 끼어서 발생하고 소아에서는 굽힘 손상에 의하여 발생할 수 있다.

5) 뒤척수증후군(posterior cord syndrome)

척수의 뒤기둥(posterior column)의 손상으로 심부감각, 고유수용성 감각, 진동감각의 손실이 있으나 운동신경 및 통각, 온도감각 등은 보존된다. 이 증후군은 드물게 신경손상에 의하여 발생한다. 예후는 좋아서 완전한 회복이 기대된다.

27. 척수손상의 분류

1) 미국척수손상학회(ASIA)에서 척추손상의 분류(그림 4-2)

(1) 사지마비(tetraplegia)

상·하지 모두 완전마비로 경추의 손상으로 호흡 근육도 포함된다.

(2) 하반신마비(paraplegia)

흉수, 요수와 마미신경의 손상으로 인하여 부분적으로 몸통과 양쪽 하지의 완전한 마비이다.

2) 미국척추손상학회의 분류를 따르는 척추손상(그림 4-3)

(1) 가장 낮은 천추 부위(S4와 S5)에 감각이나 운동기능이 없으면 완전 손상이 된다.
(2) 감각기능은 불완전 손상이나, 운동기능은 엉덩뼈 부위(S4와 S5)를 포함한 신경학적 레벨의 아래쪽은 보존되어 있지 않다.
(3) 운동기능은 신경학적 레벨 아래쪽으로 불안전하게 보존되어 있으며, 신경학적 레벨 아래의 중요한 근육(key muscles)의 절반 이상이 3 이하의 근육 단계를 가지고 있다.
(4) 운동기능은 신경학적 레벨 아래로 불안전하게 남아 있으며, 신경학적 레벨 아래의 중요한 근육(key muscles)이 적어도 절반은 3 또는 그 이상의 근육 단계를 가지고 있다.
(5) 정상적인 운동기능과 감각기능

3) 척수손상의 국제표준신경학적 분류

병변이 있는 신경학적 레벨은 신체의 오른쪽과 왼쪽의 정상적인 운동기능과 감각기능이 척수의 대부분 꼬리쪽과 관련이 있다. 운동 레벨은 손상이 의심되는 중요한 근육을 도수근력검사를 통해 결정한다. 감각 레벨은 중요한 피부분절에 가벼운 접촉과 핀으로 찔러보는 검사로 결정한다.

Muscle Function Grading

0 = total paralysis

1 = palpable or visible contraction

2 = active movement, full range of motion (ROM) with gravity eliminated

3 = active movement, full ROM against gravity

4 = active movement, full ROM against gravity and moderate resistance in a muscle specific position.

5 = (normal) active movement, full ROM against gravity and full resistance in a muscle specific position expected from an otherwise unimpaired peson.

5* = (normal) active movement, full ROM against gravity and sufficient resistance to be considered normal if identified inhibiting factors (i.e. pain, disuse) were not present.

NT = not testable (i.e. due to immobilization, severe pain such that the patient cannot be graded, amputation of limb, or contracture of >50% of the range of motion).

ASIA Impairment (AIS) Scale

- ☐ **A = Complete.** No sensory or motor function is preserved in the sacral segments S4-S5.
- ☐ **B = Sensory Incomplete.** Sensory but not motor function is preserved below the neurological level and includes the sacral segments S4-S5 (light touch, pin prick at S4-S5: or deep anal pressure (DAP)), AND no motor function is preserved more than three levels below the motor level on either side of the body.
- ☐ **C = Motor Incomplete.** Motor function is preserved below the neurological level**, and more than half of key muscle functions below the single neurological level of injury (NLI) have a muscle grade less than 3 (Grades 0-2).
- ☐ **D = Motor Incomplete.** Motor function is preserved below the neurological level**, and at least half (half or more) of key muscle functions below the NLI have a muscle grade ≥ 3.
- ☐ **E = Normal.** If sensation and motor function as tested with the ISNCSCI are graded as normal in all segments, and the patient had prior deficits, then the AIS grade is E. Someone without an initial SCI does not receive an AIS grade.

**For an individual to receive a grade of C or D, i.e. motor incomplete status, they must have either (1) voluntary anal sphincter contraction or (2) sacral sensory sparing with sparing of motor function more than three levels below the motor level for that side of the body. The Standards at this time allows even non-key muscle function more than 3 levels below the motor level to be used in determining motor incomplete status (AIS B versus C).

NOTE: When assessing the extent of motor sparing below the level for distinguishing between AIS B and C, the ***motor level*** on each side is used; whereas to differentiate between AIS C and D (based on proportion of key muscle functions with strength grade 3 or greater) the ***single neurological level*** is used.

Steps in Classification

The following order is recommended in determining the classification of individuals with SCI.

1. Determine sensory levels for right and left sides.
2. Determine motor levels for right and left sides.
   Note: in regions where there is no myotome to test, the motor level is presumed to be the same as the sensory level, if testable motor function above that level is also normal.
3. Determine the single neurological level.
   This is the lowest segment where motor and sensory function is normal on both sides, and is the most cephalad of the sensory and motor levels determined in steps 1 and 2.
4. Determine whether the injury is Complete or Incomplete.
   (i.e. absence or presence of sacral sparing)
   *If voluntary anal contraction = **No** AND all S4-5 sensory scores = **0** AND deep anal pressure = **No**, then injury is COMPLETE. Otherwise, injury is incomplete.*
5. Determine ASIA Impairment Scale (AIS) Grade:

Is injury Complete? If YES, AIS=A and can record ZPP (lowest dermatome or myotome on each side with some preservation)

NO ↓

Is injury motor Incomplete? If NO, AIS=B (Yes=voluntary anal contraction OR motor function more than three levels below the motor level on a given side, if the patient has sensory incomplete classification)

YES ↓

Are at least half of the key muscles below the single neurological level graded 3 or better?

NO ↓ AIS=C YES ↓ AIS=D

If sensation and motor function is normal in all segments, AIS=E
Note: AIS E is used in follow-up testing when an individual with a documented SCI has recovered normal function. If at initial testing no deficits are found, the individual is neurologically intact; the ASIA Impairment Scale does not apply.

그림 4-2. 미국척수손상학회의 분류.

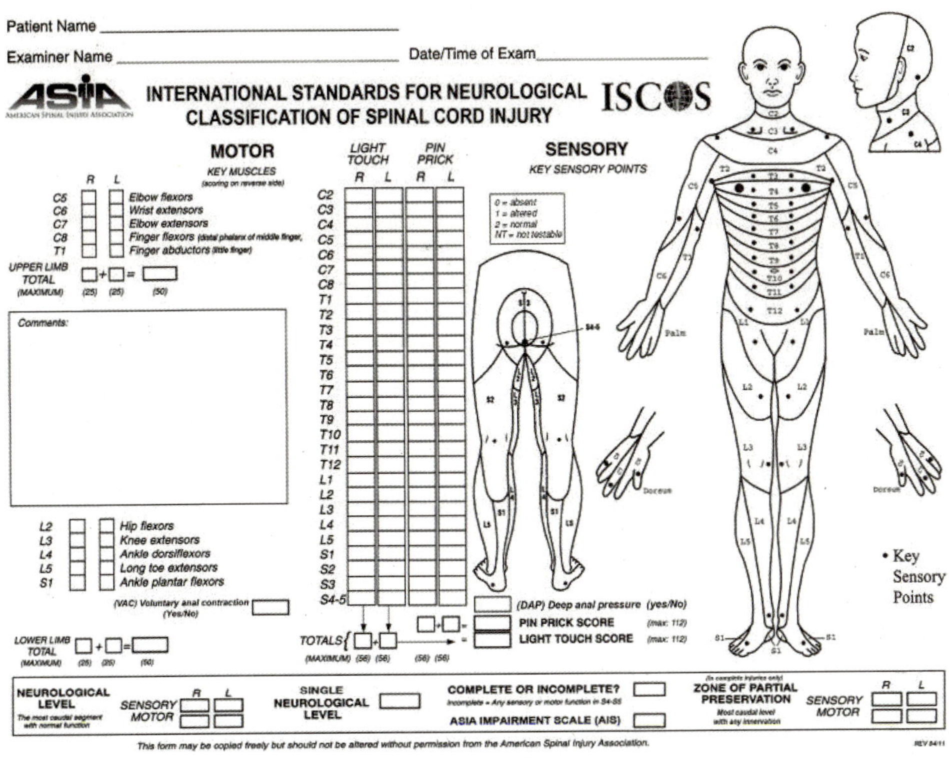

그림 4-3. 미국척추손상학회의 분류.

28. 다발성 경화증의 범주

1) 재발 - 완화(relapsing-remitting MS)의 다발성 경화증

다발성 경화증의 가장 흔한 형태이다. 환자는 병이 급성으로 나빠지거나 부분적으로 또는 완전하게 사라지는 기간을 경험한다.

2) 진행성 재발(progressive-relapsing MS)의 다발성 경화증

40세 이후에 병이 발병한 환자에게서 흔하다. 급성으로 시작해 진행하는 형태의 질병으로 분명한 징후와 증상, 재발이 진행된다(회복과 재발의 기간은 분명하지 않다).

3) 두 번째로 진행(secondary-progressive MS)되는 다발성 경화증

이 질병은 재발 - 완화(relapsing-remitting MS) 다발성 경화증으로 시작하며, 재발과 완화가 있다가 없다로 진행된다.

4) 첫 번째로 진행(primary-progressive MS)되는 다발성 경화증

40세 이후에 발생하는 다발성 경화증에서도 드물며, 완화되는 기간 없이 계속 진행한다.

4-2 신경학적 조건에서 임상적인 손상과 기능적 제한

1. 뇌졸중의 손상과 기능장애

1) 감각 결핍(sensory deficits)

반대측 상지와 하지의 감각손상/고유수용성 감각손상/표면적인 촉각, 통증, 온도의 소실/저림 증상/시상통증증후군(thalamic pain syndrome)은 반대쪽에 계속적이고 심한 통증으로 소음, 밝은 빛, 가벼운 접촉에 의해 유발될 수 있다. 같은쪽 반맹증/왼쪽 대뇌 반구의 손상은 오른쪽 감각(hemisensory)의 소실을 가져오고, 오른쪽 대뇌 반구의 손상은 왼쪽 감각(hemisensory)의 소실을 가져온다.

2) 운동 결핍(motor deficits)

뇌졸중 초기에 근이완(flaccidity), 반사저하(hyporeflexia), 병변의 반대쪽에 경직(spasticity), 간대성 경련(clonus)과 바빈스키 양성과 같은 반사항진(hyperreflexia), 시너지(synergies)가 나타난다.

원시 반사 패턴(primitive reflex patterns)은 STNR, ATNR, STLR, TLR이 있으며, 연합 반응(associated reactions)은 수크징후(souques)로 마비측 상지를 올리고 손가락을 폄과 벌림을 유도한다. 레이미스트징후(raimiste)는 상지와 하지의 벌림 또는 모음의 저항을 주면 반대측 상지와 하지 모두 벌림 또는 모음을 유도한다.

마비(paresis) 또는 위약(weakness)은 중대뇌 동맥의 뇌졸중(MCA stroke)일 때는 상지가 하지보다 더 많이 손상되고, 앞대뇌 동맥의 뇌졸중(ACA stroke)일 때에는 하지가 상지보다 더 많이 손상된다.

협응 운동과 균형의 손상, 관념운동실행증(ideomotor apraxia) 또는 관념실행증(apraxia ideational), 오른쪽 대뇌손상은 움직임 유지가 어렵다.

3) 보행 결핍(gait deficits)

트렌델렌버그 보행(Trendelenburg gait)은 벌림근이 약하다. 가위걸음(scissoring)은 모음근의 경직이며, 유각기(swing) 시 골반의 돌림이 부족하다. 회전 보행(circumduction)은 유각기 시 엉덩관절 굽힘근이 약해서, 몸통이 뒤쪽으로(backward) 가는 경향이 있다. 과도한 엉덩관절 굽힘 시너지(hip flexion synergy), 입각기 시 과도하게 무릎이 구부러져 무릎의 펴는 근육이 약하게 된다. 무릎을 펴는 근육이 약하거나 네갈래근의 경직으로 인한 보상작용으로 무릎이 과다하게 펴지게(hyperextension) 된다. 발처짐(foot drop)이나 첨족보행(equinus gait)은 뒤꿈치가 땅에 닿지 않게 된다. 안짱다리(varus foot)는 발의 바깥쪽으로 체중부하를 한다. 불균등한 보행 길이는 환측 다리가 입각기의 마지막 시기인 발끝이 떨어질(toe off) 때 앞으로 가지 못한다. 줄어든 리듬(cadence)과 부적절한 타이밍으로 걷는 데 어려움을 느낀다.

4) 의사소통장애(communication deficits)

브로카 또는 표현의 실어증은 왼쪽 관자엽 손상으로 말하기가 어렵다. 베르니케 또는 수용성(receptive)

실어증은 청각적 이해가 손상된다. 완전실어증(global aphasia)은 말하기와 이해하기가 모두 손상되며, 조음장애(dysarthria)는 호흡, 발음, 발성, 감각 피드백의 손상으로 인한 운동 언어의 결핍을 말한다.

왼쪽 대뇌반구의 손상 시에는 우세한 대뇌반구의 손상으로 인한 말하기와 언어의 손상(오른쪽 손이 우세한 환자)되며, 유창하지 않음(nonfluent) 또는 브로카 실어증, 유창성 또는 베르니케 실어증, 완전 실어증, 언어와 관련된 기억손상이 올 수 있다.

5) 지각 결핍(perceptual deficits)

한쪽 무시(unilateral neglect)는 왼쪽 부위의 자극을 무시한다. 질병인식불능증(anosognosia)은 부정하는 기능장애(denial of dysfunction), somatoagnosia는 다른 신체 부분과 관련된 이해 부족, 몸의 오른쪽과 왼쪽의 인식 불가, 밀기증후군(pusher syndrome)은 몸이 환측으로 기울어진다.

오른쪽 대뇌반구의 손상 시 – 시지각 손상, 왼쪽 편측무시, 실인증, 시각과 공간장애, 신체상(body image)과 신체도해(body schema)장애, 특별한 인식 정보와 관련된 기억장애가 있다.

6) 전반적인 인지장애(general cognitive deficits)

주의력(지속적 주의력, 분산된 주의력, 선택적 주의력, 교류하는 주의력), 기억장애(단기기억과 장기기억), 말짓기증(confabulation: 부적절한 단어 사용 또는 허구성 이야기), 이상언행반복증(perseveration: 말, 생각의 계속적인 반복 또는 최근의 활동과는 상관없는 행동), 충동적으로 행동하는 것(impulsiveness), 간소한 계획(poor planning), 유연하지 않음(inflexibility), 판단력 손상, 치매(판단, 기억, 의식, 의사소통, 행동과 같은 고위의 뇌기능 저하)가 있다.

(1) 왼쪽 대뇌반구의 손상에 의한 인지 결손

천천히, 망설임, 신중한, 불안정한, 무서운 감정을 느낄 수 있다. 인지 손상, 문제 해결 능력 결손, 스스로의 수행능력 부족으로 인한 불안함, 지연되는 과정에서 겪는 어려움, 감정 표현의 어려움, 언어와 관련된 기억 손상, 구두신호(verbal cues)와 구두명령(verbal commands) 과정에서의 어려움이 있다.

(2) 오른쪽 대뇌반구의 손상에 의한 인지 결손

충동적인, 무관심한, 재빠른, 판단 저하, 문제의 과소평가, 능력의 과대평가, 전반적 체계 또는 패턴을 잡는 것의 어려움, 문제 해결, 복합된 정보, 인식하지 못한 손상, 스스로 교정 못함, 안정 상태의 위험, 강직, 추상적 원인의 어려움, 감정의 인지와 부정적 감정 표현의 어려움, 구두신호(visual cues)를 하는 과정의 어려움, 특별한 인식 정보와 관련된 기억 손상이 생긴다.

7) 감정 결손(affective deficits)

감정의 불안감은 병리학적 울음과 웃음으로 울음과 웃음이 쉽고 빠르게 변한다. 과민성, 초조, 욕구좌절의 증가, 우울증(심리적인 원인은 아니지만 뇌졸중으로 인한 직접적인 손상으로 인해 발생)이 생긴다.

8) 대소변장애(bladder and bowel deficits)

요실금은 방광의 과반사 항진 또는 반사저하의 원인으로 인해 발생한다. 대변장애는 대변실금, 설사, 변비, 장 박힘(bowel impaction) 등이 있다.

9) 간접 손상(indirect impairment)

깊은정맥혈전증, 욕창, 관절가동범위의 감소, 구축, 변형, 어깨관절의 아탈구와 통증, 반사교감신경이상증(RSD), 상태 악화(deconditioning)

⇒ 이것은 기초적인 가이드로 물리치료 평가 시 물리치료사의 초기 검사와 평가를 고려해야 한다.

2. 파킨슨병의 임상적인 손상과 기능장애

1) 강직(rigidity)

톱니바퀴 강직은 수동적으로 움직일 때 털커덕거리는 저항(jerky resistance)이며, 납관현상 강직(lead-pipe rigidity)은 수동적으로 움직일 때 끊임없이 일정하게 저항이 나타난다.

2) 운동불능(akinesia)

운동불능은 움직임의 시작이 어렵다. 운동완만증(bradykinesia)은 움직임 유지가 어렵거나 느리다. 운동기능감소증(hypokinesia)은 움직임의 속도, 진폭, 범위가 줄어든다. 동결보행(freezing gait)은 걷는 동안 갑자기 멈춘다. 소서증(micrographia)은 글씨를 작게 쓴다.

3) 안정 시 진전(resting tremor)

환약조제양떨림(pill-rolling tremor)은 안정 시 손의 떨림, 체위성 떨림(postural tremor)은 서 있거나 앉아 있을 때 중력에 대항하는 떨림

4) 자세불안정(postural instability)

몸통의 폄근이 약해서 구부러지고, 목, 몸통, 엉덩관절과 무릎관절 굽힘으로 자세가 움츠러든다. 움츠린 자세의 결과로 인해 허리에 통증이 온다.

5) 의사소통과 연하장애(communication and swallowing deficits)

조음장애(dysarthria)는 목소리 크기가 감소, 단조롭게 말하기, 왜곡된 발음, 말하는 속도가 조절되지 않는다. 무언증(mutism)은 말하지 않거나 속삭이듯 말한다. 침흘림증(sialorrhea)은 침분비 증가와 삼킴 감소로 인해 과도하게 침을 흘린다. 연하곤란(dysphagia)은 연하 손상, 질식과 흡인 폐렴(aspiration pneumonia)을 야기할 수 있다.

6) 보행장애(gait deficits)

팔을 흔드는 상호작용 능력의 상실과 보폭의 감소, 종종걸음(festinating gait)은 짧은 보폭으로 속도가 증가한다. 추진력이 있는 종종걸음은 앞으로 진행되는 속도가 증가하는 것이 일반적이고, 뒤로 밀려나는 종종걸음은 뒤로 진행하는 속도가 증가하는 것이 일반적이지 않다. 바닥쪽 굽힘이 구축된 보행은 바닥의 지지하는 면이 좁다.

7) 시각 결손(visual deficits)

흐린 시력(blurred vision), 읽기가 어려운(difficulty reading) 것은 안경을 사용해도 정확히 읽지 못한다. 눈 깜박임의 감소는 눈의 자극을 초래한다.

8) 인지장애(cognitive deficits)

정신완서(bradyphrenia)는 사고과정이 느려지고 새로운 기술을 배우는 데 어렵다. 추론능력 부족, 추상적인 생각, 기억과 판단, 치매 등은 80세 이상인 파킨슨병 환자에게 자주 발생한다.

9) 간접장애(indirect deficits)

피로(위약, 졸음증), 가면얼굴(masked face)은 드물게 깜박거리고 얼굴 표현이 부족하다. 척주뒤굽음증(kyphosis)은 무릎관절 굽힘근, 엉덩관절 돌림근, 모음근, 바닥쪽굽힘근, 목의 굽힘근, 어깨모음근, 안쪽돌림근, 팔꿈치관절 굽힘근의 구축에 의해 야기된다. 척추옆굽음증(scoliosis)은 몸통이 한 방향의 기울임으로 인해 야기된다. 기립성 저혈압(orthostatic hypotension)은 레보도파(levodopa)의 부작용으로 인해 야기된다. 호흡장애(pulmonary deficits)는 호흡계 움직임의 감소로 인한 기도 폐쇄, 척주뒤굽음증에 의해 야기된다.

3. 다발성 경화증의 임상적인 손상과 기능장애

1) 운동 결핍(motor deficits)

상위운동신경원의 장애로 강직은 경증에서 중증으로 갈 수 있다. 마비, 활발한 깊은힘줄반사, 간대성 경련, 바빈스키의 양성반응, 불수의적인 굽힘근과 폄 근육의 연축, 과도한 피부반사, 굽힘과 폄의 시너지 패턴이 나타난다.

2) 다른 운동 결핍(other motor deficits)

느리고 뻣뻣한 움직임, 약한 근육조직, 무력증, 측정이상, 협동장애, 상반운동 반복장애, 현기증, 의도떨림, 몸통근육의 약화와 같은 균형과 협응능력 부족(모두 소뇌와 관련), 피로, 걷기의 어려움, 균형 부족과 함께 취중걸음(staggering gait), 조음장애(불분명하고 연결되지 않는 발음), 발성장애(거칠고 쉰 목소리), 연하곤란

3) 감각 결핍(sensory deficits)

감각이상(paresthesia)은 찔린 것 같은 통증과 저림, 급성과 격렬하고 타는 듯한 통증(삼차신경 통증과 두통), 레미트징후(Lhermitte's sign)는 갑작스럽게 목의 굽힘, 척추와 하지의 전기적 충격의 감소, 만성 통증, 시신경염증, 암점(scotoma)은 시야의 중심에 검은 점, 눈 떨림(nystagmus), 불완전한 눈의 모음으로 바깥쪽 주시의 마비, 겹보임

4) 인지 및 정동장애(cognitive and affective deficits)

기억과 주의력, 집중력 손상, 감정 불안, 다행증(euphoria), 양극성 정동장애(bipolar affective disorder)는 우울증과 조증의 교대기간

5) 자율신경계 장애(ANS deficits)

배변장애는 변비, 배변 막힘, 설사, 방광장애는 실금, 잦은 배뇨, 배뇨지연, 밤에 과도한 배뇨, 성기능장애(sexual deficits)는 발기부전, 질의 건조, 성욕의 손실

4. 외상성 뇌손상의 임상적인 손상과 기능장애

1) 운동 결핍(motor deficits)

부전마비, 사지마비, 비정상적인 깊은힘줄반사, 간대성 경련, 바빈스키의 양성반응, 운동실조, 근긴장저하, 협응과 균형장애, 이완, 강직, 과다긴장, 겉질제거 강직(decorticate rigidity)과 대뇌제거 강직(decerebrate rigidity), 근위축, 근력 감소 또는 지구력 감소, 비정상적인 시너지 패턴

2) 감각 결핍(sensory deficits)

예리하거나 무딘 식별, 온도, 가벼운 접촉, 압박, 운동감각, 고유수용성 감각, 입체감각, 무게인식(barognosis), 촉각, 위치 선정, 연하곤란

3) 지각 결핍(perceptual deficits)

같은쪽 반맹증, 반맹증, 신체인식장애, 오른쪽과 왼쪽 구별장애, 질병인식불능증, 전경 배경구별장애(figure round discrimination), 자세손상, 실인증, 실행증

4) 피부 결핍(integumentary deficits)

통증을 악화시키거나 완화시키는 자세, 압력 부위에 의해 발생

5) 각성, 정신활동 및 인지장애(arousal, mentation, and cognition deficits)

사건 후 기억상실, 사건 전 기억상실, 정서불안, 의식 레벨의 감소, 주의력 결핍, 기억상실, 지남력의

변화, 안전인식 손상, 충동적으로 행동, 공격성, 과민성, 무관심, 부적절한 성욕, 자기중심주의

6) 언어와 의사소통장애(speech and communication deficits)

브로카 또는 베르니케 실어증, 완전 실어증, 조음장애, 읽고 이해하는 능력 손상, 글로 표현하는 능력 손상

5. 척수손상 환자의 임상적인 손상과 기능장애

1) 무반사(척수쇼크)

손상 직후에 발생하고 운동기능이 없다. 근이완으로 나타나고, 감각 소실, 손상 아래 레벨의 반사 활동 감소, 바닥쪽굽힘근의 지연, 깊은힘줄반사의 감소, 망울해면체(bulbocavernous) 반사와 고환올림근(cremasteric) 반사의 감소로 나타난다. 이것은 수일에서 수 주 동안 지속될 수 있다. 무반사는 망울해면체반사가 돌아올 때에 해결된다.

2) 운동과 감각손상

운동과 감각손상은 임상적인 증상과 손상 레벨에 달려있다.

(1) 운동손상

근긴장 저하, 근이완, 강직, 근육의 강도 힘 지구력의 감소, 근육긴장항진증, 근육의 대치(muscular substitution), 보행과 균형장애, 기능장애, 지역사회와 직업의 기능장애

(2) 감각손상

표면, 깊이, 복합감각의 감소나 손실, 외상성 손상 후 외상성 통증, 신경근 손상으로 인한 신경근의 통증, 손상 레벨 아래의 아픈 감각과 같은 척수의 이상감각, 일반적으로 어깨 손상 위 레벨은 근골격계의 통증

3) 자율신경성 반사부전증(autonomic dysreflexia)

사지마비나 높은 레벨의 하지마비 환자와 같이 T6 위 손상에서 일반적으로 나타난다. 이것은 의학적으로 위급상황이다. 물리치료 평가는 환자를 앉은 자세에서 하고, EMS나 간호사 부르기(병원에서/SNF), 카테터(catheter)를 내외적으로 고정하기 위해 검사하기, 고정된 카테터를 완화시키기기, 장매복(bowel impaction) 손상 여부를 검사한다. 증상으로는 고혈압, 빈맥, 두통, 과다한 땀(profuse sweating), 경직 증가, 안절부절증, 제한된 동공, 손상 위 레벨의 홍조, 흐린 시력, 손상 아래 레벨의 수축, 코 충혈(nasal congestion), 소름이 있다. 원인으로는 소변정체(urinary retention)에 의한 방광의 팽창이 일반적이다. 방광감염이나 자극, 신장결석, 신장기능 이상, 장 팽창(bowel distention), 욕창, 해로운 피부자극, 환경적인 온도 변화도 원인이 된다.

4) 기립성 저혈압

일어나는 자세를 시도했을 때 혈압이 떨어지는 것을 말한다. 원인은 경추나 상부 흉추의 척수손상으로 지속적인 고정 때문이다. 증상으로는 현기증 또는 피로가 나타난다. 척수손상에서 기립성 저혈압과 관련된 문제는 발, 발목, 다리의 오목부종(pitting edema)이다.

5) 교감신경계 장애(SNS deficits)

척수손상으로 인한 온도 조절 손상이다. 시상하부의 기능장애 때문에 환자들은 신성함(sweet) 또는 떨림(shiver)의 능력을 잃는다. 증상으로는 발한(diaphoresis, 기계적 보상작용으로 인한 과도한 땀), 손상 아래 레벨의 땀이 집중된 얼룩덜룩한 부분(spotty area), 환경적 온도에 따라 체온이 변한다.

6) 호흡장애(respiratory deficits)

손상 레벨과 남아 있는 호흡과 관련된 근육(residual respiratory muscle)의 기능에 따라 달라진다. 척추손상 환자들의 생명을 위협하고, 기침능력감소, 호흡패턴 변화, 증가된 분비물, 무기폐(atelectasis), 폐의 감염 등을 일으킬 수 있다.

7) 방광과 장의 장애(bladder and bowel deficits)

요로감염, 반사성 또는 경직성 방광(확실히 방광이 꽉 찼을 때만 배출할 수 있음), T11~T12 또는 그 위의 상위운동신경원의 손상이 발생하거나 상위운동신경원의 손상과 함께 반사성 또는 경직성 방광 발생, 하위운동신경원의 손상과 함께 이완되거나 이완되지 않는 장 같은 증상이 나타난다.

8) 성욕 결핍(sexual deficits)

하위운동신경원의 손상이나 완전한 척수손상일 때 발기량(erectile capacity) 감소, 상위운동신경원 손상과 함께 사정(ejaculation) 감소, 고위 레벨의 척수손상, 완전한 척추손상, 하위운동신경원손상일 때 여성의 성적 반응이 감소하나, 상위운동신경원 손상일 때는 손상되지 않는다. 생식능력이 손상되지 않을 수도 있다. 상위운동신경원 손상이나 불안전한 척추손상 환자들은 하위운동신경원 손상이나 완전 손상된 환자에 비해서 발기량이 더 좋다. 하위운동신경원 손상이나 하위 레벨의 척추손상, 완전한 척추손상은 상위운동신경원의 사정 손상과 고위 레벨의 척추손상, 불완전 척추손상 발생률이 높다.

9) 간접적인 장애(indirect impairment)

무기폐와 폐렴(마비되거나 흡기 근육이 약한 환자들), 욕창, 깊은정맥혈전증, 구축(엉덩관절 굽힘, 모음 및 안쪽돌림 구축, 어깨 굽힘/폄, 안쪽돌림 및 모음 구축이 일반적이다.)

10) 이소성 골화(heterotopic ossification)

건, 근육 사이의 결합조직, 건막, 근육의 말단 부위에 비정상적인 뼈가 형성, 고관절과 무릎 가까운 곳에 영향을 미친다. 손상 부위 아래에 골다공증, 신장결석

6. 길랑-바레 증후군(Guillain-Barre)의 임상적인 손상과 기능장애

1) 운동 결핍(motor deficits)

부전마비 또는 마비가 대칭 분포, 하지부터 상지까지 진행되고 먼 쪽에서 가까운 쪽까지 진행되며, 호흡부전과 함께 사지마비가 될 수 있다. 근이완이 되며 하위운동신경원의 손상으로 뇌신경(cranial nerve)과 척수신경(peripheral nerve)의 탈수초화를 말한다. 근육의 세기, 힘, 지구력이 감소된다.

2) 감각 결핍(sensory deficits)

감각이상은 저림, 작열감, 무감각, 감각과민, 통증, 근육이 쑤시거나 작열통

3) 기능적인 결핍(functional deficits)

보행과 균형 손상, ADL 감소, 집과 직장생활 활동 감소와 사회활동의 감소

4) 자율신경계 장애(autonomic deficits)

빈맥, 혈압의 기복, 부정맥

7. 근위축측삭경화증(ALS)의 임상적인 손상과 기능장애

1) 운동 결핍(motor deficits)

근육의 약화, 반사저하, 긴장저하, 위축증, 근섬유다발수축, 근경련, 구음장애, 연하곤란, 타액과다

2) 감각 결핍(sensory deficits)

대부분이 손상되지 않았으며, 몇몇의 환자들은 상·하지의 국소통증(focal pain)과 감각이상이 올 수 있다.

3) 기능적인 장애(functional deficits)

일하는 능력 감소, ADL 감소, 상태 악화(deconditioning), 자세 조절과 균형 손상, 집과 직장생활 활동 감소와 사회활동의 감소

4) 호흡곤란(respiratory deficits)

호흡근의 허약, 활동할 때와 쉴 때의 호흡곤란, 피로, 반복되는 한숨, 저산소증 때문에 생기는 아침 두통, 바로 누운 자세에서 자는 것이 힘들며, 약한 기침

5) 인지장애(cognitive deficits)

우울증, 불안, 치매(이마관자엽 치매)

4-3 신경계 손상 환자의 평가

1. 상지기능 영역

1) Fugl-Meyer assessment scale

뇌졸중 환자를 대상으로 뇌졸중 후 운동기능의 회복 단계를 기초로 뇌졸중 환자의 기능적 회복 정도를 양적으로 평가하는 도구로, 뇌졸중 환자의 기능평가 시 시너지(synergy)를 고려하여 평가하도록 고안되었다.

(1) 신뢰도

① 측정자 간 신뢰도: r=0.94

② 측정자 내 신뢰도: r=0.99

(2) 타당도

① DeSouza methods r=0.95

② Barthel assessment r=0.67~0.76

③ Action research arm test r=0.94

(3) 구성

① 운동기능 평가: 상지운동기능 평가, 하지운동기능 평가

② 균형검사: 앉은 자세, 선 자세에서 평가

③ 감각검사: 촉각, 자세 감각 평가

④ 관절가동범위(ROM) 검사: 수동으로 평가

⑤ 통증검사: 수동적 관절가동범위(ROM) 평가 시의 통증 정도 평가

(4) 실시 방법 및 시간

① 각 소검사별로 3회 실시

② 가장 높은 점수를 채택

③ 30분 정도 소요되며 경우에 따라서는 나누어서 검사 가능

(5) 결과 측정

① 3점 척도

- 0점 – 수행할 수 없음
- 1점 – 부분적으로 수행할 수 있음
- 2점 – 완전하게 수행

② 각 소검사별 점수 분포

a. 운동기능 평가

- 상지운동기능 평가 - 66점
- 하지운동기능 평가 - 34점

b. 균형검사: 14점, 감각검사: 24점

c. 관절가동범위(ROM)검사: 44점, 통증검사: 44점

2) 뇌졸중 상지기능 검사(manual function test)

뇌졸중 환자의 초기 재활, 신경학적 회복 시기에 있어서 상지운동기능의 짧은 시간의 변화를 측정·기록하기 위하여 개발된 검사로 브론스트롬의 회복 단계(팔: $r=0.90$, 손가락 $r=0.91$, 각 $p<0.001$)와 상지운동의 표준 연령을 대표하는 과제수행검사($r=0.95$, $p<0.001$)와도 높은 상관관계를 보이는 검사법이다.

(1) 재검사에 의한 일치도

환측 $r=0.997$, 건측 $r=0.839$. 각 $p<0.001$

(2) 검사법

① 구성: 상지운동 4항목, 장악력 2항목, 손가락의 조작 2항목으로 32가지 하위검사로 구성

② 득점: 각 하위검사가 가능한 경우 1점, 불가능한 경우 0점

③ 뇌졸중 상지기능 검사(MFS) 성적은 전 항목의 총계 만점은 32점

④ 뇌졸중 상지기능 검사(MFS)는 32점을 100점으로 환산하므로 총계를 3.125배로 한 수치

(3) 검사기구

각도계, 공, 동전, 바늘, 연필, CC보드, 입방체, 페그보드, 페그, 초시계

(4) 주의사항

① 환자가 최고 능력을 발휘할 수 있는 환경을 만든다.

② 검사 지시는 말로 하며 검사자가 시범을 보인다.

③ 기본적으로 양측상지 모두 검사한다.

④ 환자가 지시를 충분히 이해할 수 있도록 각 검사는 원칙적으로 건측부터 시행한다.

⑤ 환측의 지각능력이 낮고 감각장애가 심한 경우 검사자가 손을 잡고 운동 방향을 가르쳐 준 후, 시행하는 것도 필요하다.

⑥ 검사 중에 환측 상지의 경련이 심한 경우 경련이 억제되도록 외부적으로 처치한 후 검사하면 된다.

⑦ 검사는 원칙적으로 A부터 D로 진행되고, 각각의 항목은 (1)에서 순서대로 진행한다.

⑧ 각 항목은 용이한 것부터 어려운 순서로 되어 있다. 검사에서는 최고수준을 구하여 그 이하는 가능한 것으로 간주한다.

3) Modified Ashworth scale

정도(Grade)에 따른 항목

(1) Grade 0: 근긴장도 또는 저항의 증가가 없다.

(2) Grade 1: 관절가동범위의 끝부분에서 약간의 저항(근긴장도)이 느껴진다.

(3) Grade 1+: 전체 관절가동범위의 반 이하에서 저항(근긴장도)이 느껴진다.

(4) Grade 2: 관절가동범위 대부분에서 저항(근긴장도)이 느껴지나 수동운동이 가능하다.

(5) Grade 3: 관절가동범위 대부분에서 저항(근긴장도)이 느껴지나 수동운동이 어렵다.

(6) Grade 4: 굽힘 또는 폄에서 움직이지 않고 단단하다(rigid).

2. 일상생활활동 영역

1) Modified Barthel index(MBI)

(1) 목적

만성질환 환자의 일상생활 자립 정도를 알아보기 위한 것이다.

(2) 도구

결과 기록지, 연필, 간단한 일상생활용품 등

(3) 방법 및 내용

환자의 일상생활동작 수행 시 직접적인 관찰과 면접을 통하여 의존의 정도, 즉 완전독립, 약간의 도움, 중간 정도의 도움, 많은 도움, 완전 의존의 5가지로 평가한다. 각 항목의 점수는 기능의 차이에 따라 점수를 분배하였고, 평가 결과는 각 항목의 합으로 나타내며, 완전 의존 시 0점, 완전 독립 시 100점이다.

평가 영역은 식사하기, 옷 입기, 몸치장하기, 목욕하기, 휠체어 이동, 화장실 이동과 사용, 걷기, 계단 사용, 대·소변 조절의 10가지 영역으로 이루어져 있다.

(4) 신뢰도

검사-재검사 신뢰도는 0.89이며, 검사자 간 신뢰도는 0.95이다.

2) Functional Independence Measure(FIM)

(1) 목적

8세~성인 환자의 장애 정도를 평가하고 재활프로그램을 통해 진전된 정도를 결정하기 위하여 사용한다.

(2) 도구

결과 기록지, 연필, 간단한 일상생활용품 등

(3) 방법 및 내용

환자의 실제 행동과 도움의 정도를 측정한다. 기능의 정도는 완전 독립, 조절된 독립, 감독 또는 준비의 필요, 약간의 도움, 중간 정도의 도움, 많은 도움, 완전 의존의 7가지로 나누어져 있으며, 각 항목은 완전 독립 시 7점, 완전 의존 시 1점으로 구성된 7점 척도이다. 전체 항목은 운동성과 관련된 13개 항목(식사하기, 몸치장하기, 목욕하기, 상의 및 하의 입기, 뒤처리하기의 신변처리 영역, 대소변 조절, 의자·침대·휠체어, 변기, 욕조로의 이동 영역, 걷기/휠체어 활동, 계단 사용의 이동성 영역), 인지력과 관계된 의사소통 영역과 사회적 인지 영역에서의 5개 항목(언어표현, 이해, 사회적 상호작용, 문제 해결, 기억력)으로 총 18항목이다. 평가 결과는 각 항목의 합으로 나타나며, 가장 높은 점수는 126점이고, 가장 낮은 점수는 18점이다. 환자의 진전 정도를 평가하기 위하여 입원 시, 퇴원 시, 퇴원 후 평가를 실시한다. 필요에 따라 질환별, 지역별, 기관별, 인종별 차이를 비교할 수 있는 일원화된 정보체계이다.

3) Spinal Cord Independence Measure Ⅲ(SCIM Ⅲ)

(1) 목적

척수손상 환자의 일상생활 수행능력 평가

- SCIM Ⅰ(1997), SCIM Ⅱ(2001)
- SCIM Ⅲ(2002): 나라마다의 문화적 차이를 극복하기 위한 국제판으로 개발됨

(2) 도구

결과 기록지

(3) 방법 및 내용

직접적인 관찰과 면접을 통해 측정하고, 평가 내용은 척수손상 환자에게 중요한 자조관리(4항목), 호흡과 괄약근 조절(4항목), 이동성(9항목)의 3가지 영역으로 나누어져 있으며 영역별 총점은 20점, 40점, 40점으로 전체 총점은 100점이다.

3. 인지지각 영역

1) 한국형 간이정신상태검사(Mini-Mental State Examination-K; MMSE-K)

(1) 평가 목적

치매 의심 노인 또는 뇌손상 환자를 대상으로 1975년 미국에서 개발된 MMSE를 1989년 한국판으로 발간한 것으로, 단시간 내에 간단하게 노인의 인지기능, 치매 여부를 평가하기 위해 개발된 선별검사도구이다.

(2) 평가도구 구성

평가용지, 연필, 시계, 종이 한 장

(3) 평가방법(표 4-6)

표 4-6. 한국형 간이정신상태검사(MMSE-K)

분류	번호	점수	무학가산	평가방법
지남력	1	0~5점	최대 1점	오늘 날짜에 대해 질문함. 만일 빠진 부분이 있으면 다시 질문함. 음력이나 간지(예: 을축)로 대답해도 정답으로 간주함
	2	0~4점		주소를 묻고, 특별시 또는 광역시인 피검자는 시, 구, 동까지 물음
	3	0~1점		평가하는 곳의 이름을 질문함
기억등록회상	4	0~3점		기억에 대한 검사임을 인지하고 세 단어를 1초 간격으로 정확하고 천천히 불러주고 따라 하도록 함 만일 주의를 집중하지 않아 반복하지 못한다면 전혀 다른 세 가지 물건을 다시 불러줌(예: 물, 이불, 젓가락)
	5	0~3점		3~5분 후에 앞서 이야기한 세 단어를 기억해 보도록 함
주의집중계산	6	0~5점	최대 2점	100에서 7을 빼도록 한 후 "그 수에서 다시 7을 빼세요"라고 4회를 반복함. 앞 숫자를 이야기해 주면 안 됨. 중단하거나 수행하지 못할 경우 "삼천리강산"을 거꾸로 말하게 함
언어기능	7	0~2점	최대 1점	물체를 제시한 후 무엇인지 질문함(일반적인 생활용품으로 제시)
	8	0~3점		종이 한 장을 피검자 앞에 두고, 정확한 발음으로 한 번만 명령함
	9	0~1점		깨끗한 종이 위에 각 변이 1인치 정도 되는 오각형 2개를 겹치도록 그린 후, 피검자에게 그림을 보면서 똑같이 따라 그리도록 함. 10개의 각이 분명하고 2개의 오각형이 겹쳐 있어야 함
	10	0~1점		"간장 공장 공장장"을 단 1회 읽어준 후 따라하도록 함
이해판단	11	0~1점		"깨끗하고, 더러워서…" 등의 위생에 대한 대답일 경우만 점수를 줌
	12	0~1점		우체국과 관련된 대답에만 1점을 줌

(4) 점수화

- 치매선별점수
  - 24점 이상: 정상
  - 20~23점: 치매 의심
  - 19점 이하: 확정적 치매

2) Rancho Los Amigos cognitive scale

인지기능 회복 정도의 평가로 치료계획 및 치료수행에 도움을 준다. 환자의 인지 기능과 행동장애 정도에 따라 환자를 분류하는 데 도움이 된다. 인지 기능이나 행동 이외의 장애는 잘 반영되어 있지 않은 것이 단점이지만 폐쇄성 뇌손상의 경우에는 인지기능장애가 심각한 문제이므로 유용하게 사용된다(표 4-7).

표 4-7. Rancho Los Amigos cognitive scale

수준	반응
I	**무반응(no response)** 깊은 수면을 하는 것처럼 보이고 어떤 자극에도 반응이 없다.
II	**일반적 반응(generalized response)** 자극에 대해 지속적이지 못하고 목적 없는 반응을 보인다. 반응은 사실상 제한되어 있고 제공되는 자극에 관계없이 같다. 반응이 전체 몸의 움직임 또는 발성, 생리학적 변화일 수 있다. 보통 최초 반응은 깊은 통증에 대한 반응이다. 반응은 지연되기 쉽다.
III	**부분적 반응(localized response)** 자극에 대해 분명하지만 지속적이지 못하다. 반응은 소리 나는 쪽으로 고개를 돌리거나 주어진 물건에 집중하는 것과 같이 자극의 종류와 직접 관련이 있다. 통증자극이 주어졌을 때 몸을 움츠리거나 소리를 낸다. 눈을 감거나 주먹을 쥐거나 사지를 펴는 것 등의 비지속적이고 지연된 태도로 간단한 명령에 반응한다.
IV	**혼동 – 흥분된 반응(confused–agitated)** 정보를 처리하는 능력이 감소되고 고조된 활동을 보인다. 현실과 분리되어 있고 자신의 내적 혼동에 반응한다. 당면한 환경에 관련하여 목적이 없고 기괴한 행동을 보인다. 치료 노력에 협조하지 못한다. 말은 논리에 맞지 않고 환경에 부적절하다. 전체 집중이 짧으며, 보통 선택적 집중이 없다. 단기기억이 결여되고, 과거의 사건에 반응한다. 최대 도움 없이는 자기관리(예: 식사, 옷 입기)를 수행할 수 없다.
V	**혼동 – 부적절한 반응(confused–inappropriate, non–agitated)** 명료하며 간단한 지시에 지속적으로 반응한다. 그러나 복잡한 명령에서는 목적 없고 무작위하게 반응한다. 흥분된 반응을 보일 수 있지만 내적 혼동 때문이 아니라 외부적 자극의 결과이다. 환경에 전체 집중을 하지만 매우 산만하며 특정 과제에 집중하는 능력이 결여되어 있다. 조직화와 함께 환자는 짧은 시간 동안 사회적, 자동적 수준으로 대화한다. 말은 보통 부적절하다. 기억력이 심하게 손상되고, 진행 중인 활동에 대한 반응을 함에 있어서 과거와 현재를 혼동한다. 이전에 학습한 과제를 수행할 수 있으나 새로운 정보를 학습할 수 없다. 자기관리 활동 수행 시 도움을 필요로 하며 최대의 감독(supervision)을 받으며 식사를 할 수 있다.
VI	**혼동 – 적절한 반응(confused–appropriate)** 목표 지향적 행동을 보이지만 외부자극에 의존한다. 간단한 명령에 지속적으로 반응하고 오랜 학습에 대해서 최소의 감독이 필요하다. 기억력 문제 때문에 반응이 부정확하지만 상황에는 적절하다. 반응이 지연될 수 있다. 환자는 사건에 대해 예측을 하지 못하며 정보처리 능력의 지연을 보인다. 과거 기억은 최근 기억보다 깊고 상세하다. 환자는 자신이 답을 알지 못하는 것을 인식함으로써 상황에 대해 자각하기 시작한다. 시간과 공간에 대해 지남력은 지속적이지 않다. 과제에 대한 선택적 집중(특히 어려운 과제와 구조화되지 않는 배경에서)이 손상될 수 있다. 그러나 일상 활동수행은 기능적이다.
VII	**자동적 – 적절한 반응(automatic–appropriate)** 친숙한 병원과 집 환경 내에서 적절하고 조리 있게 행동한다. 일상 과제에 자동적으로 완수하지만, 종종 로봇과 같다. 혼동이 거의 없지만 그가 하고 있는 것이 무엇인지에 대해 얕은 회상(shallow recall)을 보인다. 자신, 신체, 가족, 음식, 사람, 환경과의 상호작용에 대한 자각의 증가를 보인다. 자신의 상태에 대한 통찰력이 결여되고, 판단력과 문제해결 능력의 감소를 보이고, 미래에 대한 현실적인 계획이 결여되어 있다. 새로운 학습이 가능하지만 속도가 느리다. 학습이나 안전을 위해 최소한의 감독을 요구한다. 자기관리활동에서 독립적이며, 흥미를 가지는 사회 및 여가 활동을 시작할 수 있다.

수준	반응
Ⅷ	**목적적 – 적절한 반응(purposeful-appropriate)** 명료하고 조리 있으며 과거와 최근 사건을 회상하고 통합할 수 있다. 자신의 문화에 반응하고 인식한다. 자신과 자신의 역할에 수용할 수 있으면, 새로운 학습을 할 수 있다. 활동이 환자 자신의 신체적 능력 내에 학습되면 그 후 감독이 필요 없다. 집과 지역사회 기술에 독립적이다. 스트레스를 이겨낼 수 있고 낯선 환경에서 판단력을 사용한다. 사회적, 감정적 지적 능력이 계속 감소된 수준에 있지만 사회에 기능적이다.

3) Glasgow coma scale(GCS)

의식의 손실 정도에 따라 혼수상태(coma), 반혼수상태(semicoma), 무감각(stupor), 둔화(obtundity), 충분한 의식상태(full conciousness)의 5가지로 나눈다. 의식의 수준을 분류하는 데 주로 사용된다(표 4-8).

표 4-8. Glasgow coma scale

검사	반응	점수
눈뜨기	스스로 눈을 뜬다.	4
	큰소리로 요청할 때 눈을 뜬다.	3
	꼬집을 때 눈을 뜬다.	2
	눈을 뜨지 않는다.	1
운동반응	간단한 명령("팔을 들어 보세요")을 따른다.	6
	꼬집을 때 검사자의 손을 멀리 당긴다.	5
	꼬집을 때 신체 부위를 멀리 당긴다.	4
	통증에 대해 몸을 부적절하게 굽힌다(decorticated posturing).	3
	꼬집을 때 신전된 자세로 뻣뻣해진다(decerebrate posturing).	2
	꼬집음에 대해 운동반응이 없다.	1
언어적 반응	올바르게 대화를 한다. 어디에 있는지(장소), 누군지(사람), 월과 연도(시간)를 말한다.	5
	혼동되거나 지남력이 없는 것처럼 보인다.	4
	말은 하지만 의미가 없다(문장이라기보다 우연한 단어).	3
	검사자가 이해하지 못하는 소리를 낸다(단어가 아닌 신음소리).	2
	소리를 내지 못한다.	1

4-4 뇌졸중 환자의 임상 소견 및 치료

1. 뇌졸중 환자의 임상 소견

1) 뇌졸중 분류

(1) 일반적인 손상

허혈성 손상으로 대표되는 뇌경색(85%)과 뇌출혈이라 불리는 두개강 내 출혈(15%)로 나눌 수 있다.

(2) 시간 경과에 따른 손상

① 상세불명의 일과성 허혈성 발작(transient ischemic attack) 증상 발생 후 24시간 내에 증상이 사라진다.

② 가역적 허혈성 신경 결손(reversible ischemic neurological deficit; RIND) 증상 발병 후 24시간 지속 후 3주일 내에 증상이 사라진다.

2) 뇌졸중 역학

뇌졸중은 암에 이어 사망원인 2위에 해당하지만, 단일 질환으로는 1위인 질환이다. 1960년대부터 국가적으로 고혈압에 대한 교육과 조절 프로그램을 통해서 발병률이 감소되고 급성기 치료방법의 발달로 30일 생존 가능성을 70~85% 향상시켰다. 일반적으로 남자가 여자보다 많고, 아시아 지역이 미국보다 높은 것으로 보고되고 있다. 뇌졸중의 위험인자는 다음과 같다.

(1) 조절 가능한 인자

고혈압, 당뇨, 고지혈증, 흡연, 음주, 식습관, 경구 피임약, 심방잔떨림

(2) 조절 불가능한 인자

나이, 성별, 종족, 유전

* 뇌졸중의 여러 위험인자 중 가장 큰 원인은 고혈압으로, 혈압이 165/95보다 높은 경우 뇌졸중의 위험도가 6배 정도 증가하고, 이완기 혈압을 7.5mmHg 낮추면 46% 정도 위험도를 감소시키는 것으로 보고되고 있다.

3) 일반적인 임상 소견

(1) 중추성 임상 소견(Central manifestations)

① 우울증 또는 공격지향적 행동과 같은 심리장애

② 실어증 또는 구음장애와 같은 언어장애

③ 한쪽 무시, 실인증, 실행증과 같은 인지장애

④ 같은쪽 반맹과 같은 시각장애

⑤ 청각장애

⑦ 중추통증증후군(central pain syndrome)

(2) 말초성 또는 사지성 임상 소견(extremity manifestations)

① 운동마비

② 경직(spasticity)

③ 강직(rigidity)

④ 운동실조(ataxia)

⑤ 떨림(tremor)

⑥ 감각 소실

⑦ 구축

4) 혈관별 임상 소견

(1) 중간대뇌동맥

① 중간대뇌동맥 전체가 손상되었을 때

- 반대측 편마비(contralateral hemiplegia)
- 반대측 감각편마비(contralateral hemianesthesia)
- 반대측 동측반맹(contralateral hemianopsia)
- 언어장애(dysphasia)
- 머리와 눈이 손상된 쪽으로 편향(turning)
- 우성반구: 전실어증(global aphasia), 실행증(apraxia)
- 비우성반구: 단음색어조증(aprosody), 시지각 결손, 한쪽 무시

② 중간대뇌동맥의 위쪽 분지가 손상되었을 때

중대뇌 동맥 전체가 손상되었을 때와 임상 양상은 비슷하나, 우성반구가 손상되었을 때 운동실어증(motor aphasia)이 나타난다는 것이 다르다고 할 수 있다.

③ 중간대뇌동맥의 아래쪽 분지가 손상되었을 때

마비는 별로 나타나지 않으나, 반대측 반맹과 우성반구가 손상되었을 때 감각실어증(sensory aphasia)이 나타난다.

(2) 앞대뇌동맥

상지보다는 하지에서 운동과 감각소실이 두드러지고, 초기에는 손상된 쪽으로 눈이 돌아가 있는 증상이 나타날 수도 있다. 앞대뇌동맥 양쪽이 손상되었을 경우에는 무동벙어리증 또는 무운동함구증(akinetic mutism)이 나타난다.

(3) 뒤대뇌동맥

반대측 감각소실이 일반적으로 나타나고, 외측슬상체(lateral geniculate body)와 optic radiata가 손상되면 같은쪽 반맹이 나타난다. 또한 시각연합겉질영역(visual associate cortex)이 손상되면 색각이상(dyschromatopsia)이, 측두엽과 해마가 손상되면 기억소실이 나타난다.

(4) 가쪽연수증후군(lateral medullary syndrome)

척추동맥(vertebral artery) 또는 뒤아래소뇌동맥(posterior inferior cerebellar artery)의 폐색(occlusion)으로 인해 연수의 가쪽이 손상되면 같은 쪽에 안구진탕이 나타나고 얼굴은 같은 쪽으로 다른 나머지 신체 부위는 반대측으로 통각, 온도감각 소실이 나타난다. 이외에 같은 쪽의 운동실조, 현기증(vertigo), 오심(nausea), 딸꾹질(hiccup), 언어장애(dysphasia)와 조음장애(dysarthria)가 나타날 수 있다. 일명 Wallenberg syndrome이라 불리기도 한다.

(5) 안쪽연수증후군(medial medullary syndrome)

앞척수동맥(anterior spinal artery)의 폐색으로 인해 연수의 안쪽 부분이 손상되면 반대측의 촉각, 진동감각, 위치감각이 감소되고, 같은 쪽 설하신경(hypoglossal nerve)의 위축(atrophy)이 발생한다. 또한 반대측의 바빈스키 반사가 나타나는 이완성 편마비(flaccid hemiplegia)가 나타난다. 일명 Dejerine syndrome이라 불리기도 한다.

(6) 앞교증후군(ventral pontime syndrome)

반대측에는 통증을 느끼지 못하는 반대측 통각상실(contralateral analgesia)이 나타나고, 같은 쪽 얼굴에는 말초성 얼굴신경마비(peripheral facial palsy)가 나타난다. 또한 안쪽연수증후군과 마찬가지로 반대측의 촉각, 진동감각, 위치감각의 감소가 나타나고, 같은 쪽의 갓돌림신경(abducens nerve) 마비와 함께 반대측 편마비가 나타난다. 일명 Millard-Gubler syndrome이라 불리기도 한다.

2. 뇌졸중 환자의 치료

1) 감각기능 향상

(1) 환자들에게 의도적으로 환측을 사용하도록 유도한다(CIMT). 기능적 훈련을 위한 감각자극테크닉을 사용한다(stretch, stroking, approximation, superficial and deep pressure).

(2) 피드백을 유도하고 치료 시 격려를 많이 해준다. 환자의 사지들을 중심선을 교차시키는 훈련을 한다(reaching, PNF). 환측에 시각, 촉각, 고유감각을 제공한다(환자의 주의를 환측으로 최대화). 너무 강한 자극은 오히려 역효과를 발생할 수 있기 때문에 주의해야 한다.

(3) 압박 부목으로 심부압박과 관절감각을 자극시킬 수 있다.

(4) 환자와 보호자에게 교육하여 퇴원 후에도 시행하도록 한다.

2) 관절가동범위와 관절통합성 향상

(1) 관절구축 예방을 위해 초기에 수동관절운동(PROM), 능동관절운동(AROM)을 매일 실시한다. 자세 변경을 통한 지속적인 신장이 되도록 한다(20~30분).

(2) 상지운동 시 환측의 어깨뼈 앞당김(protraction), 위쪽돌림(impingement 방지, 기구로 사용 금지) 시킨다. 스스로 운동할 수 있도록 교육한다[건측 팔로 환측 팔을 90° 굽힘 후 수평적으로 벌림 – 모음(abduction–adduction), 앉은 채로 앞으로 두 손을 모아 바닥에 닿도록 함]. 환자들의 어깨관절 아탈구를 주의한다(초기에 간헐적인 sling을 적용, 견갑골 taping).

(3) 발바닥쪽굽힘근(plantar flexor)을 신장시킨다(체중이동, 발목발등굽힘근의 능동수축 – 상반억제 효과). 환측의 시너지 패턴을 예방하기 위해 엉덩관절 벌림 및 폄, 무릎관절 굽힘, 발바닥을 바닥에 댄 상태로 눕혀 놓는다.

(4) 환자와 보호자에게 교육을 하여 퇴원 후에도 시행하도록 한다.

3) 근력 강화

(1) 운동 강도의 순서는 중력이 없는 상태(powder board, 수중운동), 덤벨, 탄성밴드, 등속성 순서로 운동시킨다.

(2) 기능 훈련과 함께 저항운동을 시킨다(step–up, stair climbing). 운동 시 고혈압, 심장질환 환자의 경우 부담이 덜한 원심성 수축운동을 권장한다. 약 복용 환자의 경우 주의사항 숙지 후 치료 시 안전사고를 주의한다.

(3) 만성 환자들의 경우 저강도, 구심성 수축운동으로 시작한다. 운동 시 근피로 예방을 위해 충분한 휴식을 한다.

4) 경직 감소

(1) 경직을 감소시키기 위해서 리드미컬한 회전, 지속적인 신장을 해주어야 한다. 예를 들어 팔꿉관절을 폄 – 벌림 – 가쪽돌림, 손목과 손가락 폄 상태로 체중부하를 시킨다.

(2) 천천히 흔듦(slow rocking) 기법을 이용하여 전정기관 자극으로 근위부와 체중부하 관절의 가동범위를 증가시킬 수도 있다.

(3) 무릎 앉기, 네발기기 자세 또한 체중부하를 시키는 중요한 자세이다.

(4) 상부체간의 경우 PNF 대각선 패턴 운동을 이용할 수도 있고, 경직된 엉덩관절 굽힘근을 신장시키기 위해서 환측으로 앉는 방법을 이용한다(길항근 능동수축). 주동근 수축 시 길항근이 억제되는 원리인 상반 억제 원리를 이용하여 치료를 한다.

(5) 신경발화율의 억제를 위해 아이스랩이나 아이스팩을 사용한다. 환자에게 치료 시행 시 진정시키는 언어를 사용하고, 인지 이완 테크닉을 사용한다. 네발기기 자세(팔꿈치 신전)에서 공기 압박 부목을 환측에 대어 주는 기법도 있다.

5) 자세조절과 기능적 유동성

(1) Rolling: 건측으로 시행(환측의 무릎관절 굽힘, 모음 상태, 팔꿉관절 폄 상태(기도 자세)로 치료사가 도와준다.)

(2) Supine to sit and back: 옆으로 누운 자세에서 앉을 수 있도록 치료한다.

(3) Sitting: 대칭적인지 중요하며, 척추와 골반 자세를 살핀다.

(4) Bridging: 엉덩관절 폄근과 체간, 골반 조절 발달, 사지의 조절 증진, 발에 자극을 향상시킨다.

(5) Sit to stand and sitting down transfers: 체간을 굽힘시킴으로써 체중을 앞으로 이동시킬 수 있다.

(6) Standing modified plantigrade: 팔을 편 상태로 발을 땅에 붙인 상태에서 선 자세, 근긴장도의 조절이 발달된다.

(7) Standing: 처음에는 테이블을 짚거나 벽을 이용, 체중 이동 연습, 뻗기, 걸음 연습을 시킬 수 있다

(8) Transfer: 양측 방향으로 연습하되 건측 다음 환측순으로, 다양한 표면 - 높이로 연습을 시킬 수 있다.

6) 상지 기능 향상

(1) 신장된 상지를 받침대 위에 올리고 손에 체중부하를 시키면 굽힘 시너지와 과도한 굽힘근의 과긴장을 감소시킬 수 있다.

(2) 어깨관절 안정근과 팔꿉관절 폄근을 강화시키기 위해 관절 압박을 한다.

(3) 네발기기 자세는 상지 체중부하에 도움이 된다.

(4) 뻗기(어깨뼈 앞당김 - 위쪽돌림, 팔꿉관절 - 손목관절 - 손가락관절 폄 향상) 동작을 옆으로 누운 자세(sidelying)에서 시작하고, 앉은 자세(sitting), 서 있는 자세(standing) 순서로 연습시킨다.

(5) 쥐기, 도수치료 등을 통해 손목 및 손가락의 움직임을 강조하고, 수의적인 이완이 더 어렵기 때문에 일상생활에 필요한 동작들을 연습시킨다.

7) 하지 기능 향상

(1) 엉덩관절 폄근, 벌림근, 발목 발등굽힘근, 무릎관절 폄근 등을 활성화시키기 위해 교각운동(bridging)이나 누운 상태에서 무릎관절 굽힘, 옆으로 누운 자세(sidelying)에서 엉덩관절 굽힘, PNF의 하지 D1 굽힘 및 폄 운동을 시킨다.

(2) 골반의 조절능력을 키우기 위해 하부체간의 회전동작, 골반의 전 - 후방 경사를 연습시킨다. 무릎관절 기능조절은 무릎관절 동작 시 과도한 폄(hyperextension)을 방지하는 데 중요하므로 hooklying과 앉은 자세(sitting)에서 슬라이드보드를 이용하여 운동을 시키거나 부분체중부하 웅크림(squat)을 시킨다.

8) 균형 향상

(1) 체중 이동을 앉은 자세(sitting), 서 있는 자세(standing) 순서로 훈련시킨다(sitting, standing에서 대칭적인 체중부하).

(2) 앉은 자세(sitting), 서 있는 자세(standing)에서 환측으로 체중을 이동하도록 강조한다.
(3) 앉은 자세(sitting)에서 환측 엉덩관절로, 서 있는 자세(standing)에서 환측 발로 체중을 둘 수 있도록 한다(비환측 하지는 움직임과 체중부하 금지).
(4) 앉은 자세(sitting), 서 있는 자세(standing: 두 발을 넓게 섰다가 점점 좁힘, 한 발로 서기)에서 지지면을 점차적으로 감소시킨다.
(5) 앉은 자세(sitting: 딱딱한 매트에서 볼 위로), 서 있는 자세(standing: 바닥에서 매트리스로)에서 지지면을 변화시킨다.
(6) 딱딱한 표면 위나 말랑한 표면 위에 서 있게 하여 감각입력을 사용한다.
(7) 상지의 자세를 유지할 수 있도록 하고, 때때로 체중을 지지할 수 있도록 한다.
(8) 상지의 움직임을 이용한다.
(9) 하지의 움직임을 이용한다.
(10) 체간의 움직임을 이용한다.
(11) 이중 업무(dual task)를 이용하여 훈련시킨다.
(12) 발목관절(ankle), 엉덩관절(hip), 발디딤(stepping) 전략과 같이 자세적 전략을 이용한다.

9) 이동 향상

(1) 보행 훈련

평행봉, 보조기구 사용(워커, 4점 지팡이), 스스로 걷기(부분체중지지, 일정한 리듬과 속도로 걷기, 신호를 보내주거나 발 마커를 표시, 짧은 보폭에서 넓은 보폭으로, 속도 증가, 다양한 환경에서 걷기)

(2) 기능적 이동 기술 훈련

앞으로 걷기, 뒤로 걷기, 옆으로 걷기, 다리 꼬아 옆으로 걷기, 다리 들어올리기(계단, 물체 넘기), 횡단보도 걷기, 엘리베이터나 에스컬레이터 타기

(3) 이중임무 훈련

물건 들고 걷기, 이야기하며 걷기, 볼 튀기며 걷기, 볼 들고 걷기

(4) 기구

트레드밀, 사이클 에르고미터, 등속성 훈련

(5) 보조기 사용

각각의 환자들의 상태에 따라 사용(AFO 사용)

10) 운동학습 향상

(1) 인지 단계(cognitive stage)

환자에게 간단명료한 지시를 내려야 한다. 큰 동작을 만들기 전에 부분 동작 연습이 선행되어야 한다. 동작 수정을 통하여 보완하고, 비환측으로 연습 후 환측으로 연습시키되, 환측을 주로 사용하도록 유도한다. 정신적 훈련 또한 중요하므로, 환자에게 과제를 내주었을 때 스스로 해결하도록 유도하되 치료사가 옆에서 문제 확인을 도와주고 시범적으로 보여주며 환자가 결정을 내릴 수 있도록 도와주어야 한다.

(2) 되먹임(feedback)

움직임 반응의 일부로 자연스럽게 일어나는 내적 되먹임(feedback)과 치료사에 의해 주어지는 외적 되먹임(feedback)으로 구분한다. 훈련 실행 전에 환자가 먼저 눈으로 보는 것이 중요하다. 고유수용기 자극은 운동학습에 중요하다(manual contact, tapping, stretching, antigravity posture, vibration). 즉각적인 되먹임(feedback)보다 환자가 스스로 검사를 위한 시간을 가지는 것이 중요하다. 통증과 육체적, 정신적 피로를 느끼지 않도록 운동량을 조절한다.

(3) 연습(practice)

적절한 작업의 반복을 통해 행동과 동기를 개선시킨다. 운동 중간에 휴식이 중요하다. 환자의 지구력이 중요하고 다양한 훈련을 통한 학습 개선이 필요하다. 실제와 비슷한 생활환경에서 훈련시키고 환자의 동기 유발이 중요하다. 정신적인 면에서 환자의 긍정적인 마인드가 중요하고, 환자의 가족들과 간병인들 교육을 통해 운동 효과가 지속되도록 한다.

4-5 척수손상 환자의 임상 소견 및 치료

1. 척수손상 환자의 임상 소견

1) American Spinal Injury Association(ASIA) impairment scale

(1) A=완전(complete): 운동과 감각기능이 천골분절(S4~S5)에 보존되지 않음

(2) B=감각불완전(sensory incomplete): 천골분절(S4~S5)에 감각기능(light touch or pin prick), 또는 심부항문압감각기능(deep anal pressure, DAP)은 보존되었으나 운동 레벨 이하, 3레벨 이상의 운동기능은 보존되지 않음

(3) C=운동불완전(motor incomplete): 천골분절(S4~S5)의 수의적인 항문수축(voluntary anal contraction; VAC) 기능이 있거나, 운동 레벨 이하 3레벨 이상의 운동기능이 보존됨(신경학적 손상 레벨(neurological level of injury; NLI) 이하 3등급 이상의 근력을 가진 key muscle 1/2 미만일 때

(4) D=운동불완전(motor incomplete): 신경학적 손상 레벨(neurological level of injury; NLI) 이하 key muscle 1/2 이상 3등급 이상의 근력을 가지고 있음

(5) E=정상(normal): 감각과 운동 기능이 정상임

2) 감각검사(sensory exam)

주요 감각 지점(key sensory points : 28 sensory points – light touch & pin/pain)(표 4-9)

표 4-9. 감각검사

<table>
<tr><td rowspan="3">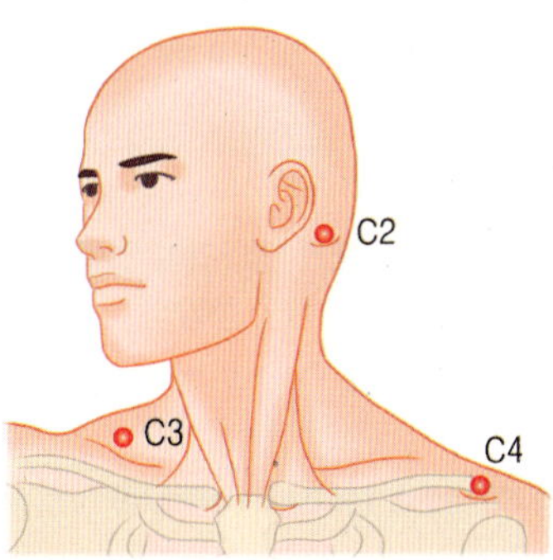</td><td>C2</td><td>머리뼈바닥(skull base)의 뒤통수뼈융기(occipital protuberance)에서 1cm 가쪽. 귀 뒤쪽 3cm에 위치</td></tr>
<tr><td>C3</td><td>빗장위오목(supraclavicular fossa)의 빗장중간선(midclavicular line)</td></tr>
<tr><td>C4</td><td>봉우리빗장관절(acromioclavicular joint)</td></tr>
<tr><td rowspan="4">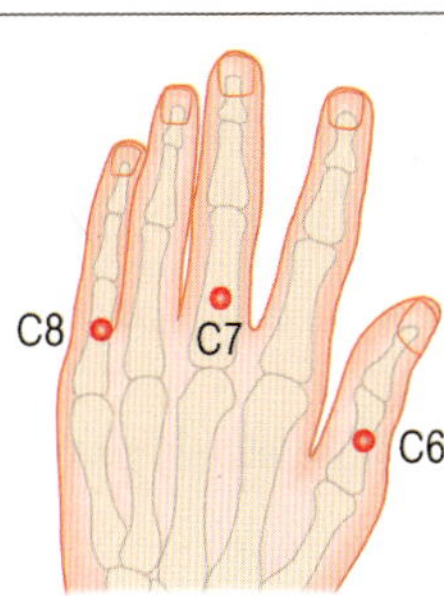</td><td>C5</td><td>팔꿉(elbow) 바로 몸쪽 가쪽(노뼈) 팔오금(antecubital fossa)</td></tr>
<tr><td>C6</td><td>엄지의 첫 마디뼈(proximal phalanx)의 등쪽면</td></tr>
<tr><td>C7</td><td>가운데 손가락의 첫 마디뼈(proximal phalanx)의 등쪽면</td></tr>
<tr><td>C8</td><td>새끼손가락의 첫 마디뼈(proximal phalanx)의 등쪽면</td></tr>
</table>

<table>
<tr><td rowspan="2">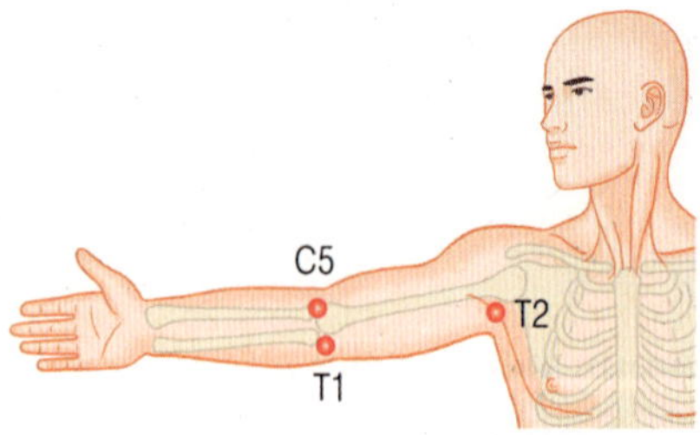
</td><td>T1</td><td>위팔뼈의 안쪽위관절융기(medial epicondyle) 바로 몸쪽, 안쪽(자뼈) 팔오금(antecubital fossa)</td></tr>
<tr><td>T2</td><td>겨드랑이의 꼭지의 정상부(apex of the axilla)</td></tr>
<tr><td rowspan="9">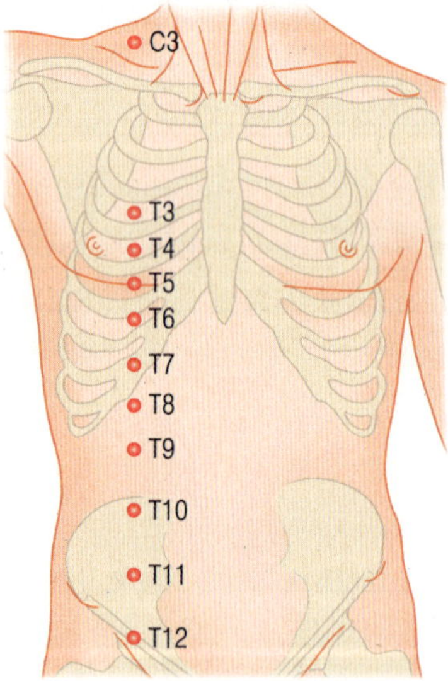
</td><td>T3</td><td>빗장중간선(midclavicular line)과 3번째 갈비사이공간(intercostal space)</td></tr>
<tr><td>T4</td><td>빗장중간선(midclavicular line)과 4번째 갈비사이공간(intercostal space), 유두 레벨</td></tr>
<tr><td>T5</td><td>빗장중간선(midclavicular line)과 5번째 갈비사이공간(intercostal space), 유두와 흉골검(xiphisternum) 사이</td></tr>
<tr><td>T6</td><td>빗장중간선(midclavicular line)에서 흉골검(xiphisternum)</td></tr>
<tr><td>T7</td><td>빗장중간선(midclavicular line)에서 흉골검(xiphisternum)과 배꼽(umbilicus)의 1/4 지점</td></tr>
<tr><td>T8</td><td>빗장중간선(midclavicular line)에서 흉골검(xiphisternum)과 배꼽(umbilicus)의 1/2 지점</td></tr>
<tr><td>T9</td><td>빗장중간선(midclavicular line)에서 흉골검(xiphisternum)과 배꼽(umbilicus)의 3/4 지점</td></tr>
<tr><td>T10</td><td>빗장중간선(midclavicular line)에서 배꼽(umbilicus) 지점</td></tr>
<tr><td>T12</td><td>빗장중간선(midclavicular line)에서 샅고랑인대(inguinal ligament)의 중앙지점 위</td></tr>
<tr><td rowspan="3">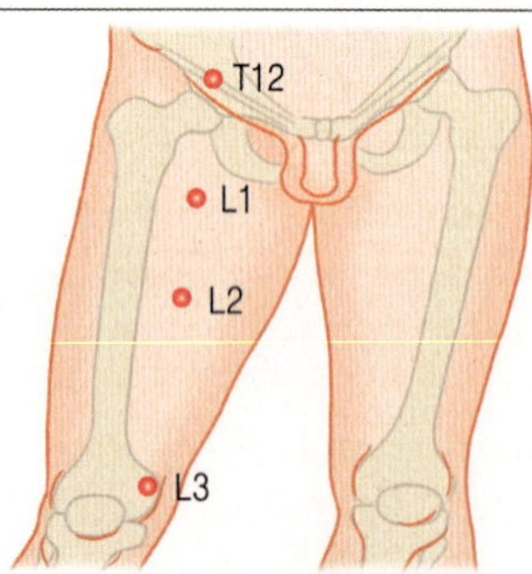
</td><td>L1</td><td>T12와 L2의 key sensory points 중앙선에 위치</td></tr>
<tr><td>L2</td><td>정면 – 중앙 허벅지 위, 샅고랑인대와 넙다리뼈 안쪽관절융기(medial femoral condyle)를 이은 선의 중앙점</td></tr>
<tr><td>L3</td><td>넙다리뼈 안쪽관절융기(medial femoral condyle)</td></tr>
<tr><td rowspan="2">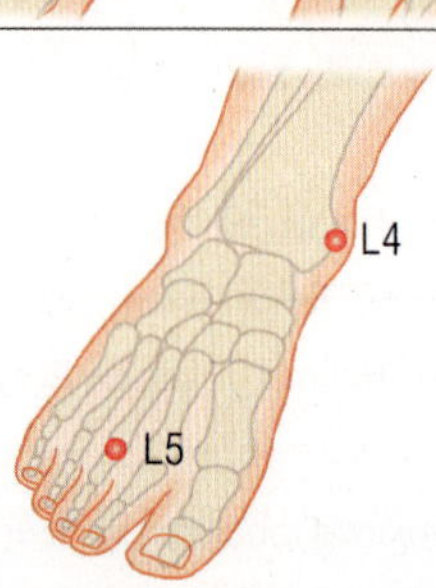
</td><td>L4</td><td>안쪽 복사(medial malleolus) 위</td></tr>
<tr><td>L5</td><td>발의 3번째 발목 – 발허리 관절(metatarsal phalangeal joint) 등쪽면</td></tr>
</table>

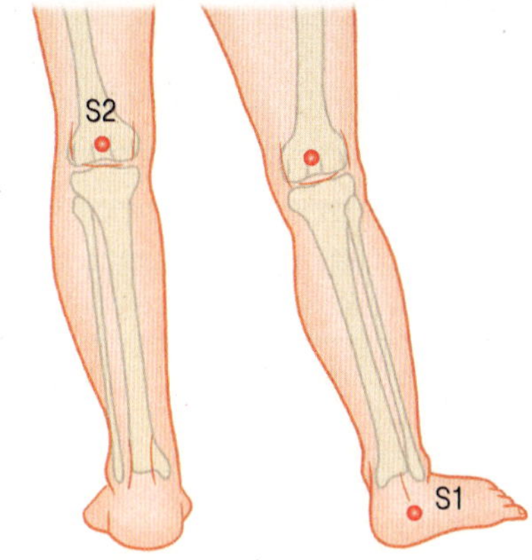	S1	발꿈치뼈(calcaneus)의 가쪽면
	S2	다리오금(popliteal fossa)의 중앙점
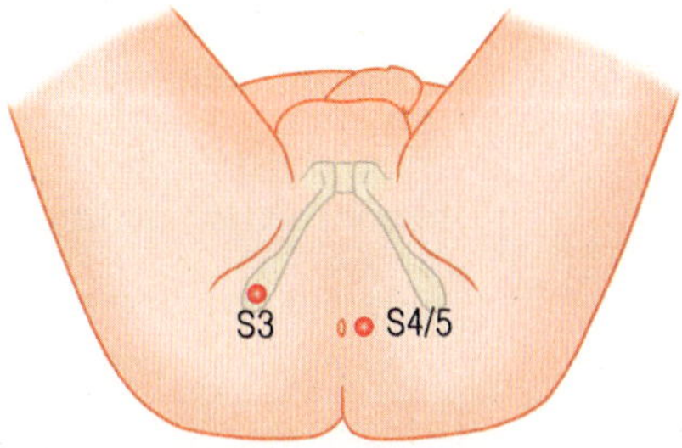	S3	궁둥뼈결절(ischial tuberosity) 또는 엉덩이 아래쪽 주름(infragluteal fold)
	S4/5	항문주위, 점막 피부 접합부(mucocutaneous junction)에서 1cm 쪽

3) 운동검사(motor exam)

주요 근육(key muscles: 5 upper & 5 lower ext)

- C5 – Elbow flexors
- C6 – Wrist extensors
- C7 – Elbow extensors
- C8 – Finger flexors
- T1 – Finger abductors
- L2 – Hip flexors
- L3 – Knee extensors
- L4 – Ankle dorsiflexors
- L5 – Toe extensor
- S1 – Ankle plantar flexors
- Sacral exam – voluntary anal contraction(VAC; yes/no), deep anal pressure(DAP; yes/no)

※ Grading – 0: Zero, 1: Trace, 2: Poor, 3: Fair, 4: Good, 5: Normal, NT: not testable

※ Method: 바로 누운 자세에서 C5~T1, L2~S1까지의 key muscle 도수근력검사를 평가 L2(hip flexors) 근력은 90°까지만 시행한다.

참조: http://isncscialgorithm.azurewebsites.net/

4) 손상 레벨과 연관된 기능 단계(levels of injury and outcome)(표 4-10)

표 4-10. 척수손상 레벨에 따른 결과

	C1~3	C4	C5
Respiratory	Ventilator dependent	May be able to breathe without a ventilator	May require assist to clear secretions
Bowel	Total assist	Total assist	Total assist
Bladder	Total assist	Total assist	Some assist
Bed Mobility	Total assist	Total assist	Total assist
Transfers	Total assist	Total assist	Total assist
Pressure relief	Total assist	Total assist	Independent with equipment
Eating	Total assist	Total assist	Assist for setup, then independent with equipment
Dressing	Total assist	Total assist	Lower extremity: total assist Upper extremity: some assist
Grooming	Total assist	Total assist	Some to total assist
Bathing	Total assist	Total assist	Total assist
W/C propulsion	Manual: total assist Power: independent with equipment	Manual: total assist Power: independent	Manual: independent to some assist indoors on noncarpet, level surface
Standing/ambulation	Standing: total assist Ambulation: not indicated	Standing: total assist Ambulation: not indicated	Standing: total assist Ambulation: not indicated
Communication	Total assist to independent, depending on work station setup and equipment availability	Total assist to independent, depending on work station setup and equipment availability	Independent to some assist after setup and equipment availability
Transportation	Total assist	Total assist	Independent with highly specialized equipment

	C6	C7~8	T1~9
Respiratory	May require assist to clear secretions	May require assist to clear secretions	Independent
Bowel	Some to total assist	Some to total assist	Independent
Bladder	Some to total assist with equipment	Independent to some assist	Independent
Bed Mobility	Some assist	Independent to some assist	Independent

	C6	C7~8	T1~9
Transfers	Level: some assist to independent Uneven: some to total assist	Level: independent Uneven: independent to some assist	Independent
Pressure relief	Independent with equipment and/or adapted techniques	Independent	Independent
Eating	Assist forsetup(cutting), then independent	Independent	Independent
Dressing	Lower extremity: some to total assist Upper extremity: independent	Lower extremity: Independent to some assist Upper extremity: Independent	Independent
Grooming	Some assist to independent with equipment	Independent	Independent
Bathing	Lower body: some to total assist Upper body: independent	Lower body: Independent to some assist Upper body: Independent	Independent
W/C propulsion	Manual: independent indoors, some to total assist outdoors Power: independent	Manual: Independent indoors and level outdoor terrain; some assist uneven terrain	Independent
Standing/ambulation	Standing: total assist Ambulation: not indicated	Standing: Independent to some assist Ambulation: Not indicated	Standing: independent Ambulation: typically not functional
Communication	Independent	Independent	Independent
Transportation	Independent driving from W/C	Independent car if independent with transfer and W/C loading/unloading, independent driving modified van from captain's seat	Independent in car, including W/C loading/unloading

5) 불완전 증후군의 분류(classification of incomplete syndromes)

(1) 중심성 척수증후군(central cord syndrome)(그림 4-4)

- 하지보다 상지에서의 약화가 더 크고 경추 수준에서 발생한다.
- 불완전 증후군 중 가장 흔하다.
- Cervical stenosis가 있는 연로한 환자에서 빈번하게 보인다.
- 회복의 좋은 예후를 보이나 연령에 영향을 받는다.

① 연령에 따른 영향

	≤50세	>50세
보행(ambulation)	97%	41%
일상생활동작(ADLs)	77%	12%
배변(bowel)	63%	24%
방광(bladder)	83%	29%

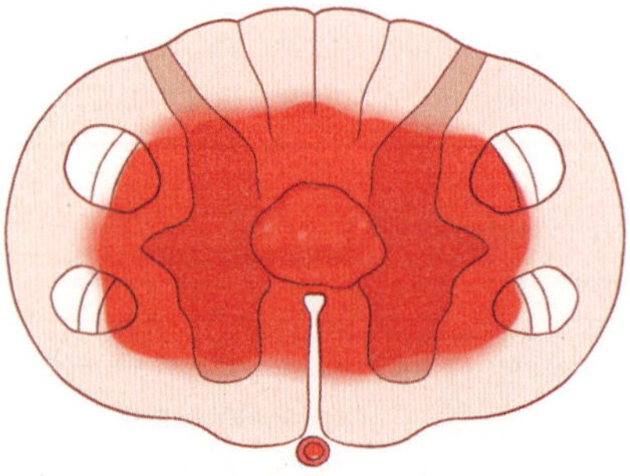

그림 4-4. 중심성 척수증후군.

(2) 브라운 – 씨쿼드증후군(Brown-Sequard syndrome)

척수의 절반이 절단된 손상으로 동측의 고유수용감각과 운동손실, 반대측의 통각과 온도감각의 손실이 크다(그림 4-5).

① 전반적인 회복의 예후

보행(ambulation)	75%(50세 이상 40%)
일상생활동작(ADLs)	70%
배변(bowel)	82%
방광(bladder)	89%

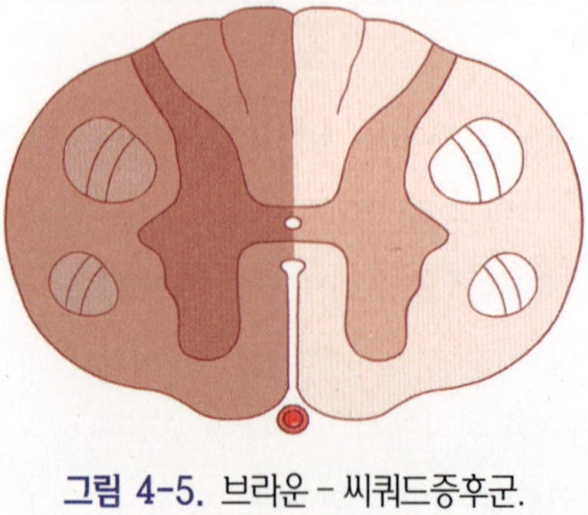

그림 4-5. 브라운 - 씨쿼드증후군.

(3) 앞척수증후군(anterior cord syndrome)

- 척수의 앞쪽 2/3 손상과 함께 운동기능, 통증과 온도감각의 다양한 손실, 고유수용감각과 촉각이 보존된다(그림 4-6).
- 회복의 예후가 좋지 않다.
- 오직 10~20%만이 약간의 운동 회복하고, 거의 기능이 없다.

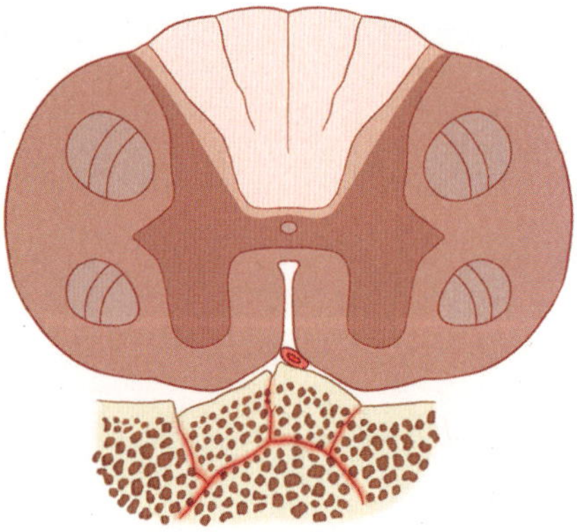

그림 4-6. 앞척수증후군.

(4) 뒤척수증후군(posterior cord syndrome)

- 가장 희귀하다.
- 통각, 온도감각, 촉각 보존과 함께 다양한 정도의 운동 보존, 고유수용감각 손실이 있다(그림 4-7).
- 보행(ambulation)의 예후가 좋지 않다.

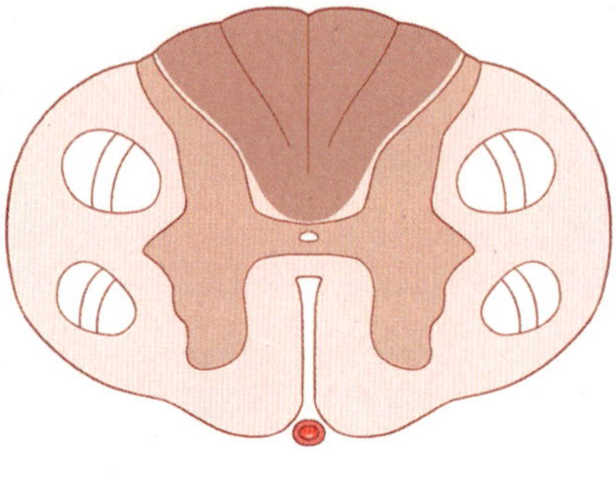

그림 4-7. 뒤척수증후군.

6) 척수손상 환자의 합병증(complications in spinal cord injury patients)

(1) 비뇨기계: 신경인성 방광, 요로감염, 요로결석, 방광-요관 역류

(2) 호흡기계: 폐렴, 무기폐

(3) 의사소통 및 연하곤란

(4) 심혈관계

① 기립성 저혈압(orthostatic hypotension)

• 수축기와 이완기 혈압의 급격한 감소와 맥박수 증가

• 증상: 어지럼, 구토, 두통, 경련, 의식소실

② 느린맥(bradycardia): 흡인(suction), 저산소증(hypoxia) 때문에 생길 수 있고 심정지 상태 초래

③ 자율과 반사(autonomic hyperreflexia): T6 이상의 상부 척수손상 환자에서 갑작스러운 두통과 혈압 상승, 발한, 서맥, 동공 확대

④ 부종(edema)

⑤ 깊은정맥혈전증(DVT): 초기에 많으며 좌측 하지에 더 많고 완전 손상이나 강직이 없는 경우에 더 많음

(5) 골절(fracture): 골다공증, 낙상, 과도한 관절운동

(6) 상지의 과사용증후군(overworked upper extremity syndrome)

(7) 욕창(sore)

(8) 성기능장애

2. 척수손상 환자의 치료(physical therapy for spinal cord injury)

1) 급성기 물리치료

(1) 침대에서의 물리치료

환자가 독립적으로 수행할 수 없는 경우에는 그것을 다른 방법으로 어떻게 수행하는지를 가르쳐 준다. 침상 생활에서도 새로운 방법을 습득하고 연습하도록 해야 한다.

척추 골절이 있는 경우에는 보통 6~12주 정도를 침상 안정을 해야 하지만 다른 원인이나 수술을 한 경우라면 이보다는 적은 기간 동안의 침상 안정을 하게 된다. 이 기간 동안에 자세는 환자의 물리치료 결과에 많은 영향을 미치게 된다.

① 자세 교정

골절 부위의 정렬유지뿐만 아니라 욕창과 구축을 방지하고 사지의 경직을 억제시켜 줄 수 있다. 손의 경우에는 부종을 예방하기 위해서 손허리손가락관절(metacarpophalangeal joints)은 90° 굽힘 자세로 유지해야 한다.

☑ 바로 누운 자세

• 하지

– 엉덩관절: 폄(extension)과 약간의 벌림(abduction)

– 무릎관절: 폄을 시켜두어야 하나 과도한 폄은 피해야 한다.

– 발목: 발등굽힘(dorsiflexion)

– 발가락: 폄

- 상지
  - 어깨: 중간 위치의 모음(adduction)과 앞당김(protraction)
  - 팔꿉관절: 폄
  - 손목: 약 45° 정도 폄
  - 손가락: 약간의 굽힘(flexion)
  - 엄지손가락: 원숭이 손가락과 같은 형상이 되지 않게 해줌

☑ 옆으로 누운 자세

- 하지
  - 엉덩관절과 무릎관절: 2개의 베개를 둘 수 있도록 굽힘
  - 발목: 발등굽힘(dorsiflexion)
  - 발가락: 폄
- 상지: 위팔
  - 어깨는 굽히고, 압박을 받지 않도록 흉추와 고개에 베개를 받침
  - 팔꿉관절: 폄
  - 아래팔: 뒤침(supination)시키고 팔을 받쳐줌

② 수동관절운동

마비된 사지에 순환을 촉진하고 연조직과 관절의 가동범위 유지를 위해 실시한다. 치료는 손상 후 첫 날부터 시작하거나 항응고제의 치료를 하거나 프로트롬빈 시간(prothrombin time)이 치료적 범위에 있을 때 시작한다. 척수쇼크 상태가 약 6주 정도일 때는 하루 2회 정도를 한다. 반사가 나타나기 시작하면 집어잡기(pinch grip)나 갑작스러운 운동은 피해야 한다. 만약에 경직이 시작되면 사라질 때까지 유지하고 있어야 한다. 경직을 무시하고 과도한 수동운동을 하게 되면 사지에 손상이나 골절이 일어나게 된다. 그러나 발목 경련의 경우에는 오히려 발등굽힘을 시키고 발이 이완될 때까지 유지한다.

※ 주의해야 할 사항

① 감각이 없으므로 지나친 운동으로 인한 딴곳뼈되기(heterotophic ossification)나 인대의 손상을 일으키지 않도록 해야 한다.

② 엉덩관절 운동 시 벌림은 45°를 넘지 않도록 해야 한다.

③ 뻗은발올림(SLR)은 10°일 때 경막의 과도한 폄을 초래한다.

④ 엉덩관절과 무릎관절을 동시에 굽히면 펴짐근이 손상을 입는다.

⑤ 손목과 손가락을 함께 굽히지 않아야 한다.

⑥ 하지마비 환자는 넙다리두갈래근이 신축성이 있어야 앉아 있거나 옷을 입을 때 편리하다.

(2) 관절 가동력 유지

상지 관절들의 가동력을 유지하기 위해서는 팔을 한쪽 또는 양쪽으로 운동(unilateral and bilateral passive movement)해 주어야 하며 이로 인해 상지 관절들과 관련된 근육들의 짧아짐도 방지할 수 있다.

어깨뼈의 가동력은 반드시 필요하다. 동작은 치료사가 팔꿉관절을 잡아 주고 바로 눕거나 옆으로 누운 상태에서 수동적으로 실시한다. 수동적인 내림(depression)은 올림근(elevator)이 정상적인 지배를 받고 있을 때에는 더욱 중요하다. 수동적인 운동을 실행하지 못하는 상황에서는 가동력을 유지하기 위하여 각 관절마다 치료해야 한다.

(3) 근 단축 방지

- 손가락의 굽힘건은 손목과 손가락을 함께 폄시킨다.
- 엉덩이 관절의 굽힘과 가쪽돌림(external rotation)은 혼자서 옷 입기를 하는 데 중요하다.
- 아킬레스건은 무릎관절을 폄 시킨 상태에서 발목을 발등굽힘시킨다.

(4) 하지의 관찰

- 욕창이나 부종이 있는지 검사해야 한다.
- 깊은정맥혈전증(DVT)은 손상 후 일반적인 합병증으로 진단되면 수동관절운동은 중단해야 하는데 그 이유는 폐색전증(pulmonary embolism)을 야기할 수 있기 때문이다.

(5) 능동 관절운동

경수손상의 경우 손상을 입은 후 첫날부터 정상 지배를 받는 근육은 부드럽고, 보조적으로 능동운동을 실시한다. 환자에게 어깨관절을 가쪽돌림(external rotation)과 앞당김(protraction)을 시키고 위팔두갈래근(biceps brachii)에 힘을 빼고 팔꿉관절을 펴게 한다. 이 동작은 위팔두갈래근 건에 근 짧음을 방지하기 위하여 독립적으로 실시하도록 한다. 상위의 흉수손상 환자의 의자차의 추진력을 위해서도 필요하다.

(6) 경사침대(tilt table standing)

골다공증 예방, 요로감염 및 결석예방, 순환 작용과 영양 상태의 증진, 성장기에는 골 성장에 필수적이다. 경사 각도는 점차적으로 증가시켜야 한다.

2) 흉부 물리치료

적절한 호흡기능을 유지하고 근력과 관절가동범위를 유지하여 근육의 구축과 합병증을 예방하는 것이다.

(1) 흉벽의 기능과 호흡 근육

경추손상 시에는 흡기력(inspiratory capacity)과 용량(volume)이 감소한다. 또한 노력성 호기(forced expiration)가 불가능하게 되고, 폐활량(vital capacity)의 감소, 저산소증(hypoxic), 객담 정체, 호흡 근육의 피로가 생긴다.

① 횡격막

흡기 시 주로 작용하는 근육은 횡격막으로 폐활량의 60~70%에 기여한다. 정상적인 흡기 시에는 횡격막이 하강하고 흉강의 수직 직경이 증가한다. 따라서 흉곽 내의 압력이 감소하고 공기가 흉곽 내로 들어

온다. 동시에 복부의 내용물이 압박을 받게 되며 복강 내의 압력이 높아진다. 또한 흉벽과 복벽이 앞으로 나온다. 횡격막이 마비되거나 약해지면 흡기 시에 생긴 흉곽 내의 음압 때문에 횡격막이 흉부 쪽으로 당겨져 올라가고 복부의 윗부분이 안쪽으로 들어간다.

② 갈비사이근(intercostal)

늑간은 폐의 용적이 작을 때 흡기 작용을 하고 용적이 클 때는 호기 작용을 한다. 갈비사이근의 기능이 손상을 받으면 흡기와 호기 시에 이용할 수 있는 근육의 수가 줄어들게 된다. 따라서 호흡 근육의 예비 능력이 감소되고 피로와 호흡 부전이 쉽게 된다.

③ **호흡보조근육**

a. 앞경추늑골근(scaleni)

경추늑골근을 호흡 주동근으로 평가하고 있다. 이 근의 정지 부위인 흉곽(ribcage)의 상부를 들어올리고, 확장시키며, 고정시키는 역할을 한다.

b. 목빗근(sternocleidomastoid)과 등세모근(trapezius)

이 근육은 호기근이며 운동이나 스트레스 시의 호기에 작용한다. 장시간의 환기 시에는 이 근들은 작용하지 못한다. 횡격막이 마비된 경수 3번 이상의 불완전 손상일 경우 이 근육들은 보조근에서 호기의 주동근이 되며, 이때의 폐활량은 700mL가 된다. 그러나 이 상황이 되면 횡격막운동 보조조절기(diaphagmatic pacing)를 고려해 보는 것도 좋다.

④ 복근

호기의 주동근 중 중요한 근육은 복근이며 정상인의 경우는 흡기에 사용된 근육이 이완되면서 수동적으로 이루어진다. 복근은 기침과 같은 노력성 호기를 할 때 강하게 수축한다. 그러나 마비가 되면 서 있는 자세에서 장기들이 밑으로 내려오게 되어 배가 앞으로 튀어나오게 됨으로써 횡격막이 복강 쪽으로 내려가고 흡기 시에 더 밑으로 내려오게 된다. 이때 횡격막이 수축하게 되면 늑골의 밑 부분이 안쪽으로 당겨지고 흉곽 하부의 좌우 직경도 줄어든다.

(2) 호흡에서 체위(posture)의 효과

사지마비 환자의 머리를 15° 낮출 때 올려놓는 경우보다 폐활량이 6% 정도 늘어났다고 보고하였다. 또한 상위척수손상 환자의 경우 세우게 되면 폐활량의 45%가 줄어든다. 환자를 세울 경우에는 복대를 사용하면 폐활량의 변화를 줄일 수 있는데, 이때 복대가 흉곽하부의 움직임을 제한하지 않도록 해야 한다.

3) 침상운동

(1) 체간과 사지의 가동력과 근력 증대

몸통의 경직(stiffness)과 넙다리뒤근(hamstring)의 근 짧아짐은 침대 안정에 기인한다. 그러나 일상생활동작을 수행하기 위해서는 좋은 가동력이 필수적이다.

초기 재활 단계에서는 모든 방향에서의 몸통 가동력을 유지해 주어야 한다. 보조적 능동, 능동, 저항운동은 몸통, 어깨, 머리를 위해 해주어야 한다. 머리와 어깨관절의 굽힘과 회전은 경수나 상위의 흉수 손상의 기능적 활동을 위해서 필수적이다. 그러나 힘을 요구하는 운동 시 굽힘에는 상당한 주위가 필요하다.

(2) 기능 활동을 위한 전 치료

① 기본적인 원리

움직이는 동안에 균형을 유지하기 위해서는 지주 기저면 안에 중력선이 있어야 한다. 엉덩관절 주위에 근력이 없는 경우에는 앉은 자세를 유지하기 위해 머리와 어깨관절이 엉덩관절보다 앞에 있어야만 하고 앉은 자세를 유지할 수 있어야만 한다. 또한 이 자세에서 몸통 들기를 하기 위해서는 손은 엉덩관절 앞에 두고 고개, 몸통, 엉덩관절을 최대한 굽힘시켜야만 한다.

- 들기(lifting on the mat)
- 이동하기(moving on the mat)
- 마비된 사지 가누기(moving the paralysed limbs)
- 일어나 앉기와 눕기(sitting up and lying down)
- 엎드리기와 돌아눕기(rolling prone and turning on to the side)

(3) 기능적 동작에서 이용되는 역학적 원리

① 근 대상작용(muscle substitution)

예를 들면 엉덩관절 벌림 시 중간볼기근이 약하거나 작용하지 못할 때 넙다리근막긴장근을 사용한다.

② 각운동(angular momentum)

마비된 몸의 일부를 천천히 움직이려고 하면 움직일 수 없지만 만약 몸을 던지듯이 하면 움직임이 가능해진다. 예를 들면 의자차에 앉아서 바퀴 뒤쪽으로 팔을 보내려고 할 때 그냥하면 수행할 수 없지만 흔들면서 던지면 팔을 뒤로 보낼 수 있다. 또한 돌아누울 방향으로 머리와 팔을 던지면 머리와 팔의 각운동으로 인해 몸통이 근력이 없을지라도 돌아누울 수 있는 경우이다.

- 운동량의 합: 기능적 동작 수행 시 신체의 작은 부위를 이용하여 몸 전체를 이동시킬 수 있다.
- 속도: 우리가 이용할 수 있는 몸의 무게는 일정한 것이므로 속도를 적당히 조절해야 한다.
- 무게: 만약 모든 조건이 같고 무게의 차이가 있다면 무게가 속도낼 수 있게 하고 속도가 있으면 동작을 쉽게 수행할 수 있다.
- 모멘트암(moment arm): 무게와 속도가 같을 경우 운동 팔 길이가 긴 것이 각운동이 크다.

(4) 머리와 엉덩관절의 관계

중력선은 지지면 안에 있어야 한다. 하지마비의 경우 앉은 자세에서 이것을 지키려면 고개와 어깨가 엉덩관절보다 앞에 있어야 한다. 그렇게 함으로써 어깨관절이 1형 지렛대의 받침점이 된다. 이것을 잘 이용하면 이동하는 데 유용하다.

4) 보행

(1) 서기 훈련

일반적으로 하지마비는 발목관절과 무릎관절의 안정성을 위해 장하지보조기(KAFOs)를 많이 사용한다.

① 선 자세

선 자세에서 균형을 잡기 위해서는 골반을 앞으로 내밀어 중력선이 엉덩관절 뒤로 떨어지도록 해야 한다. 그래야만 Y 인대에 의해 엉덩관절이 더 펴지지 않게 되어 균형을 잡을 수 있게 된다.

② 평행봉 서기

손은 봉을 잡고 팔꿈치를 약간 구부린 상태가 가장 효과적인 힘을 발휘할 수 있으므로 일반적으로 넙다리뼈의 큰돌기(greater trochanter)에 맞춘다.

③ 서 있는 시간

처음에는 5~10분 정도로 하고 서서히 늘려가며 환자가 적응할 수 있는 범위 내에서 시행한다.

④ 선 자세에서의 운동

a. 균형운동

환자가 몸의 움직임을 볼 수 있도록 거울을 두고 움직이거나 유지하면서 자세를 바르게 교정하는 방법을 가르친다. 숙달되면 한 손을 봉에서 떼고서 균형을 유지하고 팔을 여러 방향으로 움직이게 한 후에 균형을 잡는 방법을 가르친다.

b. 근력과 몸 가누기를 위한 운동

- 골반 옆으로 기울이기
- 양발을 땅에서 떼고 골반 조절하기
- 선 자세에서 신장운동: 선 자세에서 엉덩관절굽힘근과 복근에 경직이 나타나는 경우에는 수동적인 신장을 해 주어야 한다.

(2) 보행 훈련

기능적인 보행 훈련을 하기 위해서는 적절한 근력과 자세 유지, 관절가동범위, 보행에 지장이 없는 심혈관계의 지구력 등을 가지고 있어야 한다. 흉수 6번에서 9번의 환자들에게는 뛰기 보행(supervised short distance), 9번에서 10번의 환자들은 뛰거나 건너뛰기 방법(smooth surface, independent), 흉수 12번에서 요수 3번은 건너뛰기나 4점 보행을 사용하게 한다.

① 보행 방법

4점 보행, 건너뛰기 보행, 뛰기 보행, 끌기 보행(drag to gait), 뒤나 옆으로 가기 등이 있다.

4-6 파킨슨병의 임상 소견 및 치료

1. 파킨슨병 환자의 임상 소견(표 4-11)

1) 떨림(tremor)

떨림이란 불수의적이며, 비교적 율동적으로 주동근과 길항근의 교대운동으로 생긴다. 처음에는 대개 사지의 먼쪽 근육(distal muscle)에서 시작되며 종종 엄지손가락과 둘째손가락을 규칙적으로 비비는 동작, 즉 환약을 개는 것 같은 동작(pill rolling movement)을 특징적으로 보이다가 종종 팔, 다리 전체를 침범하기도 하며 때로는 턱, 혀 또는 머리에서도 볼 수 있다.

(1) 수의 운동을 할 때는 일시적으로 사라지며, 정지(안정) 시에는 다시 나타난다(resting tremor).
(2) 병이 진행된 경우에는 지속적으로 나타나기도 한다.
(3) 배 가쪽 시상핵 중 깊은 근육 및 관절운동에 반응하는 운동감각(kinesthesia)의 영향을 받는 중간 배쪽핵(ventral intermediate nucleus; VIM 핵)과 가장 관련이 있다.

2) 강직(rigidity)

(1) 전신이 뻣뻣하게 느껴지며, 근육의 경미하고 광범위한 통증이 있다(muscular pain).
(2) 보통 사지의 몸 쪽부터 먼저 나타났다가 먼 쪽으로 퍼진다.
(3) 연합운동(associated movement)이 잘 되지 않기 때문에 걸을 때 팔을 앞뒤로 흔드는 동작이 병 초기부터 없어진다.
(4) 근육의 강직이 얼굴에 퍼지면 얼굴표정이 없어진다(mask like face).
(5) 환자는 힘이 약하고 피로하기 쉽다고 말하는데 실제 근육의 힘이나 심부건 반사는 정상이다.
(6) 창백핵(pallidum)에서 기원하며, 이때 억제성 신경전달물질인 GABA의 활동이 항진된다.
(7) 창백핵시상로(pallidothalamic pathway)를 통해 영향을 받는 시상의 VOA 핵과 관련이 있다.

3) 운동느림(서동증, bradykinesia)

(1) 자발적인 운동 활동의 감소로 목적한 운동의 시작과 실행이 느려져 점차적으로 일상생활이 어려워진다(slowness in initiation and execution of movement).
(2) 보행을 위해 이동 출발을 하는 데 어려움이 있어 처음에는 보폭이 짧은 걸음을 몇 차례 보이다가 일단 걷기 시작하면 몸의 중심이 앞으로 쏠리면서 빨리 걷게 되어 정지하기가 힘들다(freezing, festination, short steps).
(3) 손으로 단추를 낀다든지 글씨를 쓰는 동작이 잘 안 되어 글씨가 작아진다(micrographia).
(4) 말은 점차적으로 언어장애(dysphasia)와 발성장애(dysphonia)를 보이며, 연하장애도 올 수 있으며 심한 경우 호흡 근육을 침범하여 생명에 위협을 준다.
(5) 운동느림은 창백핵의 안쪽 분절의 활동성 및 각뇌교운동핵(pedunculopontine locomotor nucleus;

PPN)과 관련이 있다.

4) 기타증상

정신장애, 자율신경장애 등의 증상이 동반될 수 있다

표 4-11. 파킨슨병의 임상적 특징

Tremor Resting tremor, pill-rolling movement
Rigidity Muscular pain, masked face
Bradykinesia Slowness in initiation and execution of movement Freezing, festination, short steps Micrographia Dysphonia, dysarthria, dysphagia
Psychological symptoms Anxiety, depression Poor memory and concentration
Autonomic disturbance Orthostatic hypotension, weight loss Oily skin with seborrhea, sweating Constipation, urinary difficulty

2. 파킨슨병 환자의 치료

1) 수동 가동화(mobilization)

구축(contracture)과 근위축을 방지한다.

2) 회전운동

척추의 각 분절을 통해 가동성을 증가시키고 자세 조절을 자극한다.

3) 네발기기 자세

균형훈련을 위해 사지의 안정성을 강화한다.

4) 바로 누운 자세에서 사지의 교대운동

근육의 협응 능력을 증진시키며, 보행을 준비하기 위한 운동이다.

5) 서기 자세

엉덩관절, 무릎관절, 발목관절의 굽힘 - 폄, 몸통의 가쪽굽힘과 돌림, 어깨관절 벌림의 가동성 증진운동은 보행 시 균형과 관련이 된다.

6) 넓은 기저면과 긴 보폭으로 걷기

장애물 넘기와 다리 들어올리기를 통해 조절한다.

7) 손가락 훈련과 작업치료를 시행한다.

8) 거울을 보면서 표정흉내내기 운동을 한다.

9) 언어운동을 한다.

10) 호흡운동

심호흡과 호기 때 숫자와 글자를 발음한다.

11) 보행

환자의 키와 나이에 맞는 보폭으로 걷도록 가르친다.

12) 방향전환(turning around)

보행 시 방향전환의 어려움으로 환자는 동결 현상과 운동 불안정 상태를 경험하게 된다. 완전한 체간의 움직임을 사용하여 커다란 호(large arc)의 운동으로 회전하도록 훈련한다.

13) 서기와 앉기

중력 중심이 너무 뒤쪽에 있으므로 환자가 설 때 어려움을 겪으므로 구두지시와 청각지시 등을 사용하여 훈련할 수 있다.

14) 물체에 닿기, 잡기, 만지기와 쓰기

하나의 완전한 동작을 낱낱이 쪼개서 분석하여 하나씩 수행하면서 동작을 완성하도록 훈련한다.

15) 일반적인 체중, 근력, 유산소 능력, 정위자세

자세이상(앞으로 굽혀진 자세: forward stooped posture)이 발견되면 치료사는 근육, 관절 또는 골격 요소인지 평가해야 하며, 연부조직 문제라면 시각적 되먹임(visual feedback)과 근력 강화 또는 신장을 시행한다.

4-7 다발성 경화증 환자의 임상 소견 및 치료

1. 다발성 경화증 환자의 임상 소견(표 4-12)

1) 사지 쇠약(limb weakness)

겉질척수로(corticospinal tract)의 병소에 따라 근력이 약화되고 심부건반사 증가 및 근긴장성 증가 등의 상운동신경원(upper motor neuron) 증세를 나타낸다.

2) 감각장애(sensory disturbance)

(1) 척수시상로 병변(spinothalamic lesion)

사지의 통각 및 비분별촉각(crude or light touch sensation), 온열 이상감각과 화상에서의 극심한 동통감, 냉·온감각을 나타내며 병소 반대측의 동통과 온도에 대한 감각저하가 있다.

(2) 척수뒤기둥 병변(posterior column lesion)

위치감각과 진동감각이 없어지고 레미트 사인(Lhemitte's sign)이 관찰된다.

3) 시신경장애(visual impairment)

(1) 시력장애와 시신경 결손 등을 특징적으로 나타낸다.

(2) 환자의 25%에서 첫 증상으로 시신경염이 발현되며 시력저하와 함께 안구의 통증을 수반한다.

(3) 한쪽 눈이 완전 또는 부분실명이 될 수도 있다.

4) 소뇌 증상(cerebellar symptom)

소뇌성 운동실조증(ataxia)은 단속성 말투(scanning speech: 발음이 부정확해지는 현상), 두부의 떨림(tremor) 또는 동요, 사지의 활동떨림(intention tremor), 수의운동의 협조불능으로 나타날 수 있다.

5) 뇌간 증상(brain stem symptom)

눈떨림(nystagmus), 겹보임(diplopia), 어지럼(vertigo), 구토(vomiting), 얼굴 근육의 쇠약 또는 감각이상, 조화운동 불능 등이 나타날 수 있다.

6) 대뇌 증상(cerebral symptom)

병소의 크기가 아주 큰 경우를 제외하고는 이로 인한 증상은 오히려 미미한 경우가 많다. 언어상실증(aphasia)이나 운동 증상 및 감각 증상이 나타날 수 있다.

7) 괄약근장애(sphincter disturbance)

척수 병변에 따라 요의 빈도(frequency of urination), 배뇨 시의 침윤물, 실금 증상이 나타날 수 있다.

8) 기타 증상

정동장애(affective disorder), 인지기능 저하, 우울증, 피로감(기온이 높아지거나 우울증이나 수면장애를 동반할 경우 심해짐) 등이 나타날 수 있다.

표 4-12. 다발성 경화증의 임상적 증상

Functional system	% Frequency
Motor	
Muscle weakness	65~100
Spasticity	73~100
Reflexes(hyperreflexia, Babinski, absent abdominals)	62~98
Sensory	
Impairment of vibratory/position sense	48~82
Impairment of pain, temperature, or touch	16~72
Pain(moderate to severe)	11~37
Lhermitte sign	1~42
Cerebellar	
Ataxia(limb/gait/truncal)	37~78
Tremor	36~81
Nystagmus(brainstem or cerebellar)	54~73
Dysarthria(brainstem or cerebellar)	29~62
Cranial nerve/brainstem	
Vision affected	27~55
Ocular disturbances(excluding nystagmus)	18~39
Cranial nerves Ⅴ, Ⅶ, Ⅷ	5~52
Bulbar signs	9~49
Vertigo	7~27
Autonomic	
Bladder dysfunction	49~93
Bowel dysfunction	39~64
Sexual dysfunction	33~59
Others(sweating and vascular abnormalities)	38~43
Psychiatric	
Depression	8~55
Euphoria	4~18
Cognitive abnormalities	11~59
Miscellaneous	
Fatigue	59~85

2. 다발성 경화증 환자의 치료

1) 통증(pain)

스트레칭이나 운동, 마사지, 초음파 등으로 통증을 완화시키며 운동패턴 교정과 자세 재훈련을 시행하고 수중치료를 통해 이상감각을 완화시킬 수 있다. 신경병성 통증(neuropathic pain)에 대해서는 삼환계 항우울제 또는 카바마제핀 등의 항경련제를 사용할 수 있다.

2) 경직(spasticity)

능동운동은 상호 억제의 기전을 통하여 톤의 감소 유지를 위한 길항근 수축에 초점을 맞추고 몸통과 근위부 운동에 초점을 맞춘다. 고유수용성 촉진법(PNF)도 톤의 감소에 효과적이다. 스트레칭과 함께 근육이완제를 투여하기도 한다.

3) 다발성 경화증에 대한 질환 조절 치료를 시행함으로써 새로운 병변의 발생을 늦출 수 있지만, 이미 발생한 병변과 관련된 증상을 경감시키지는 못한다.

4) 빈뇨, 소변 못 참음(urinary urgency) 등에 대해서는 항 콜린약을 사용하며, 요 축적에 대해서는 알파 - 아드레날린 차단제를 시도할 수 있다. 필요할 경우 간헐적 도관 삽입을 시행하기도 한다.

5) 우울증과 불안증 등의 증상이 매우 흔하게 발생하므로 상담치료와 약물 투약이 필요하다.

참고문헌

1. 권용철, 박종한. 노인용 한국판 MMSE-K의 표준화 연구: 제1편 MMSE-K의 개발. 신경정신의학회지. 1989;28:125-135.
2. 대한신경외과학회. 신경외과학. 1998.
3. Berg K, Maki BE, Wiliams JI, et al. Clinical and Laboratory Measures of Postural Balance in an Elderly Population. Arch Phys Med Rehabil. 1992;73(11):1073-1080.
4. Berg K, Wood-Dauphinee S, Williams JI. The Balance Scale: Reliability assesment for elderly residents and patients with an acute stroke. Scand J Rehabil Med. 1995;27(1):27-36.
5. Catz A, Itzkovich M, Tesio L, et al. A Multicenter International Study on the Spinal Cord Independence Measure, version III: Rasch Psychometric Validation. Spinal Cord. 2007;45(4);275-291.
6. De Freitas GR, Bezerra DC, Maulaz AB, et al. Stroke: background, epidemiology, etiology and avoiding recurrence recovery after stroke. Cambridge University Press. 2005.
7. Delisa JA, et al. Physical Medicine & Rehabilitations. Principles and Practice, 4th edition. 2005.
8. Dreeben O. Physical Therapy Clinical Handbook. Jones and Bartlett Publishers. 2008.
9. Fugl-Meyer AR, Jaasko L, Leyman I, Olsson S, Steglind S. The Post-stroke Hemiplegic Patient. A method for evaluation of physical performance. Scand J Rehabil Med. 1975;7:13-31.
10. Fugl-Meyer AR. Post-stroke Hemiplegia Assessment of Physical Properties. Scand J Rehabil Med. 1980;7:85-93.
11. Pedretti LW, Early MB. Occupational Therapy Practice Skills for Physical Dysfunction, 5th edition. St. Louis: Mobsy. 2001.

제 5 장

심폐계 중재

5-1 심폐 자료 수집(cardiopulmonary data collection)

1. 활력징후(vital sign)와 규범

1) 상완동맥 혈압 측정 절차(그림 5-1)

(1) 혈압을 측정할 때 환자에게 알맞은 폭(width)과 길이(length)의 커프(cuff)가 필요하다. 커프의 폭은 팔의 직경보다 20% 더 넓어야 한다.

(2) 커프는 팔오금(antecubital fossa)에서 상방 1~2인치 위에 놓고, 노동맥박(radial pulse)이 촉진되지 않을 때까지 부풀린다.

(3) 커프에서 공기를 빼는(cuff deflation) 동안 청진기로 팔오금 위를 청진한다.

(4) 코로트코프음(Korotkoff's sound) 시작: 처음에는 희미하게 들리나 점차 크고 분명하게 똑똑 두드리는 소리(clear tapping sounds)가 난다. 처음 나는 이 소리가 수축기 혈압(systolic blood pressure; SBP)이다.

(5) 똑똑 두드리는 소리(tapping sounds)는 둔탁하거나 부드럽게 바람을 부는 듯한 소리로 바뀐다.

(6) 이완기 혈압(diastolic blood pressure; DBP): 부드럽게 바람이 부는 듯한 소리가 분명하고 갑자기 사라지는 순간이다.

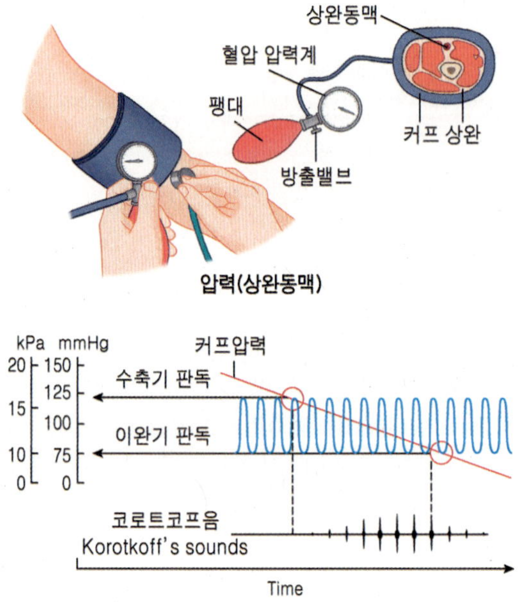

그림 5-1. 혈압 측정.

2) 혈압의 규범(blood pressure normatives) - 성인(표 5-1)

표 5-1. 혈압의 분류

분류	수축기 혈압(systolic BP)	이완기 혈압(diastolic BP)
정상 혈압	<120mmHg	<80mmHg
고혈압 전 단계	120~139mmHg	80~89mmHg
1단계 고혈압(HTN)	140~159mmHg	90~99mmHg
2단계 고혈압	160~179mmHg	100~109mmHg
3단계 고혈압	180mmHg 이상	110mmHg 이상

(1) 양성 고혈압

① 양성 고혈압으로 시작하여 악성 고혈압으로 바뀐다.

② 양성 고혈압은 혈압은 높지만 초기에는 혈관 변화가 없는 상태이다.

③ 후기에는 혈관의 중막이 비대해진다. → 통로가 좁아진다. → 조직의 허혈성 변화가 생긴다.

(2) 악성 고혈압

① 이완기 혈압 110mmHg 이상이다.

② 소동맥 변화가 먼저 일어난다. → 중막평활근세포의 증식과 섬유화가 일어난다. → 소동맥 내강이 좁아진다. → 조직의 허혈, 미세 괴사가 일어난다.

③ 신장 사구체로 들어가는 수입 소동맥 혈액량이 감소한다. → 혈중 renin 수치가 증가한다. → 혈압이 상승한다.

3) 혈압의 규범(blood pressure normatives) - 영아(유아), 소아, 청소년(표 5-2)

표 5-2. 영아, 소아, 청소년의 정상 혈압

- 영아(유아) 정상 혈압(normal BP infant)=80/50mmHg
- 소아 정상 혈압(normal BP child)=100/55mmHg
- 청소년 정상 혈압(normal BP adolescent)=115/70mmHg

4) 심박동수(heart rate) 모니터링을 위한 맥박 측정 위치

(1) 위팔동맥(brachial)

- 성인은 팔오금의 내측 부위에서 측정한다.
- 영아는 위팔의 안쪽에서 측정한다(영아의 CPR 수행 시 맥박 확인을 하는 가장 일반적인 부위).

(2) 목동맥(carotid)

- 기관(trachea)과 흉쇄유돌근 사이 목의 양쪽(측정할 때는 한 쪽만 촉진)에서 측정한다.
- 성인과 청소년의 CPR 수행 시 맥박 확인을 하는 가장 일반적인 부위다.

(3) 넙다리동맥(대퇴동맥, femoral)

샅고랑삼각(서혜삼각, inguinal triangle): 복부(abdomen)와 넙다리(thigh) 사이 주름(crease)에서 측정한다.

(4) 발등동맥(족배동맥, pedal)

발등에서 안쪽 위 부위에서 측정한다.

(5) 오금동맥(슬와동맥, popliteal)

- 다리오금에서 무릎의 뒤쪽 부위에서 측정한다.

• 측정 시 환자는 무릎을 살짝 구부려야 한다.

(6) 관자동맥(temporal)

눈의 위쪽, 바깥쪽 부위에서 측정한다.

5) 심박동수(heart rate) 규범

(1) 성인 정상 심박동수(HR)=70bpm(범위=60~100)

(2) 성인 비정상 심박동수

① 서맥(느린 맥, bradycardia)=60bpm 미만

② 빈맥(빠른 맥, tachycardia)=100bpm 이상

(3) 정상 영아 심박동수=120bpm(범위=70~170)

(4) 정상 소아 심박동수=125bpm(범위=75~140)

(5) 정상 청소년 심박동수=85bpm(범위=50~100)

6) 체온과 호흡률(respiratory rate)(표 5-3)

표 5-3. 정상 체온과 호흡률

체온	호흡률(RR)
성인 정상 체온=37℃	성인 정상 호흡률=12~18호흡수/분
영아 정상 체온=36.8℃	영아 정상 호흡률=30~50호흡수/분
소아 정상 체온=37℃	소아 정상 호흡률=20~40호흡수/분
청소년 정상 체온=37℃	청소년 정상 호흡률=15~22호흡수/분

2. 비정상 호흡 패턴(abnormal breathing patterns)

1) 빠른 호흡(빈호흡, 빠르고 얕은 호흡, tachypnea, rapid shallow breathing)

① 제한성 폐질환, 흉막성 통증 또는 상승된 횡격막(무기폐, 흉막염, 늑골 골절로 인한)에서 관찰된다.

2) 느린 호흡(bradypnea, slow breathing)

① 두개내압의 증가, 당뇨 혼수(diabetic coma), 약물유발 호흡억제(drug-induced respiratory depression)에서 이차적으로 관찰된다.

3) 과호흡(호흡항진, 빠르고 깊은 호흡, hyperpnea, rapid deep breathing)

① 운동 후 과호흡은 어느 정도 정상이다.

② 불안(anxiety)은 과다호흡(hyperventilation)을 야기한다.

③ 대사산증(metabolic acidosis), 혼수 환자(comatous patients), 심근경색, 저산소증(hypoxia) 또는 저혈당증(hypoglycemia)에서 관찰된다.

④ 쿠스마울 호흡(Kussmaul's breathing): 중증의 당뇨병 케톤산증(diabetic ketoacidosis)과 관련된 깊고 가쁜 호흡이다. 일반적으로 쿠스마울 호흡은 죽음에 임박했을 때의 신호이다.

4) 체인 - 스토크스 호흡(Cheyne-Stokes breathing)

① 10~60초 동안의 과호흡 후에 무호흡, 즉 숨을 쉬지 않는다.

② 울혈성 심부전증, 약물유발 호흡억제, 요독증(uremia), 뇌손상(대뇌 반구의 양쪽 또는 간뇌)에서 관찰된다.

③ 혼수나 기저핵 질환에서도 보일 수 있다.

④ 성인에서는 심각한 예후를 나타내지만, 소아에서는 정상적인 소견일 수 있다.

5) 폐쇄성 호흡(obstructive breathing)

① 호기 연장(prolonged expiration)과 가슴에서 공기 걸림(air trapping)이 있다.

② 호흡이 얕아진다.

③ 폐쇄성 폐질환에서 관찰된다.

6) 운동실조성 호흡(ataxic breathing, Biot's breathing)

① 예측할 수 없는 형태의 호흡이다.

② 몇 번의 짧은 호흡 후에 무호흡의 길고 불규칙한 기간을 보인다.

③ 뇌손상으로 인한 두개내압 상승의 경우에 관찰된다.

7) 탄식 호흡(sighing breathing)

① 깊은 흡기 후에 느리고 들을 수 있는 호기를 보인다.

② 다수의 한숨은 호흡곤란과 현기증에서 관찰된다.

③ 때때로의 한숨은 정상이다.

3. 혈액 수치(blood values)와 규범

1) 정상 칼슘 혈청 수준(normal calcium serum level)

① 8.5~10.5mg/dL

② 소아에서 약간 더 높다.

③ 칼슘 혈액 수치는 부갑상샘호르몬(parathyroid hormone)에 의해 조절된다.

④ 칼슘이 없는 혈액은 응고(clot)되지 않는다.

⑤ 칼슘 결핍은 저칼슘혈증(hypocalcemia)을 야기한다.

a. 칼슘 결핍 증상은 다음과 같다: 근경련(muscular twitching), 경련(spasms), 근발작(convulsions)

2) 정상 크레아틴 수준(normal creatine level)

① 0.6~1.5mg/dL

② 근수축을 위한 에너지원이다.

③ 신장(kidney)에 의해 매일 배설된다.

④ 크레아틴 수치의 증가는 신장질환에서 발견된다.

3) 공복 시 혈당 수준(fasting glucose level)

① 70~110mg/dL

② 더 높은 수치(126mg/dL 이상)는 당뇨병에서 고혈당증(hyperglycemia)을 야기한다.

③ 더 낮은 수치는 저혈당증(hypoglycemia)을 야기한다.

a. 환자는 착란(confusion), 불안(anxiety), 신경학적 문제를 보인다.

4) 정상 적혈구 용적률 수준(normal hematocrit level)

① 남성=40~54%

② 여성=37~47%

③ 소아(일반적으로 나이에 따라)=35~49%

④ 신생아=49~54%

⑤ 적혈구 용적률은 전체 혈액에 대한 적혈구의 용량비율이다.

a. 주어진 혈액량(blood volume)에서 원심분리에 의해 모아진 적혈구량이다.

b. 즉, 전체 혈액 중에서 적혈구가 차지하는 부피다.

5) 정상 헤모글로빈 수준(normal hemoglobin level)

① 남성=14~18g/100mL

② 여성=12~16g/100mL

③ 혈액 속에서의 함유량은 혈액 100mL 중의 그램수로 나타낸다.

④ 헤모글로빈은 적혈구 속에 철을 함유한 색소단백질이다.

⑤ 헤모글로빈은 산소를 폐에서 신체 조직으로 운반하는 역할을 한다.

6) 정상 철분 수준(normal iron level)

① 50~150㎍/dL

② 남성에서 더 높다.

③ 철분은 혈액에서 산소 운반에 필수적이다.

④ 철분은 헤모글로빈을 만들기 위해 이용된다.

7) 정상 지질 수준(normal lipids level)

① ≤200mg/dL

② LDL≤130mg/dL

③ HDL≥35mg/dL

④ 정상 중성지방 수준(normal triglycerides level)=40~150mg/dL

8) 동맥 산소 포화도(arterial oxygen saturation)

① 성인과 소아=95~98%

9) 이산화탄소 분압(PCO_2) 규범

① 성인과 소아=35~45mmHg

② 영아=35~55mmHg

③ PCO_2는 동맥혈가스에서 이산화탄소의 농도를 측정한다.

④ 수준은 천식(asthma), 만성폐쇄성 폐질환(COPDs), 울혈성 심부전증(CHF), 케토산증(ketoacidosis) 및 기타에 따라 다양하다.

10) 수소이온농도지수(pH) 규범

① 성인=7.35~7.45

② 소아=7.39~7.41

③ 영아=7.21~7.46

④ pH를 통해 혈액의 산성 또는 알칼리성을 측정한다.

11) 동맥혈산소분압(PaO_2) 규범

① 성인과 소아=75~100mmHg

② 영아=75~80mmHg

③ PaO_2는 동맥혈에서 산소 농도를 측정한다.

12) 정상 칼륨 수준(normal potassium level)

① 3.5~5.0mEq/L

② 포타슘은 전해질이다.

③ 칼륨 결핍은 혈액 중의 칼륨 농도가 비정상적으로 낮은 저칼륨혈증(hypokalemia)을 야기한다.

a. 증상: 근위축, 현기증, 갈증, 착란, 부정맥, 심전도의 이상

④ 칼륨 과다는 고칼륨혈증(hyperkalemia)을 야기한다.

a. 증상: 심장의 전기전도장애, 심실세동(ventricular fibrillations)

13) 정상 나트륨 수준(normal sodium level)

① 135~145mEq/L

② 나트륨은 전해질이다.

③ 나트륨 결핍은 저나트륨혈증(hyponatremia)을 야기한다.

a. 울혈성 심부전증(CHF), 신부전(renal failure), 경화(cirrhosis), 탈수(dehydration), 약물 부작용으로 생긴다.

b. 증상: 갈증, 기립성 저혈압, 현기증, 정신상태 변화(altered mental status), 신경근기능장애

14) 정상 요산 수준(normal uric acid level)

① 3.0~7.0mg/dL

② 요산은 퓨린 대사과정의 마지막 산물인 결정질산(crystalline acid)이다.

③ 요산의 배출 증가는 통풍(gout)과 백혈병(leukemia)에서 발견된다.

④ 요산의 배출 감소는 신부전(renal failure)과 납중독(lead poisoning)에서 발견된다.

4. 심음(heart sounds)과 폐음(lung sounds)

1) S_1(1st heart sound) - 제1심음

(1) 정상 심음이다.

(2) 두근두근(lub-dub)의 룹(lub)에 해당한다.

(3) 이첨판(승모판)과 삼첨판이 닫힐 때 발생한다.

(4) 수축기(systole)의 시작이다.

(5) S_1 청진(auscultation): 흉골좌연하부(심장 저부, left lower sternal border)

2) S_2(2nd heart sound) - 제2심음

(1) 정상 심음이다.

(2) 두근두근(lub-dub)의 덥(dub)에 해당한다.

(3) 대동맥판과 폐동맥판이 닫힐 때 발생한다.

(4) 수축기(systole)의 끝(S_1과 S_2 사이)

(5) 이완기(diastole)의 시작(S_2와 다음 S_1 사이)

(6) S_2 청진(auscultation): 흉골좌연상부(심장 첨부, left upper sternal border)

3) S_3(3rd heart sound) - 제3심음

(1) 청진기로만 들을 수 있는 비정상 심음이다.

(2) 심실말달림음(심실갤럽, ventricular gallop)

(3) S_2 후에 발생한다.

(4) 좌심실부전(left ventricular failure; LVF)과 관련 있다.

(5) S_3는 울혈성 심부전증(CHF)에서 발견된다.

4) S_4(4th heart sound) - 제4심음

(1) 청진기로만 들을 수 있는 비정상 심음이다.

(2) 심방말달림음(심방갤럽, atrial gallop)

(3) S_4는 S_1 전에 발생한다.

(4) 고혈압(HTN), 심근경색(MI), 관상동맥질환(CAD) 및 대동맥판협착(aortic stenosis)과 관련 있다.

5) 심장막마찰음(pericardial friction rub)

(1) 청진기로만 들을 수 있는 비정상 심음이다.

(2) 두 심낭막(pericardium)이 서로 비벼지면서 나는 높은 음으로 거칠며 삐걱삐걱 거리는 소리로 들린다.

(3) 심장막주머니(pericardial sac)의 염증과 관련 있다.

(4) 심장막병(pericardial disease), 심낭염(pericarditis)은 심근경색, 외상, 감염(세균성, 바이러스성, 진균성, 결핵성)으로 발생한다.

(5) 이 소리는 신체 자세에 따라 잘 변하며, 앞으로 숙인 자세에서 가장 잘 들린다.

6) 심장 잡음(heart murmur)

(1) 비정상적인 혈류에 의해 생기는 비정상 심음이다.

(2) 청진기 없이 들을 수 있는 잡음의 등급(grade 1, 2, 3, 4)

(3) 청진기로만 들을 수 있는 잡음의 등급(grade 5, 6)

(4) 일반적으로 '쉭쉭'하는 소리로 표현한다.

(5) 잡음은 다음과 같다: 우르르 거리는 소리(rumbling), 쉿(soft), 통기공에서 나오는 가스 소리(blowing), 시끄러운(loud) 소리, 윙윙 울리는(booming) 소리

(6) 수축기, 이완기, 또는 둘 다 들을 수 있다.

(7) 이완기 잡음(diastolic murmur): S_2와 S_1 사이의 와류(turbulence)

(8) 수축기 잡음(systolic murmur): S_1과 S_2 사이의 와류(turbulence)

(9) 심잡음이 반드시 심장질환을 나타내는 것은 아니다.

(10) 다수의 심장질환에서 심잡음이 생기지 않는다. 주로 심장판막 질환에서 심잡음을 들을 수 있다.

(11) 잡음은 협착성 판막(stenotic valve) 또는 역류성 판막(regurgitant valve)에서 들을 수 있다.

7) 폐포 호흡음(vesicular breath sounds)

(1) 부드럽고 낮은 정상 호흡음이다.

(2) 대부분의 폐 전야에서 들을 수 있는 정상적인 호흡음이다.

(3) 흡기 시 잘 들리고, 초기 호기 시까지 들을 수 있다.

(4) Segmental bronchi를 지나가는 tublerent flow에 의한 소리다.

(5) 공기가 기도(airways)의 안팎을 통과하면서 만들어지는 소리다.

(6) 기관지 호흡음(bronchial breath sounds), 기관 호흡음(tracheal breath sounds)

① 기관지와 기관에서 들리는 정상 호흡음이다.

② 폐포 호흡음보다 높고 시끄럽다.

③ 마치 속이 빈 파이프를 공기가 지날 때 나는 소리와 비슷하다.

④ 흡기 시에도 들리나, 호기 시에 더 잘 들리며, 흡기와 호기 사이에 정지기가 있다.

⑤ 정상적으로는 경부 기관 부위, 즉 흉골 위에서만 들린다.

⑥ 이 부위 외의 말초 폐야(lung field)에서 기관지 호흡음이 들리면 비정상적인 폐음이다.

a. 폐렴, 무기폐 등에서 폐실질이 경화(consolidation)된다. 폐조직 밀도의 증가에 의한 소리 전달의 증가로, 정상적으로 공기가 차 있는 폐포에 의한 소리의 여과작용 등이 사라져서 결과적으로 기관지 호흡음이 말초 폐야에서 들린다.

⑦ 기관지와 기관의 벽을 공기가 통과하면서 만들어진다.

8) 천명(wheezes)

(1) 호기 동안 청진기로 들을 수 있는 비정상 폐음이다.

(2) 기도(airway)가 좁아져서 숨을 내쉴 때 쌕쌕 또는 그렁그렁하는 호흡음이다.

(3) 휘파람을 부는(whistling) 소리, 음악 같은 소리(musical sounds)는 기도 내강(lumen)이 좁아져서 생긴다.

(4) 천식(asthma), 기관지염(bronchitis), 승모판 협착(mitral stenosis), 폐기종(emphysema), 이물질로 인한 기도 폐쇄(airway obstruction), 폐감염(pulmonary infections), 폐부종(pulmonary edema), 기타 만성폐쇄성 폐질환(other COPDs)으로 생긴다.

9) 수포음(crackles)

(1) 청진기로 들을 수 있는 비정상 폐음이다.

(2) 바스락거리는 소리(rustling), 거품소리(bubbling sounds)로 rales라고도 한다.

(3) 폐포와 기관에 체액이 통과하면서 나는 기포 소리다.

(4) 청진 시 빈 캔에 모래가 떨어지는 것 같은 소리가 난다.

(5) 폐허탈(collapsed lungs)인 무기폐(atelectasis)로 생긴다.

10) 마찰음(friction)

(1) 청진기로 들을 수 있는 비정상 폐음이다.

(2) 흉막마찰음(pleural friction rub)이다.

(3) 거칠어진 흉막 표면이 마찰되면서 생긴다.

(4) 수포음(crackles)과 유사하지만, 더 표층(superficial)에서 발생한다.

11) 협착음(stridor)

(1) 청진기 없이도 흡기 동안에 들을 수 있는 고음의 비정상 호흡 잡음이다.

(2) 상부기도의 폐색 시, 흡기 시에 오히려 크게 들리는 그렁거리는 잡음이다.

(3) 생명을 위협하는 후두개염(epiglottitis)과 같은 상부기도폐색(upper airway obstruction)의 신호이다. 호흡곤란 환자에게서 협착음이 들리지 않는다고 해서 상부 기도의 폐색이 아니라고 판단하면 안 된다.

5. 객담 분석(sputum analysis)

1) 객담의 분석과 기록

가래의 양(quantity), 점도(viscosity), 색(color), 냄새(odor), 빈도(frequency), 배출시각(time of day), 가래배출의 용이함(ease of expectoration)

2) 객담의 유형

(1) 악취, 부패성 가래(fetid)

① 악취가 나는 냄새(foul smelling)로 혐기성 감염(anaerobic infection)을 의미한다.

② 기관지확장증(bronchiectasis), 폐농양(lung abscess), 낭성섬유증에서 생긴다.

(2) 점액성 가래(mucoid)

① 하얗고 맑다(white or clear).

② 급성 또는 만성 기관지염과 낭성섬유증으로 인한 만성 기침에서 보인다.

③ 기관지폐 감염(bronchopulmonary infection)과 반드시 관련이 있는 것은 아니다.

(3) 거품성 가래(frothy type)

① 하얗거나 흰빛이 섞인 연붉은 색깔이다.

② 거품으로 되어 있다.

③ 묽은 거품성 객담은 폐부종과 관련 있다.

(4) 객혈성 가래(hemoptysis)

① 혈액 또는 피가 섞인 객담을 배출한다.

② 소량 또는 다량의 출혈이 있을 수 있다.

③ 다양한 병적 상태가 존재한다.

(5) 화농성 가래(purulent)

① 고름(pus)이다.

② 노란색 또는 녹색을 띤 객담이다.

③ 때때로 걸쭉하고 다량의 객담을 보인다.

④ 급성 및 만성 감염에서 일반적이다.

(6) 점액고름성 가래(mucopurulent)

① 점액과 고름의 혼합이다.

② 노란색과 녹색 사이의 색깔을 띤다.

③ 일반적으로 감염에서 보인다.

(7) 점착성 가래(tenacious)

① 걸쭉하고 매우 끈적끈적한 가래다.

(8) 쇠녹가래(rusty)

① 녹슨 색깔의 가래다.

② 폐렴구균성 폐렴(pneumococcal pneumonia)에서 일반적으로 보인다.

6. 심폐 징후(signs)와 증상(symptoms)

1) 청색증(cyanosis)

(1) 혈액 내에 헤모글로빈 감소로 피부, 입술, 손톱 및 혀의 색깔이 청색(blue), 창백(gray), 암자색(dark purple)으로 탈색(decoloration)된다.

(2) 산소측정(oxymetry)은 동맥혈에서 산소포화도 측정 시 85% 또는 그 이하를 보인다.

(3) 입안 점액막의 청색증은 저산소혈증(hypoxemia)과 호흡부전(respiratory failure)을 나타낸다.

(4) 망막청색증(cyanosis retinae, 망막울혈)은 선천성 심장질환(congenital heart disease) 또는 심장부전(cardiac failure)을 나타낸다.

(5) 손가락과 발가락의 말초청색증(peripheral cyanosis)은 만성적인 저산소증(hypoxia)을 나타낸다. 말초청색증은 호흡폐쇄(respiratory obstruction), 폐 기능의 감소 또는 부적절한 환기로 생긴다.

(6) 아프리카계 미국인 환자는 입술, 혀, 눈꺼풀의 결막, 손바닥, 발바닥의 면밀한 시진으로 확인할 수 있다.

① 검사방법 중 하나는 손바닥을 압박하는 것이다.

② 혈액 환류(blood return)가 느리다면 청색증을 나타낸다.

③ 또 다른 징후는 회색의 창백한 입술과 혀에서 확인할 수 있다.

2) 곤봉지(clubbing)

(1) 손가락 끝마디뼈(terminal phalanx, 원위지골)의 말단의 팽창이다.

(2) 손가락 말단 연부조직이 과도하게 성장한다.

(3) 옆면은 부리(beak) 모양, 윗면은 소시지(sausage) 모양이다.

(4) 만성폐쇄성 폐질환(COPDs), 폐섬유증(lung fibrosis), 폐암종(lung carcinoma) 및 기타 폐질환에서 보인다.

3) 발한(diaphoresis)

(1) 과다 발한(profuse sweating)과 냉습 피부(cold clammy skin)를 보인다.

(2) 발한은 부적절한 심혈관계의 반응 또는 과도한 운동을 나타낸다.

4) 진맥(pulse palpation)

(1) 정상적(normal), 규칙적 맥박(regular pulse)

① 맥박의 힘(force)과 빈도(frequency)가 동일하다.

② 기록은 3+로 한다.

(2) 도약맥박(bounding pulse)

① 높은 강도에 도달했다가 빠르게 사라지는 비정상 맥박이다.

② 허탈맥박(collapsing pulse)으로도 부른다.

③ 기록은 4+로 한다.

(3) 사상맥(thready pulse)

① 가늘고 거의 파악하기 힘든 비정상 맥박이다.

② 기록은 1+로 한다.

(4) 약맥(weak), 느린 맥박(slow pulse)

① 분당 맥박수가 60회 미만의 비정상 맥박이다.

② 기록은 2+로 한다.

5) 함요부종(pitting edema)

(1) 사지의 부종으로 피부에 보통의 압력(moderate pressure)으로 눌렸을 때 피부 함몰(skin depression)이 유지된다.

(2) 양측성일 때 울혈성 심부전증(CHF)을 나타낸다.

7. 심전도(electrocardiogram)

1) 심전도(ECG)

(1) 심장의 전기적 활동을 기록한다.

(2) 심리듬(cardiac rhythm)의 여러 파형을 결정한다.

(3) 비정상 심리듬을 평가한다.

(4) 심전도는 운동부하검사(ETT)와 함께 사용한다.

(5) 다단계 운동검사(graded exercise test)는 운동 비율의 단계적 증가 동안 심장의 전기적 활동을 기록한다.

2) 심전도파(ECG waves)(그림 5-2)

(1) P파(P wave)

① 심방 탈분극(atrial depolarization)으로 야기된 최초의 파다.

② 정상 P파는 상향이며, 약간 둥글고 1~3mm의 높이를 가진다.

③ 비정상 P파는 다음과 같다.

a. 조동파, 된떨림파동(flutter waves), 세동파(fibrillation waves): 기준선에서 불규칙적으로 편향되고 작다.

b. 조기파(premature waves): 리듬 그룹에서 다른 PR 간격을 가지고 있으며, 정상 P파와는 다르게 보인다.

(2) QRS 복합(QRS complex)

① 심실탈분극(ventricular depolarization)이다.

② 심실전도의 불규칙성은 조동(flutter)과 세동(fibrillation)이 된다.

a. 심실성 빈맥(ventricular tachycardia)으로 발전한다.

③ 조기심실수축(premature ventricular contractions; PVCs)은 폭이 넓고, 특이한 QRS 복합이다.

(3) ST 분절(ST segment)

① 심실재분극(ventricular repolarization)의 시작이다.

a. 허혈(ischemia), 손상(injury), 경색(infarction)을 식별할 수 있다.

② 비정상 ST 분절

a. 하강된 ST 분절(depressed ST segment): 허혈 또는 비경벽성 심근경색증(nontransmural myocardial infarction)으로 일부 심벽 조직이 손상되었다.

b. 상승된 ST 분절(elevated ST segment): 경벽성 심근손상(transmural myocardial injury)으로 심근경색과 같은 것이다. 심벽 조직이 전체적으로 두꺼워진다.

(4) T파(T wave)

① 심실재분극의 완료

(5) 정상동방결절리듬(정상동성리듬, regular sinus rhythm)

① 심장 수축을 시작하는 정상적인 기전이다.

② 정상적인 심장 흥분파는 동방결절에서 기원하며, 심방과 방실결절 심실로 퍼져간다.

③ P파는 각 QRS 복합보다 선행한다.

④ QRS 복합들의 간격은 같다.

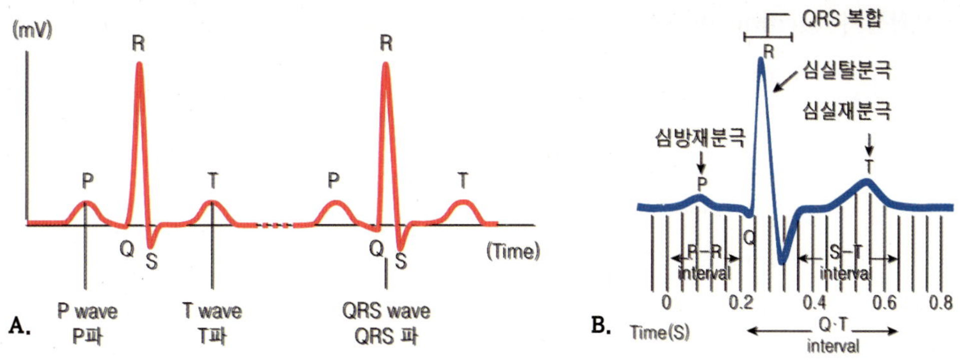

그림 5-2. **A, B,** 정상 심전도.

8. 심장 주기(cardiac cycle)

1) 심방수축기(atrial systole)

(1) 좌우 심방을 포함한 심근의 동시 수축이다.

(2) 전기적 심장수축기(electrical systole): 심방 근육을 수축하기 위해 자극한다.

(3) 기계적 심장수축기(mechanical systole): 심장의 수축이다.

(4) 심방이 수축할 때 각 심방의 혈압은 증가하고 심실로 추가적인 혈액을 보낸다.

(5) 추가적인 혈액 흐름을 atrial kick이라고 부른다.

(6) 만약 심장의 정상 전기전도가 없다면 atrial kick도 없다.

① 심방세동(atrial fibrillation)

② 심방조동(atrial flutter)

③ 완전한 심장 차단(complete heart block)

(7) 심방의 전기적 수축기는 ECG에서 P파의 발현과 함께 시작한다.

2) 심실수축기(ventricular systole)

(1) 좌우 심실을 포함한 심근의 수축이다.

(2) 심실수축기의 시작 시에 이첨판과 삼첨판 둘 다 닫힌다.

① 이첨판과 삼첨판을 방실판(atrioventricular valves)이라고 한다.

(3) 이 판막이 닫힐 때 S_1이 발생한다.

(4) 심실수축기의 끝에 대동맥판(aortic valve)과 폐동맥판(pulmonary valve)이 닫힌다.

(5) 이 판막이 닫힐 때 S_2가 발생한다.

(6) 좌심실이 비었을 때 압력은 대동맥의 압력보다 아래로 떨어지고, 대동맥판이 닫힌다.

(7) 우심실의 압력이 폐동맥 압력보다 아래로 떨어질 때 폐동맥판이 닫힌다.

(8) 심실수축기는 S_1과 S_2 사이에 발생한다.

(9) 심전도상에서 심실의 전기적 수축기는 QRS 복합이 시작할 때 시작된다.

3) 심장확장기(cardiac diastole)

(1) 완전심장확장기(complete cardiac diastole)다.

(2) 혈액을 다시 채우기 위한 준비 과정으로, 심장이 수축 후 이완되는 시기이다.

(3) 확장기는 심장을 채우는 단계다.

(4) 확장기는 두 단계를 가지고 있다.

① 심실확장기(ventricular diastole)는 심실이 이완할 때다.

② 심방확장기(atrial diastole)는 심방이 이완할 때다.

(5) 심실이완기 동안 수축기에 도달했던 정점으로부터 좌우 심실의 압력은 떨어진다.

(6) 좌심방의 압력보다 아래로 좌심실의 압력이 떨어질 때 이첨판이 열리고 좌심방에 축적되어 있던 혈액으로 좌심실이 채워진다.

(7) 우심방의 압력보다 아래로 우심실의 압력이 떨어질 때 삼첨판이 열리고 우심방에 축적되어 있던 혈액으로 우심실이 채워진다.

(8) 확장기는 S_2와 S_1 사이에서 발생한다.

4) 심주기(cardiac cycle)

(1) 수축의 주기적인 연속은 동방결절(SA node)과 방실결절(AV node)에 의해 조정된다.

(2) 동방결절

① 심장박동의 조정기(cardiac pacemaker) 역할을 한다.

② 동방결절은 우심방의 상부 벽에 위치하고 있다.

③ 위치가 대정맥과 우심방 쪽에 위치하고 있기 때문에 SA node 또는 sinus node라고 부른다.

④ SA node가 만든 전기흥분에 의해 심장박동이 형성되므로 pacemaker라고 한다.

⑤ 심장박동수는 SA node에서 만드는 활동전압의 횟수에 의해 결정된다. 활동전압을 만드는 횟수는 개인에 따라 다르지만 보통 70~80회를 만든다.

(3) 심장의 전도계 - 자극전도 순서(그림 5-3): 동방결절(SA node) → 심방근 → 방실 결절(AV node) → 히스속(bundle of His) → 다발갈래(bundle branch) → Purkinje 섬유(심장전도근육섬유) → 심실근

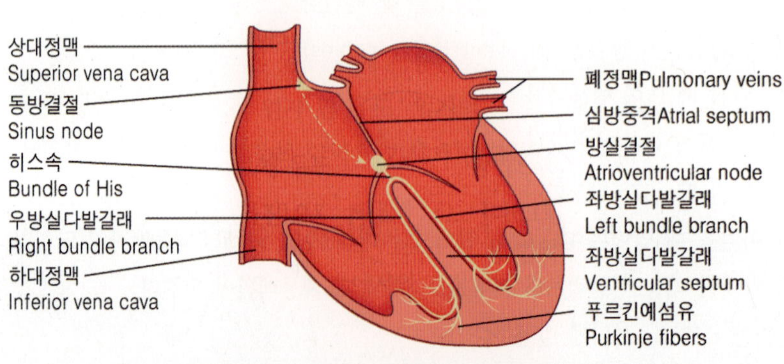

그림 5-3. 심장의 전도계 - 자극전도 순서.

9. 심장 용어(cardiac terminology)와 규범

1) 심박출량(cardiac output; CO)

(1) 우심실 또는 좌심실에서 박출되는 분당 혈액의 양이다.

(2) 심장의 박출량은 L/min로 표현된다.

(3) CO normative=4~6L/min

(4) CO는 심박수(heart rate)와 일회박출량(stroke volume)에 영향을 받는다.

(5) CO=심박수(heart rate)×일회박출량(stroke volume)

2) 일회박출량(stroke volume; SV)

(1) 심근수축인 각 심박동(heartbeat)마다 좌심실에서 박출되는 혈액의 양이다.

(2) SV는 심실의 수축력에 영향을 받는다.

① 전부하(preload): 확장기 말기에 심실 내 혈액량

② 후부하(afterload): 수축기 동안 대동맥압을 이기고 대동맥판을 개방하기 위한 좌심실의 힘

(3) SV는 환자의 연령, 성별, 수행한 운동량에 영향을 받는다.

(4) SV average normative=60~80mL

3) 박출률(ejection fraction; EF)

(1) 수축기 동안 심실로부터 비워진 혈액의 비율이다.

(2) 건강한 심장에서 평균 좌심실 박출률=60~70%

(3) 심근경색 이후 박출률이 감소한다.

(4) 박출률은 수축력의 지표로 사용된다.

4) 심장박출지수(cardiac index; CI)

(1) 심장박출량(CO)과 유사하나, 더 정확하다.

(2) 심장박출량(CO)과 체표면적(BSA) 사이의 관계를 고려한다.

(3) CI=CO/BSA

(4) CI normative(휴식 시 평균 성인)=3.0L/min/m^2

10. 폐의 용어(pulmonary terminology)와 규범

1) 환기(ventilation)(그림 5-4)

(1) 인체에 필요한 산소량을 일정하게 유지하기 위하여 공기의 보급 및 교체하는 공기 조절의 뜻이다.

(2) 폐의 안과 밖으로의 공기의 움직임이다.

(3) 환기는 매일 들이마시는 공기의 양이다.

(4) 환기량(ventilation)은 폐활량측정법(spirometry)으로 측정할 수 있다.

2) 일회호흡량(tidal volume; TV)

(1) 안정호흡 시 한 번의 호흡량을 1회 호흡량이라고 한다.

(2) 평상시 편안한 호흡으로 들이마시고 내쉬는 한 번의 호흡량이다.

(3) 성인과 소아의 1회 호흡량은 보통 약 500mL이다.

(4) 젖먹이인 영아(infant)는 20mL를 보인다.

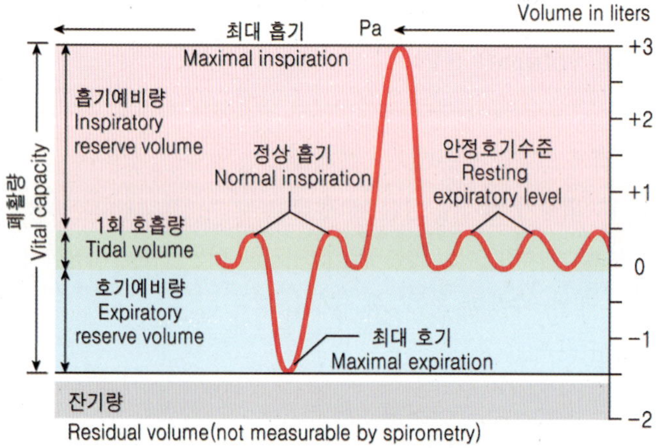

그림 5-4. 환기와 폐용적(lung volumes).

3) 흡기예비량(inspiratory reserve volume; IRV)

(1) 안정 흡기 종료 후에 더 흡입할 수 있는 최대의 공기량을 말한다.

(2) 평균 1,500mL를 보인다.

4) 호기예비량(expiratory reserve volume; ERV)

(1) 보통의 호기 종료 후에 더 내뿜을 수 있는 공기의 최대량을 말한다.

(2) 흡기예비량과 마찬가지로 평균 1,500mL를 보인다.

5) 잔기량(residual volume; RV)

(1) 최대 호기 시에도 폐포 내의 공기를 전부 내뿜을 수 없으며, 폐에 공기가 약 1,000mL가 남게 된다. 이를 잔기량이라고 한다.

(2) 잔기량은 지속적인 가스 교환을 위해 필요하다.

6) 흡기용적(inspiratory capacity; IC)

(1) 안정 시 호기 후에 들이마시는 공기량을 말한다.

(2) 흡기예비량과 일회호흡량을 합한 것을 흡기용적이라고 한다.

(3) 공식은 다음과 같다: IC=IRV+TV

7) 폐활량(vital capacity; VC)

(1) 최대한 충분히 들이마신 후에 폐로부터 내뱉을 수 있는 공기량을 말한다.

(2) 흡기예비량, 일회호흡량, 호기예비량을 합한 것이 폐활량이다.

(3) 공식은 다음과 같다: VC=IRV+TV+ERV

(4) 폐활량은 폐포 내의 환기 능력, 즉 폐의 O_2와 CO_2의 교환 능력을 평가하기 위해 중요하다.

(5) 정상 폐활량은 예측치의 80% 이상을 보인다.

(6) 경도의 폐활량(mild VC)은 예측치의 66~80%를 보인다.

(7) 중등도의 폐활량(moderate VC)은 예측치의 50~65%를 보인다.

(8) 중증의 폐활량(severe VC)은 예측치의 50% 미만을 보인다.

8) 기능적 잔기량(functional residual capacity; FRC)

(1) 보통의 호기 후에 폐에 남아있는 공기량을 말한다.

(2) 호기예비량과 잔기량을 합한 것을 기능적 잔기량이라고 한다.

(3) 공식은 다음과 같다: FRC=ERV+RV

9) 전폐용량(total lung capacity; TLC)

(1) 최대 흡기 후 폐에 남아있는 모든 공기량을 말한다.

(2) 공식은 다음과 같다: TLC=IRV+TV+ERV+RV

(3) 정상 전폐용량은 예측치의 80% 이상을 보인다.

(4) 경도의 전폐용량(mild TLC)은 예측치의 66~80%를 보인다.

(5) 중등도의 전폐용량(moderate TLC)은 예측치의 50~65%를 보인다.

(6) 중증의 폐활량(severe TLC)은 예측치의 50% 미만을 보인다.

(7) 폐울혈 환자인 경우 전폐용량은 현저하게 감소한다.

10) 강제호기량(forced expiratory volume; FEV)

(1) 노력날숨폐활량이라고도 한다.

(2) 최대한의 흡기 후에 배출되는 공기량을 말한다.

(3) FEV를 검사할 때 호기는 가능한 한 빨리 수행해야 한다.

(4) 호기량은 0.5초, 1초, 2초, 3초에 측정된다.

(5) 정상 FEV는 예측치의 80% 이상이다.

(6) 경도의 FEV는 예측치의 66~80%이다.

(7) 중등도의 FEV는 예측치의 50~65%이다.

(8) 중증의 FEV는 예측치의 50% 미만이다.

11) 호흡(respiration)

(1) 흡기와 호기의 숨 쉬는 동작을 말한다.

(2) 폐포와 모세혈관막(alveolar-capillary membrane) 사이의 기체의 확산을 말한다.

(3) 폐에서 산소를 흡입하고 이산화탄소를 배출하는 정상 호흡 교환이다.

12) 동맥혈 산소화(arterial oxygenation)

(1) 산소를 옮기는 동맥혈의 능력이다.

(2) 정상 성인과 소아의 동맥혈 산소포화도는 95~98%이다.

13) 폐포 환기(alveolar ventilation)

(1) 전신순환을 거친 산소분압이 낮은 정맥혈이 우심방으로 들어와 우심실을 거쳐 폐동맥을 통하여 폐로 가서 가스 교환을 한 후, 산소분압이 높은 동맥혈이 되어 폐정맥을 타고 다시 좌심방으로 돌아오는 혈액의 순환과정을 거친다. 이를 폐순환(pulmonary circulation)이라고 한다.

(2) 폐순환을 통해 이산화탄소를 제거하고 정상 pH를 유지하는 능력이 폐포 환기다.

(3) 인체의 정상 혈장 pH는 7.35~7.45이다.

11. 운동부하검사(exercise tolerance tests)의 금기증

1) 운동부하검사(ETT) 절대 금기증

(1) 최근에 합병증이 있는 심근경색증(complicated MI): 급성의 심장이상(cardiac event)이나 손상

(2) 불안정 협심증(unstable angina): 비조절성 심실부정맥(uncontrolled ventricular arrhythmia)

(3) 비조절성 심방부정맥(uncontrolled atrial arrhythmia): 심장박동기 없는 3도 방실차단(완전 방실차단, third-degree AV heart block)

(4) 알려져 있거나 의심되는 대동맥류(aortic aneurysm): 심근염(또는 심장막염)

(5) 혈전정맥염(thrombophlebitis): 폐색전(pulmonary embolus)

(6) 급성 감염(acute infections): 정신병(psychosis)

(7) 급성 CHF: 중증 대동맥판협착(severe aortic stenosis)

2) 운동부하검사(ETT) 상대 금기증

(1) 안정 시 수축기 혈압(systolic BP)이 200mmHg 이상이거나 안정 시 이완기 혈압(diastolic BP)이 115mmHg 이상

(2) 저칼륨혈증(hypokalemia) 또는 저마그네슘혈증(hypomagnesemia)과 같은 전해질 불균형(electrolyte imbalances)

(3) 빈번하고 복잡한 심실전위(ventricular ectopy): 심실류(ventricular aneurysm)

(4) 비조절성 당뇨병 또는 기타 대사성 질환

(5) 중등도 판막병(valvular disease)

(6) 운동으로 인해 악화될 수 있는 신경근, 근골격계 또는 류마티스 질환

(7) 진행성 또는 합병증이 있는 임신

12. 운동부하검사(ETT)의 종료 기준(termination criteria)

1) 운동부하검사의 종료기준은 다음과 같다.

(1) 20mmHg 이상 PaO_2(동맥혈산소분압)가 감소하거나 PaO_2가 55mmHg 이하로 떨어질 때

(2) 10mmHg 이상 PaO_2가 증가하거나 65mmHg 이상 PaO_2가 올라갈 때

(3) 최대 호흡곤란(dyspnea) – 피로 증상, 완전 피로(total fatigue)

(4) 심장허혈(cardiac ischemia) 또는 심장부정맥(cardiac arrhythmia)

(5) 20mmHg 이상 이완기 혈압 상승, 250mmHg 이상 수축기 혈압 상승, 운동 증가로 혈압의 감소

(6) 하지통(leg pain), 창백(pallor), 발한(diaphoresis), 조화운동불능(ataxia), 심장박출량의 기능부전 징후

(7) ETT에 대한 지연된(몇 시간) 환자 반응, 불면증(insomnia), 지연성 피로, 액체 저류(fluid retention)에 의한 급성 체중 증가

13. 의학적 심장검사와 절차: 좌심장도관법, 초음파심장진단도, 관상동맥우회술, 경피경혈관심장동맥확장술, 인공심장 박동조율기, 자동심실 제세동기이식술

1) 좌심장도관법(left heart cardiac catheterization)

(1) 좌심장 도관 삽입 또는 좌심장 카테터 삽입이라고 한다.

(2) 심장과 대혈관(great vessels)의 진단, 이상 평가, 중재, 병리적 효과에 대한 평가를 위해 경피 혈관 내 삽입한다.

(3) 좌심장도관법 동안에 다음의 심장진단검사를 수행한다.

① 관상동맥의 해부학적 평가 및 정상도

② 좌심실의 심장박출계수(cardiac ejection fraction)의 추정

③ 심장판막들 평가

④ 심장 내 압력의 측정

⑤ 심장내막 조직 생검

(4) 심장박출계수의 추정에 관해서 정상 분획(normal fraction)은 수축기 동안 대동맥에서 박출되어

이완기 말에 좌심실에 남아있는 혈액량의 60~70%이다.

(5) 이보다 낮은 심박출계수는 좌심실의 손상을 나타낸다.

(6) 심장도관법 동안 환자는 심장과 혈관들의 크기, 형태 및 위치를 기록하기 위해 관상동맥조영술도 받을 수 있다.

(7) 동맥류나 종양들을 진단하기 위해 대동맥을 혈관조영을 촬영할 수 있다.

(8) 심장의 방실과 판막들의 크기 및 형태를 확인하기 위해 혈관조영술을 시행할 수 있다.

2) 초음파 심장진단도(echocardiogram)

(1) 심장판막, 방실 및 벽과 같은 심장 구조물과 이상 심장내 종괴(abnormal intracardic masses) 또는 핏덩이(blood clot)를 평가하기 위해 초음파를 사용하는 비침습적 절차이다.

(2) 도부타민(dobutamine) 스트레스 심장 초음파 검사: 도부타민은 심박출력을 증가시키고, 혈류량의 적절도를 평가하기 위해 투여될 수 있다.

(3) 초음파 심전도는 이전의 심근경색증을 진단할 수 있다.

(4) 다차원 시각화 심장초음파 진단: 3차원으로 심장 구조물들을 시각화하기 위한 컴퓨터 기술이다.

(5) 스트레스 초음파 심장진단도(stress echocardiogram): 스트레스 심초음파 진단은 환자가 트레드밀 테스트를 수행하거나 혈관확장제를 복용하였을 때 심장 분절(cardiac segments)을 확인할 때 사용한다.

(6) 식도 심장초음파 진단(esophageal echocardiogram): 식도를 통한 침습적 심장초음파진단법이다. 색전, 판막 기형, 심내막염 또는 선천성 심장병의 원인을 발견하기 위해 사용한다.

3) 관상동맥우회술(coronary artery bypass graft; CABG)

(1) 관상동맥은 심장에 혈액을 공급하는 동맥으로 왕관 모양으로 심장을 둘러싸고 있다.

(2) 관상동맥에 협착 및 폐쇄가 생겨 심장에 혈액을 제대로 공급할 수 없는 협심증 환자에게 행하는 수술이다.

(3) 막힌 관상동맥 부위 이하에 좌우 내흉동맥, 복재정맥 및 비우세손의 요골동맥 등 대체 혈관을 연결하여 심장에 혈류 공급을 원활하게 해준다.

(4) 관상동맥 우회술에서 이식은 대동맥 위에서 연결하고 폐색된 동맥 아래에서 봉합하여 부착한다. 그렇게 해야 혈관과 막힌 심장 부위에 혈액이 흐를 수 있다.

(5) 이식은 혈류와 심장 기능을 증진시킨다.

(6) 이식은 협심증 증상의 완화와 심근경색을 예방한다.

(7) 관상동맥우회술은 정중흉골절개술(median sternotomy)하에 수술하나, 미세혈관 수술 기법이 개선되고, 침습성을 최소화하는 수술 기법이 도입되면서 흉골 절개를 최소화하거나 흉골을 절개하지 않고 수술하는 기법으로 향상되고 있다.

(8) 관상동맥우회술 수술 후에 환자는 심장내과 중환자실(intensive care coronary unit; ICCU)에서

다음을 모니터한다: 호흡/흡인 튜브(환기기), 혈관 카테터(폐동맥압 모니터, 혈압관찰을 위한 동맥 카테터, IV 튜브 포함), 심장 모니터, 흉부배액 튜브, 방광 카테터, 코위관(nasogastric tube)

4) 경피적 경혈관 관상동맥확장술(percutaneous transluminal coronary angioplasty; PTCA)

(1) 풍선혈관성형술(balloon angioplasty) 또는 심장동맥성형술(coronary angioplasty)이라고도 한다.
(2) 좁아진 심장동맥을 확장시키는 시술을 말한다.
(3) 경피적 경혈관 관상동맥확장술은 국소 관상동맥 협착을 치료하기 위한 비수술적 방법이다.
(4) 경피적 경혈관 관상동맥확장술은 피부를 통하여 피부 밑의(경피적) 동맥을 찾아 동맥 속을 지나서 (경혈관) 심장 동맥에 이르러 동맥을 확장하는 방법이다.
(5) 경피적 경혈관 관상동맥확장술을 하는 동안 X-ray 유도(X-ray guidance)하에 끝에 공기를 뺀 풍선(deflated balloon)을 단 특수 이중관카테터(double lumen catheter)를 대퇴동맥이나 요골동맥 내에 경피적으로 삽입한다.
(6) X-ray는 플라크(plaque)로 좁아진 관상동맥으로 카테터를 유도한다.
(7) 그 다음 수차례 풍선을 부풀리고 오므라드는 동작을 통해 동맥벽에 침착된 플라크에 압력을 가해서 좁아진 혈관을 확장한다.
(8) 일부 경우에 스텐트를 좁아진 심장혈관의 확장을 유지하기 위해 영구적으로 넣어둔다.
(9) 끝이 오므라든 풍선을 가진 카테터를 부풀리면 스텐트는 확장되고, 혈관벽에 대해 스텐트가 압력을 가한다.
(10) 스텐트가 내피세포를 손상시킬 수 있고, 동맥 내 이물질이므로 내피세포의 증식을 유발한다. 이를 예방하기 위해 특수 약물로 스텐트를 코팅한다.
(11) 경피적 경혈관 관상동맥확장술 종료 시 풍선에서 바람을 빼고, 카테터와 풍선을 제거한다.
(12) 좁아진 동맥을 확장된 상태로 유지하기 위해 영구적으로 스텐트를 유지한다.

5) 인공심장 박동조율기(artificial cardiac pacemaker)

(1) 전기적 자극에 의하여 심근의 수축을 주기적으로 일정한 비율로 작동시키는 장치이다.
(2) 특히 심장 블록이나 동방 결절의 정상적인 동작이 상실되었을 때 사용한다. 체외에 부착하거나 체내에 이식하여 장치한다.
(3) 서맥, 심근경색 후 방실전도 차단, 방실 차단의 다른 형태(두다발차단, 세다발차단-2도), 경동맥동 이상으로 인한 재발성 실신(recurrent syncope), 동결절 기능장애(sinus node dysfunction), 확실한 부정맥, 확실한 울혈성 심부전증(CHF 3등급)

6) 자동심실 제세동기이식술(automatic implantable cardioverter defibrillator; AICD)

(1) 생명을 위협하는 급성 심장부정맥 고위험군 환자들의 체내에 제세동기를 이식하는 수술이다.

5-2 심폐 질환(cardiopulmonary conditions)의 장애

1. 관상동맥질환 장애(coronary artery disease impairments)

1) 관상동맥질환

(1) 죽상동맥경화증(atherosclerosis) 때문에 관상동맥들이 좁아진다.

(2) 여성보다는 남성에게서 더 일반적이다.

(3) 관상동맥의 폐쇄는 심근의 경색 및 허혈을 야기함으로써 산화혈(oxygenated blood)의 흐름을 제한한다.

2) 협심증(angina pectoris) 장애

(1) 전형적인 관상동맥 증상

a. 통증, 작열감 및 가슴 조임(그림 5-5)

(2) 허혈에 의해 야기된 가슴통증이나 불편감(그림 5-6)

① 심근의 산소공급 및 수요의 불균형으로 인한 일시적인 상태이다.

② 혈액공급이 안 되는 상태에서 심근 수축(심장의 펌프 작용)

a. 화학물질(bradykinin)이 유리된다.

b. 유해자극수용기(nociceptor)를 자극한다.

c. 구심신경을 통해 뇌(체성감각영역)로 전달한다.

d. 흉부에 통증이 발생한다.

(3) 협심증은 평상시 쉬고 있는 경우에는 아무 증상이 없지만, 심장이 많은 일을 해야 하는 운동(exertion), 정신적 흥분(emotion), 냉기에 노출, 과도한 식사 및 흡연 시에 증상이 생긴다.

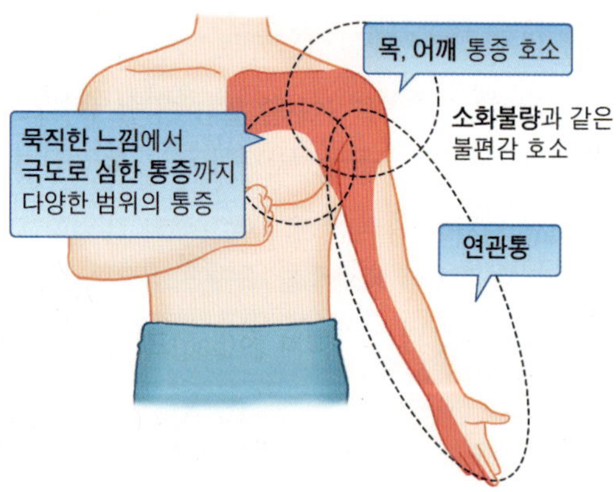

그림 5-5. 증상 호소 부위 및 Levine's sign.

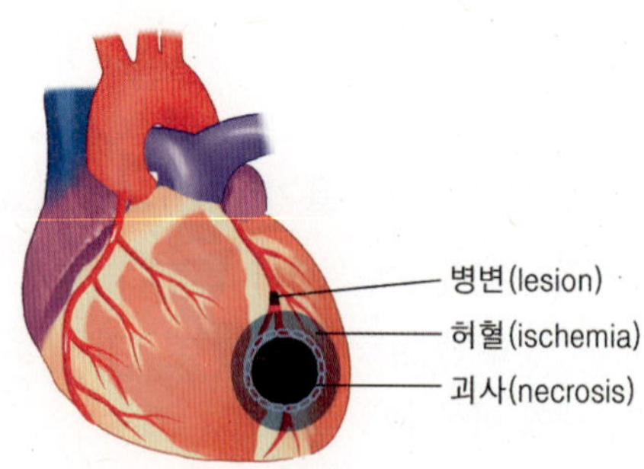

그림 5-6. 협심증의 병태생리.

(4) 협심증은 격렬한 신체 운동에 의해 촉발될 수 있고, 증상을 치료하지 않으면 심근경색으로 진행할 수 있다.

(5) 협심증의 단계는 가벼운 통증(1+)에서 가장 심각한 통증(4+)으로 나눌 수 있다.

(6) 협심증의 통증 척도는 1에서 10까지 환자의 자각 정도에 따라 매길 수 있다.

(7) 협심증의 전형적 발현(레빈의 징후, Levine's sign)은 환자가 흉골 부위에 주먹을 꽉 쥐고 대고 있는 것이다. 하지만 협심증은 통증이 왼쪽 팔의 안쪽, 턱(jaw) 아래턱(chin)으로 뻗칠 수 있다. 어깨뼈(견갑골) 사이에도 통증이 나타날 수 있다.

(8) 협심증은 하강된 ST 분절과 역전된 T파가 동반된 허혈을 보여주는 12 유도 ECG(12-lead ECG)를 통해 확인할 수 있다.

3) 협심증의 분류

협심증은 안정 협심증(stable angina), 불안정 협심증(unstable angina) 및 이형 협심증(variant angina)으로 분류할 수 있다.

(1) 안정 협심증

① 가장 흔하다.

② 심근의 산소요구량>산소공급량

③ 죽상동맥경화증에 의한 원인이 가장 크다.

④ 흉통: 누르는 듯, 쥐어짜는 듯한 감각이 흉골 하부에 나타나 왼팔, 목, 턱으로 방사된다.

⑤ 5/10의 통증이 휴식, 산소 관리 및 니트로글리세린에 의해 0/10으로 호전을 보인다.

(2) 불안정 협심증

① 경색전협심증(preinfarction angina)이다.

② 흉통이 휴식 중이나 경한 운동 시에도 발생한다.

③ 빈도와 지속시간이 증가한다.

④ 심근경색의 바로 전 단계로 흉통의 예측이 어렵다.

⑤ 안정협심증처럼 호전되지 않고 즉각적인(응급) 의료 중재가 필요하다.

(3) 이형 협심증

① 안정 상태에서도 돌발적으로 발생하는 협심증이다.

② 혈관경련이 원인이다.

③ 혈관 수축→혈관의 직경 감소→혈액공급의 감소

4) 기타 관상동맥질환의 장애

(1) 기침(cough)

(2) 호흡곤란(dyspnea)

(3) 좌위호흡(orthopnea)(그림 5-7)

① 기좌호흡이라고도 한다.

② 좌심실 심부전의 전형적인 증상이다.

③ 바로 누운 자세에서는 호흡곤란(labored breathing)을 보이지만, 기좌로 앉아서 숨을 쉬면 증상이 바로 완화된다.

④ 환자가 누울 경우 호흡곤란이 더욱 심해져 스스로 일어나서 호흡하려 한다.

a. 편평하게 눕는다.

b. 하지에 몰려 있던 혈액이 심장 쪽으로 몰린다.

c. 폐울혈과 폐부종이 심해진다.

d. 호흡곤란을 줄이기 위해서 일어나 앉아서 호흡한다.

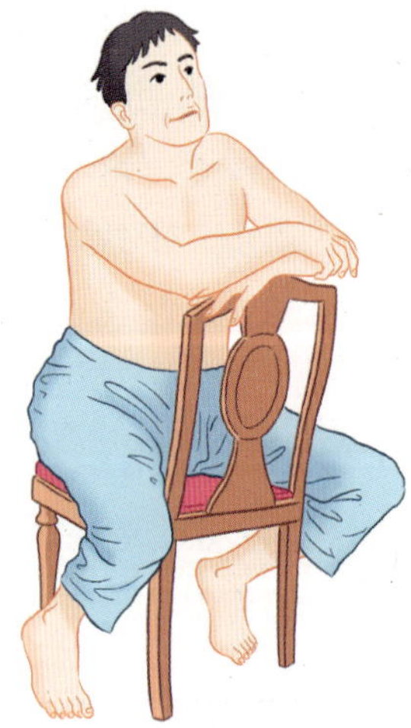

그림 5-7. 좌위호흡.

(4) 쇠약(weakness)

(5) 체중 증가(weight gain), 말초부종에 기인한 정맥울혈(venous stasis)

(6) 식욕부진(anorexia): 음식물에 대한 욕구가 부족하거나 없어지는 것이다.

(7) 구역(nausea): 오심, 구토가 급박한 느낌이다.

(8) 폐동맥압(pulmonary arterial pressure)의 증가

(9) 고혈압(hypertension)

(10) 발한(sweating)

(11) 현기증(lightheadedness)

(12) 심장질환에 의존해서 가능한 저혈압(possible hypotension)

5) 심근경색

(1) 심장은 심장혈관(관상동맥)에 의해 산소와 영양분을 받고 활동한다. 이 3개의 관상동맥(왼심장동맥 - 왼휘돌이동맥/왼앞내림동맥, 오른심장동맥) 중 어느 하나라도 혈전증이나 혈관의 빠른 수축(연축) 등에 의해 급성으로 막히는 경우, 심장의 전체 또는 일부분에 산소와 영양 공급이 급격하게 줄어들어 심근조직이나 세포가 죽는(괴사) 상황이 발생한다.

(2) 심근경색은 관상동맥에서 죽상경화판(atherosclerotic plaque)의 파열로 발생한다. 손상혈관의 폐쇄는 혈전을 형성한다.

(3) 대부분의 심근경색은 초기에 사건(incident) 없이 치유되지만 합병증이 생길 수 있다.

(4) 심전도로 심근경색을 식별할 수 있다(그림 5-8).

① 병적 Q파(심실벽 전체 두께의 경벽성 심근경색증)

② 비Q파(심내막을 포함한 비경벽성 심근경색증)

③ 최근의 심근경색 분류 시 비Q파 심전도(Q파의 부재)는 경벽성 심근경색증이라고도 한다.

(5) 전형적으로 경벽성 심근경색증으로부터 1시간 이후, 심전도는 ST의 상승을 보여준다. 경벽성 심근경색증으로부터 수 시간 이후 심전도는 병적 Q파를 보여준다. 비경벽성 심근경색증은 ST 하강(Q파 없이)을 보여준다.

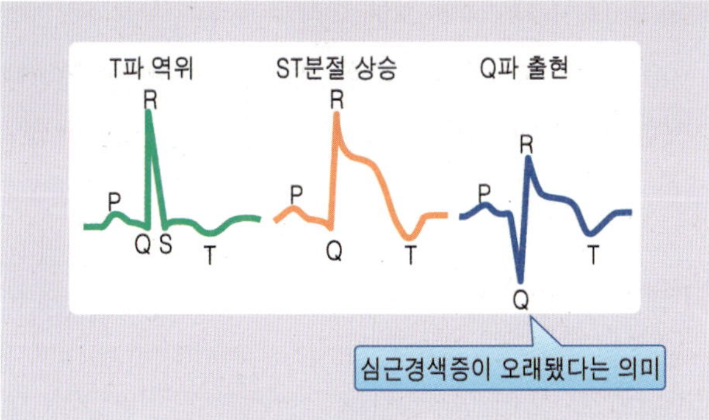

그림 5-8. 심전도 기록 변화.

2. 울혈성 심부전증(congestive heart failure impairments; CHF)

1) 울혈성 심부전증(울혈성 심마비)

(1) 심근의 수축력이 떨어짐으로써 전신적으로 나가는 혈액량이 감소되는 상태로, 관상동맥질환(CAD)의 결과이다.

(2) 심근 질환이 있는 경우

① 심근경색증

a. 경색이 있는 부분이 수축을 할 수 없다.

b. 이 부분의 수축력이 떨어지면서 울혈성 심부전증으로 진행한다.

② 고혈압

a. 높은 압력을 이기고 심실근이 수축을 해야 한다.

b. 심실근 부담이 커지면서 울혈성 심부전증으로 경과한다.

(3) 만성 울혈성 심부전증을 야기하는 질환

a. 만성적으로 울혈성 심부전증이 경과함으로써 초래한다.

b. 고혈압: 압력이 높은 상태로 심실근이 계속적으로 펌프 작용을 해야 하기 때문이다.

c. 심근경색증: 경색이 있는 부분이 수축에 가담할 수 없기 때문이다.

d. 심근에 질환이 있는 경우

e. 만성 폐질환: 폐동맥압의 상승 → 우심부전증 초래

(4) 울혈성 심부전증은 심장이 점차 기능을 잃으면서 폐나 다른 조직으로 혈액이 모이는 질환이다. 좌심실, 우심실 또는 둘 다 영향을 미칠 수 있다. 좌심부전, 우심부전 모두 최종 단계에서 심인성 쇼크가 발생하여 의식상실, 창백, 혈압하강, 맥박 빠르고 약함, 식은땀, 불안정한 상태 등의 증상을 나타낸다.

(5) 좌심부전증

① 원인: 좌심실이 펌프로서의 기능을 제대로 못한다. → 충분한 양의 혈액을 내보내지 못한다. → 심박출량이 감소한다.

② 발병기전: 고혈압(좌심부전증의 가장 흔한 원인)

좌심실이 많은 일을 해야 한다. → 심실근의 수축기능이 떨어진다. → 대동맥을 통해 혈액을 충분히 내보내지 못한다. → 좌심실압과 좌심방압이 상승한다. → 폐정맥으로부터 오는 혈액이 잘 들어올 수 없다. → 폐정맥의 혈액이 역류한다. → 폐의 모세혈관으로 이동한다. → 울혈 상태가 발생한다. → 폐정맥압이 상승한다. → 폐의 모세혈관 내에 있던 수분이 혈관 밖으로 배출된다. → 수분이 폐포 쪽으로 이동한다. → 폐포 내 가스교환이 원활하지 않고 호흡이 어려워진다. → 폐울혈, 폐부종 상태를 초래한다.

③ 발병기전: 심근경색

경색되어 있는 부분이 수축에 관여할 수 없기 때문에 심실근이 펌프로서의 부담이 커진다.

(6) 우심부전증

① 원인

a. 우심실 펌프 기능이 저하된다. → 전신적으로 심한 부종과 전신에 있는 정맥에 울혈 상태가 된다.

b. 좌심부전으로 인한 폐울혈과 폐부종이 발생한다. → 폐의 모세혈관 압력이 상승한다. → 왼쪽으로 이어지는 혈관 폐동맥 압력이 상승한다. → 폐동맥 고혈압 상태가 된다.

② 발병기전

우심실이 많은 일을 해야 한다. → 우심실에 부전 상태가 온다. → 우심실 내에 혈액이 많이 고인다. → 우심실의 압력이 상승한다. → 우심방 혈액이 우심실로 내려올 수 없다. → 우심방에 혈액이 고인다. → 상대정맥과 하대정맥으로 들어오는 혈액이 우심방 압력이 높아 많이 들어올 수 없다. → 전신의 정맥으로 되돌아간다. → 전신의 모세혈관에 혈액이 고인다(울혈 상태). → 압력이 상승하면서 모세혈관 안의 수분이 혈관 밖으로 빠진다(부종 상태).

2) 울혈성 심부전증장애

(1) 호흡곤란(dyspnea)

(2) 좌위호흡(orthopnea)

(3) 운동 시 호흡곤란(dyspnea with exertion)

(4) 근피로(muscular fatigue)

(5) 빈맥(tachycardia)

(6) 청색증(cyanosis)

(7) 젖은기침(productive cough): 습성기침, 객담이나 점액의 배출을 수반하는 기침

(8) 폐부종(pulmonary edema): 폐정맥과 폐의 간질공간에서 정수압의 증가

(9) 말초부종(peripheral edema): 양측성 함요부종

(10) 체액성 체중증가(fluid weight gain)

(11) 비정상 S_3 심음의 존재

(12) 신기능장애(renal dysfunction)

⒀ 심잡음(heart murmurs): 확장된 좌심실의 승모판 역류

⒁ 폐쇄수면무호흡(obstructive sleep apnea)

3. 만성폐쇄성 폐질환(chronic obstructive pulmonary disease; COPDs)장애

1) 만성폐쇄성 폐질환

(1) 대부분의 만성 호흡질환은 정상 호기량에 영향을 미친다.

(2) 기관지, 세기관지 및 폐포(기관지) 조직의 협착 또는 파괴를 야기한다.

(3) 주요 만성폐쇄성 폐질환은 폐기종(emphysema)이다.

(4) 폐기종은 조직이나 기관에 공기가 병적으로 축적하여 폐포벽이 파괴됨으로써 종말세기관지 먼 쪽의 숨길이 비정상으로 확장되는 병이다(그림 5-9).

(5) 폐기종은 그 변화가 완전히 영구적이고, 공기 흐름의 제한을 특징으로 한다.

(6) COPD의 원인

① 가장 일반적으로 흡연(tobacco smoking)이 있다.

② 환경 먼지(environmental dust), 간접흡연 및 특정 오염 노출이 원인이다.

③ 알파-1-항트립신의 결핍(alpha-1-antitrypsin deficiency): 유전적으로 전해지는 질병으로, 몸이 알파-1-항트립신이라고 알려진 다른 효소들로부터 폐를 보호하는 단백질을 충분하게 만들어내지 못한다.

④ 엘라스타제(elastase)의 역할(그림 5-10)

a. 단백분해 효소로 단백질을 분해시키는 역할을 한다.

b. 폐포벽의 단백질 분해: 이 단백질은 폐포벽에 위치하며 폐포벽은 탄력성 조직으로 되어 있다. 폐포벽은 근육이 없고 탄력성 조직으로 되어 있는데 이 탄력성 조직들이 단백질을 가지고 있다. 그 단백질을 분해하는 효소가 바로 엘라스타제이다.

c. 세기관지벽 단백질 분해: 작은 기관지 벽에도 탄력조직이 있고 여기에 단백질이 있기 때문에 엘라스타제가 분비되면 세기관지 벽도 분해시킬 수 있다.

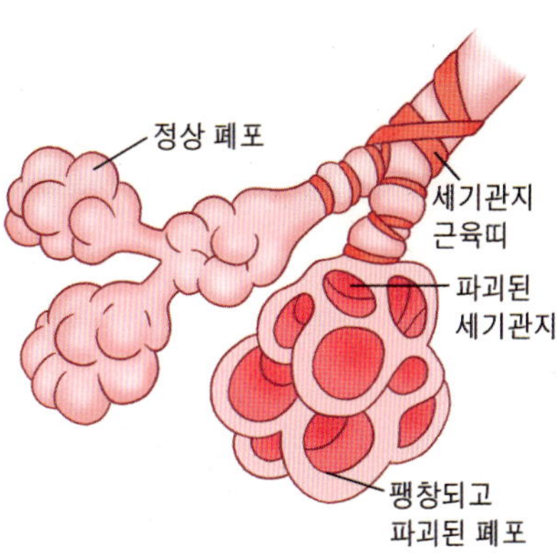

그림 5-9. 폐기종의 병태생리.

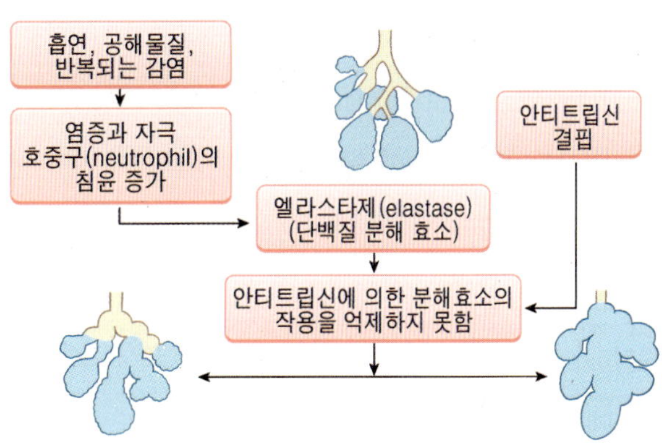

그림 5-10. 폐기종의 발병기전.

2) 만성폐쇄성 폐질환의 분류

(1) 만성폐쇄성 폐질환에 대한 위험=0

① 기침, 가래생산과 같은 만성 질환을 가지고 있을 수 있다.

(2) Ⅰ = 경도 만성폐쇄성 폐질환

① FEV1이 추정치의 80% 또는 그 이상이다.

② 환자는 기침, 가래 생산과 같은 만성 질환을 가지고 있을 수도, 없을 수도 있다.

(3) Ⅱ = 중등도 만성폐쇄성 폐질환

① FEV1이 추정치의 80% 이하다.

② 환자는 기침, 가래 생산과 같은 만성 질환을 가지고 있을 수도, 없을 수도 있다.

(4) Ⅲ = 중증 만성폐쇄성 폐질환

① FEV1이 추정치의 50% 이하다.

② 환자는 기침, 가래 생산과 같은 만성 질환을 가지고 있을 수도, 없을 수도 있다.

(5) Ⅳ=대단히 심한 만성폐쇄성 폐질환

① FEV1이 추정치의 30% 이하다.

② 환자는 만성호흡부전을 가지고 있다.

3) 폐기종 장애의 증상 및 징후

(1) 만성 기침(chronic cough)

(2) 객담 배출(분홍빛을 띤 묽은 가래)

(3) 운동성 호흡곤란(exertional dyspnea)

(4) 폐의 탄성반동(elastic recoil)의 소실 때문에 흉곽 비대

(5) 가슴의 전후직경 증가

(6) 뒤굽음증(dorsal kyphosis)

(7) 술통가슴, 통모양가슴(barrel chest)

(8) 원거리 호흡음과 심음

(9) 호기성 천명(expiratory wheezing)

(10) 악설음(crackles)

(11) 경도에서 중등도의 체중 감소

(12) 운동내성(exercise tolerance) 감소

(13) 진행 악화기에 호흡기감염의 반복

(14) 호흡보조근의 비대

(15) 청색증

(16) 가락곤봉증(digital clubbing)

(17) 입술 오므리기 호흡법(pursed-lip breathing)만 사용한 호흡

4) 폐기종에 명시된 기타 폐 장애

(1) 폐활량 감소

(2) RV, FRC의 증가

(3) FEV 감소

(4) 저산소혈증(동맥혈 산소분압 감소: PaO_2)

(5) 고탄소혈증(동맥혈 탄산가스분압 증가: $PaCO_2$ 45mmHg 또는 50mmHg의 수준)

5) 천식(asthma)

(1) 여러 가지 자극에 대해서 기관지가 과민한 반응으로 생기는 기관지의 가역적인 폐쇄를 의미한다. 즉, 정상인에게서는 반응이 없는 자극에 대해서 기관지의 폐쇄가 생기고 그 자극이 없을 경우에는 기관지의 폐쇄가 소실하는 질환을 말한다.

(2) 찬 공기, 화학물질, 운동, 감염, 또는 스트레스와 같은 자극제의 민감도 증가에 의해 특징지을 수 있는 만성폐쇄성 폐질환의 한 종류이다.

(3) 기관지 부위의 분비물과 점액을 만들어내는 기도에서 협착의 결과로 기관지 경련이 발현한다.

(4) 천식질환의 증상 및 징후는 다음과 같다.

① 기침

② 호흡곤란

③ 호기성 천명

④ 수포음

⑤ 불안

⑥ 빈맥

⑦ 빈호흡

⑧ 청색증

⑨ 호흡보조근의 사용 증가

6) 만성 기관지염(chronic bronchitis)

(1) 만성 기관지염이란 2년 연속, 1년에 3개월 이상 가래가 있고 기침이 지속되는 질환이다.

(2) 대개 흡연에서 기인한 가래 생산과 만성 기침을 보이는 만성폐쇄성 폐질환의 일종이다.

(3) 만성 기관지염은 폐기종과 질병의 발생기전 및 질병의 경과가 유사하여 이 두 질환을 한데 묶어 만성폐쇄성 폐질환이라는 질환군으로 분류한다.

(4) 만성 기관지염의 증상 및 징후는 다음과 같다.

① 수포음

② 천명

③ 호흡감염 증가

④ 저산소혈증(hypoxemia)

⑤ 가변성 동맥혈탄산가스분압($PaCO_2$) 수준

⑥ 우심실 부전으로부터 부종

⑦ 호기율 감소

7) 낭성섬유증(cystic fibrosis)

(1) 만성폐쇄성 폐질환의 일종이다.

(2) 유전병의 하나로 땀샘, 기관지에서 점액을 분비하는 샘, 췌장 등의 외분비샘의 이상을 특징으로 하는 병이다.

(3) 중요한 병적인 변화는 주로 기관지에서 점액을 분비하는 분비샘에서 지나치게 점도가 높은 점액이 분비되어 기관지를 막아 호흡장애를 일으키는 것이다.

(4) 낭성섬유증은 다른 장기에도 영향을 미친다.

① 땀에서 과도한 전해질, 특히 염화나트륨(NaCl)이 분비되어 몸에 전해질이 부족하게 된다.

② 췌장의 소화액을 분비하는 분비샘의 이상으로 이자관이 막히거나 췌장의 기능이 떨어져서 소화의 장애를 일으키기도 한다.

(5) 낭성섬유증은 폐의 증가된 분비물에 의해 외분비샘의 기능부전과 상염색체 열성소질에 의해 전달되는 유전성 폐질환이다.

(6) 낭성섬유증 질환은 다음과 같다.

① 폐쇄를 이끄는 끈적끈적한 분비물

② 빈번한 호흡기감염

③ 열량 섭취에도 불구하고 체중 감소

④ 짠맛이 나는 피부

⑤ 만성 기침

⑥ 점성 분비물

⑦ 청색증

⑧ 호흡곤란

⑨ 빈호흡

⑩ 호기량 감소(FEV1 감소)

⑪ 잔기량 증가

⑫ 폐의 과다팽창

⑬ 불량한 지구력

⑭ 위장장애(또는 당뇨병)

8) 기관지 확장증(bronchiectasis)

(1) 만성폐쇄성 폐질환의 일종이며, 선천적인 원인으로 발생하는 수도 있고 영아 또는 유아 무렵에 폐렴, 백일해, 홍역 따위에 걸린 뒤에 나타나기도 하며, 성인은 흉곽성형술을 받은 뒤에 발생하기도 한다.

(2) 기관지의 내강 일부가 확장되고 변형되는 질환이다. 원주 모양, 방추형, 주머니 모양으로 확장되어 모든 기관지가 확장된다(그림 5-11).

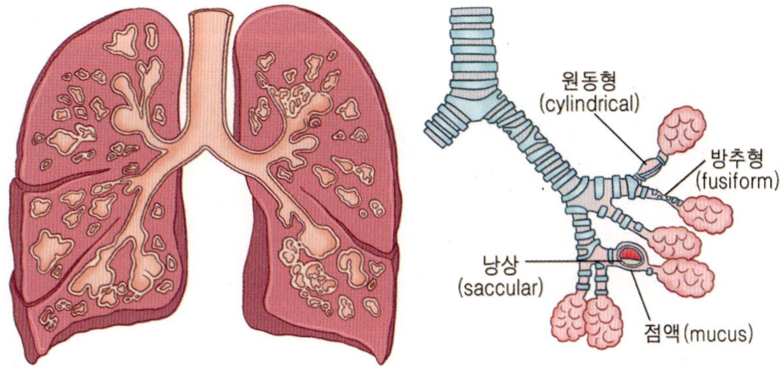

그림 5-11. 기관지 확장증.

(3) 확장된 내강에 가래가 고이기 쉽고, 그곳에 세균이 감염되어 염증을 일으킨다.

① 감염으로 인한 확장은 분비물이 배출되지 않으면서 기관지를 확장시킨다.

② 이물질 흡입으로 인한 폐색은 분비물이 배출되지 않으면서 기관지를 확장시킨다.

③ 감염으로 인해 기관지 탄력조직과 근육이 파괴되어 영구적으로 기관지를 확장시킨다.

(4) 악취호흡, 기침발작, 점액 및 농성 물질의 객출을 특징으로 한다.

(5) 기관지 확장증 질환의 증상 및 징후는 다음과 같다.

① 호흡곤란

② 다량의 끈적끈적한 분비물

③ 젖은기침

④ 수포음

⑤ 가락곤봉증

⑥ 객혈(혈담객출)

⑦ 이차감염의 재발

⑧ 호흡음의 감소

4. 만성제한성 폐질환(chronic restrictive lung disease; CRLDs)장애

1) 만성제한성 폐질환(chronic restrictive lung diseases)

실제로 질환의 그룹에 따라 원인이 다르나, 이 장애의 공통점은 폐확장의 어려움과 폐용적(lung volume)의 감소이다.

(1) 원인

흉막질환(pleural disease), 외상, 수술, 감염, 방사선요법, 무기물 먼지(inorganic dust), 산소 독성(oxygen toxicity), 석면 노출(asbestos exposure), 유해 가스 흡입, 폐부종(pulmonary edema), 폐색전증(pulmonary embolism), 폐섬유증(pulmonary fibrosis), 유리질막병(hyaline membrane disease), 정상 노화 현상

(2) 만성제한성 폐질환의 종류는 다음과 같다.

① 특발성 폐섬유증(idiopathic pulmonary fibrosis)

a. 만성적으로 진행되는 간질성 폐질환의 하나로 가장 일반적인 만성제한성 폐질환이다.

b. 폐포(alveoli)의 염증 후에 폐의 실질에 반흔조직이 생긴다.

c. 병의 경과가 좋지 않고 증명된 치료방법이 없는 질환이다.

d. 폐의 조직검사 결과를 판독해서 벌집 모양(honeycombing)과 일정하지 않은 모양(heterogenicity) 등이 나올 때 진단한다.

② 석면증(asbestosis): 석면(석면입자의 흡입이 원인)

③ 산소 독성(oxygen toxicity)

④ 방사선폐렴(radiation pneumonitis)

2) 만성제한성 폐질환의 일반적 장애

(1) 호흡곤란(dyspnea)

(2) 마른기침(nonproductive cough)

(3) 조기피로(early fatigue)

(4) 빠르고 얕은 호흡(rapid shallow breathing)

(5) 가슴확장 제한(limited chest expansion)

(6) 심호흡 능력의 감소(decreased ability to take a deep breath)

(7) 환기를 위해 호흡보조근의 사용

(8) 청색증(cyanosis)

(9) 수포음(crackles)

(10) 체중 감소(weight loss)

(11) 호흡곤란에 대하여 자세 편위(뒤굽음증)

⑿ 가슴 운동성(chest mobility)의 감소

⒀ 저산소혈증(hypoxemia): 혈중 산소 부족

⒁ 저탄산혈증(hypocapnia): 혈중 이산화탄소 부족

⒂ 폐활량(vital capacity), 강제 잔기량(forced residual capacity) 및 전폐용량(total lung capacity)의 감소

⒃ 고탄산혈증(hypercapnia): 특발성 폐섬유증의 말기

3) 만성제한성 폐질환(CRLDs)

(1) 만성제한성 폐질환은 흉곽을 확장하는 근력의 감소와 확장능력의 소실을 보인다.

(2) 만성제한성 폐질환은 흉벽의 변화와 신경근 기관의 변화가 원인이 될 수도 있다.

(3) 만성제한성 폐질환은 다발성 경화증(MS), 근이영양증(PM), 파킨슨병(PD), 척수손상(SCI), 또는 뇌혈관질환(CVA)에서 생길 수 있다.

(4) 위의 질환들과 함께 만성제한성 폐질환은 다음과 같은 임상소견을 보인다.

① 호흡곤란

② 저산소혈증

③ 수포음

④ 가락곤봉증

⑤ 청색증

⑥ 호흡음의 감소

⑦ 기침효율의 감소

⑧ 폐용량의 감소

⑨ 무기폐(폐허탈)

(5) 만성제한성 폐질환은 폐농양(lung abscesses), 폐이상(lung abnormalities), 결핵(tuberculus), 종양(tumors), 관상동맥질환(CAD), 부정맥(arrhythmias), 동맥류(aneurysm), 선천성 심장이상(congenital heart abnormalities) 및 심장판막장애(cardiac valve disorders)에 속발한 폐와 심장의 수술 결과로 발생할 수 있다.

(6) 만성제한성 폐질환은 흉부 외상에 의해서도 생길 수 있다.

① 늑골 골절(rib fracture)

② 폐천자(lung puncture): 기흉(pneumothorax), 혈흉(hemothorax)

③ 흉부 외상에 의해 얕은 호흡, 심호흡이나 기침 시 통증, 염발음, 호흡곤란, 호흡음의 부재 또는 감소, 청색증, 객혈을 동반한 기침을 유발한다.

5-3 심폐 중재 중 환자 안전(patient safety)

1. 성인을 위한 기본 심폐소생술(basic cardiac life support; BLS)

1) 한 명의 구조자에 의해 수행되는 심폐소생술

(1) 구조자(rescuer)

전문가(물리치료사, 간호사, 의사, 전문응급구조사 등)

(2) 평가(evaluation)

환자에게 자극을 주어 반응을 확인한다. 구조자는 환자를 두드리거나 부드럽게 흔들고, 큰소리로 환자에게 말한다. 반응이 없다면 응급의료서비스체계를 활성화한다.

(3) 기도(airway) 유지

단단하고 평평한 바닥에 반듯하게 눕힌다. 머리를 젖히고 - 턱들이(head tilt-chin lift) 또는 턱 밀어올리기(jaw-thurst)를 통해 기도를 확보한다.

(4) 호흡(breathing)

호흡 부재 또는 부적절한 호흡인지 식별하기 위해 평가한다.

① 환자가 반응이 없지만 정상 호흡을 하고 척수손상이 의심되지 않는다면, 환자를 회복 자세로 두고, 기도 확보를 유지한다. 환자가 무반응, 무호흡이라면 두 번의 초기호흡을 제공한다.

② 구조자가 초기호흡을 불어넣을 수 없다면, 머리를 재위치하고 환기를 재시도한다. 한 번의 시도와 재시도 후 각 환기마다 가슴의 움직임(chest rise)이 없다면, 무반응 이물질 기도폐쇄(foreign-body airway obstruction; FBAO) 절차를 따른다.

③ 호흡이 원활하게 들어가서 확실히 가슴의 움직임에 저항이 없다면, 구조자는 효율적인 호흡을 제공한 후 순환 징후를 평가한다.

(5) 순환(circulation)

① 순환 징후들을 체크한다.

② 정상 호흡, 기침(coughing) 및 목동맥박동(carotid pulse)의 움직임과 박동감을 확인한다(이 작업은 10초 미만이 걸려야 한다).

③ 순환 징후들이 없다면 흉부압박을 시작한다.

a. 분당 100~120회의 속도로 흉부를 압박한다.

b. 가슴압박 깊이는 최소 5cm 이상(최대 6cm)이다.

c. 기도 확보 후 두 번 숨을 불어넣는다.

d. 가슴압박과 인공호흡 비율은 30 : 2로 한다.

(6) 재평가(reassessment)

흉부압박 : 환기=30 : 2의 완전한 주기를 4번 완료한 후에 환자를 재평가하고 순환 징후들을 확인한다. 순환 징후가 없다면 심폐소생술(CPR)을 재개하고, 흉부압박을 시작한다.

① 순환 징후들이 있다면 호흡을 확인한다. 자발 호흡을 한다면, 환자를 회복자세로 두고, 호흡과 순환을 모니터한다. 순환 징후는 있지만 호흡을 하지 않는다면, 분당 10~12회의 구조 호흡(rescue breathing)을 제공하고 몇 분마다 순환 징후를 모니터한다.

② 순환 징후들이 없다면 30 : 2의 비율로 압박과 환기를 계속한다. 몇 분마다 순환 징후와 자발 호흡(spontaneous breathing)을 체크하기 위해 중지한다. 특별한 상황을 제외하고는 심폐소생술을 중단해서는 안 된다.

2) 2명의 구조자에 의해 수행되는 심폐소생술

(1) 2명의 전문 구조사가 심폐소생술을 수행하면 피로감이 덜하다. 따라서 장시간 동안 심폐소생술을 시행할 수 있다.

(2) 심폐소생술을 2명이 시행할 때 한 명은 환자의 옆에 위치하여 흉부를 압박하고, 다른 한명은 환자의 두부에 위치하여 기도를 확보하고 목동맥 박동을 모니터하며 구조 호흡을 제공한다. 압박 비율은 분당 100회, 압박 - 환기 비율은 15 : 2, 기도를 확보하면서 2초간의 환기를 위해 매 압박 이후 일시 중지한다.

(3) 환자의 자발 호흡과 순환의 재개 여부를 확인하기 위하여 흉부압박은 심폐소생술의 첫 번째 1분 후, 그 후 몇 분마다 10초간 중단해야 한다.

(4) 장시간 심폐소생술을 시행하면 혈청에서 전립선 특이 항원(serum PSA)이 자주 증가된다. 그러므로 PSA는 심폐소생술 시행 1주일 동안 전립선의 선암종 진단을 위해 사용할 수 없다.

3) 이물질 기도폐쇄(FBAO) 절차

(1) 손가락 훑어내기(finger sweep), 혀 - 턱 들어올리기(tongue-jaw lift maneuver)는 반응이 없거나 의식불명의 환자에게만 이물질 기도폐쇄 절차로 사용되어야 한다.

(2) 손가락 훑어내기, 혀 - 턱 들어올리기

① 입안의 이물질을 제거할 때 반대편 손으로 혀와 턱을 잡아 올려 이물질의 제거가 용이하도록 해주는 방법이다.

② 이 조작만으로도 기도 폐쇄를 완화하는 데 충분할 수 있다.

③ 이물질이 입안이나 목구멍에 있고 이를 눈으로 확인할 수 있다면, 손가락으로 이물질을 제거하는 것이 가능하다.

④ 이때 이물질이 목구멍 깊숙이 들어가지 않도록 주의해야 한다.

⑤ 머리를 한쪽 옆으로 돌리고 얼굴을 위로 향하게 한다.

⑥ 그리고 나서 혀와 아래턱을 손으로 잡아 입을 열고 엄지손가락과 다른 손가락을 이용하여 입을

벌린 상태로 있게 하면서 혀를 목구멍의 뒤쪽에서 들어 올린다.

⑦ 자유로운 손의 집게손가락을 볼을 따라 목구멍까지 입의 한쪽으로 집어넣어 이물질을 제거한다.

⑧ 기도가 열릴 때까지 시행한 후 환기가 되도록 한다.

⑨ 일단 이물질을 제거하였는데도 자발 호흡을 하지 않는다면 환기되도록 시도한다.

⑩ 의식불명인 환자의 입을 여는 것은 보통 불가능하기 때문에 하임리히법을 바로 사용해야 한다.

4) 하임리히법(Heimlich maneuver)(그림 5-12)

⑴ 기도를 막고 있는 이물질을 제거하기 위해 사용하는 방법이다. 복부밀쳐올리기, 복부압박법이라고도 한다.

⑵ 선 자세에서 하임리히법

① 구조자는 환자의 등 뒤에 선다.

② 한 팔로 환자의 허리를 감싸고, 한쪽 손을 말아서 주먹을 쥔 다음, 주먹 쥔 손의 엄지손가락 쪽이 환자의 배꼽 위와 흉골 아래쪽 끝 사이의 배 중앙에 오도록 한다.

③ 환자 복부를 등쪽(안쪽)으로 강하게 밀쳐 올린다.

⑶ 바로 누운 자세에서 하임리히법

① 환자를 바로 누운 자세로 눕힌다.

② 구조자는 환자의 허벅지에 걸터앉고 엉덩이를 든다.

③ 한 손의 손바닥을 환자의 배꼽과 흉골 끝의 V자 사이에 댄다.

④ 안으로 밀면서 위로 올린다.

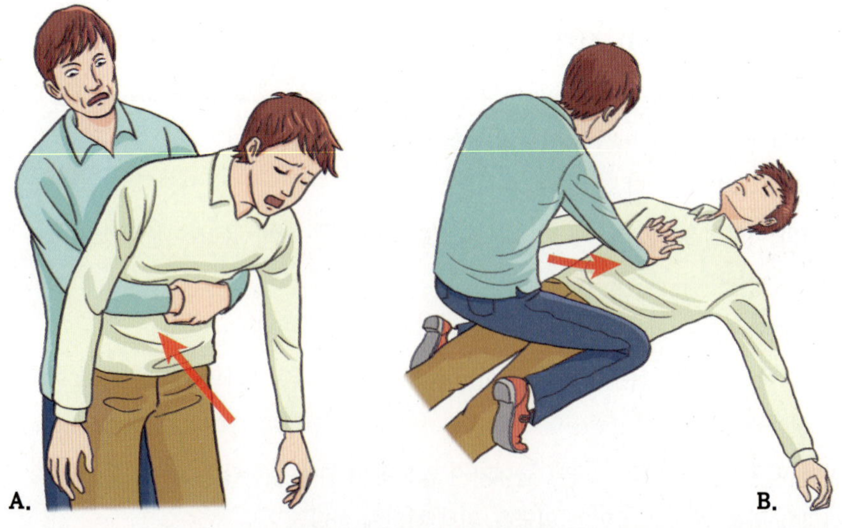

그림 5-12. **A, B,** 하임리히법.

2. 심장재활에서 투약의 효과

1) 안지오텐신전환효소 억제제(angiotensin converting enzyme; ACE inhibitors)

(1) 고혈압(HTN), 울혈성 심부전증(CHF) 및 기타 질병들을 치료하는 약물군이다.

(2) Rennin-angiotension-aldosterone system(RAAS)를 억제한다.

(3) 안지오텐신전환효소 억제제의 종류로는 captopril, lotensin, prinivil, zestril, minoxidil, univasc 가 있다.

(4) 안지오텐신전환효소 억제제는 다음과 같다.

① 심박수에 영향을 주지 않는다.

② 안정 시와 운동 시에 혈압을 낮춘다.

③ 운동 능력에 영향을 주지 않는다.

④ 울혈성 심부전증 환자의 운동 능력에 영향을 주지 않거나 증가시킨다.

2) 베타차단제(beta blockers)

(1) 협심증, 고혈압 및 심장박동장애(dysrhythmias)를 치료하는 약물군이다.

(2) 이 약물들은 교감신경계(SNS)를 자극한다.

(3) 에피네프린(epinephrine)과 노르에피네프린(norepinephrine)을 포함한다.

(4) 종류로는 acebutilol, atenolol, metoprolol, propranolol, nadolol, penbutolol, timolol이 있다.

(5) 베타차단제는 다음과 같다.

① 안정 시와 운동 시에 심박수와 혈압을 감소시킨다.

② 협심증 환자의 운동 능력을 증가시킨다.

③ 협심증 증상이 없는 환자의 운동 능력을 감소시키거나 영향을 미치지 않는다.

3) 칼슘채널차단제(calcium channel blockers)

(1) 협심증, 고혈압, 혈관연축(vascular spasm), 울혈성 심부전증, 심실상빈맥(supraventricular tachycardia), 두개내출혈(intracranial bleeding)을 치료하는 약물군이다.

(2) 민무늬근육 내로 칼슘 유입을 느리게 한다.

(3) 동맥저항과 산소요구량을 감소시킨다.

(4) 종류로는 felodipine, nicardipine, diltiazem, verapamil이 있다.

(5) 칼슘채널차단제 중 felodipine, nicardipine는 안정 시와 운동 시에 심박수를 증가시킨다.

(6) 칼슘채널차단제 중 diltiazem, verapamil는 안정 시와 운동 시에 심박수를 감소시킨다.

(7) 모든 칼슘채널차단제는 다음과 같다.

① 안정 시와 운동 시에 혈압을 감소시킨다.

② 협심증 환자의 운동 능력을 증가시킨다.

③ 협심증 증상이 없는 환자의 운동 능력에는 영향을 끼치지 않는다.

4) 디지털리스(digitalis)

(1) 울혈성 심부전증, 심방세동(atrial fibrillations), 심방조동(atrial flutter), 심실상빈맥(supraventricular tachycardia)을 치료하는 약물이다.

(2) 디지탈리스는 항부정맥(antiarrhythmic), 강심제(cardiotonic drug)이다.

(3) 심장근육의 수축력을 증가시킨다.

(4) 방실결절(AV node)과 동방결절(SA node)에 영향을 준다.

(5) 종류로는 digoxin, lanoxin이 있다.

(6) 디지털리스는 다음과 같다.

① 울혈성 심부전증과 심방세동 환자의 심박수를 감소시킨다.

② 혈압에는 영향을 주지 않는다.

③ 울혈성 심부전증과 심방세동 환자의 운동 능력을 증가시킨다.

5) 이뇨제(diuretics)

(1) 고혈압, 울혈성 심부전증, 부종을 치료하는 약물군이다.

(2) 소변량을 증가시킨다.

(3) 종류로는 furosemide, isosorbide, bendroflumethiazide, metolazone이 있다.

(4) 이뇨제는 다음과 같다.

① 심박수에는 영향을 주지 않는다.

② 안정 시 또는 운동 시의 혈압에 영향을 주지 않는다.

③ 울혈성 심부전증 환자는 제외하고, 운동 능력에 영향을 주지 않는다.

6) 니코틴(nicotine)

(1) 금연을 위해 사용되는 약물이다.

(2) 금연 프로그램과 연계해서 사용된다.

(3) 종류로는 nicorette gum, habitrol이 있다.

(4) 니코틴은 다음과 같다.

① 안정 시와 운동 시의 혈압과 심박수를 증가시킨다.

② 운동 능력에 영향을 주지 않는다.

③ 협심증 환자의 운동 능력을 감소시키거나 영향을 주지 않는다.

7) 질산염(nitrates)

(1) 협심증, 고혈압, 울혈성 심부전증을 치료하는 약물군이다.

(2) 질산염은 동정맥확장제(arteriovenous dilators)이다.

(3) 종류로는 amyl nitrate, isotrate, novo sorbide, sorbitrate, isordil이 있다.

(4) 니트로글리세린(nitroglycerin; NTG)은 다음과 같다.
① 동맥과 정맥의 확장제로서 사용되는 질산염 종류 중 하나이다.
② 협심증, 울혈성 심부전증, 급성 폐부종을 치료한다.
③ 니트로글리세린의 약물전달체계는 다음과 같다.
a. 응급치료 시에 정맥 내 주입의 형태로 사용한다.
b. 흉부에 바르는 연고 형태로 사용한다.
c. 경피투여 패치 형태로 사용한다.
d. 경구 복용(혀 아래 녹이는 알약 또는 입안에 뿌리는 스프레이) 방식으로 사용한다.
(5) 발기부전 치료를 위해 sildenafil을 복용하고 있는 남성에게는 금기사항이다.
a. 치명적인 심장마비(heart attack)를 일으킬 수 있다.
(6) 질산염은 다음과 같다.
① 안정 시 심박수를 증가시킨다.
② 운동 시 심박수를 증가시키거나 영향을 주지 않는다.
③ 안정 시 혈압을 감소시킨다.
④ 운동 시 혈압을 감소시키거나 영향을 주지 않는다.
⑤ 협심증 환자의 운동 능력을 증가시킨다.
⑥ 협심증 또는 울혈성 심부전증 증상이 없는 환자의 운동 능력에 영향을 주지 않는다.

8) 혈관확장제(vasodilators)

(1) 대부분 중등도(moderate)에서 중증(severe)의 고혈압과 울혈성 심부전증을 치료하는 데 사용하는 약물군이다.
(2) 민무늬근을 이완시켜서 혈관을 확장시킨다.
(3) 심장전도와 자극감수성을 떨어뜨린다.
(4) 종류로는 hydralazine, minoxidil, nifedipine이 있다.
(5) 혈관확장제는 다음과 같다.
① 안정 시 또는 운동 시에 심박수를 높이거나 영향을 주지 않는다.
② 안정 시 또는 운동 시에 혈압을 낮춘다.
③ 운동능력에 영향을 주지 않는다.
④ 울혈성 심부전증이 있는 환자의 운동 능력을 증가시키거나 영향을 주지 않는다.

3. 호흡재활에 쓰이는 일반적 기관지확장제

1) 일반적 기관지확장제 약물들과 이에 따른 부작용

(1) 베타2 작용제(β_2 agonists)

① 종류로는 albuterol, terbutaline, isoproterenol이 있다.

② 투약 방법은 경구 복용 또는 흡입으로 한다.

③ 적응증은 간헐적인 쌕쌕거림 발작과 천식 유발 운동에 사용된다.

④ 부작용으로는 가슴 두근거림(palpitations), 빈맥(tachycardia) 및 신경과민(nervousness)이 있다.

(2) Methylxanthines

① 종류로는 theophylline, dyphylline이 있다.

② 투약 방법은 경구 복용 또는 정맥 내 주입으로 한다.

③ 적응증은 만성폐쇄성 폐질환(COPD)과 천식 치료에 사용된다.

④ 부작용으로는 가슴 두근거림, 빈맥, 구토, 구역, 간질발작이 있다.

(3) Anticholinergics

① 종류로는 ipratropium bromide가 있다.

② 투약은 흡입하는 방법으로 복용한다.

③ 적응증은 만성폐쇄성 폐질환과 베타2 작용제와 결합된 급성 천식에 사용한다.

④ 부작용으로는 입안 건조(dry mouth), 구역, 기침이 있다.

4. 심장 중재를 중단하기 위한 징후와 증상

심장 중재를 중단하기 위한 징후와 증상은 다음과 같다.

(1) 체온이 37.8℃ 이상일 경우

(2) 수축기 혈압이 240mmHg 이상일 경우

(3) 이완기 혈압이 110mmHg 이상일 경우

(4) 수축기 혈압이 20mmHg 이상 떨어질 경우

(5) 심박수가 20bpm 이상 올라갈 경우

(6) 안정 시 심박수가 130bpm보다 높거나 40bpm보다 낮은 경우

(7) 가슴통증, 가슴 두근거림, 불규칙적인 맥박

(8) 산소포화도가 90%보다 낮은 경우

(9) 혈당이 250mg/dL 이상일 경우

(10) 청색증 또는 발한

(11) 현기증 또는 실신

(12) 양다리 및 발의 부종

5. 호흡재활에서 중재를 변경 또는 중단하기 위한 징후 및 증상

호흡재활에서 중재를 변경 또는 중단하기 위한 징후 및 증상은 다음과 같다.

(1) 청색증 증상이 심해진 경우(산소포화도 감소)

(2) 심각한 호흡곤란, 심한 피로 및 심한 통증
(3) 깊은정맥혈전증(DVT), 기흉 및 폐색전증
(4) 중등도에서 중증의 혈액 객담(blood streaked sputum)
(5) 중증 폐부종, 심장의 부정맥, 울혈성 심부전증
(6) 중증 고혈압, 중증 흉막삼출증
(7) 골절 또는 종양이 있는 부위의 중재
(8) 불안정성 협심증 또는 최근 발생한 심근경색
(9) 칼돌기(xiphoid process)에 직접적인 압력을 포함한 중재
(10) 억제되지 않는 기침(uncontrolled coughing)
(11) 입술 오므리기 호흡(pursed lip breathing)을 하는 동안 강제 호기를 하지 않는다.
(12) 호기연장과 과다환기를 피한다.
(13) 물리치료사는 치료 중재 동안 환자의 상태에 어떤 변화가 생기면 즉시 의료인에게 보고한다. 또한 환자에게 새로운 금기증과 중재 시 주의사항이 발생하면 바로 보고한다.
① 물리치료사는 환자에게 생명을 위협하는 어떠한 증상이 발생하면 다음과 같이 조치한다.
a. 먼저 응급처치를 시행한다.
b. 응급의료서비스(EMS)에 연락한다.
c. 담당 의료진에게 보고한다.

6. 호흡재활 중 체위배담에서 생길 수 있는 합병증과 안전 중재

1) 저산소혈증(hypoxemia)

(1) 동맥혈의 산소 농도 감소를 말한다.
(2) 저산소혈증을 위한 안전 중재: 병원 내에서는 물리치료사나 의료진을 부를 필요가 있다. 홈헬스케어(home health care) 중일 때는 응급의료서비스(EMS)에 연락해야 한다.
(3) 저산소혈증 증세가 보이거나 관찰될 때, 환자에게 고농도의 산소를 투여할 필요가 있다.
(4) 물리치료 중에 환자에게 저산소혈증의 증상이 나타난 경우, 물리치료사는 100%의 산소를 환자에게 공급하고, 즉시 호흡치료는 중단하며, 원래의 안정 자세를 취하게 한다.
(5) 물리치료사는 환자에게 병원 내 또는 가정에서 적절한 응급의료서비스를 제공할 수 있을 때까지 적절한 환기를 유지하게 한다.
(6) 체위배담법 동안 저산소혈증이 오는 경우 병발된 폐를 가장 높은 위치에 오도록 자세를 취함으로써 편측성 폐질환(unilateral lung disease)을 피하게 한다.

2) 두개뇌압(intracranial pressure)의 증가

(1) 두부의 뇌척수액(CSF) 압력이 증가한다.
(2) 정상적인 두개뇌압은 0~10mmHg이다.

(3) 20mmHg보다 높은 압력은 뇌 또는 뇌줄기의 압박이나 헤르니아(herniation)를 야기할 수 있다.

(4) 두개내압의 증가 시 안전 중재는 다음과 같다.

① 먼저 호흡치료를 중단시킨다.

② 환자는 원래의 안정 자세를 취하게 한다.

③ 물리치료사는 환자가 병원 내 또는 가정에서 적절한 응급의료서비스를 제공받을 수 있을 때까지 상담을 지속한다.

3) 급성 저혈압(acute hypotension)

(1) 정상보다 혈압이 감소한 경우다.

(2) 급성 저혈압을 위한 안전 중재는 다음과 같다.

① 먼저 호흡치료를 중단한다.

② 환자는 원래의 안정 자세를 취하게 한다.

③ 환자를 지속적으로 관찰한다.

④ 물리치료사와 상담한다.

4) 폐출혈(pulmonary hemorrhage)

(1) 폐에서 나는 출혈이다.

(2) 전형적으로 밝고 붉으면서 포말성 혈액이 기침을 통해 나온다.

(3) 폐출혈을 위한 안전 중재는 다음과 같다.

① 먼저 호흡치료를 중단한다.

② 환자는 원래의 안정 자세를 취하게 한다.

③ 물리치료사는 환자가 병원 내 또는 가정에서 적절한 응급의료서비스를 제공받을 수 있도록 연락한다.

④ 의료진이 응급의료서비스를 제공할 때까지 산소를 투여하고 기도를 유지한다.

5) 근육, 갈비뼈, 척추의 통증이나 손상

(1) 통증이나 손상에 대한 안전 중재

① 통증 및 손상과 직접적으로 연관된 호흡치료는 중단한다.

② 환자 이송 시 통증 및 손상이 악화되지 않도록 주의한다.

③ 의료진과 지속적으로 상담한다.

6) 구토(vomiting)와 흡인(aspiration)

(1) 흡인은 코, 목구멍 또는 허파로 기체, 액체, 고체에 상관없이 구토 물질을 들이마시는 행위를 말한다.

(2) 구토와 흡인에 대한 안전 중재는 다음과 같다.

① 먼저 호흡치료를 중단한다.
② 그 다음 산소를 공급하고, 기도를 유지한다.
③ 환자는 이전의 안정 자세를 취하게 한다.
④ 의료진에게 연락한다.
⑤ 흡인기(suction apparatus)를 사용하여 환자의 기도를 청결하게 한다.

7) 기관지경련(bronchospasm)

(1) 기관지의 내강(lumen)이 비정상적으로 협착되고 부분적으로 폐쇄되는 것이다.
(2) 이는 기관지 주변의 민무늬근의 지속적이고 불수의적인 경련성 수축으로 인해 발생한다.
(3) 환자들은 천식 등에서 일어나는 기침이나 쌕쌕거림과 같은 증상을 경험한다.
(4) 기관지경련에 대한 안전 중재는 다음과 같다.
① 먼저 호흡치료를 중단한다.
② 환자는 이전의 안정 자세를 취하게 한다.
③ 의료진과 연락을 취하면서 산소를 투여하거나 증가시킨다.
④ 의사의 처방에 따라 기관지확장제가 필요할 수도 있다.

8) 심박장애(dysrhythmia)

(1) 심장 율동의 중단 또는 박동장애로 인한 불규칙한 심장박동수를 말한다.
(2) 심박장애에 대한 안전 중재는 다음과 같다.
① 먼저 호흡치료를 중단한다.
② 환자는 이전의 안정 자세를 취하게 한다.
③ 의료진과 연락을 취하면서 산소를 투여하거나 증가시킨다.

7. 산소 안전(oxygen safety)

1) 홈헬스 호흡재활에서 산소 안전

(1) 가정에서 호흡재활을 위해서는 적절한 산소 전달 시스템이 필요하다.
(2) 치료의 효율성을 높이고, 환자에게 기능적 훈련과 보행을 제공하기 위해 저장 삽입관(reservoir cannulas), 앰부백(ambu bags), 기관을 통한 카테터(transtracheal catheters) 등을 포함한 몇몇 장비들이 필요하다.
(3) 호흡전문치료사 또는 의사는 환자에게 적절한 산소 이용에 대해 정보를 준다.
① 환자가 가정에서 산소 치료를 할 때, 산소탱크를 항상 바로 세워서 안정된 상태로 유지하는 것이 중요하다.
② 산소탱크는 넘어지지 않는 곳에 둔다.
③ 산소탱크를 사용하지 않을 때는 밸브를 단단히 잠근다.

④ 산소탱크는 가연성 물질로부터 멀리 떨어뜨려 놓는다.

⑤ 산소치료 중에 집안에서 어느 누구도 담배를 피워서는 안 된다.

8. 의료적 심장 처치 후 안전한 심장재활 지침

1) 경피적 관상동맥확장술(PTCA) 이후 지침

(1) PTCA 수술 후 즉시 시행할 수 있는 물리치료 중재는 이동, 보행 및 저강도의 일상생활동작들을 포함한다.

(2) 염증반응의 감소를 위해 유산소운동은 수술 후 2~3주 후부터 시작한다.

(3) 유산소훈련을 위한 운동처방은 PTCA 수술 전 운동부하검사가 아니라 수술 후 운동부하검사 결과에 근거하여 시행되어야 한다.

2) 관상동맥우회술(CABG) 이후 지침

(1) 관상동맥우회술 이후 즉시 시행할 수 있는 물리치료 중재는 다음과 같다.

① 이동과 조기 보행

② 상체의 유연성 운동

a. 외과의사의 선택에 따라 바로 시작할 수 있다.

b. 일부 의사들은 수술 후 4주 또는 6주 동안 상체의 유연성 운동을 제한하기도 한다.

③ 자세 훈련

④ 기능적 훈련

⑤ 수술 절개 부위의 통증 관리

a. PNF 중 상지의 대각선 패턴과 관절가동범위운동을 하루에 1~2회, 10번씩 반복해서 수행한다.

⑥ CABG 수술 후 환자 교육

a. 환자에게 흉골이 완전히 치료될 때까지 물건을 들어 올리거나, 밀거나, 당기는 동작을 피하도록 교육시킨다.

b. 수술 후 피로감을 느낄 수 있으므로 점진적으로 이동 동작을 늘려야 함을 주지시킨다.

c. 수술 후 6주 후에 최대운동부하검사 후에 유산소 훈련과 함께 심장 재활을 시작할 수 있음을 알린다.

3) 체내삽입(매몰)형 자동심율동전환제세동기(AICD) 또는 심장박동조율기이식술 이후의 지침

(1) 상체의 유산소운동을 시작하려고 할 때 의사와 함께 물리치료 중재를 확인해야 한다.

(2) 물리치료사는 환자의 심박동수 세팅을 고려하고, 프로그램된 심장박동수에서 기능적 훈련 또는 보행과 같은 활동들을 제한한다.

(3) 치료 중재 시 갑자기 장치를 작동시키거나 강도를 조절하지 말아야 한다.

(4) 장치가 우발적으로 떼어지지 않도록 초기에 상체 유산소운동은 피해야 한다.

(5) 게다가 자동심율동전환제세동기나 심장박동기를 달고 있는 환자들은 도난방지장치와 같은 전자기 신호들로부터 떨어지도록 교육받아야 한다. 이런 장치들은 심장박동기를 방전시키거나 속도를 높이거나 떨어뜨릴 수 있기 때문이다.

9. 심폐재활에서 기립성 저혈압

1) 기립성 저혈압(orthostatic hypotension)

(1) 기립성 저혈압은 환자가 침대 또는 의자에서 일어나 바로 섰을 때에 생긴다.

(2) 기립성 저혈압은 누운 자세에서 앉거나 선 자세로 자세를 바꾸었을 때에 환자의 혈압이 갑자기 20mmHg 이상 떨어지게 된다.

(3) 동시에 선 자세에서 환자의 혈압은 100mmHg 또는 그보다 더 낮은 혈압을 보인다.

(4) 환자의 증상으로는 현기증, 어지럼증, 균형 상실이 있다.

(5) 기립성 저혈압 위험 환자는 다음과 같다.

① 장기간 침상생활을 하고 있는 환자

② 혈압강하제 또는 혈관확장제를 복용하고 있는 환자

③ 탈수증에 걸린 환자

④ 말초혈관질환이나 근위축 환자

(6) 기립성 저혈압에 대해 제안된 치료 중재는 다음을 포함한다.

① 누운 자세에서 앉은 자세로 체위 변경을 천천히, 단계적으로 시행한다.

② 점진적으로 침대의 머리 부분을 올린다.

③ 환자가 침대 모서리에 앉아 있을 때 환자의 발을 지지해 준다.

④ 환자가 침대 모서리에 앉아 있는 동안 심호흡과 발목 펌프운동을 교육시킨다.

⑤ 지지스타킹을 사용한다.

⑥ 경사침대를 사용한다.

5-4 심폐 중재의 유형

1. 목표심박수(target heart rate; THR)

1) 목표심박수는 물리치료사에 의해서 결정되어야 한다.
2) 심폐재활에서 목표심박수는 다단계 운동검사라고 불리는 운동부하검사를 통해 결정된다.
3) 운동을 하는 동안 환자에게 정해진 목표심박수를 넘지 않도록 계속 모니터해야 한다.
4) 목표심박수에 대한 공식은 다음과 같다.
   (1) 맨 먼저 환자의 최대심박수(HRmax)를 측정한다.
   (2) 환자의 최대심박수는 220에서 환자의 나이를 뺀 값으로 계산한다.
      ① HRmax=220−환자의 나이
      ② 예를 들면 60세 환자의 최대심박수는 220−60=160으로 산출할 수 있다.
   (3) 두 번째로 환자의 목표심박수(THR)를 계산한다.
   (4) 심장질환자의 경우 최대심박수의 50~75%에서 운동을 시작할 필요가 있다.
   (5) 60세의 심장질환자의 목표심박수는 160bpm의 50~75%인 80~120bpm이 될 것이다.
   (6) 따라서 이 환자는 운동을 시작할 때 최대심박수의 50%인 80bpm을 넘어서지 않도록 목표심박수를 관리해야 한다.
   (7) 그 후 점차 최대심박수의 75%인 120bpm 수준까지 목표심박수를 끌어올리도록 운동 프로그램을 짜야 한다.
5) 목표심박수 공식을 사용할 때 베타차단제와 같이 최대심박수를 감소시킬 수 있는 약물을 환자가 투약하는지 고려해야 한다.

2. 환자 교육(patient education): 운동자각도(rating of perceived exertion; RPE)

1) 운동자각 척도에 대한 환자 교육

(1) 심폐기능장애 환자의 신체 활동은 세심한 주의가 필요하다. 환자 자신에 의해 행해지는 신속한 자가 평가는 호흡곤란을 겪는 환자들에게 특히 매우 중요하다.
(2) 일반적으로 환자의 신체활동 강도를 위해 환자에게 가르치는 방법은 다음과 같다.
   ① 보그 운동자각도 척도(Borg RPE scale)(표 5-4)
      a. 6(매우 매우 편하다)~20점(매우 매우 힘들다)
      b. 총 15단계의 차등 점수
   ② 수정판 보그 운동자각도 척도(modified Borg scale)
      a. 10단계의 차등 점수
(3) 운동자각 척도를 평가한 여러 연구들에 따르면, 보그 운동자각도 척도는 신체활동을 하는 동안 환자의 실제 심박동수와 추정 심박수 사이에 높은 상관관계를 가진다.

(4) 다른 연구들에 따르면, 보그의 운동자각도 척도는 심박수, 젖산농도, 최대산소섭취량, 산소섭취량, 환기 및 호흡률 등의 다수의 생리적 변수들과 상관관계가 있다고 한다.

(5) 하지만 운동 강도를 측정함에 있어서 일부 변수들이 운동자각도 점수의 타당성에 영향을 주는 모순들이 나타났다.

a. 예를 들어, 몇몇 연구에서 운동자각도와 심박수 간에 상관관계를 보였지만, 좌위의 사무직을 대상으로 한 연구에서는 낮은 상관관계를 보였다.

b. 척도(scale), 운동 프로토콜 및 환자의 성별 간에 편차가 나타났다.

c. 남성의 운동자각도 점수는 여성의 점수에 비해 낮은 상관관계를 보였다.

(6) 보그 운동자각도 척도(15-point RPE Borg scale)가 대부분의 의료기관에서 사용되고 있기 때문에 환자는 운동이나 신체활동에 앞서 이에 대해 알아두어야 한다.

(7) 다음은 보그 운동자각도 척도에 대한 환자 교육정보의 사례들이다.

① 운동이나 신체활동을 하는 동안 치료사는 환자에게 운동자각 정도를 요구한다. 이것은 환자가 느끼는 모든 감각과 신체적 스트레스, 노력, 피로 등과 결합하여 그 운동이 얼마나 힘들고 격렬한지를 나타내 준다.

② 실제로 신체에 가해지는 부하에 대한 생각은 가능한 한 배제하고, 느껴지는 운동감을 제대로 평가하도록 노력한다. 다른 사람의 느낌과 비교할 필요 없이 환자 자신의 노력과 운동감이 중요하다.

③ RPE 척도 6점(#6): 침대에 누워있거나 의자에 앉아서 쉬는 것과 같은 '완전히 운동이 없는 상태'이다.

④ RPE 척도 9점(#9): '아주 가벼운 운동'이다. 건강한 사람의 경우 몇 분간 천천히 걷는 정도에 해당한다.

⑤ RPE 척도 13점(#13): '다소 강한 운동'이다. 하지만 여전히 지속할 수 있는 정도에 해당한다.

⑥ RPE 척도 17점(#17): '매우 강한 운동'이다. 이 경우는 매우 격렬한 운동을 의미한다. 건강한 사람의 경우 계속할 수는 있으나 이를 위해 상당한 노력을 기울여야 하며, 운동 후 극심한 피로감을 느끼는 수준에 해당한다.

⑦ RPE 척도 19점(#19): '매우 격렬한 운동'이다. 대부분의 경우 경험했던 운동이나 활동 중 가장 격렬한 운동에 해당한다.

표 5-4. 보그 운동자각도 척도

6~7점	매우 매우 편하다	Very very light
8~9점	매우 편하다	Very light
10~11점	편하다	Fairly light
12~13점	약간 힘들다	Somewhat hard
14~15점	힘들다	Hard
16~17점	매우 힘들다	Very hard
18~20점	매우 매우 힘들다	Very very hard

3. 대사활동량(metabolic equivalents; METs)과 신체 활동

1) 대사활동량(METs) 개관

(1) 대사활동량은 신체활동 중 신진대사율을 휴식 시 산소요구량과 비교·평가하여 추산할 수 있다.

(2) 1MET=3.5mL/kg/min(1분당 체중 1kg당 사용되는 산소 3.5mL)

(3) 임상적으로 모든 활동들은 활동 시 대사활동량과 휴식 시 대사활동량의 비교를 통해 나타낼 수 있다.

2) 대사활동량(METs)과 신체 활동

(1) 1~2METs

평평한 지면에서 약 1.6km/h로 걷기, 바로 누운 자세 및 선 자세에서 상하지의 능동운동, 자동차 운전하기, 책상에서 하는 일, 간단한 가사일, 전자계산기를 사용한 계산 작업, 빨래, 가구 광택내기, 식사하기, 바느질하기, 서기, 오토바이타기, 카드놀이

(2) 2~3METs

평평한 지면에서 약 3.2km/h로 걷기, 평평한 지면에서 약 8km/h로 자전거 타기, 선 자세에서 능동운동, 매트 위에서 가벼운 운동, 당구, 볼링, 원반 넣기 놀이, 모터보트 운전, 카트타고 골프하기, 카누타기, 천천히 걷는 속도의 승마, 가벼운 목공일, 잔디깎기 기계타고 잔디 손질, 자동차 수리, 라디오나 텔레비전 수리, 바텐딩, 건물관리 업무

(3) 3~4METs

자전거 타기(약 9.7km/h), 걷기(약 4.8km/h), 천천히 계단 오르기, 비경쟁 배구하기, 카트 백(cart bag)을 끌며 골프하기, 작은 배로 항해하기, 빠른 속도로 걷는 승마, 복식 배드민턴, 진공청소기로 청소하기, 벌초기로 잔디깎기, 창문 청소, 바닥 대걸레질하기, 벽돌 쌓기, 미장하기, 약 45kg의 짐을 담은 손수레 밀기, 중등도 부하의 용접, 기계 조립

(4) 4~5METs

자전거 타기(약 12.9km/h), 평평한 지면에서 걷기(약 5.6km/h), 바로 누운 자세 또는 선 자세에서 팔다리 능동운동, 탁구치기, 골프채를 들고 골프치기, 폭스트롯 사교춤추기, 단식 배드민턴 치기, 복식 테니스 치기, 발레, 낙엽 쓸기, 바닥 솔로 문질러 닦기, 세차, 페인트칠, 돌 공사하기, 도배, 간단한 목수 작업하기

(5) 5~6METs

자전거 타기(약 16.1km/h), 걷기(약 6.4km/h), 발판을 오르내리며 상체도 함께 운동하는 스텝 에어로빅하기, 카누 타기(약 6.4km/h), 속보의 승마, 개울 낚시, 아이스 또는 롤러스케이트 타기(약 14.5km/h), 정원 땅파기, 가볍게 삽질하기

(6) 6~7METs

걷기(약 8km/h), 자전거 타기(약 17.7km/h), 단식 테니스 치기, 수영하기(약 18.3m/min), 시합 배드민턴 치기, 스키를 타고 낮은 언덕 내려오기, 수상스키, 포크 및 스퀘어댄싱, 가볍게 삽으로 눈치우기, 분당 10번의 횟수로 삽질하기(4.5kg), 장작패기, 손으로 잔디깎기

(7) 7~8METs

조깅하기(약 8km/h), 자전거타기(약 19.3km/h), 농구하기, 박력 있게 스키 타고 언덕 내려오기, 등산, 카누타기(약 8km/h), 아이스하키, 터치 풋볼하기, 패들볼 하기, 단단한 나무 톱질하기, 물건 나르기(36kg), 배수로 파기

(8) 8~9METs

달리기(약 8.9km/h), 자전거 타기(약 21km/h), 수영하기(약 27.4m/min), 줄넘기, 사교성 스쿼시하기, 사교성 핸드볼하기, 격렬히 농구 경기하기, 스키투어하기(약 6.4km/h), 분당 10회의 속도로 삽질하기(5.5kg)

(9) 10METs 및 그 이상

10METs를 위해 약 9.7km/h로 달리기, 15METs를 위해 약 14.5km/h로 달리기, 17METs를 위해 약 16.1km/h로 달리기, 핸드볼 시합하기, 스쿼시 시합하기, 수영하기(약 36.6m/min 이상), 스키투어하기(약 8km/h 이상), 분당 10회의 속도로 삽질하기(7.5kg)

4. 심장병 환자를 위한 교육 주제(education topics)

1) 약물치료

(1) 약의 작용을 설명한다.
(2) 삶의 질 및 생존을 고려한 약의 효과에 대해 설명한다.
(3) 일반적인 부작용과 그에 따른 대처 방안에 대해 설명한다.
(4) 복용량에 대해 설명한다.
(5) 원가 절감의 효용성 및 재정 보조에 대해 설명한다.
(6) 한방치료(herbal remedy) 및 보조요법에 대해 환자에게 설명한다.

2) 식이요법 권고

(1) 규칙적인 식습관을 갖도록 한다.
(2) 대다수의 심장질환자를 위한 지방섭취를 줄이는 방법을 전달한다.
(3) 울혈성 심부전증(CHF) 환자를 위해 염분과 수분 섭취를 모니터링 하는 방법을 전달한다.
(4) 알코올 소비를 제한한다.

3) 활동 지침

(1) 계획된 운동(planned exercise)에 대한 교육을 한다.

(2) 집안에서의 활동(성관계, 성적 장애, 그에 다른 대처 방안 포함)에 대해 알려준다.

(3) 여가 활동에 대해 알려준다.

(4) 작업 활동에 대해 알려준다.

4) 활동 시 환자 스스로 모니터링

(1) 환자가 맥박을 느낄 수 있다면 심박수를 모니터하는 것에 대해 교육한다.

(2) 보그 운동자각도 척도(Borg RPE scale)를 이용하여 활동 및 운동을 모니터링한다.

(3) 운동 불내성(exercise intolerance)에 대한 증상 및 징후를 모니터링한다.

① 증상 및 징후: 현기증, 호흡곤란, 정신 착란, 활동 및 운동 시 간단한 대화가 불가능하다.

(4) 울혈성 심부전증 환자의 경우 보그 호흡곤란 척도(Borg dyspnea scale) 또는 보그 운동자각도 척도(Borg RPE scale)를 사용한다.

① 보그 호흡곤란 척도(Borg dyspnea scale)(표 5-5): 10=호흡 완전 상실, 5=호흡이 다소 힘든 상태, 1=편안한 호흡

표 5-5. 호흡부족 감지를 위한 10포인트 호흡 범주

점수(score)	활동(activity)	호흡부족감지(perceived shortness of breath)
1	휴식(rest)	호흡부족이 없음(not short of breath)
2	최소 활동(minimal activity)	최소의 호흡부족(minimally short of breath)
3	아주 가벼운 활동(very light activity)	가벼운 호흡부족(slightly short of breath)
4	가벼운 활동(light activity)	경증 호흡부족(mildly short of breath)
5	약간 힘든 활동(somewhat hard activity)	경증에서 중등도의 호흡부족(mildly to moderately short of breath)
6	힘든 활동(hard activity)	중등도 호흡부족(moderately to short of breath)
7		중등도에서 심한 호흡부족(moderately to severely short of breath)
8	매우 심한 활동(very hard activity)	심한 호흡부족(severely short of breath)
9		호흡조절 불능(breathing is not in control)
10	극심한 활동(very, very Hard activity)	최대 호흡부족(maximal short of breath)

5) 증상에 대한 환자의 인식과 반응

(1) 증상 발현 시 의사를 부르거나 병원 방문과 같은 환자의 행동에 대한 정보를 기재한다.

(2) 체중 증가(울혈성 심부전증에서 1~2일간에 0.9kg 또는 그 이상 증가)를 인지하고 대처 방법을 설

명한다.

(3) 예측된 증상에 대한 대처 방법을 설명한다.

(4) 내과의사의 치료계획에 대해 설명한다.

(5) 환자의 의무에 대해 명료화한다.

(6) 금연의 중요성에 대해 설명한다.

(7) 치료계획에 있어서 가족 구성원(또는 기타 간병사)의 역할에 대해 설명한다.

6) 생활방식 주제

(1) 성생활의 재개: 환자가 이 주제를 꺼내는 것에 불쾌해 하지 않는다면 환자와 배우자가 이 주제를 다루는 것을 격려해야 한다.

(2) 일반적으로 환자들이 계단을 오르내리고, 야외 활동에 문제가 없다면, 성생활에 대한 준비가 되어 있다고 볼 수 있다.

(3) 환자들은 성생활 시에 사용되는 에너지량에 대해 알고 있어야 한다. 성 활동은 다른 신체 활동과 다르다는 것을 인식하고 계획, 조율, 준비가 필요함을 염두에 두어야 한다.

7) 심리적 및 사회적 관점

(1) 환자는 우울감에 빠질 수 있다.

(2) 관상동맥우회술(CABG) 수술 후 남성보다 특히 여성에게 우울증 증세가 더 심하다는 연구가 있다.

(3) 우울증 환자는 상담(guidance)과 카운슬링(counselling)을 받을 필요가 있다.

5. 심근경색 후 심장재활의 단계

1) 심장재활 단계별 중재

(1) 심근경색 후 심장재활은 팀접근법을 이용한다.

(2) 의사, 간호사, 물리치료사, 작업치료사, 영양사, 사회복지사와 같이 여러 분야의 전문가들이 모여서 팀을 이룬다.

(3) 심장재활은 세 가지 단계를 포함한다: 1단계 – 입원환자 단계, 2단계 – 외래환자 단계, 3단계 – 지역사회를 기반으로 하는 단계

2) 1단계 및 입원환자 단계

(1) 대사활동량(MET) 수준을 증가시키기 위한 여러 심장재활 프로그램을 사용한다.

(2) 1단계에서의 일반적인 치료 중재는 다음을 포함한다.

① 환자와 가족 교육이 필요하다.

a. 생활 변화

b. 위험 요인 수정

c. 가족 지지(family support)

d. 활력징후의 자기 모니터링(self-monitoring): 운동 시 맥박이 안정 시 맥박보다 20bpm 이상 올라가서는 안 된다.

e. 활동 시 역증상(reverse symptoms) 인식: 보그 운동자각도 척도 가르치기

f. 가정운동 프로그램(home exercise program; HEP): 약 1.6km/h의 속도로 평지 걷기

② 침상운동 기술을 가르친다.

a. 심부정맥혈전증(DVT)의 가능성을 낮추기 위해 발목펌프운동을 시행한다.

b. 폐렴의 가능성을 낮추기 위해 보조이동기법을 훈련한다.

③ 활동은 1MET으로 시작해서 점진적으로 2METs까지 증가시킨다.

a. 일부 병원에서는 환자의 개별 반응과 병력에 따라 4~5METs까지 진행하는 경우도 있다.

3) 2단계 및 외래환자 단계

(1) 2단계는 심근경색수술 후 4~6주 후 운동부하검사(ETT)의 결과에 따른다.

(2) 운동처방은 최대심박수의 70~85%의 범위에서 적용한다.

(3) 허혈의 가능성이 있어 운동부하검사가 음성으로 나왔을 때 더 보존적인 운동처방을 적용한다.

(4) 일반적인 치료 중재는 다음과 같다.

① 1단계부터 계속해서 시행한 환자 교육이 필요하다.

a. 활력징후의 자기 모니터링

b. 생활양식의 변화

c. 식이요법의 조절

d. 독립적인 일상생활동작(ADLs)의 수행

e. 5METs까지 가정운동 프로그램 수행

② 5METs의 활동들은 다음과 같다.

a. 약 5.6km/h 속도로 평평한 트레드밀에서 걷기운동

b. 바로 누운 자세 또는 선 자세에서 팔다리의 능동운동

c. 고정자전거 타기

d. 파워 카트를 이용한 골프치기

e. 진공청소기로 집안 청소하기

f. 가벼운 저항운동하기

③ 심근경색수술 후 약 5주 후에 저항운동을 시작한다.

a. 환자에게 작은 근육보다 큰 근육들을 먼저 사용하도록 가르친다.

b. 운동은 가벼운 정도에서 약간 힘든 정도의 보그 운동자각도 척도(11~13)에 초점을 맞추어 시행한다.

c. 환자에게 천천히, 조절된 움직임으로 운동하도록 한다.

d. 환자가 운동 시 불편감을 호소하면 바로 운동을 중단한다.

4) 3단계 및 지역사회기반 또는 자발적 프로그램

(1) 장기간의 신체건강도(physical fitness)와 심폐 기능을 위한 단계이다.

(2) 환자는 운동 시 활력징후의 자기 모니터링을 해야 한다.

(3) 환자는 운동 시 자기 자신의 목표심박수에 대한 정확한 인식이 필요하다.

(4) 환자의 개별 활동을 고려해서 MET 활동량을 정해야 한다.

6. 관상동맥질환을 위한 예방 중재

1) 관상동맥질환(CAD)을 예방하기 위한 방법

(1) 영양사가 제안하는 식이요법 지침

① 환자는 포화지방 섭취를 줄이고, 트랜스지방산을 피하기 위해 저지방 식사를 해야 할 필요가 있다.

② 소금 섭취량을 줄인다.

③ 적절한 양의 식이섬유, 미네랄 및 비타민을 섭취한다.

④ 환자는 체중을 줄이기 위해서 영양사가 제안하는 합리적인 식사계획을 따른다.

(2) 물리치료사가 제안하는 운동 지침

① 환자는 점진적으로 지구력 운동을 증가시킬 필요가 있다.

a. 한 세션당 40~45분 동안 걷거나 유산소운동을 한다.

② 40대 이상의 환자는 심장질환 위험 요인이 2배 이상 높기 때문에 유산소운동프로그램이나 근력강화운동 프로그램을 시작하기 전에 운동부하검사(ETT)를 받아야 한다.

③ 운동부하검사를 통해 잠재성 심장허혈 유무를 확인할 수 있다.

④ 심장질환 위험 요인이 2배 이상인 40대 이상의 환자들의 운동처방 프로그램은 다음을 따른다.

a. 정상 운동부하검사를 통해 최대심박수의 70~80%에서, 30~40분 동안 운동을 시작한다.

b. 일주일에 3~4회, 5~10분 동안의 준비운동과 정리운동을 포함한 운동 처방을 따르게 한다.

(3) 지역사회 기반의 금연프로그램(또는 병원과 연계된 금연프로그램)

① 금연을 해야 하는 환자들에게 추천할 수 있다.

(4) 여러 가지 스트레스 관리 프로그램

① 환자 개인의 필요에 따라 추천할 수 있다.

(5) 약물의 사용

① 고혈압, 당뇨, 고콜레스테롤혈증, 불안, 우울과 같은 위험 요소를 조절하기 위해 약물을 사용할 수 있다.

② 약물은 적절하고 일관되게 사용해야 한다.

(6) 고혈압 관리

① 환자의 고혈압은 다양한 접근 방법으로 조절·관리되어야 한다. 접근 방법으로는 약물, 생활양식의 조절(체중 감소 포함), 나트륨 섭취 감소, 신체 활동 증가 등이 포함된다.

7. 폐의 중재: 체위배담법(postural drainage)과 관련된 용어

1) 체위배담법 용어들

(1) 회전(turning)

① 신체의 세로축을 기준으로 몸을 돌리는 것이다.
② 편측 또는 양측 폐의 확장을 증진시키고, 동맥의 산소공급을 향상시키기 위해 사용한다.
③ 정상 회전(regular turning)은 옆으로 누운 자세 또는 엎드린 자세에서 실시한다.
④ 정상 회전은 환자가 견딜 수 있거나 처방된 기울기에서 실시한다.
⑤ 회전은 환자 스스로 시행할 수도 있고, 의료진이나 침대장치에 의해 시행될 수도 있다.

(2) 체위배담법

① 폐 분절의 기관지가 땅에 수직이 되도록 환자의 자세를 정하는 것이 체위배담의 기본이다.
② 체위배담법은 중력을 이용하여 기관지의 과다한 분비물을 제거하는 것이다.
③ 중력은 하나 또는 그 이상의 폐 분절에서 기도로 분비물을 이동시킨다.
④ 분비물은 기침이나 흡인기를 통해 제거할 수 있다.
⑤ 체위배담을 위한 표준 자세는 목표로 하는 폐 분절을 좌우 기관지의 상단을 구분하는 기관용골(carina tracheae)보다 높게 위치시키는 것이다.
⑥ 자세는 일반적으로 3~15분 동안 유지하고 특수 상황에서는 더 오래 유지될 수 있어야 한다.
⑦ 표준자세는 환자의 상태나 지구력에 따라 수정할 수 있다.

(3) 타진(percussion)

① 폐의 분비물을 묽게 하여 분비물이 쉽게 뱉어낼 수 있도록 하기 위해 흉벽을 두드리는 마사지 기법이다.
② 타진은 흡각(cupping), 두드림(clapping), 경타(tapotement)로 불리기도 한다.
③ 타진의 목적은 흉벽과 폐에 간헐적으로 주기적인 운동에너지를 적용하는 것이다.
④ 타진은 치료사의 손을 컵 모양(그림 5-13)으로 만들어 환자의 흉벽을 율동적으로 두드리거나, 관련 폐 분절과 일치하는 흉부의 특정 부위에 기계 장치를 직접 적용한다.

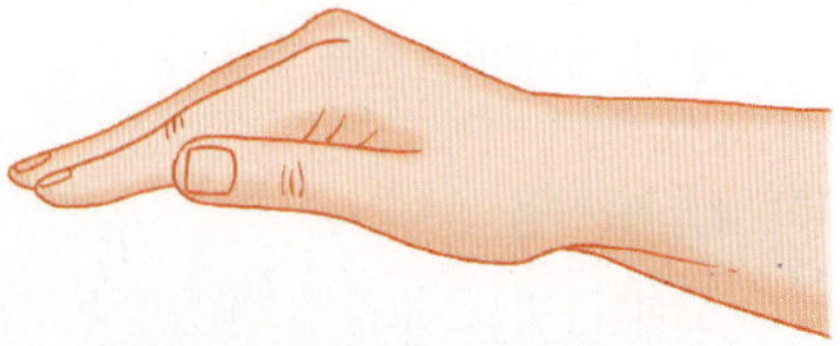

그림 5-13. 타진 시 손의 모양.

⑤ 타진은 관련 폐 분절에 2~5분 동안 적용한다.

(4) 진동(vibration)

① 보통 타진 다음에 수행한다.

② 흉부가 진동으로 압박되는 동시에 흉벽(chest wall)을 통해 진동이 전달된다.

③ 진동법은 팔과 어깨를 곧게 뻗치고, 흉부 위에 한 손을 놓고, 그 위에 다른 손을 놓도록 한다.

④ 환자에게 심호흡을 하도록 하고 서서히 내쉬도록 지시한다.

⑤ 내쉬기 시작할 때 치료사는 해당 부위 위에 압박을 가하고 어깨의 긴장과 이완을 반복함으로써 미세한 진동이 환자의 흉벽에 전달되도록 한다.

⑥ 이 방법은 호기 동안에도 계속한다.

⑦ 진동법 후에 자연적으로 기침을 하지 않으면 기침하도록 지시하고 좌위가 기침하는 데 효과적이다.

⑧ 이 진동법은 여러 번 반복해야 한다.

(5) 흔들기(shaking)

① 폐 분비물을 이동시키기 위한 진동마사지 기법이다.

8. 체위배담 자세: 적응증, 주의점 및 금기증

1) 체위배담법

(1) 폐의 특정 엽, 기관지 및 폐강으로부터 분비물 제거를 돕기 위해 중력을 이용한다.

(2) 체위배담 자세는 효율적인 호흡을 위해 폐의 전후 확장과 높이를 증가시킨다.

(3) 체위배담 자세를 위한 적응증

① 흡인(aspiration)

② 증가된 폐 분비물

③ 과도한 점액으로 인한 무기폐(폐허탈)

(4) 체위배담 자세: 환자는 관련된 기관지 분절이 가장 위쪽에 위치하도록 자세를 취해야 한다.

2) 모든 체위배담 자세에서 금기증

(1) 두개내압(ICP) > 20mmHg

(2) 두부나 경부 손상이 안정될 때까지

(3) 혈행 역학장애로 인한 불안정성: 활성 출혈

(4) 척추후궁절제술과 같은 최근의 척추수술

(5) 급성 척추손상이나 활성 객혈(후두, 기관, 기관지, 폐로부터 혈액의 배출)

(6) 폐기종(만성폐쇄성 폐질환)

(7) 기관지흉막루(기관지가슴막샛길)

⑻ 울혈성 심부전증과 관련된 폐부종

⑼ 다량의 흉막 삼출액

⑽ 폐색전증(심장 등에 있던 혈전이 혈액을 통해 폐의 혈관에 걸려 있는 상태)

⑾ 체위 변경을 견딜 수 없는 고령 환자, 정신상태가 혼란스러운 상태를 보이는 환자 및 불안 환자

⑿ 동요가슴(flail chest)을 동반 또는 동반하지 않은 늑골 골절: 동요가슴에서 침범된 늑골 분절이 어느 쪽에도 부착되지 않아 호흡 시 안과 밖으로 늑골이 움직인다.

⒀ 수술 후 외과적 창상 부위 또는 상처가 치유 중인 조직

3) 트렌델렌버그 자세(Trendelenburg position)를 사용할 때의 금기증

(1) 트렌델렌버그 자세

① Head-Down Tilt

② 환자의 머리를 신체의 나머지보다 아래로 낮추어 몸통과 다리가 위로 올라가 있는 경사진 자세를 말한다.

(2) 금기증은 다음과 같다.

① 두개내압(ICP) > 20mmHg

② 두개내압의 증가를 피해야 하는 환자: 신경외과 수술, 동맥류, 눈 수술 후

③ 조절되지 않는 고혈압

④ 복부 팽창(distended abdomen)

⑤ 식도수술

⑥ 최근의 다량 객혈(외과적, 방사선요법으로 치료된 최근의 폐암과 관련)

⑦ 경관식이법(tube feeding) 또는 식사 직후에 흡인의 위험이 조절되지 않는 기도

(3) 주의사항은 다음과 같다.

① 폐부종(pulmonary edema)

② 숨 가쁨(short of breath)

③ 울혈성 심부전증(congestive heart failure)

④ 약물에 의해 조절되는 고혈압(medication-controlled hypertension)

⑤ 식도열공 탈장(hiatal hernia)

⑥ 비만(obesity)

⑦ 구역(nausea)

(4) 역트렌델렌버그 자세(reverse Trendelenburg position)에 대한 금기증은 다음과 같다.

① 역트렌델렌버그 자세는 바로 누운 자세에서 머리가 올라가고 몸통과 하지가 내려가는 체위다.

② 저혈압 또는 혈관확장제 투여

4) 옆으로 누운 자세에 대한 주의사항

(1) 관절염(arthritis)

(2) 최근의 늑골 골절(recent rib fracture)

(3) 어깨 힘줄염/윤활주머니염(shoulder tendonitis/bursitis)

(4) 환자의 불편(patient's discomfort)

(5) 액와대퇴 우회이식술(axillofemoral bypass graft)

5) 기관지 배담 자세와 타진(그림 5-14, 5-15)

(1) 상엽(upper lobes): 첨구(apical segments)

① 침대 또는 평평한 배담테이블에 환자를 위치시킨다.

② 환자는 30° 정도 등 뒤로 베개에 기댄다.

③ 치료사는 빗장뼈와 어깨뼈 첨부 사이의 각 측면 부분에 손을 컵 모양으로 만들어 두드린다.

(2) 상엽(upper lobes): 후구(posterior segments)

① 침대 또는 평평한 배담테이블에 환자를 위치시킨다.

② 환자는 30° 정도 앞으로 굽혀서 접은 베개에 몸을 기댄다.

③ 치료사는 환자 뒤에 서서 양쪽 등을 두드린다.

(3) 우중엽(right middle lobe)

① 발쪽이 16인치 올라간 배담테이블에 환자를 위치시킨다.

② 환자의 머리를 침대 아래쪽에 두고 왼쪽을 아래쪽, 측면으로 하여 눕는다. 등쪽으로(뒤쪽으로) 1/4 회전하고 베개를 어깨에서 엉덩이까지 등 뒤에 놓는다. 환자의 무릎은 굽힘해야 한다.

③ 치료사는 오른쪽 유두 부위를 두드린다.

④ 여성일 경우 손을 컵 모양으로 만들어 손꿈치를 겨드랑이에 대고 손가락을 앞쪽으로 하여 두드린다.

(4) 좌상엽(left upper lobe): 설구(lingular segments)

① 발쪽이 16인치 올라간 배담테이블에 환자를 위치시킨다.

② 환자의 머리를 침대 아래쪽에 두고 오른쪽을 아래쪽, 측면으로 하여 눕는다. 등쪽으로(뒤쪽으로) 1/4 회전하고 베개를 어깨에서 엉덩이까지 등 뒤에 놓는다. 환자의 무릎은 굽힘해야 한다.

③ 치료사는 왼쪽 유두 부위를 두드린다.

④ 여성일 경우 손을 컵 모양으로 만들어 손꿈치를 겨드랑이에 대고 손가락을 앞쪽으로 하여 두드린다.

(5) 하엽(lower lobes): 외측기저구(lateral basal segments)

① 발쪽이 20인치 올라간 배담테이블에 환자를 위치시킨다.

② 오른쪽 측면의 기저부 배담

a. 환자는 머리를 침대 아래쪽에 두고, 왼쪽을 밑으로 측면으로 누워 위쪽을 향해 고개를 돌린다.

b. 지탱을 위해 두 다리 사이에 베개를 걸치게 한다.

c. 치료사는 하부 갈비뼈의 가장 위쪽 부분을 두드린다.

③ 왼쪽 측면의 기저부 배담

a. 환자는 머리를 침대 아래쪽에 두고, 오른쪽을 밑으로 측면으로 누워 위쪽을 향해 고개를 돌린다.

b. 지탱을 위해 두 다리 사이에 베개를 걸치게 한다.

c. 치료사는 하부 갈비뼈의 가장 위쪽 부분을 두드린다.

(6) 하엽(lower lobes): 후기저구(posterior basal segments)

① 발쪽이 20인치 올라간 배담테이블에 환자를 위치시킨다.

② 환자는 머리를 침대 아래쪽에 두고, 고관절 아래에 베개를 넣고 엎드려 눕는다.

③ 치료사는 척추에 가까운 하부 늑골의 양쪽 측면을 두드린다.

④ 척추에 근접한 하부 갈비뼈의 각 측면을 두드린다.

(7) 상엽(upper lobes): 전구(anterior segments)

① 침대 또는 평평한 배담테이블에 환자를 위치시킨다.

② 환자는 무릎 아래에 베개를 대고 바로 눕는다.

③ 치료사는 빗장뼈와 유두 사이의 각 측면을 두드린다.

(8) 하엽(lower lobes): 전기저구(anterior basal segments)

① 발쪽이 20인치 올라간 배담테이블에 환자를 위치시킨다.

② 왼쪽 전방 기저부의 배담

a. 환자의 머리는 아래쪽에 두고 무릎 사이에 베개를 넣어 오른쪽을 밑으로 옆으로 눕는다.

b. 치료사는 하부 갈비뼈 전방에 컵 모양의 손으로 가볍게 두드린다.

③ 오른쪽 전방 기저부의 배담

a. 환자의 머리는 아래쪽에 두고 무릎 사이에 베개를 넣어 왼쪽을 밑으로 옆으로 눕는다.

b. 치료사는 하부 갈비뼈 전방에 컵 모양의 손으로 가볍게 두드린다.

(9) 하엽(lower lobes): 상구(superior segments)

① 침대 또는 평평한 배담테이블에 환자를 위치시킨다.

② 환자는 엉덩관절 아래에 2개의 베개를 받친 채로 엎드려 눕는다.

③ 치료사는 양쪽 어깨뼈의 끝에서 등의 중간 부위를 두드린다.

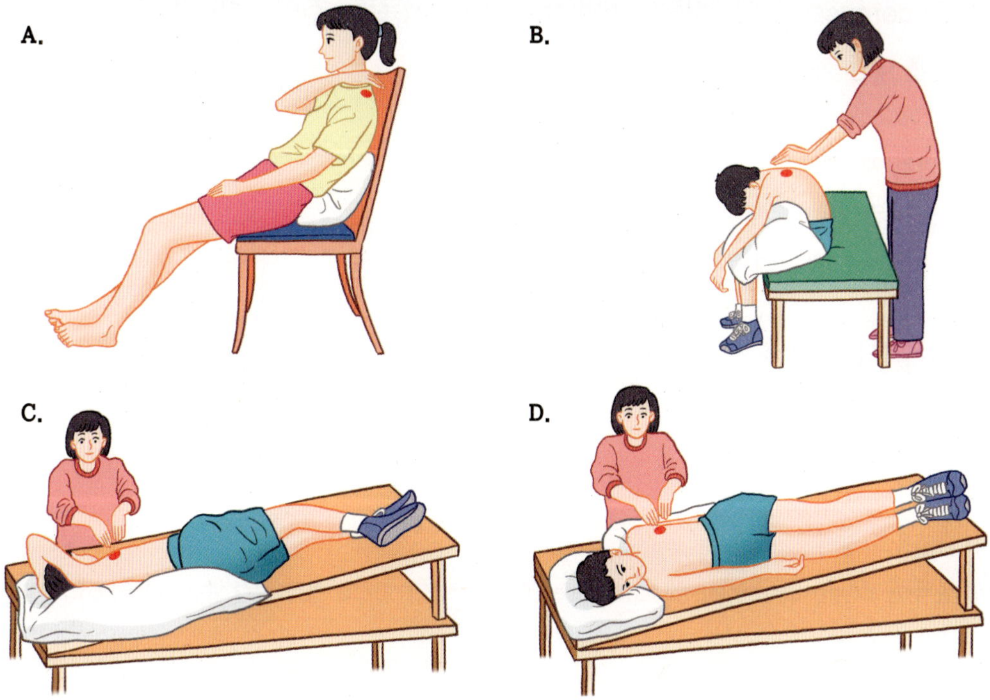

그림 5-14. A~D, 기관지 체위배담을 위한 자세 1.

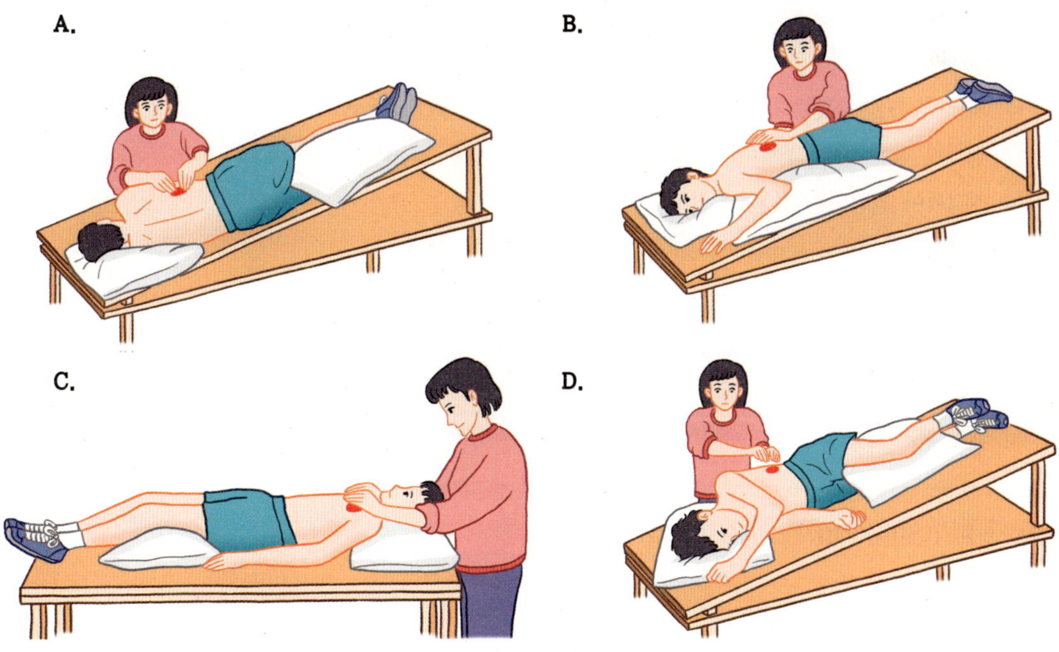

그림 5-15. A~D, 기관지 체위배담을 위한 자세 2.

9. 타진(percussion)과 흔들기 기법(shaking): 적응증, 주의점 및 금기증

1) 타진에 대한 적응증

(1) 흡인(aspiration)

(2) 증가된 폐 분비물

(3) 과도한 점액으로 인한 무기폐(폐허탈)

(4) 타진은 특정 폐 분절을 위해 채위배담 자세와 더불어 적용할 수 있다.

2) 타진과 흔들기 적용 시 주의사항

(1) 갈비뼈 골절

(2) 퇴행성 뼈질환

(3) 객혈

(4) 혈액응고 장애

(5) 혈액 응고(partial thromboplastin time; PTT)의 증가: 38초 이상(정상 수치: 25~38초)

(6) 혈소판 수치 50,000 이하

3) 타진에 대한 금기증(체위배담법의 금기증 추가)

(1) 피하기종(subcutaneous emphysema): 피부밑공기증

(2) 최근 경막외 척수 주사(epidural spinal infusion), 척수마취(spinal anesthesia)

(3) 최근에 실시한 흉부의 피부이식, 피부판수술

(4) 흉부에 화상, 개방성 창상, 피부 감염

(5) 최근에 우심실 첨부로 삽입된 일시적 경정맥 심박조절기(transvenous pacemaker) 또는 기계적 장치가 사용되어야 하는 피하 심장박동기가 있는 경우

(6) 폐결핵이 의심되는 경우

(7) 폐좌상(lung contusion)

(8) 기관지연축

(9) 갈비뼈의 골수염, 골다공증

(10) 응고병증(혈액 응고 결함)

(11) 흉벽 통증 호소

4) 흔들기(shaking)에 대한 적응증

(1) 흡인

(2) 증가된 폐 분비물

(3) 과도한 점액으로 인한 무기폐(폐허탈)

(4) 물리치료사는 특정 폐 분절을 위해 체위배담 자세와 더불어 5~7가지의 흔들기 기술을 사용할 수

있다.

(5) 5가지 미만의 기술은 효과적이지 않고, 10가지 이상의 기법은 과환기를 야기할 수 있다.

(6) 주의사항과 금기증은 타진과 같다.

10. 호흡재활을 위한 기타 중재

1) 호흡 기법(breathing techniques)

(1) 호흡운동(breathing exercises)

① 치료사는 환자가 옷에 의해 움직임이 제한을 받지 않고 몸이 이완되고 편안한 자세와 조용한 환경에서 가르친다.

② 운동을 시작할 때 복부근육의 이완을 위해 머리와 몸통이 약 45° 정도 뒤로 기댄 반 누운 자세(semireclining position)로 앉아야 한다.

③ 환자의 무릎과 엉덩관절은 베개를 받쳐 구부린다.

④ 급성 및 만성 폐질환 환자에게는 호흡의 효율성을 높이고 호흡 에너지를 감소시키기 위하여 조절된 호흡운동을 가르친다.

⑤ 호흡운동은 환자의 호흡근을 재훈련시키고 환기와 산화, 가스교환의 효율성을 향상시키기 위해 실시된다.

⑥ 호흡운동은 어깨와 몸통, 흉부의 확장, 심호흡의 촉진, 기침반사의 자극에 유용하다.

(2) 호흡운동 시 주의사항

① 강제 호기는 기관지 연축을 일으킬 수 있기 때문에 환자가 강제 호기를 하지 않도록 한다. 호기는 수동적이고, 이완되며, 조절되어야 한다.

② 환자가 상흉부나 호흡보조근을 이용하여 흡기를 시작하지 않도록 한다. 상흉부는 호흡 시 움직임이 없어야 한다.

③ 환자가 연장호기를 하지 않도록 한다. 이것은 다음 흡기 시에 헐떡임을 일으키고, 불규칙 호흡 패턴을 만든다.

④ 환자가 과환기의 가능성을 피하기 위해 한 번에 3~4번만 심호흡을 하도록 한다.

(3) 설인두 호흡(glossopharyngeal breathing)

① 흡기근(횡격막)이 상당히 약화된 경추 상위 레벨 환자에게 주로 적용한다.

② 이런 환자들은 폐활량이 심하게 줄어들어 주로 호흡기에 의존하여 호흡을 하는 경우가 많다.

③ 개구리 호흡(양서류 호흡): 혀를 이용하여 공기나 먹이를 입안으로 넣는 동작과 비슷하다.

④ 잠시 동안이라도 호흡기에 의존하지 않고, 호흡할 수 있도록 하게 하기 위해 이 방법을 가르친다.

⑤ 이 방법은 이용할 수 있는 호흡보조근(얼굴과 목근육을 모두 사용하여)을 이용하여 폐활량을 증가시키는 방법이다.

⑥ 방법

a. 공기를 입에 머금은 다음, 입을 다물고 혀로 공기를 구강 뒷부분으로 밀어 인두로 보낸다.

b. 혀를 앞으로 내밀고 공기를 말아서 입안으로 삼키는 동작을 연속적으로 하여 적은 양의 공기를 빨리 입속으로 들이마시는 것이다.

c. 이러한 방법을 여러 차례 반복하여 폐로 공기를 보낸다.

d. 이런 방법은 이용할 수 있는 얼굴과 목근육을 모두 사용하여 적은 양의 공기를 찔끔찔끔 여러 차례 마시면서 흡입하는 것이다.

e. 이 방법은 횡격막 근육의 마비에도 불구하고 점차적인 흡입으로 흉부를 확장시킬 수 있다.

(4) 입술 오므리기 호흡(pursed-lip breathing)

① 주로 만성폐쇄성 폐질환(COPD)으로 기도의 탄력성을 잃고 호기 시 폐가 허탈되므로 환자는 호흡곤란을 겪게 된다. 이 호흡법은 호흡곤란 환자를 위한 호기 기술이다.

② 구강호흡 기술로, 입을 오므려서 입술의 크기를 작게 하여 서서히 호기를 함으로써 호기를 연장하고 가벼운 호기 저항을 만든다.

③ 호기 저항은 기도의 개방 상태를 유지하기 위해 필요한 폐내 압력을 유지할 수 있도록 해준다.

④ 이 호흡법은 폐 내의 기도가 조기 폐쇄되는 것을 방지한다.

⑤ 방법

a. 입을 다문 채 코를 통하여 천천히 공기를 들이마신다. 하나, 둘 헤아리고 잠시 숨을 내쉰다.

b. 입술을 오므리고 마치 부드럽게 촛불을 끄듯이 공기를 내쉰다. 하나, 둘, 셋, 넷을 헤아린다.

c. 폐를 비우고 갇힌 공기량을 감소시키기에 충분한 시간 동안 호기한다. 호기 시간은 적어도 흡기 시간의 2배가 되도록 한다.

⑥ 입술 오므리기 호흡하는 동안 코를 통한 호기가 있어서는 안 된다.

(5) 횡격막 호흡(diaphragmatic breathing)

① 횡격막을 사용하는 복식호흡이다.

② 호흡운동은 흉곽이 확장하고 횡격막이 수축하는 것으로 이루어지나, 특히 횡격막의 운동이 주가 되는 것을 횡격막 호흡이라 하고, 복압이 생기는 점에서 복식호흡이라고 한다.

③ 환자에게 흡기 시 복부근은 이완시키면서 횡격막을 사용하는 것을 재훈련시키기 위한 호흡 기술이다(흉벽은 그대로 있고, 복부는 상승하는 것과 같이).

④ 복부는 부풀어 오르고, 흉부의 상방과 하방이 약간 팽창하고 상승하도록 천천히 숨을 들이마신다.

⑤ 그 다음, 환자는 잠시 숨을 참고 나서 천천히 호기한다.

⑥ 이때 복부는 안쪽으로 당겨지고, 횡격막은 상승하며, 흉부는 이완된다.

⑦ 횡격막 호흡은 만성폐쇄성 폐질환(COPDs)과 만성제한성 폐질환(CRLDs)에 사용된다.

⑧ 횡격막 호흡은 이완기법이기도 하다.

⑨ 치료사는 환자가 횡격막을 사용하도록 돕고, 보조근의 사용을 억제하기 위해 바이오피드백 기계를

사용할 수 있다.

⑩ 방법

a. 환자는 반 기댄 자세(semireclined position)로 이완하고, 치료사는 환자에게 호흡 방법 절차를 설명한다.

b. 치료사는 자신의 손을 환자의 흉골하각(명치각, subcostal angle)에 부드럽게 놓는다.

c. 치료사는 호흡의 호기 내내 가벼운 압력을 가한다. 호기의 마지막 무렵, 치료사는 압력을 증가시킨다. 환자는 치료사의 손에 의한 저항에 대항하여 흡기하도록 한다.

d. 치료사가 횡격막의 움직임을 느낄 때 환자가 최대 흡기를 할 수 있도록 저항을 제거한다.

e. 환자 손의 위치는 한 손은 앞가슴 흉골 중간부에, 다른 손은 복부에 얹고 흡기 시 복부에 얹은 손이 앞으로 튀어나오게 하고 호기 시 내려감을 느껴야 하며, 흉골 중앙부의 손에서는 움직임이 느껴지지 않아야 한다.

f. 호기는 천천히 입술 오므리기 호흡 방법으로 내쉬며 흡기와 호기의 비율은 1 : 2이다.

g. 처음에는 환자에게 반 기댄 자세에서 이 기술을 교육하고, 그 후 앉은 자세, 선 자세, 걷는 자세, 계단 오르기 자세에서 교육한다.

(6) 분절 호흡(segmental breathing)

① 흉막염 통증, 수술이나 외상으로부터 오는 부목고정 및 분절성 무기폐를 가진 환자에게 적용된다.

② 이 호흡 방법은 저환기된 폐 분절에 도움을 주기 위한 호흡 기술이다.

③ 분절 호흡을 하기 전 분비물 제거 기술을 이용하여 환자의 기도를 점액으로부터 청결하게 할 필요가 있다.

④ 환자는 흉부의 저환기 부위에 놓인 치료사의 손의 저항에 대항하여 숨을 들이마신다.

⑤ 치료사는 흉곽의 국소 확장을 느낄 때 환자가 완전히 흡기를 할 수 있도록 손의 저항을 천천히 제거한다.

2) 활동 조율(activity pacing)

(1) 활동 조율은 환자의 호흡능력 제한 범위 내에서 일상생활동작, 보행, 계단 오르기 및 기타 과제들을 어떻게 수행하는지 가르치는 것이다.

(2) 환자는 하나의 활동을 여러 개의 작은 부분으로 나눌 필요가 있다.

(3) 환자는 호흡곤란과 피로를 제거하기 위해 여러 활동의 부분들 사이에 휴식시간을 가지고 각각의 부분을 수행한다.

(4) 각각의 작은 부분을 수행하는 동안 환자는 입술 오므리기 호흡 기술을 사용할 수 있다.

(5) 예를 들어, 계단의 한 층계를 오르기 위해서 환자는 휴식 시에 숨을 들이쉰 후, 입술 오므리기 호흡을 이용하여 호기하고 한두 걸음 올라간다. 그러고 나서 환자는 완전히 회복될 때까지 멈춰 선다. 환자는 호흡곤란이나 피로 없이 모든 계단을 오를 수 있을 때까지 이 과정을 반복한다.

3) 기침 훈련(coughing)

(1) 기침은 기도를 청결히 하고 이물질이나 자극물질의 폐 흡입으로부터 기도를 보호하기 위한 방어적 기능이다.

(2) 기침 훈련은 기도를 청결하게 하는 가장 쉬운 방법이다.

(3) 기침 보조 훈련(assisted cough)은 벽에 기대어 앉은 환자의 흉골하각 아래 부분에 양손을 댄 물리치료사에 의해 수행된다.

(4) 환자가 숨을 깊이 들이마시고, 기침을 시도할 때 물리치료사는 손을 안쪽, 위쪽으로 밀어서 공기의 호기를 도와준다.

(5) 가쁜 숨(huffing)은 기침과 비슷하다.

① 환자는 심호흡을 하고 즉시 "하, 하, 하"라고 말하며, 힘 있게 공기를 배출한다.

② 화를 발끈 내는 것으로 만성폐쇄성 폐질환 환자에게 유용하다.

③ 고흉부압을 만들지 않으면서 기침과 같은 단계를 많이 이용하는 방법이다.

(6) 효과적인 기침훈련 방법

① 천천히 이완되도록 3회 심호흡을 한다. 이것은 폐포를 개방하고 공기가 호흡기에 있는 점액 아래로 내려가도록 해준다.

② 똑바로 앉은 자세에서 머리를 약간 숙이고 어깨와 무릎은 편안하게 하며 베개를 복부에 댄다.

a. 환자가 똑바로 앉아서 약간 앞으로 몸을 숙이면 효과적인 기침을 하기 위해 필요한 기도 압력 증가를 돕는다.

b. 베개나 부드러운 담요로 복부 절개 부위를 지지하는 것은 복부의 통제되지 않는 움직임으로 발생하는 통증을 줄여준다.

③ 입술 오므리기 호흡으로 호기하며 머리를 앞쪽으로 숙인다.

④ 천천히 횡격막 호흡으로 흡기하며 몸을 일으킨다.

⑤ ③과 ④를 반복하여 객담을 이동시키고, 횡격막 호흡으로 깊게 흡기 후 호기하며 3~4회 강하게 기침한다.

a. 마지막 호흡 시에 숨을 2~3초 동안 참는다.

b. 숨을 참는다는 것은 더 강력한 기침을 할 수 있도록 흉부 내 압력을 증가시키는 역할을 한다.

c. 복부 근육을 수축하고 구강을 통해 공기를 강하게 내뱉는다. 수축은 강력한 호기를 생산한다.

(7) 기침을 통해 배출된 점액질(객담)은 검사실로 보내야 한다.

① 폐렴의 경우 객담은 찐득찐득하고 끈적이며 점착성이 있다. 외관은 쇠녹가래로 피가 섞여 있다.

② 기관지염의 경우 객담은 점액성으로 피로 줄이 생겨있고, 고름으로 인해 녹색을 띤 노란색이다.

4) 흡인술(suctioning)

(1) 기도로부터 분비물을 제거하는 것이다.

(2) 수행하는 방법은 다음과 같다.

① 무균술을 이용한다.

② 예비산소(supplemental oxygen)를 제공한다.

③ 흡인(suction)을 적용하지 않고 흡인 카테터(suction catheter)를 가능한 한 완전히 부드럽게 삽입한다.

④ 카테터를 빼내면서 흡인을 적용한다.

⑤ 기관 튜브에 부착된 소생기주머니(resuscitator bag)에 의한 도수 팽창이나 기계적 환기로 폐를 재확장시킨다.

(3) 흡인술의 주의사항

① 흡인 절차는 숙련된 물리치료사에 의해 이루어져야 한다(치료사의 숙련 수준 확인).

② 기관 흡인(tracheal suctioning)은 흡인하려는 위치에 인공 기도를 가진 환자에게만 사용될 수 있다.

③ 저산소혈증, 심장박동장애, 기계적 외상, 기관기관지분지계의 세균성 오염, 두개뇌압 상승 환자는 피한다.

5) 배깅(bagging)

(1) 인공적인 환기를 제공한다.

(2) 산소를 회복시킨다.

(3) 흡인(suction) 후 폐를 재확장시킨다.

(4) 수행 방법은 다음과 같다.

① 도수 소생기주머니(resuscitator bag)를 산소의 근원에 부착한다.

② 도수 소생기주머니를 기관 내 튜브에 연결한다.

③ 공기를 환자에게로 이동시키기 위해 주머니를 율동적으로 짜준다.

④ 환자는 수동적으로 호기한다.

(5) 배깅은 기계 환기를 사용하지 않는 환자의 흡인 전후에 사용된다.

6) 심폐중환자실에서의 물리치료

(1) 모든 환자들에게 뒤집기(turning), 수동자세잡기(passive positioning), 부목사용, PROM, AROM, 앉기, 서기, 이동하기 등을 훈련시킨다.

(2) 물리치료방법은 환자 개개인의 진단과 지구력에 따라 달라져야 한다.

(3) 치료사는 혈관 내 라인과 튜브에 주의해야 한다.

(4) 치료사는 기립성 저혈압, 호흡곤란 및 활력징후의 변화가 생기는지 유심히 살펴야 한다.

7) 유산소 훈련(aerobic training)

(1) 유산소 훈련은 급성 관리 이후의 심폐재활의 한 부분이다.

(2) 유산소 훈련은 준비운동(warm up), 유산소운동, 정리운동(cool down)을 포함한다.

(3) 발살바현상을 방지하기 위해 호기 시 스트레칭운동은 유산소 훈련보다 전에 하도록 권고된다.

(4) 준비운동 시간(5~15분)은 유산소운동과 동일한 운동으로 구성되지만 저강도와 조절된 호흡을 이용하여 수행한다.

(5) 유산소운동(20~60분)은 운동 처방을 통해 계산된 목표심박수(THR)를 유지해야 한다.

(6) 환자는 호흡곤란 자각도, 심박수, 호흡률, 산소측정법(산소포화도 측정)을 이용하여 모니터한다.

(7) 정리운동(5~15분)은 심폐계를 운동 전 수준으로 천천히 되돌리기 위한 저강도의 유산소 활동들로 구성되어 있다.

(8) 유산소운동의 효과를 높이고 보다 안전하게 운동하기 위해서는 운동 빈도(frequency), 운동 강도(intensity), 운동 시간(time), 운동 형태(type)를 고려해야 한다.

(9) 운동 강도의 설정은 다음과 같다.

① 효과적이고 안전한 운동을 위해 가장 중요하게 고려되어야 하는 것이 적절한 운동 강도의 설정이다.

② 여러 가지 방법으로 운동 강도를 설정할 수 있지만, 여기서는 카보넨(Karvonen) 공식을 사용한다.

③ 이 공식으로 자신의 연령과 안정 시 심박수를 통해 목표심박수를 계산하여 운동 강도를 설정할 수 있다.

(10) 카보넨(Karvonen) 공식

① 목표심박수={(최대심박수−안정 시 심박수)×운동 강도(%)}+안정 시 심박수

② 최대 심박수=220−나이

③ 안정 시 심박수 측정: 요골동맥이나 경동맥에서 촉진하여 10초 동안의 심박수를 측정하여 6을 곱한다.

④ 적정 운동 강도의 범위: 운동 강도는 건강한 성인 남자의 경우 최대 운동능력의 60~80%로 결정하는 것이 좋으나, 체력 수준이 낮거나 운동을 처음 시작하는 경우에는 최대 운동 능력의 40~60%가 적당하다.

⑤ 예를 들어, 운동 경험이 없는 20세 여자의 목표심박수의 범위는 다음과 같이 계산한다.

a. 최대 심박수=220−20(세)=200(회)/분

b. 안정 시 심박수=50(회)/분

c. 목표심박수=40~60%={(200 − 50)×0.4)}+50~{(200−50)×0.6)}+50=110~140회/분

d. 즉, 분당 최소 110회 이상 140회 이하의 심박수를 유지하도록 운동하는 것이 적정 운동 강도이다.

11. 호흡 운동의 사례

1) 외측흉부가동운동(lateral chest mobilization exercise): 흡기와 호기 시

(1) 외측 늑곽을 가동시킨다.

(2) 흉부 외측의 가동을 위해서 앉은 자세에서 실시한다.

① 흡기 시에 환자는 흉부의 뻣뻣한 쪽의 반대쪽으로 구부린다.

a. 저운동성 구조를 늘린다.

b. 흉부를 확장한다.

② 호기 시에 환자는 뻣뻣한 쪽으로 몸을 구부리는 동안 흉부의 외측면에 주먹 쥔 손을 대고 민다.

③ 이러한 운동을 진전시키기 위해 환자에게 뻣뻣한 쪽 팔을 머리 위로 들어 올리도록 하고 굳은 부위로부터 멀어지도록 몸을 구부리도록 한다.

a. 이는 저운동성이 있는 구조에 대한 스트레칭이 증가하도록 한다.

2) 상흉부가동운동(upper chest mobilization exercise): 흉근의 스트레칭

(1) 운동 시 환자의 자세는 머리 뒤쪽을 깍지 낀 양손으로 잡고 의자에 앉은 자세이다.

(2) 흡기 시에 환자는 팔을 수평으로 외전시킨다.

(3) 호기 시에 환자는 몸을 앞으로 구부리면서 양쪽 팔꿈치를 모은다.

3) 상흉부가동운동: 상흉부 확장과 어깨 스트레칭

(1) 운동 시 환자의 자세는 의자에 앉은 자세이다.

(2) 흡기 시 환자는 양쪽 팔을 머리 위로 뻗는다: 양쪽 어깨관절 180° 굽힘(flexion)과 약간의 벌림(abduction)

(3) 호기 시 환자는 양팔이 바닥을 향한 채로 앞쪽으로 뻗으며, 엉덩관절에서 전방으로 구부린다.

5-5 심폐 중재 패턴

1. 심폐 중재를 위한 임상지침

1) 운동치료방법(therapeutic exercises)

(1) 근력, 근지구력 훈련

① 두부, 경부, 팔다리, 골반바닥, 몸통 및 호흡근
② 능동보조운동, 능동운동, 저항운동
③ 구심성, 역동성, 등장성, 등척성, 플라이오메트릭 운동
④ 수중 운동 프로그램
⑤ 표준화되고 프로그램된 보충적인 운동 접근
⑥ 특정 과제 수행 훈련

(2) 유연성운동

근육 신장, 관절가동범위, 스트레칭 등

(3) 이완운동

① 호흡 전략
② 움직임 전략
③ 이완 기법
④ 표준화, 프로그램, 보충적 운동 접근

(4) 유산소능력, 지구력 조건화 및 재조건화 운동

① 수중운동 프로그램
② 보행과 이동 훈련
③ 시간에 따른 작업부하의 증가
④ 특정 과제 수행 훈련
⑤ 걷기 및 휠체어 밀기 프로그램

(5) 신체 역학과 자세 안정화

① 신체 역학 훈련
② 자세 인식 훈련
③ 자세 조절 훈련
④ 자세 안정화 활동

(6) 보행과 이동 훈련

① 발달 활동 훈련

② 보행 훈련

③ 도구와 장치 훈련

④ 지각 훈련

⑤ 표준화, 프로그램, 보충적 운동 접근

⑥ 휠체어 훈련

(7) 신경운동 발달 훈련

① 발달 활동 훈련

② 운동 훈련

③ 움직임 패턴 훈련

④ 신경근 교육 및 재교육

(8) 균형, 협조성 및 민첩성 훈련

① 발달 활동 훈련

② 운동조절, 운동 학습과 같은 운동기능 훈련 및 재훈련

③ 신경근 교육 및 재교육

④ 표준화, 프로그램, 보충적 운동 접근

2) 자조관리와 가정관리에 있어 기능적 훈련(ADL, IADL 포함)

(1) 일상생활동작(ADL)과 도구적 일상생활동작(IADL)을 포함하는 기능적 훈련이다.

(2) 일상생활동작 훈련은 다음과 같다.

① 목욕

② 침상 움직임과 이동 훈련

③ 발달 활동

④ 옷 입기

⑤ 식사

⑥ 몸 단장

⑦ 화장실 이용

(3) 장치, 도구 사용 및 훈련

① ADLs과 IADLs 시에 보조적이고 적합한 장치와 장비 훈련

② ADLs과 IADLs 시에 교정적, 보호적 및 지지적인 장치나 장비의 훈련

③ ADLs과 IADLs 시에 의지 장치나 장비의 훈련

(4) 기능적 훈련 프로그램

① 모의 환경과 과제

(5) 도구적 일상생활동작(IADLs) 훈련

① 부양가족 돌봄

② 집수리

③ 허드레 가사일

④ 쇼핑

⑤ 유아와 소아를 위한 구조화된 놀이

⑥ 정원 손질

(6) 손상 방지 또는 감소

① 자조와 가정관리 동안 안전 인식

② 보조 장치와 장비를 이용한 손상 방지 또는 감소

3) 장치와 장비의 처방, 적용 및 적절한 제작

(1) 보조적(assistive), 적합한(adaptive), 보조기(orthotic), 보호적(protective), 지지적(supportive), 의지(prosthetic)

(2) 적합한 장치: 좌석 시스템

(3) 보조적 장치: 지팡이, 목발, 치료용 리처(long-handled reachers), 보행기, 파워 장치, 정적과 동적 부목, 휠체어

(4) 보조기 장치: 보조기, 석고 부목, 부목, 구두 삽입물

(5) 보호적 장치: 고정기, 쿠션

(6) 지지적 장치: 압박 옷(compression garment), 코르셋, 탄력 랩(wrap), 경추보조기, 예비산소, 기계적 환기장치

4) 작업(직장·학교·놀이)에서 기능적 훈련, 지역사회, 도구적 일상생활동작(IADL)을 포함한 여가 통합과 재통합, 작업 심화(work hardening), 작업 조건화(work conditioning)

(1) 장치 및 장비 사용과 훈련

① 도구적 일상생활동작 동안 보조적, 적합한 장치와 장비 훈련

② 도구적 일상생활동작 동안 보조기, 보호적, 지지적 장치 및 장비 훈련

③ 도구적 일상생활동작 동안 의지 장치 및 장비 훈련

(2) 기능적 훈련 프로그램

모의 환경과 과제, 과제 적응, 과제 훈련, 작업 조건화, 작업 심화

(3) 도구적 일상생활동작 훈련

도구와 관련된 지역사회 봉사 훈련, 도구나 기구를 포함한 학교 및 놀이 활동 훈련, 도구를 사용하는 작업 훈련

(4) 손상 예방 또는 감소

① 직장, 학교, 놀이 및 지역사회에서 작업하는 동안 손상 예방 교육

② 여가의 통합과 재통합을 통한 손상 예방 교육

③ 장치와 장비의 사용 시 손상 예방 또는 감소

④ 직장, 학교, 놀이 및 지역사회에서 작업동안 안전 인식 훈련

⑤ 여가의 통합과 재통합을 통한 안전 인식 훈련

(5) 여가 및 놀이 활동과 훈련

5) 도수치료 기술(관절가동술 제외)

(1) 도수 림프 배출

(2) 수동관절가동범위

(3) 마사지(결합조직마사지, 운동마사지 등)

(4) 연부조직가동술

6) 전기치료적 기법

(1) 전기적 근육자극(EMS, TENS)

7) 환자 지도(instruction): 환자와 보호자에 대한 지도, 교육 및 훈련에 관하여

(1) 병리, 병태생리학적 위험 요인: 질병, 장애, 및 신체조건

① 기능적 제한점 및 장애

② 수행력 향상

③ 건강, 건강증진(wellness), 피트니스 프로그램

④ 중재에 대한 계획

(2) 현재 몸의 상태에 대한 병리, 병태생리학적 위험 요인: 질병, 장애 및 신체조건

① 손상, 기능적 제한점 및 장애

② 돌봄에 대한 계획

③ 환경의 변화

④ 새로운 역할로의 전이

8) 기도 청결 기술

(1) 호흡 전략

① 능동 호흡 주기 또는 강제 호기 기술

② 기침 보조/허핑(huffing) 기술

③ 자발 배출(autogenic drainage)

④ 조율된 호흡

⑤ 입술 오므리고 호흡

⑥ 환기를 최대화하는 기술

⑦ 최대 흡기 후 유지

⑧ 층계식 호흡(staircase breathing)

⑨ 도수적 과팽창

(2) 자세잡기

① 호흡 작업을 변화시키기 위한 자세잡기

② 환기와 관류를 최대화하기 위한 자세잡기

③ 폐 체위배담

(3) 도수적 또는 기계적 기술

① 보조 장치

② 흉부 타진, 진동, 흔들기

③ 흉벽 도수교정

④ 흡인

⑤ 환기보조 장치

2. 관상동맥질환 중재 패턴

1) 관상동맥질환 중재를 위한 기본 물리치료 목표

(1) 증가된 산소요구량에 대한 생리적 반응을 개선하는 것이다. 산소요구량이 증가하면 증상이 감소한다.

(2) 근파워, 근력, 지구력 및 유산소 능력을 증가시키는 것이다.

(3) 일상생활동작(ADLs), 도구적 일상생활동작(IADLs), 가정관리, 지역사회, 직업의 통합과 재통합을 수행할 수 있는 능력을 증가시키는 것이다.

(4) 재발을 인식해서 즉시 중재법을 찾는 능력을 향상시키는 것이다. 이는 재발 위험을 감소시킨다.

(5) 건강증진, 건강한 습관 및 예방을 증진시키는 행동을 습득하는 것이다.

(6) 환자, 가족 및 간병사는 환자의 건강과 건강관리 자원의 활용에 대한 의사결정 능력을 향상시킨다.

2) 관상동맥질환을 위한 운동 지침

(1) 유산소운동 처방은 FITT 방정식에 근거해야 한다: F=빈도(frequency), I=강도(intensity), T=(지속)시간(time, duration), T=종류(type, mode)

(2) 빈도에 관해서 유산소운동 훈련은 주당 3~5회, 12주 또는 그 이상의 기간이 권고된다.

(3) 시간에 관해서 유산소운동 훈련 세션은 20~40분의 유산소운동, 5~10분의 준비운동, 5~10분의 정리운동으로 구성한다. 컨디션이 좋지 않은 환자는 각 운동들 사이에 5분간 휴식시간이 필요할 수 있다.

(4) 유산소운동의 강도는 최대심박수의 약 70~85%에서 시작할 수 있다. 컨디션이 좋지 않은 환자는 더 낮은 수준인 최대심박수의 50~60%에서 시작할 필요가 있다. 하지만 관상동맥질환자를 위해 운동 강도를 계산하는 가장 안전한 방법은 의료적으로 감독, 관리하에 ETT를 사용하는 것이다. ETT 동안에 ECG 모니터링을 통해 운동 유발성 허혈을 발견할 수 있다.

(5) 운동 강도는 또한 운동 처방이나 환자에 의한 운동자각도(Borg RPE scale)에 근거할 수 있다. 보그 운동자각도 척도에 따라서 환자는 '꽤 가벼운 수준(11)'과 '다소 힘든 수준(13)' 사이에서 운동(exertion)을 제한할 필요가 있다.

(6) 환자는 운동하는 동안 운동의 결과로 오는 피로를 경험해서는 안 된다. 만약 피로가 발생하면 운동의 강도나 빈도는 감소되어야 한다. 환자는 다음 사항을 알고 있어야 한다: 피로와 과운동 증상이 운동이나 활동 중에 생길 수 있고, 운동한 날 또는 그 다음 날 생길 수 있다.

(7) 운동 또는 활동의 종류에는 트레드밀, 자전거, 계단 오르기, 노 젓기, 등받이자전거(reclining bicycle), 스텝퍼(stepper), 크로스컨트리 스키 시뮬레이션, 상지자전거가 될 수 있다. 환자는 선택할 수 있는 매우 다양한 장비가 있다. 환자가 자신이 가장 좋아하는 장비를 고를 수 있도록 하는 것은 매우 중요하다.

(8) 운동 또는 활동 시 적절하게 심박수와 혈압을 모니터링해야 한다. METs처럼 에너지 소비를 증가시키는 논리적인 방식으로, 운동과 활동을 점진적으로 증가시켜야 한다.

(9) 유산소운동 훈련에 대한 금기증

① 불안정 협심증
② 증상 관련 심장기능 상실
③ 조절되지 않는 부정맥
④ 중등도에서 중증의 대동맥협착증
⑤ 조절되지 않는 당뇨병
⑥ 급성 전신 질환 또는 발열
⑦ 조절되지 않는 빈맥
⑧ 휴식 시 수축기 혈압이 200mmHg 이상인 경우
⑨ 휴식 시 이완기 혈압이 110mmHg 이상인 경우
⑩ 혈전정맥염

⑽ 안전지침으로서 허혈 증상이 있다면 환자는 즉시 운동과 활동을 중단해야 한다.

⑾ 환자가 외래시설에서 허혈이 발생한다면, 물리치료사는 환자의 활동을 중단시키고, 환자를 눕혀 환자의 심박수와 혈압을 측정한 후, 의료진을 불러야 한다. 심박수와 혈압으로부터 물리치료사는 환자의 허혈 역치(환자가 허혈을 경험했을 때의 최대산소량)를 결정할 것이다. 환자는 외래시설에서 허혈을 감소시키기 위해 니트로글리세린(NTG)을 복용할 수 있다. 니트로글리세린은 설하복용이나 스프레이를 사용하여 복용할 수 있다. 환자는 5분을 기다리고, 니트로글리세린 투약을 반복한다. 이렇게 5분 간격으로 세 번의 니트로글리세린 복용 후에도 증상이 줄어들지 않는다면 환자는 응급실로 갈 필요가 있다는 것을 알아야 한다.

⑿ 환자의 허혈 증상이 운동이나 활동을 중단한 후에도 완화되지 않고 증가된다면 환자는 편안한 자세를 취하도록 도움을 받아야 하고, 응급의료서비스는 대기해 있어야 한다.

⒀ 환자가 혼자 계단을 오르다가 증상이 나타난다면, 환자는 멈추어 서서 몇 차례의 심호흡을 하고, 증상이 완화될 때까지 기다려야 한다. 그런 다음에 환자는 도움을 받기 위해 천천히 계단을 내려와야 한다.

⒁ 입원시설에서 환자가 허혈이 발생했을 때의 안전 지침은 물리치료사가 즉시 의료진의 도움을 구함으로써 그 시설의 지침을 따라야 한다. 입원시설은 환자에게 산소, ECG, NTG 또는 기타 항허혈성 약물을 제공할 수 있다.

3) 심근경색 후 심장재활에서의 근력 훈련

⑴ 근력 훈련은 최근에 심장재활에 추가된 운동이다. 연구조사에 따르면, 근력 훈련은 안전하고 효과적이라고 여겨진다. 근력 훈련은 가벼운 탄력밴드나 가벼운 무게(1~3파운드)를 이용하여 약한 저항으로 12~15회 반복하는 것으로 시작할 수 있다. 저항은 환자가 편안해 하는 수준까지 점차 증가될 수 있다.

⑵ 근력 훈련은 심근경색(MI)수술 후 약 5주 후나 관상동맥우회로이식술(CABG) 후 8주경에 시작해야 한다.

⑶ 근력 훈련 지침은 다음을 포함한다.

① 환자는 소근육군보다 대근육군을 사용한다.

② 운동으로 스트레스를 발산한다.

③ 지속적인 강한 쥐기를 피한다.

④ 느리고 조절된 움직임을 사용한다.

⑤ 보그 운동자각도 척도(Borg RPE scale)를 11~13에 맞춘다.

⑥ 불편한 증상이나 징후를 가진 환자가 어떠한 경고라도 있을 때는 운동을 중단한다.

⑷ 심장 근력 훈련을 시작할 때나 훈련 중에 물리치료사는 응급 상황에 즉시 대처할 수 있어야 한다.

3. 울혈성 심부전증 중재 패턴

1) 울혈성 심부전증에 대한 물리치료의 기본 목표

(1) 증가된 산소요구량에 대한 생리적 반응을 개선하는 것이다. 산소요구량이 증가하면 증상이 감소한다.

(2) 증상에 대한 환자의 자가관리를 개선하는 것이다. 지역사회 자원 활용에 대한 환자의 인식을 증가시키는 것이다.

(3) 독립적 일생생활동작과 신체 과제를 수행하는 능력을 향상하는 것이다.

(4) 건강증진, 건강한 습관 및 예방을 증진시키는 행동을 습득하는 것이다.

(5) 급성 또는 만성 질병과 관련된 장애를 감소시키는 것이다.

(6) 이차적 손상의 위험을 감소시키는 것이다.

2) 울혈성 심부전증에 대한 운동 지침

(1) 저강도 운동은 심장의 혈류역학 시스템의 기능적 상태가 안정적일 때 시작할 수 있다. 운동은 환자의 전신 몸 상태, 말초 지구력 훈련, 저강도 저항 훈련, 호흡근 훈련을 고려해야 한다.

(2) 운동하는 동안 맥박산소측정기(pulse oximeter)로 산소포화도, 활력징후(혈압, 심박동, 호흡률), 관찰, 청진, 운동자각도에 대한 기록(Borg RPE scale)을 모니터링해야 한다. 운동과 현저한 심장박동장애에서 기인하는 기립성 저혈압에 대해서도 관찰해야 한다.

(3) 운동 강도는 낮아야 한다. 운동의 지속시간은 환자의 지구력에 따라 점차적으로 증가될 수 있다. 운동 시 심박수는 115bpm보다 낮아야 한다. 환자의 약물을 고려해서(운동이 심박수를 10~20bpm 이상 증가시키지 않아야 한다), 환자의 운동 강도를 모니터링 하는 최고의 방법은 운동자각도(RPE scale)이다.

(4) 컨디션이 좋지 않은 환자에게는 앉은 자세에서 가벼운 맨손 체조가 운동 프로그램을 시작하기 전에 권고된다. 또한 연장된 준비운동으로 시작해서 연장된 정리운동으로 끝마칠 필요가 있다. 등척성 운동은 금기다.

(5) 상하지를 위한 저항 훈련은 가벼운 탄력 밴드나 가벼운 중량으로 시작할 수 있다.

4. 만성폐쇄성 폐질환 중재 패턴

1) 호흡 중재를 위한 물리치료의 기본 목표

(1) 병의 진행, 예후, 목표 및 성과에 대한 환자의 이해를 높이기 위한 것이다.

(2) 팔다리의 근육과 환기근의 근력, 근파워, 지구력을 증가시키기 위한 것이다.

(3) 심혈관계 지구력을 증가시키기 위한 것이다.

(4) 기도 청결의 독립성을 향상시키기 위한 것이다.

(5) 호흡을 위한 일을 감소시키기 위한 것이다.

(6) 신체 작업과 일상생활동작 및 도구적 일상생활동작의 수행능력을 향상시키기 위한 것이다.
(7) 건강관리 자원 이용에 대한 의사결정 능력을 향상시키기 위한 것이다.
(8) 폐질환과 증상에 대한 환자의 자가관리를 강화하기 위한 것이다.

2) 만성폐쇄성 폐질환(COPD)의 일반적인 중재 패턴

(1) 환자 교육은 다음을 포함한다.
① 금연과 같은 주제(만약 환자가 흡연을 계속할 경우)
② 운동과 활동의 종류(효과, 금기증, 집착 포함)
③ 기관지확장제의 사용 모니터링(활동/운동을 시작하기 전에)
④ 항생제의 사용 모니터링
⑤ 이완 기법
⑥ 가정용 가습기의 사용(공기의 습도를 높이기 위해)
⑦ 천식(알레르기 유발물질 또는 기타 환경적 유발물질 회피)
⑧ 낭성섬유증(흉부물리치료와 체위배담법을 수행하도록 환자와 가족을 교육): 규칙적으로 하루 두 번(bid), 하루 네 번(qid), 필요할 때마다(PRN) 실시
(2) 분비물 제거와 체위배담법
(3) 호흡운동(횡격막 호흡과 입술 오므리기 호흡법)과 활동 조율, 운동과 활동 시 호흡패턴 모니터링
(4) 기침 기법
(5) 운동: 어깨 으쓱하기, 팔 돌리기, 흉부가동화 운동, 폐의 확장력을 증가시키기 위한 자세 운동, 지구력 훈련

3) 만성폐쇄성 폐질환(COPD) 환자 교육 사항

(1) 호흡질환의 해부·생리학
(2) 영양상의 지침
(3) 기도 청결 기법
(4) 스트레스 관리와 이완 훈련
(5) 에너지 절약 기술
(6) 금연의 이점
(7) 약물의 사용
(8) 만성폐쇄성 폐질환에 대한 환경적 요인의 영향
(9) 산소전달체계
(10) 만성폐쇄성 폐질환의 심리사회적 측면
(11) 만성폐쇄성 폐질환의 관리
(12) 지역사회 자원

5. 중재 패턴: 만성제한성 폐질환, 무기폐 및 폐부종

일반적인 중재 유형으로 만성제한성 폐질환(CRLDs), 무기폐 및 폐부종이 있다.

1) 만성제한성 폐질환의 수술 절차

수술 전 물리치료사의 중재는 수술 후의 환자를 보조한다: 심호흡운동, 유발성 폐활량 측정, 절개 부위에 적절한 부목고정 후 기침 훈련, 분비물 제거, 침상 이동 훈련, 환자 교육, 심부정맥혈전증(DVT)을 감소시키기 위한 발목펌프운동

2) 만성제한성 폐질환의 수술 절차

수술 후 물리치료사의 중재는 환자를 보조한다: 활력 징후 모니터링, 유발성 폐활량 측정, 객담 생성 모니터링, 심호흡과 기침 훈련을 위한 환자 교육, 절개선을 위한 적절한 부목 고정, 심부정맥혈전증 감소를 위한 발목펌프운동, 혈류 증가, 침대 모서리로의 이동, 수술 후 조기 보행

3) 무기폐에 대한 중재

타진법을 사용한 체위배담법, 폐 분절 호흡운동, 유발성 폐활량 측정, 기침 또는 움직임 시 적절한 부목고정을 위한 환자 교육

4) 폐부종에 대한 중재

심호흡과 기침 훈련 및 입술 오므리기 호흡법과 함께 조율된 활동

참고문헌

1. American Association of Cardiovascular and Pulmonary Rehabilitation. Guidelines for Pulmonary Rehabilitation Programs, 4th edition. Human Kinetics. 2011.
2. Centers for Disease Control and Prevention. Physical Activity for Everyone: Measuring Physical Activity Intensity: Perceived Exertion (Borg Rating of Perceived Exertion Scale).
3. Dreebeen O. Introduction to Physical Therapy for Physical Therapist Assistants. Sudbury, MA: Jones and Bartlett Publishers. 2007.
4. Kendrick KR, Baxi SC, Smith RM. Usefulness of the Modified 1-10 Borg Scale in Assessing the Degree of Dyspnea Patients With COPD and Asthma. 2006.
5. Lavietes MH, et al. The Perception of dyspnea in patients with mild asthma. Chest 2002;120-122.
6. O'Sullivan SB, Schmitz TJ. Physical Rehabilitations, 5th edition. Philadephia: F.A. Davis Company. 2007.
7. Rothstein JM, Roy SH, Wolf SL, et al. The Rehabilitation Specialist's Handbook, 3rd edition. Philadephia: F.A. Davis Company. 2005.
8. Sutherland, JA. The Little Black Book of Cardiology, 2nd edition. Sudbury, MA: Jones and Bartlett Publishers. 2007.

9. The American Physical Therapy Association. Guide to Physical Therapist Practice, 2nd edition. Alexandria, VA: APTA. 2001.
10. Venes, D. Taber's Cyclopedic Medical Dictionary: Edition 20 Illustrated in Full Color. Philadephia: F.A. Davis Company. 2005.

제 6 장

피부계 중재

6-1 피부계의 자료 수집

1. 화상의 분류

1) 표재성 화상(superficial burn, epidermal burn)

표피에만 손상이 발생한다(흔히 자외선에 의한 화상이나 끓는 물에 의한 화상). 피부가 빨갛고 홍반을 보인다(이는 표피의 손상과 진피의 자극에 의한 것이다). 피부에 약간의 부종이 있다. 물집이 생기지 않으며 피부는 건조하다. 만졌을 때의 통증과 압통이 나타난다. 2~3일 후 손상된 표피는 벗겨지며 피부는 상처 없이 낫는다.

2) 표재성 부분화상(superficial partial-thickness burn)

표피와 진피의 유두층(papillary layer)에 손상이 발생한다. 끓는 물이나 불로 인한 섬광(falsh), 화염(flame) 등에 의한 화상이며 표피가 완전히 손상되고 진피층은 약한 손상이나 중간 정도의 염증이 있는 손상이 나타난다. 피부는 조직에 압력을 가했을 때 모세혈관 재충전(capillary refill)과 함께 밝은 분홍빛이나 붉은 빛을 보인다. 물집이 나타나며 피부 표면은 촉촉하다. 물집을 제거하면 진물이 흐른다. 극심한 통증과 피부 민감도는 가벼운 접촉에 의해 나타나며 특정 온도나 공기 중 노출에 따라 변화한다(신경말단의 손상으로 인함). 만약 감염이 나타난다면 환자는 열이 있으며, 중도의 부종이 나타나고, 화상치유에는 수술 없이 대략 7~10일 정도가 걸린다. 치유 후에는 약간의 흉터가 남는다.

3) 심재성 부분화상(deep partial-thickness burn)

표피와 진피 심부의 그물층(reticular layer)에 손상이 발생한다. 이 화상은 전층화상(full thickness burn)과 유사하다. 이는 대부분의 진피가 손상되고 신경말단과 모낭, 땀샘에도 손상을 받기 때문이다. 피부는 붉고 창백한 흰색이며 조직을 눌렀을 경우 모세혈관 재충전이 매우 느리게 나타난다. 심부의 손상은 좀 더 하얀 빛을 나타낸다. 터진 물집이 발견되며 피부는 매우 젖어 있다(혈장의 심출물로 인함). 또한 혈관의 손상으로 인하여 수분의 손실이 나타난다. 환자는 가벼운 접촉이나 핀으로 찌르는 것에 통증이나 민감성을 가지지 않으며 압박에 대한 통증을 느낀다. 이는 파치니안 소체(Pacinian corpuscles)가 그물층 깊은 곳에 위치하기 때문이다. 부종은 매우 심하게 나타난다. 상처는 일반적으로 죽은 조직들이 떨어지기 시작하고 모낭이 나타나며 새로운 털이 성장하는 것은 심재성 부분화상(deep partial thickness)의 치유를 의미한다. 새로운 조직이 생길 때까지 치유는 느리게 나타나며(감염이 없을 경우 3~5주) 쉽게 벗겨지고 간지럽다. 화상은 감염으로부터 보호되어야 하며 피부를 인공적으로 매끄럽게 하기 위해 크림이 필요하다. 치유 후에는 상처가 크게 생기며 과성장이나 켈로이드성 상처가 남기도 한다. 과성장 상처는 화상 상처 내에 생기는 단단하게 올라오는 상처이다. 켈로이드성 상처는 화상 부위를 넘어서 생기며 이는 콜라겐과 섬유아세포(fibroblast)로 만들어지고 반짝이며 탄력이 있다.

4) 전층 화상(full-thickness burn)

모든 표피와 진피층의 완전한 손상이 나타난다. 화염(flame)이나 뜨거운 물체에 대한 접촉으로 생기는 화상으로 피하조직에도 손상이 나타날 수 있다. 화상은 흰빛을 띠며(혈액공급의 제한) 딱딱하고, 양피지 같은 가피가 상처를 덮고 있다. 붉은 가피는 적혈구의 손상으로 인한 헤모글로빈을 의미한다. 피부압박 시 일시적으로 하얗게 변하는 현상(blanching)이 나타나지 않으며 모낭의 손상으로 인하여 피부에서 털이 빠진다. 신경말단이 손상되고 통증을 느끼지 못한다. 또한 말초순환계의 손상으로 조직 사이에(가피아래) 침출수가 생기며 심부 혈액순환을 제한한다(폐색이나 괴사가 나타날 수 있다). 가피절개술(escharotomy)이 혈액 순환을 돕기 위해 필요하며 모든 상피세포의 손상으로 인하여 수술적 피부이식술이 반드시 필요하다. 많은 상처가 생기며 성형외과적 수술이 필요하다.

5) 진피하층 화상(subdermal burn)

표피에서부터 피하조직까지 완전히 손상된다. 상처는 근육과 신경말단의 손상으로 인하여 무감각하다. 피부이식을 통한 수술적 치료가 필요하다.

6) 전기적 화상(electrical burn)

피부가 전기적 물체에 닿은 부분부터 전류가 흐른 방향에 따라 다양한 종류의 화상이 발생한다. 흔히 뼈가 전기적 저항이 가장 크며 근육과 신경이 가장 적다. 초기 접촉 부위 상처는 까맣고(charred) 피부는 황색을 띠며 허혈을 보인다. 전기가 나간 부위의 화상은 조직의 손상과 함께 건조하다(피부 밖으로 폭발의 흔적이 있다). 상처 부위에는 수일 내 괴사가 발생하며 혈액공급이 변화하고 혈관벽에 괴사가 발생한다. 전기적 화상의 또 다른 문제점으로 심장부정맥(cardiac arrhythmia), 심실세동(ventricle fibrillations), 신부전(renal failure), 급성 척수손상, 척추 골절(vertebral fracture)이 있다.

2. 화상 부위

1) 울혈대(zone of hyperemia)

최소 부위의 손상, 조직의 손상은 며칠 내에 회복되며 부작용이 남지 않는다.

2) 정체대(zone of stasis)

치료가 없을 경우 24~48시간 내에 세포손상이 발생하며 감염 상처의 건조, 불충분한 관류로 인하여 조직의 손상과 괴사가 발생한다. 스플린트(splint)나 감압 밴드(compression bandages)는 이 부위에 너무 조이지 않게 적용해야 한다(조직을 압박하지 말 것).

3) 응고대(zone of coagulation)

비가역적 세포손상과 피부의 손상, 전층 화상과 유사하다. 치료에 피부이식이 필요하며 가피로 인하여 감염 위험성이 있고 환자는 화상 전문치료가 필요하다.

3. '9'의 법칙과 런드 – 브라우더 화상분류법

1) '9'의 법칙 화상분류법(rule of nines burn classification)

체표면의 표면적을 측정하는 방법으로 화상을 당한 피부의 표면적으로 측정한다. 성인의 경우 두부를 9%로 나타내며 각 상지가 9%, 앞쪽 체간이 18%(뒤쪽 체간 18%), 각 하지가 18%(단측 하지의 앞면 9%, 단측 하지의 뒷면 9%), 회음부가 1%이다.

2) 런드 – 브라우더 화상 분류법

더 정밀한 방법으로, 특히 환자의 나이와 성장에 따른 화상의 크기를 기본으로 하는 계산법이므로 소아에게 적합하다.

(1) 신생아의 경우 두부 9.5, 대퇴 2.75, 하퇴 2.5이다.

(2) 1세 아동의 경우 두부 8.5, 대퇴 3.25, 하퇴 2.5이다.

(3) 5세 아동의 경우 두부 6.5, 대퇴 4.0, 하퇴 2.75이다.

(4) 10~14세의 아동의 경우 두부 5.5, 대퇴 4.25, 하퇴 3.0이다.

(5) 15세 아동의 경우 두부 4.5, 대퇴 4.5, 하퇴 3.25이다.

4. 화상의 합병증

1) 감염에 의한 합병증

노출된 상처에는 감염의 위험성이 매우 높게 나타난다. 매우 다양한 형태의 박테리아가 있으나 녹농균 박테리아(Psedomonas aeruginose)와 황색포도상구균(Staphylococcus aureus)이 가장 흔한 박테리아이다. 화상 상처에 감염이 나타날 때 상처는 변색되며 화상에 대한 회복이 늦어지고 조직이 괴사될 수 있다.

2) 상기도계 합병증

상기도계의 쇼크나 흡기도 손상(연기를 마시거나 불에 의해서 손상받을 수 있다)은 생명을 위협하는 합병증이 나타나며, 특히 안면부 화상일 경우 위험하다. 화상에 의한 또 다른 상기도계 합병증으로는 폐부종, 기도 폐쇄, 호흡 부전, 제한성 폐질환, 폐렴, 호흡곤란이 있다.

3) 신진대사 합병증

체중 감소, 전신 쇠약, 음의 질소평형이 나타난다. 음의 질소평형이란 인체 내 질소의 감소로 피부의 땀(또는 배설물이나 소변)을 통하여 배출되는 질소의 양이 증가하여 나타난다.

4) 심혈관계 합병증

맥박의 감소나 부재, 수액과 혈장의 손실은 심박출량의 감소를 야기하며 능동관절운동(AROM)으로 인한 통증과 저린감을 증가시킨다.

5) 비뇨기계 합병증

소변은 적색(혈액을 나타냄) 또는 어두운 갈색(감염이나 케톤체, 혈액, 박테리아나 고름을 나타냄)을 나타낸다.

6) 소화기계 합병증

복부 팽창과 함께 장폐색, 복부 통증, 위궤양 등이 나타난다.

5. 화상의 회복

1) 화상의 회복

환자의 나이, 화상의 크기, 화상의 종류, 화상의 부위, 외상, 영양, 혈류, 투약, 감염, 스트레스 등에 따라 달라진다.

2) 표피의 회복

생세포(viable cell)의 상피화(epithelialization)에 따른다. 정상적인 상피세포는 성장하고 증식하여 상처를 덮는다. 상피화는 부분화상(partial thickness burn)에서도 나타나며 모낭과 땀샘도 있다. 피지선(sebaceous gland)에 손상이 있을 경우 건조함과 상처의 통증이 나타나며 치료사는 환자를 접촉할 때 수분크림을 적용해야 한다.

3) 진피의 회복

화상 상처에 딱지가 생기는 것이다. 딱지가 생성되는 것은 세 가지 단계로 구분된다.

(1) 염증기

손상된 시점에서부터 시작되며 약 3~5일 후 끝난다. 발적, 부종, 발열, 통증, ROM의 감소를 특징으로 하여 신체적으로 혈관벽이 손상될 때 혈류를 감소시키기 위해 혈관벽이 수축하게 된다. 혈소판이 응집하게 되며 피브린(fibrin)이 모여 상처 부위에 응고된다. 피브린의 역할은 약간의 체액을 함유하고, 단단한 응집을 만들며, 손상으로부터 하부조직을 보호하고 혈액세포와 함께 상처치유를 돕는다. 혈관수축 후 혈관확장기가 오며(상처에 혈액공급을 늘린다), 혈관의 투과성을 증가시켜 하부 구조로 혈장을 이동시킨다. 이러한 요인으로 인하여 부종이 발생하게 된다. 백혈구는 오염 부위를 소독하며 대식세포는 잔해를 제거하고 섬유모세포를 상처 부위로 모이게 한다.

(2) 증식기

증식기는 섬유모세포의 반흔 형성(scar tissue: 교원질과 단백질로 만들어짐)과 육아조직(granulation tissue: 대식세포, 섬유모세포, 교원질, 혈관벽으로 구성됨)의 형성, 창상수축(wound contraction: 상처 부위가 닫힘)으로 이루어진다. 이 시기에 피부이식이 창상수축과 반흔형성 방지에 도움을 준다.

(3) 성숙기

성숙기는 반흔조직의 재형성(remodeling)으로 약 2년간 지속된다. 이 기간 동안 섬유모세포는 감소하며 교원질이 재조직된다(교원질조직이 가지런해짐). 교원질의 형성비율이 붕괴되는 비율과 동일하거나 과도할 경우 과성장이나 켈로이드성 반흔이 나타날 수 있다. 켈로이드성 반흔은 상처 부위에서부터 시작된다.

6. 상처 회복의 정상 단계

상처 회복은 지속적인 과정이며 이 시기는 각각 구분되는 것이 아니라 겹쳐지게 된다. 상처 회복은 환자의 나이, 상처의 크기, 외상, 투약, 감염, 스트레스 등에 따라 달라진다.

(1) 1단계 – 염증기

상처에 대한 정상적인 면역반응으로 1단계는 손상과 동시에 시작하며 약 10일 정도가 소요된다. 이 시기는 혈액의 공급, 외부 환경, 영양상태에 따라 달라지며 이 시기가 지연되면 만성 염증을 유발할 수 있다.

• 1단계의 진행

a. 손상
b. 일시적 재생
c. 괴사 또는 세포의 손상
d. 병원체의 확산 둔화(잔해와 박테리아의 숙주세포를 공격 – 농양이 만들어짐)
e. 산소 운반(혈류의 증가로 포식세포의 활동을 유지시킴)
f. 영구적 회복 촉진(상처 부위는 재상피화를 위해 깨끗하게 정리됨)

(2) 2단계 – 증식기

새로운 세포가 상처를 채운다. 이 시기는 손상 후 3일부터 약 20일까지 지속된다. 이 시기의 회복 속도는 혈액공급, 외부환경, 영양상태의 영향을 받는다. 새로운 반흔조직 생성이 상처를 보호하기 위해 필요하며 이 시기가 지연되면 만성적 상처가 만들어진다.

• 2단계의 진행

a. 섬유모세포의 교원질 분비
b. 내피세포에서 새로운 혈관의 성장
c. 상처 부위로 모세혈관의 성장
d. 새로운 붉은 육아조직 형성
e. 상피세포 1형이 콜라겐으로 변형
f. 콜라겐의 합성과 새로운 여린 흉터의 형성

(3) 3단계 – 성숙기/재형성기

육아조직이 증식기에서 시작되어 지속된다. 이 시기는 손상 후 약 9일부터 시작하여 약 2년간 지속된다. 이 시기의 회복 속도는 혈류와 외부환경, 영양상태의 영향을 받는다.

• 3단계의 진행

a. 지속적인 내피세포의 1형 교원질로의 변형
b. 새로운 피부의 항장력 획득(정상의 약 15%)
c. 반흔조직의 재형성(본래 항장력의 약 80%)
d. 육아조직의 재배치
e. 상처의 심부에서 진피 부속물(모낭, 피지, 땀샘 등)의 섬유조직으로의 대체
f. 반흔조직의 성숙과 외형의 변형(적색에서 분홍빛, 흰색으로 변하며 부풀어 올랐다가 단단해지고 평편하며 유연해진다.)

7. 압박성 궤양의 단계 – 국가압박성궤양자문위원회(National Pressure Ulcer Advisory Panel; NPUAP)에 따른 압박성 궤양

1) 1단계

해당 피부의 비창백 홍반을 특징으로 한다. 상처는 임상적으로 발적과 발열이 나타나지만 30분 안에 사라진다. 어두운 피부색에서 상처는 지속적인 붉은색이나 푸른색, 보라색을 보이며 1단계의 상처는 치료된다. 상처는 압박감소법(체위 변경 등), 예방법(쿠션, 보호패드, 특수 침대), 환자의 영양공급(비타민 C, 단백질, 수분공급 증가), 보호(악화 방지) 등으로 치료할 수 있다.

2) 2단계

표피와 진피의 일부분에 대한 부분적 상처를 특징으로 한다. 이러한 상처는 표면적이고 임상적으로 물집, 찰과상 또는 황색의 패인 홈을 보이게 된다. 2단계의 상처는 상처 관리, 보호, 압박감소법, 환자의 영양공급, 보호 등으로 치료하며, 이 단계의 욕창은 흔히 1단계 욕창의 부적절한 관리로 인하여 발생하게 된다.

3) 3단계

진피에서 피하조직까지 전층에 대한 상처를 의미한다. 상처는 흔히 홈이 나타나며 동성연결로(sinus tract), 침출물, 괴사조직이 나타난다. 3단계의 상처는 기본 부위에 심각한 염증을 가지고 있으며 적극적인 상처치료와 환자의 영양상태 개선, 감염 관리 등으로 치료한다.

4) 4단계

근육과 뼈까지 확대된 전층에 대한 상처를 의미한다. 괴사조직, 동성연결로, 침출물, 염증과 함께 깊은 홈이 만들어지며 근육과 건, 뼈에 대한 손상이 동반된다. 상처는 통증이 없으며 적극적인 상처치료와 수술적 요법이 요구될 수 있고, 환자의 영양상태 개선이 필요하다. 절단이 필요한 경우도 있다.

5) 주의

만약 상처가 괴사조직으로 덮여 있을 경우 4단계이거나 전층에 대한 상처일 수 있다.

8. 상처의 특징

1) 위치: 환자 신체의 상처 위치
2) 크기: 깊이, 넓이, 너비
3) 모양: 구분 가능한가?, 불규칙한가?
4) 가장자리: 상처 가장자리의 모양, 초기 치료의 근거
5) 터널링, 잠공, 동성연결로(tunneling, underminig and sinus tracts): 유무와 깊이
6) 상처의 부위(상처 주변부와 구분한다), 침출물(침출물의 양, 침출물의 색과 농도), 육아조직(육아조직의 유무, 육아조직의 양, 육아조직의 형성 위치), 괴사, 가피, 상피화(상피화의 유무, 상피화의 진행 정도와 성숙 정도), 다른 조직에 노출된 상처(뼈, 건, 인대)
7) 상처 배액의 증상
   (1) 장액성: 맑고 깨끗하며, 약간 노란색을 보이기도 한다.
   (2) 장액농성: 밝은 노란색 배액, 장액성에 비해 끈적끈적하며 악취가 난다.
   (3) 혈액성(sanguineous): 붉은색 또는 혈액이 포함된 침출물, 비감염성 상처에서 나타난다.
   (4) 장액혈액상(serosanguineous): 붉은색 침출물, 비감염성 상처에서 나타난다.
   (5) 화농성(purulent or pus): 끈적끈적하며 탁한 침출물, 감염성 상처에서 나타난다.
8) 감염의 증상
   (1) 홍반: 상처 가장자리가 붉게 나타난다.
   (2) 부종: 양, 둘레, 질, 파동(flucuance), 함몰부종, 비함몰부종
   (3) 경화: 상처 가장자리에 부풀어 오르며 만성적 상처에 흔하다.
9) 상처 가장자리: 부종, 경화, 침출액의 유무
10) 박테리아: 박테리아의 유무, 양
11) 통증: 환자의 통증 수준

9. 상처 폐쇄

1) 초기치유

수술을 통한 상처의 폐쇄 후 치유이다(스테이플, 봉합, 접착제, 피부이식이나 피부 피변으로 가장자리를 봉합). 열개(dehiscence)는 감염이나 침출액이 발생함에 따라 초기 목적에 반하여 상처를 개방하는 과정이다. 열개는 대부분 복부수술 후의 상처에서 발생한다. 열개 상처의 경우 즉각적으로 알 수 있다. 상처는 살균 드레싱(dressing)이나 따뜻한 살균 식염수를 뿌린 촉촉한 수건으로 덮어야 한다.

2) 중기치유

상처가 스스로 치유되는 시기. 상처는 수축과 재상피화 또는 두 가지가 동시에 발생하면서 폐쇄된다. 상처치유의 중기가 진행되는 동안 접촉을 제한한다. 접촉제한일 경우 상처치유는 몇 년이 걸릴 수 있다. 또한 치료사는 다양한 치료방법을 사용해야 한다. 이 시기에 영향을 주는 요소는 상처의 깊이(상처가 얕

다면 상처 회복은 빠르다), 상처의 모양(규칙적인 모양의 상처가 회복이 빠르다), 부분층 상처(최소한의 수축과 함께 재상피화를 통해 폐쇄된다), 전층 상처(수축과 반흔 형성을 통해 폐쇄된다. 하지만 환경의 항상성이 유지된다면 상피세포가 상처치유를 위해 가장자리에서 옮겨지게 된다), 상처 위치(상처 부위가 압박을 받지 않는 부위일 경우 압박을 받는 부위보다 치유가 빠르다)이다.

3) 후기치유

중기에서 치료될 수 있도록 하는 것과 초기에 의해 치료되는 것이다(최종적 치료).

10. 잠재적 상처 감염의 증후

1) 상처 삼출물의 변화(양, 색깔, 냄새)
2) 상처 가장자리의 홍반 또는 발열(적갈색 피부에서 불확실할 경우 촉진함)
3) 부종
4) 통증 또는 압통(tenderness)
5) 열, 오심, 피로감, 식욕부진을 가지고 있는 환자
6) 육아조직 양의 변화 또는 정상조직 형성의 실패(예: 부드럽고, 창백하며, 파괴되기 쉬운 육아조직)
7) 2~4주 안의 측정할 수 없는 상처의 수축
8) 비정상적 상처치유에 영향을 끼치는 요인
   (1) 내적 요인(internal factor)
   부적절한 혈류와 산소, 감소된 수분, 감소된 탄성과 교원질(collagen) 또는 비만세포(mast cell)의 생성, 혈관질(vascularity)의 감소, 이외의 질병(당뇨, 암, 불충분한 혈액 순환, HIV감염 및 결합조직 질병)
   (2) 환경적 요인(environmental factor)
   항암요법 또는 방사선치료, 실금, 흡연, 약물, 마약(recreational drug), 음주, 영양실조, 탈수, 감염(미생물에 의한 감염, 병원균으로 인한 상처치유의 지연, 육아 또는 괴사성 조직), 환자의 스트레스
   (3) 의학적 실수로 인한 요인(tatrogenic factor)
   의학적 처치로 인한 부상 또는 질환(부적절한 드레싱 또는 불충분한 수분으로 인한 잘못된 상처 처치, 이동 또는 자세 정립 시 피부가 찢어짐과 같은 마찰로 인한 부상, 허혈을 유발하는 압력 감소기구의 부재 또는 부적절함)

11. 동·정맥 순환의 불충분과 궤양

1) 동맥 또는 정맥 순환의 불충분은 말초혈관질환(PVD)을 유발한다. 말초혈관질환은 가슴 바깥쪽 동·정맥의 부분적 또는 완전한 폐쇄의 원인이 되는 모든 상태를 포함한다. 말초혈관질환은 경동맥, 좌골동맥, 대퇴동맥, 액와동맥의 경화와 사지, 골반, 대정맥의 깊은정맥혈전증을 포함한다.

정맥혈류의 불충분은 심장으로 돌아가는 정맥에 관여하는 정맥판막의 기능부전으로 이는 부종을 유발한다. 만성 정맥기능부전(CVI)은 원활하지 못한 정맥혈류가 오랫동안 지속되는 것을 말한다. 말초혈관질환(PVD)을 진단받은 환자 대다수는 만성 정맥기능부전을 가지고 있는 경우가 많다. 모든 하지궤양의 80%는 정맥혈류의 불충분으로 인한 것이다. 또한 정맥혈류의 불충분으로 인한 궤양을 가지고 있는 많은 환자는 정맥혈전증(DVT)을 가지고 있다. 정맥혈류 불충분의 임상적 증후는 다음과 같다.

(1) 한쪽 또는 양쪽 사지의 부종
(2) 환측의 가려움, 피로, 통증, 무거움
(3) 피부의 변화(철을 포함한 혈철소 - 피부의 색소가 포함)
(4) 피부의 섬유화
(5) 하지의 피부 온도 상승
(6) 하지의 상처(근위 내측 복사뼈, 상처는 통증이 없다. 심각하지 않은 둔한 통증의 상처, 육아조직의 형성, 피부조직은 과도한 삼출물로 인해 젖어 있다.)
(7) 하지의 림프부종을 가지고 있다.

2) 동맥혈류 불충분으로부터 말초혈관질환을 유발하는 요인은 고혈압, 심장질환, 당뇨, 흡연, 신장질환, 높은 콜레스테롤과 탄수화물로부터 합성되는 중성지방(triglycerides) 수치이다. 동맥혈류 불충분으로부터 오는 말초혈관질환에 관여하는 것은 비만, 이차적 생활습관도 포함된다. 10~25%의 하지궤양의 원인은 동맥혈류 불충분으로 인한 말초혈관질환이다. 동맥혈류 불충분의 임상적 증후는 다음과 같다.

(1) 하지의 궤양(외측 복사뼈, 발등, 발가락)
(2) 비정상적으로 두꺼운 손톱, 발톱의 형성
(3) 다리와 발의 털 감소
(4) 건조되고 윤기 나는 하지의 피부 상태
(5) 창백한 하지피부
(6) 차가운 피부 상태
(7) 상처의 통증
(8) 환자는 간헐적 파행으로 인한 다리 또는 발에 통증을 가지고 있다(운동 시 근육은 정상적 기능을 하기 위한 충분한 혈액공급을 받지 못한다).
(9) 궤양에 의한 상처 부위
(10) 괴저된 검은색 상처가 있는 피부
(11) 맥박이 감소된 하지
(12) 하지를 높였을 때 창백해짐
(13) 자세 변화에 의한 하지의 홍반. 동맥혈류 불충분의 임상적 징후를 가지고 있는 환자는 당뇨를 가지고 있는 경우가 많음

12. 당뇨에 의한 신경병증의 궤양

1) 신경병증의 궤양

신경병증으로 인한 궤양이다. 신경병증은 말초신경계, 뇌신경계, 자율신경계 등의 신경질환이다. 신경병증으로 인한 대다수 질병의 진행중 당뇨가 나타난다. 당뇨성 신경병증은 발의 무감각증과 궤양증을 가지는 경우가 많다. 당뇨성 감각신경병증이라고도 불리는 신경당뇨성 신경병증은 양쪽 하지와 발뿐만 아니라 종종 양손에도 영향을 미친다(당뇨의 후기 단계). 보통 당뇨성 감각신경병증을 가지고 있는 환자는 통증 및 압각에 대한 감각을 느끼기 어렵고, 환자가 의식하지 못한 상태로 피부가 상할 수 있는 위험성이 크다. 기계적·반복적 스트레스는 신경병인적 궤양의 주된 원인이 된다. 당뇨성 감각신경병증을 가진 환자들은 족하수(foot drop), 갈퀴발가락(claw toe) 또는 망치발가락(hammer toe) 변형을 가진 경우가 많고, 땀이나 기름기가 없는 상태(건조하고 탄력 없는 피부), 굳은살이 많은 상태, 동맥의 병변, 상처받기 쉬운 피부 상태 등을 가지고 있다.

신경병증 궤양은 발바닥 체중지지면 또는 뼈가 두드러진 부위에 흔히 나타난다. 상처는 깊고, 원형 모양이며, 통증이 없고(이차적 감각실조로 인해), 출혈이 쉽다(동맥혈류 불충분에 의한 것은 제외). 신경병증 궤양 상처 주위의 피부는 대개 정상적이나 감각 결손이 있다.

13. 부종의 분류

1) 부종

과도한 양의 조직액이 포함된 체조직의 부분적 또는 전반적인 상태. 부종의 원인은 다음과 같다.

(1) 모세혈관벽의 증가된 삼투성
(2) 정맥혈 장애 또는 심부전으로 인한 모세혈관 압력의 증가
(3) 림프순환의 장애
(4) 신장기능의 장애
(5) 혈장단백질의 감소
(6) 염증성 상태
(7) 체액 또는 전해질의 장애(나트륨 정체로 인함)
(8) 영양실조
(9) 기아(굶주림)
(10) 세균성 독소, 독, 히스타민, 부식성 물질

2) 부종의 형태

(1) 함몰부종(pitting edema)

일반적으로 사지의 부종, 손가락으로 꾹 눌렀을 때 손가락 자국이 남아 있는 경우를 말한다.

- 1+ =자국이 간신히 판별할 정도

- 2+ = 피부를 눌렀을 때 눈에 보이는 자국이 약간 있으나 15초 안에 정상으로 돌아옴
- 3+ = 눌렀을 때 더 깊은 자국이 남고 30초 안에 정상으로 돌아옴
- 4+ = 지속되는 자국이 30초 이상으로 오래 남음

(2) 비요흔성 부종(nonpitting edema)

손가락으로 꾹 눌렀을 때 피부가 즉시 본래의 모양으로 돌아온다.

(3) 갈색(brawny)

만성적 비요흔성 부종은 황금갈색을 띄고 있다.

(4) 섬유증(fibrosis)

섬유증이 있는 만성 부종

(5) 삼출물(transudate)

염증 과정의 한 부분으로 경한 부종, 수분으로 구성된 맑은 체액이 있으며 전해액에 흡수된다.

(6) 삼출액

염증 말기의 부종에서 나타나고, 고름 또는 우유와 같은 액체가 나타나며, 백혈구가 함유되어 있다.

(7) 염증성 부종

모세혈관 내피의 손상으로 인한 염증과 관련된 부종으로, 부분적으로 나타나는 비요흔성이며 열감을 가진 붉고, 부드러운 부종이다.

(8) 전신부종(anasarca), 수종증(dropsy)

심장부전 또는 신장성 질환 같은 심각한 신체적 문제로 나타나는 전체적인 부종이다.

(9) 림프부종

설비층(interstitial space) 사이에 비정상적인 체액(potential lymph) 축적으로 나타난다. 림프관의 정상적 체액 흡수의 장애 또는 정맥혈 폐쇄(모세혈관 압력의 증가)로 인한 과도한 체액생성이 원인이다. 일반적으로 림프부종의 임상적 원인은 종양으로 인한 림프순환의 장애(전이성 유방암), 수술 후 림프순환장애(액와절제술), 림프관의 감염성 폐색, 방사선으로 인한 림프관 손상(유방암 또는 골반암) 등이다.

3) 림프부종의 분류

(1) 1단계

회복 가능하며 단백질이 풍부한 체액의 축적으로 나타난다. 부종 부위를 거상하면 부종을 감소시킬 수 있다. 압력에 의한 함몰부종이 나타난다.

(2) 2단계

자연적으로 회복되지 않으며 단백질이 섬유모세포를 자극하고 결합조직과 흉터조직이 증식한다. 중등도의 부종과 약간 우묵함을 보인다.

(3) 3단계

림프성 코끼리피부병. 진피조직이 굳어지고 피부에 유두종이 있으며 코끼리 피부와 같다.

14. 동맥박의 단계

- 0=맥박 없음
- 1+=약한 맥박(촉지가 어려움)
- 2+=감소된 맥박(촉지는 가능하나 정상은 아님)
- 3+=정상 맥박(촉지가 쉬움)
- 4+=과도한 맥박(매우 강함: 동맥류 또는 병적 상태를 나타냄)

15. 피부질환에 관련된 용어

1) 물집, 수포(blisters, swellings)는 세포와 기본적 피부층 사이의 파괴로 나타난다. 수포는 표피층(epidermis) 아래의 체액연결 부위이다. 수포는 화상, 마찰, 자극물에 의하여 생긴다. 수포는 부풀어 오르거나 평편한 상태로 발생할 수 있으며 피부에 비하여 가라앉거나 궤양으로 형성될 수 있고 이는 갈라질 수 있다.
2) 돌출형 수포는 구진(지름 1cm 이하)으로 분류한다.
   (1) 물집(vesicle): 지름 1cm 이하의 체액으로 얇게 채워진다.
   (2) 플라크(plaque): 지름 1cm 이상
   (3) 대수포(bulla): 지름 1cm 이상의 얇은 수포벽의 체액으로 찬 상태이다.
   (4) 고름물집(pustule): 고름으로 찬 수포
   (5) 두드러기(wheal): 불규칙적 모양의 수포
   (6) 상처딱지(crust): 혈액 또는 삼출물의 건조된 수포로 단백질, 세포 또는 고체 부스러기가 모아진 체액이다.
3) 평편한 수포는 피부 표면과 같은 높이이다. 이것은 주위조직보다 짙거나 옅은 색의 반점일 수 있다. 그 예로 주근깨, 점출혈(혈소판 부족을 나타내는 피부의 작고 자줏빛 출혈성 부위), 백반증(부분적 피부색소의 부족)이 있다.
4) 함몰형 수포는 피부 표면의 높이보다 낮다. 표피가 없어지고 진피가 노출될 때의 표피 박탈이 원인이다.
5) 궤양성 수포는 피부의 붕괴로 인한 함몰부이다.
6) 균열수포는 표피부터 진피까지의 선상균열 또는 파괴이다.

7) 두드러기(urticaria, hives)는 혈류의 장애로 인해 생기며 부어 있고, 돌출되어 있으며, 붉은 상태이다. 매우 가려우며 보편적으로 알레르기 반응으로 나타난다. 주로 가슴, 등, 얼굴, 두피, 사지에 나타나며 24시간 이상 지속된다. 두드러기는 한기, 얼음, 열, 햇빛 노출, 피부 자극, 특정 약물 등의 알레르기 반응으로 나타나기도 한다.
8) 발진(rash)은 염증을 동반한 부분적인 붉은 상태이다. 알레르기 반응, 알코올중독, 혈관운동장애, 피부질환 등이 원인이다. 피부돌출과 가려움이 동반하여 나타난다. 피부발진의 예는 기저귀발진(분뇨에 오래 접촉되어 생기는 접촉성 피부염), 나비발진(전신홍반성 루푸스 또는 지루성 피부염이 콧날 또는 뺨에 생기는 경우)이 있다.
9) 소양감, 가려움증(pruritus)은 피부 가려움 또는 긁거나 문지르는 느낌의 피부가 타는 듯한 감각이다. 알레르기 반응인 경우가 많다(황달로 인한 혈액 내 과도한 빌리루빈 또는 감정적 요인으로 나타남).
10) 건피증(xeroderma)은 과도하게 건조한 피부로 인해 표피가 벗겨지는 것을 말하며 이는 당뇨 또는 갑상샘결핍증을 나타낸다.
11) 부종 또는 피부가 부어오름 등은 빈혈, 염증, 폐쇄, 순환문제, 심장 또는 신장의 대상부전으로 인하여 나타난다(심장의 순환장애, 신장기능의 장애).
12) 주름은 피부에 있는 자국, 틈, 고랑, 이랑을 말한다. 노화, 탈수, 햇빛 노출, 흡연, 오랜 시간 물속 침수에 의하여 생긴다.
13) 보편적으로 피부에 성장하는 것들은 점, 낭종, 혹, 섬유종(불규칙적 모양이고 서서히 자라며, 단단한 피포성의 결합종양조직) 등이다.

16. 이외의 피부계 증상과 징후

1) 피부색의 변화
   (1) 붉은색 피부는 일산화탄소 중독을 나타낸다. 노란색 피부는 황달, 간질환, 케로틴 과다섭취를 나타낸다. 보통 환부의 피부가 뜨겁고 부종성으로 팽창되어 있으며 피부 깊은 조직은 단단해져 있다.
   (2) 창백한 피부는 햇빛의 부족, 쇼크, 영양실조, 혈관운동의 불안정 또는 출혈의 결과로 나타난다.
   (3) 청색증(파랑, 회색 변질)은 산소결핍 또는 혈액의 이산화탄소 증가로 나타난다.
   (4) 황색피부의 노란색 점(간반점)은 악성 간암, 임신, 노화 등의 원인으로 생긴다.
2) 피부의 비정상적 열감은 열병 상태, 소금의 과도한 섭취, 흥분 상태를 나타낸다.
3) 피부의 비정상적 냉감은 혈액순환장애를 나타낸다.
4) 발한의 증가는 마약 섭취, 열, 운동, 폐 기능 상태를 나타낸다.
5) 발한의 감소는 탈수를 나타낸다.

6-2 피부 상태에 따른 임상적 장애와 기능적 제한

1. 상처와 화상 및 궤양으로 인한 임상적인 손상 및 기능제한

(1) 관절 팽윤, 염증, 경직 및 구축
(2) 통증의 증가
(3) 연부조직 팽윤, 염증 및 경직
(4) 보행, 이동 및 균형의 감소
(5) 근력, 힘 및 지구력의 감소
(6) 자세 조절의 감소
(7) 감각기능의 저하
(8) 체중지지의 어려움
(9) 자기관리, 직업, 사회생활 및 레저 활동과 관련된 전반적인 신체적 활동 및 과제 수행과 관련된 활동들의 수행능력 감소
(10) 일상생활동작(ADL)과 도구적 일상생활동작(IADL) 시 보조 장비 사용이 필요
(11) 자세 및 동작의 범위 감소

2. 피부의 상태 및 손상(상처, 화상, 궤양과 관련이 없는 손상)

1) 피부염은 다음과 같은 원인에 의해 발생한다.

(1) 알레르기 반응(화학적, 기계적, 생물학적 병원체에 의해 햇빛 또는 자외선 노출에 민감한 피부)
(2) 유전적 요인
(3) 심리적 문제: 증상으로 가려움과 피부 문제(부스럼, 플라그, 섬유성 뾰루지와 혹 등), 발적, 피부의 삼출물 등이 나타난다.

2) 세포염은 감염과 동반되어 나타나는 결합조직이나 세포조직(표층, 진피 하부층, 세포 영역)의 염증이다. 증상으로 부종, 홍반, 압통, 혹, 발열 등이 나타난다.

3) 포진 Ⅰ(단순포진), 포진 Ⅱ, 대상포진 등은 바이러스나 박테리아에 의한 감염으로 나타나며, 다음과 같은 증상이 나타난다.

(1) 포진 Ⅰ: 발열과 물집반응 또는 차갑고 쓰린 반응
(2) 포진 Ⅱ: 낭포가 터짐, 이후 새로 만들어진 생성물은 뇌와 뇌막에 염증반응을 일으킬 수 있다.
(3) 대상포진: 통증과 저림, 신경지배에 따른 피부절에 해당하는 가려움, 여드름(유체가 함유된), 으스스한 느낌, 발열, 오한, 위장관 문제, 배뇨장애, 관절통증, 신경통(지속적 또는 간헐적)이 나타난다.

4) 경화(전신성 경화증)

면역성의 외피 문제로 피부, 관절 및 기관(소화기계, 폐, 신장, 심장 등) 사이의 과도한 교원질 침착 등에 의한 경화로 혈관 및 결합조직의 만성 진행성 질환이다. 경화는 레이노드 징후(작은 동맥의 혈관경련성 질환으로 원인은 불분명하다. 저림과 한기를 느끼며 심박동 이상과 감각이상을 동반할 수 있다. 주로 양측 손의 말단부에 영향을 미친다)와 동반되어 나타날 수 있다. 증상으로 통증, 관절의 경직, 손가락과 관절의 부종, 피부의 뻣뻣함(제한적으로 안면부터 말단 지절로 발생하거나 확산되어 전 지절뿐만 아니라 체간까지 영향을 미칠 수 있다), 구축이 나타날 수 있다.

5) 건선

면역성의 외피 문제, 발진 및 붉거나 회색빛 플라그 등과 동반되는 유전성 만성 반복성 염증이다. 발진은 일반적으로 무릎과 정강이, 팔꿈치, 배꼽, 허리, 엉덩이, 귀 등에서 발생한다. 또한 손톱함몰이 발생할 수도 있다. 질병의 심각성은 단순한 미용상 문제로부터 심하게는 피부 전체의 문제로까지 발생될 수 있다. 발생 요인으로는 스트레스, 임신, 감염, 추운 날씨, 흡연, 호르몬 분비의 변화, 불안 등이 있다. 증상으로는 피부색이 어두워지고, 뻣뻣해지며, 피부의 경화가 발생한다.

6) 습진

면역성 피부 질환. 초기에는 삼출물이 나오며 가려운 붉은 발진으로 시작하여 진행됨에 따라 피부가 딱딱하게 경화되는 일반적인 표층의 염증 상태이다. 원인으로는 알레르기, 화학물질의 자극, 약물복용, 피부의 과도한 마찰, 햇빛의 과한 노출 등이 있다. 습진은 급성과 만성으로 나뉘며 만성화됨에 따라 발진이 퍼질 수 있다. 습진은 물리치료로는 회복되지 않는다. 치료사는 피부에 사용하는 치료기구의 적용 전후로 환자의 피부 상태를 확인할 수 있어야 한다. 습진은 몇 가지 종류로 나눌 수 있다.

(1) 홍반
(2) 포진성 습진(포진성 바이러스로부터 발생)
(3) 태선(피부의 경화를 동반함)
(4) 화폐상 습진(타원형 모양의 손상)
(5) 농포성 습진(소낭 모양, 고름딱지형의 습진으로 발바닥이나 다리, 두피 등에 발생하는 만성 상피 습진 등)
(6) 지루성 습진(피지선의 과도한 분비물과 함께 나타남)
(7) 홍반성 루푸스: 면역성 피부 질환이다(자가면역 이상으로 발생). 소실과 악화의 반복적 특성을 갖는 결합조직의 만성, 진행성 염증이며, 환자는 발적, 반점이 있는 발진이 있다.
  ① 전신성 홍반성 루푸스(SLE): 다양한 기관계에 침범한 만성 자가면역성 염증 질환으로 주기적인 급성 반응이 나타난다. 환자는 코와 턱과 뺨 위로 나비발진을 갖는다. 전신성 홍반성 루푸스는 가임기 여성에서 가장 많이 발생한다. 증상으로 으스스한 느낌, 몸이 무거운 피로감, 관절통, 발열, 관절염, 피부발진(나비발진), 광선과민증, 모발 소실, 레이노드병(작은 동맥의 혈관경련

성 질환으로 주로 양측 손의 말단부에 나타남, 원인은 불분명하며 환자는 추위나 감정적 요인에 의해 간헐적으로 혈관 경련성 반응을 보임)이 있다.

(8) 다발성 근염: 면역성 피부 질환. 근위부 근육의 대칭적인 약화를 특징으로 가지고 있는 골격근의 염증성 질환. 생검을 통해 근육의 괴사가 검증된다. 눈꺼풀의 발진 또는 손가락 등쪽 표면의 뾰루지로 빠르고 심각한 병인이다. 호흡기 또는 튜브를 이용한 식사가 필요할 수도 있다. 이 질환은 피부근염이라고 불리기도 하며 증상으로는 근위부 근력의 대칭적 약화가 나타난다.

6-3 피부의 중재 방법

1. 화상의 중재 방법

화상의 재활은 많은 전문가들이 함께 하는 팀워크의 형태를 갖는다. 화상의 관리계획에 있어 물리치료의 목표는 환자와 가족들이 함께 하는 방법을 찾는 것이다. 화상에서 이상적인 기능회복을 얻기 위해서는 화상관리로부터 시작된다. 일반적으로 물리치료사가 고려해야 하는 3가지 원칙이 있다. 관절가동운동(ROM) 수행, 변형을 막기 위한 체위 변경과 보조기, 치료적인 목표를 받아들이고 환자의 목표의식을 부양하기 위한 지속적인 환자, 보호자와의 관계유지가 3가지 원칙이다.

중환자실에서는, 모든 방향에서의 수동적 관절가동운동(PROM)이 환자의 통증, 불안, 화상의 정도, 사지의 관류상태, 환자의 기도와 혈관 확보를 고려하여 하루에 2회 실시된다. 화상관리에 있어 수동적 관절가동운동(PROM)은 환자의 통증 조절 문제를 고려하여 드레싱 교환, 상처소독시 함께 시행하는 것이 좋다.

1) 화상의 구축과 예방의 중재

(1) 겨드랑이 모음 구축은 액와 보장구, 열가소성수지 물질로 채워져 있는 원통형 물체 또는 다양한 지지용 장비를 이용하여 어깨를 90° 넓게 벌리는 자세로 유지시켜줌으로써 예방될 수 있다.

(2) 팔꿉관절 굴곡 구축은 주관절을 정적으로 신전시켜 주는 보조기로 예방할 수 있다. 완전한 관절가동범위를 유지하기 위해 굽힘 폄 보조기가 교대로 사용될 수 있다.

(3) 엉덩관절과 무릎관절의 굽힘 구축은(특히 어린이들에게 흔히 일어나는 구축) 환자에게 폄 상태를 유지할 수 있도록 자세 변경을 통해 예방할 수 있다(엉덩관절을 전방으로 향하게 하고, 바로 누운 자세에서는 엉덩관절과 무릎관절이 신전된 상태를 유지하게 하며, 엉덩관절을 펴기 위해 베개를 엉덩관절 밑에 두거나 환자가 참을 수 있는 범위 내에서 엎드린 자세를 유도할 수도 있다). 무릎관절의 굽힘구축을 예방하기 위해서는 바로 누운 자세에서 무릎관절을 베개 없이 위치시키거나 무릎관절 고정장치(immobilizer)를 사용할 수도 있다.

(4) 첨족변형(equinus deformity)은 중립자세(neutral position)로 유지시켜 주는 발목관절 보조기(발목을 약 90°로 유지시켜 주는)를 사용하여 예방할 수 있다. 이때 보조기에서 오는 압력을 균등히 하기 위해 중족골두와 종골에 패드를 대어 준다.

(5) 목앞쪽변형(anterior neck deformity)은 턱과 가슴 사이의 거리를 유지시켜 주는 목 보조기(neck conformer)를 착용함으로써 예방할 수 있고 베개는 사용하지 않아야 한다.

(6) 목뒤쪽변형(posterior neck deformity)은 뒤쪽 목의 길이를 유지시켜 주는 목 보조기를 착용함으로써 예방할 수 있고 바로 누운 자세에서 베개를 사용할 수 있다(또는 엎드린 자세에서 가슴아래에 베개를 위치시킬 수도 있다).

(7) 손의 내재근이 짧아지는 변형[손허리관절은 과도한 폄 상태로 움직이지 않고 몸쪽 손가락뼈사이 관

절(PIP joint)은 굽힘 상태에서 움직여지지 않는 변형을 보임]은 측부 인대를 최대한으로 신장시키기 위해 손허리관절(metacarpal joint)을 최대 90° 굽힘(flexion) 상태로 유지함으로써 예방할 수 있다. 손목관절을 30° 폄 상태로 유지하고(어떤 저자들은 화상 부위의 위치에 따라 단지 전방 15°의 손목관절 굽힘과 후방으로의 15°의 폄으로 예방된다고 함), 손가락뼈사이관절(IP joint)은 완전히 폄(extension)시킴으로써(엄지는 반드시 완전히 벌림 방향으로 위치하여야 함) 예방될 수 있다. 처음 24~48시간 동안의 심한 정도의 화상과 소생법에서 손목관절이 수장부 안정 부목(volar cock-up splint)을 사용하여 70~80° 정도로 보상될 수 있다. 손목 보조기(splint)는 적어도 하루에 두 번 환자에게 잘 맞는지, 압력은 적절히 분산되어 있는지 점검해야 한다.

(8) 심각한 손상이 감소되고 상처 부위가 점차적으로 아물어 갈 때 다음과 같은 점에 중점을 두어야 한다.

① 수동적 관절가동운동(PROM)
② 능동적 관절가동운동(AROM)
③ 경도의 근력강화운동
④ 부종의 최소화
⑤ 일상생활 훈련
⑥ 초기의 흉터관리
⑦ 환자의 직업, 여가, 학교 복귀

(9) 상처가 아무는 기간 동안 환자는 퇴원 준비를 해야 한다. 이때는 다음과 같은 점에 집중하여야 한다.

① 점진적인 수동적 관절가동운동(PROM)
② 근력강화운동
③ 복원수술 후 구체적 치료법 적용
④ 흉터 관리

(10) 화상 부위가 치료되기 시작하면서 잠깐 동안 심각한 가려움증이 시작된다. 강하게 시작되었다가 대부분의 환자에게서 점차 감소되는 양상을 보인다. 중재방법은 마사지, 피부에 수분공급 또는 콜로이드 목욕법, 비타민 E 크림의 국소 적용, 국소적 한냉 압박법이 사용된다. 어떤 경우에서는 가려움증으로 피부가 벗겨질 수도 있고 상처 부위의 감염을 초래할 수도 있다. 이러한 경우에 환자들은 의사에게 항생제를 처방받거나 입원이 필요할 수도 있다.

2) 화상복원 수술방법

Incisional release and grafting(절개이완과 이식술), excisional release and grafting(절제이완과 이식술), Z-plasty(Z-성형술), random flap(무작위 피부절개술, 흉벽 또는 손 부위의 화상에 사용) 방법이 사용된다.

2. 상처치유 결과에 영향을 미치는 요소

1) 산소

산소공급은 새살형성에 중요, 혈관형성, 교원질 퇴적, 상처 수축작용에 기여하고 병원균에 대항하는 항생제 효과가 있다. 산소가 원활하게 공급되지 못하면 상처에 부종이 발생하고, 조직의 괴사가 일어나며, 국소적인 혈관수축이 발생한다. 괴사조직을 청결하게 하기 위한 괴사조직제거술과 부종 감소를 위한 압박과 같은 중재적 치료는 산소가 상처에 원활하게 공급되도록 한다. 상처치유에 있어 산소공급정도에 기여하는 요소는 영양분, 수화작용, 상처 부위를 따뜻하게 유지하는 것, 통증과 불안요소를 조절하는 것, 담배를 피하는 것, 보조적인 산소를 사용하는 것 등이다. 최근 연구에서 국소 사지 부위까지 직접적으로 이동된 산소가 상처치유에 향상을 가져온다는 것이 밝혀졌다(THBO라고 불린다).

2) 수분

수분은 상처치유를 대표하는 새로운 개념으로 상처 부위의 딱지를 부드럽게 하고 괴사조직을 스스로 제거하는 기능을 가진다(신체의 효소는 상처 부위의 딱지를 용해시킨다). 상처치유에 있어 수분레벨의 향상에 기여하는 요소는 상처의 수화작용(hydration), 밀봉드레싱(occlusive dressing), 상처 표면으로부터 수분의 손실을 제한하는 것, 삼출액을 조절하는 것, 가스의 교환을 용이하게 하는 것이다.

3) 영양분

영양분을 통한 상처치유의 향상에 기여하는 요소에는 철분의 레벨을 향상시키는 것, 비타민 B_{12}, 엽산, 비타민 C, 아연, 비타민 A, 아르기닌(상처치유와 면역에 관계), 혈액 속의 아미노산(고단백 함유) 등이 있다.

3. 피부에 대한 환자 교육

1) 지역사회 지원: 도움을 주는 그룹(환자의 진단명과 관련됨)
2) 상담
3) 가족과 직접 돌보는 사람의 참여
4) 지침자료, 멀티미디어정보 자가관리 정보와 같은 교육자료
5) 홈프로그램
   (1) 피부 관리
   (2) 상처관리
   (3) 예방(당뇨병 환자의 경우: 환자 본인의 발을 일일 점검하여 피부색 변화 감지, 피부의 연속성이 깨졌거나 틈, 물집, 찰과상과 같은 결손 부분을 감지, 굳은살이 형성되었는지 살피기, 건조한 상태를 유지하고 얇게 벗겨진 피부에 향수 성분이 없는 로션을 적용하기, 발가락 사이사이에 로션 바르지 않기, 처음에 부드러운 비누와 따뜻한 수돗물로 깨끗이 한 후 로션 바르기, 물의 온도를 손가락으로 체크하지 않고 온도계 또는 팔꿈치를 이용하여 체크하기를 실시한다).

(4) 흉터 관리

(5) 운동

(6) 압박붕대 사용과 관리

(7) 압력을 완화시켜 주는 장비(침대, 매트리스, 매트리스 덮개 또는 쿠션과 같은 것)

(8) 부종 조절

(9) 당뇨 환자들에게 있어서의 발 관리

4. 피부 관리를 위한 환자 교육(당뇨 환자용)

부드러운 비누로 닦은 후에 잘 헹궈주고 확실히 말려 준다. 팔 아래 부분, 가슴 아래 부분, 다리와 발가락 사이 부분에 수분이 남아있는지를 확인한다. 물 같은 음료를 많이 마셔 피부가 항상 촉촉하고 건강하게 유지되도록 한다. 씻은 후에 로션 또는 크림을 발라주어 피부를 촉촉하게 해 준다. 의사에게 어떤 제품이 좋은지 추천을 요청한다. 통풍이 잘 이루어지는 면제품 속옷을 입는다. 씻은 후에 피부를 항상 점검한다. 건조하거나, 붉어지거나, 감염을 일으킬 수 있는 아픈 부분이 없는지를 점검한다. 의사에게 피부 문제에 대해 상의한다.

5. 발 관리를 위한 환자 교육(당뇨 환자용)

1) 매일 따뜻한 물로 발을 씻는다. 물이 너무 뜨겁지 않게 팔꿈치로 온도 체크를 해야 한다. 발을 물에 담그지 않아야 한다. 발을 잘 건조시켜야 하고 특별히 발가락 사이에 신경을 써야 한다.

2) 매일 발에 상처가 있는지, 아픈 데가 있거나 물집, 붉어짐, 굳은살 또는 다른 문제점이 있는지 잘 살펴보아야 한다. 신경손상을 가지고 있거나 혈액순환이 좋지 않다면 매일 확인하는 것은 더욱 중요하다. 발을 점검하기 위해 허리를 구부리거나 발을 끌어당길 수 없다면 거울을 사용한다. 만약 잘 볼 수 없다면 다른 사람에게 발을 점검하도록 부탁해야 한다.

3) 피부가 건조하다면 씻은 후에 로션을 발에 발라주고 마르도록 한다. 발가락 사이에 로션을 바르지 않는다. 티눈과 굳은살은 손톱다듬기(emery board) 등을 이용하여 부드럽게 정리한다(목욕 또는 샤워 후에 실시).

4) 발톱을 일주일에 한 번 또는 필요할 때마다 자른다. 발톱은 물로 씻은 후 부드럽게 되었을 때 자른다. 발가락 모양으로 자르되 너무 짧게 자르지 않는다. 손톱 다듬는 것으로 끝 부분을 정리한다.

5) 상해로부터 발을 보호하기 위해 항상 양말 또는 슬리퍼를 신는다.

6) 물집이 잡히는 것을 피하기 위해 양말 또는 스타킹을 신는다. 무릎 아래가 너무 타이트한 양말이나 스타킹을 신지 않는다.

7) 크기가 적당한 신발을 신는다. 발이 가장 커져 있을 때 신발을 구입한다.

8) 신발에 천천히 적응하도록 한다. 신발 구입 후 첫째 주에서 둘째 주 사이에는 매일 한 시간에서 두 시간 정도로 신발을 착용한다.

9) 신발을 신기 전에 신발 안에 상처를 일으킬 수 있는 날카로운 물질이 들어있지는 않은지 확인한다.

10) 발에 작은 문제가 있더라도 의사와 상의한다.
11) 진료 전 신발과 양말을 벗어 놓고 의사에게 두 발을 점검해 줄 것을 요구한다.
12) 의사에게 발의 감각을 느끼는 신경이 잘 작용하는지를 묻는다.
13) 의사에게 다리와 발의 혈액순환이 잘 일어나고 있는지를 묻는다.
14) 의사에게 발톱을 손질하는 가장 좋은 방법에 대해서 알려 달라고 요청한다.
15) 의사에게 어떤 로션 또는 크림 제품이 다리와 발에 적합한지를 묻는다.
16) 스스로 발톱을 자를 수 없거나 발에 관련된 문제점을 갖고 있다면 의사에게 발 관리 전문가를 소개해 줄 것을 요청한다.

6. 상처를 청결히 하는 방법

1) 월풀

월풀의 사용은 상처의 집중적인 청결이 필요할 때 또는 느슨하게 붙어 있는 유착조직을 부드럽게 할 때와 같이 다른 방법으로는 해결이 불가능한 특별한 상황을 제외하고는 많이 사용되지 않는 방법이다. 월풀이 사용되기 전에 온도와 압력의 변화로 인한 부정적인 결과를 줄이기 위해 5~10분 정도 물을 회전시킨다. 만약에 감염이 있는 경우 포비돈 요오드 또는 염소를 물에 첨가하여 사용할 수도 있다. 또한 말초혈액순환의 자극이 필요한 상처에 월풀이 효과적일 수 있다. 월풀 사용 시 포비돈을 같이 사용할 때 물의 온도는 피부 온도와 1℃ 이상(33.8°F) 차이가 나서는 안 된다. 심폐기능에 문제가 있는 경우에 월풀의 온도는 38℃ 이상을 넘어서는 안 된다(100.4°F). 일반적으로 월풀은 깨끗하게 새살이 돋는 상처, 상피화되는 상처, 이동하는 표피세포, 새로운 피부이식, 새로운 조직외피, 정맥성 궤양, 괴저성이 아닌 당뇨궤양, 쭈글쭈글한 상처, 건성괴저와 같은 경우에는 금기증이다.

2) 흡입을 이용한 박동성 세척(PLWS)

이 방법은 상처를 청결하게 하고 괴사조직을 제거하기 위한 방법의 하나로 강력한 세척방법이다. PLWS는 흡입과 박동성 세척방법을 사용하여 액체가 고이는 것, 상처의 삼출물, 잔해물들을 제거할 수 있다. PLWS는 소독제와 국소적 항생제, 항균성 용액을 상처 부위에 전달되도록 할 수 있고 특별한 캐뉼라팁을 사용하여 깊은 곳에 있는 상처를 치료할 수 있다. PLWS는 적은 시간과 적은 치료인원을 필요로 하기 때문에 월풀 치료방법보다 더 좋은 방법이고, 병실에서나 환자의 집에서도 사용할 수 있다. 환자의 가족 또는 방문자는 치료하는 도중에 환자와 같은 방에 있어서는 안 된다. PLWS의 단점은 플라스틱 팁과 흡입력 때문에 새롭게 형성된 조직에 외상의 위험이 있을 수 있다는 점이고, 청결과 육아조직화된 상처에 남용될 수 있다는 점이다.

3) 저강도 관수법

최소의 압력을 사용하여 상처를 청결하게 하는 또 다른 형태의 청결법이다. 저강도 관수법은 감염된 상처에 사용될 수 있고 새로운 조직의 형성과 함께 상처를 깨끗하게 할 수 있으며(드레싱을 사용하여 과도한 삼출물과 잔여물을 제거), 괴저성 상처와 잔해물(여러 차례의 저강도 관수법 또는 박동성 세척법 이용)에 적용될 수 있다. 저강도 관수법은 다음의 것들과 같이 사용할 수 있다.

(1) 상처 청결을 위한 소금주머니
(2) 1회 사용량의 무균소금
(3) 스프레이컨테이너(약간의 압력에서)와 소금의 결합

7. 상처 괴사조직 제거방법

괴사조직 제거는 이물질 또는 죽거나 손상된 조직을 제거하는 것이며, 비선택적 기계적 괴사조직법은 모든 조직을 제거하는 법(괴사상태에 있는 것과 살아 있는 조직 포함)을 의미한다. 상처 괴사조직 제거방법은 다음과 같다.

1) 드레싱

(1) 젖은 것에서 시작하여 마른 것으로 끝내는 드레싱(젖은 거즈를 상처에 적용)한 후 그것이 마르게 되면 떼어 내는 방법 및 중간정도 양의 괴사조직 제거를 위해 사용된다. 건강하거나 치유되고 있는 조직들에 손상을 입힐 수 있다. 환자에게 고통을 줄 수 있다. 연구결과의 효과에 대한 논란이 있다.
(2) 흡입을 동반한 박동성 세척(상처를 청결하게 하는 방법 내용 참조)
(3) 월풀(가장 큰 단점은 조직의 쇠약을 가져올 수 있으며 수인성 병원균이 오염, 감염을 일으킬 수 있고 소독제가 세포독성을 일으킬 수 있다.)

2) 화학(효소) 선택적 괴사조직 제거

효소를 포함하는 물질을 통하여 괴사조직(많은 양에 쓰임)과 상처 딱지의 제거에 사용되는 방법으로 상처의 상태에 따라 선택적으로 사용되어야 한다. 드레싱은 의사에 의해 처방된다. 효소 선택적 괴사조직 제거법의 한 형태는 딱딱한 괴사딱지들을 부드럽게 용해하기 위해 신체 고유의 효소와 수분을 사용하는 자가분해 괴사조직 제거법이다. 이러한 타입의 괴사조직 제거법에서는 단지 괴사조직만 용해된다. 하이드로콜로이드, 하이드로겔, 투명막 같은 것을 이용하는 자가분해 괴사조직 제거 드레싱 방법들은 폐쇄적 또는 반폐쇄적 방법이다. 화학(효소) 선택적 괴사조직 제거의 특징은 다음과 같다.

① 빠른 효과를 나타낸다.
② 적절한 적용 시 건강한 조직에는 최소의 손상 또는 손상이 전혀 일어나지 않는다.
③ 비용이 비싸다.
④ 괴사조직에만 신중하게 적용되어야 한다.
⑤ 특별한 이차적 드레싱이 필요할 수도 있다.
⑥ 감염 또는 불편감을 야기할 수 있다.

일반적인 효소 괴사조직 제거에는 두 가지 타입이 있다. 첫 번째 형태는 하루에 한 번 또는 두 번 적용하는 방법이 있다(크림베이스에 파파인과 요소를 포함 또는 엽록소와 구리의 결합). 두 번째 타입은 석유

원료에서의 교원질 분해요소로 구성된 것을 하루에 한 번씩 적용하는 방법이 있다. 효소적 드레싱의 예는 다음과 같다.

(1) 단백질분해효소 드레싱

국소적 효소 사용(상처에서의 괴사조직을 부드럽게 용해한다) 드레싱은 2~3일 동안 상처에 남겨 두어야 한다. 드레싱이 제거되었을 때 상처는 잔여물들을 용해하기 위해 정상염류용액에 관수되어야 하며 이는 다양한 적용이 요구된다. 환자에게 통증과 스트레스가 적어야 한다. 감염된 상처에는 적절하지 않다.

(2) 교원질분해효소

가용성의 프로테니아제로 교원질을 공격하고 분해한다. 괴사조직 마개가 제거됨으로써 교원질섬유를 분해한다. 단백질 가수분해 효소보다 더욱 선택적이다. 연구결과는 만성 진피영역에서 새살이 돋는 것과 상피화의 진행이 더욱 빠르게 진행된다는 것을 보여주었다(궤양과 압박성 궤양). 괴사조직 제거를 유지하는 데에도 좋다. 박테리아의 용적을 감소시킨다.

3) 예리한 선택적 괴사조직 제거

상처로부터 괴사조직을 제거하기 위해 수술적 도구를 사용하는 방법이다. 외과의는 레이저와 함께 수술적 방법을 이용할 수 있다. 이러한 종류의 괴사조직 제거법의 가장 큰 어려움은 건으로부터 황색 살갗을 분리하는 일이다. 대개 예리한 선택적 괴사조직 제거방법은 전체적인 염증이나 괴사성 근막염 같은 감염된 상처에 추천될 수 있는 방법이다. 혈액응고장애 또는 혈액응고방지제를 먹는 환자에서는 주의를 기울여야 한다(통제되지 않는 출혈이 나타날 수도 있다). 예리한 선택적 괴사조직 제거법은 환자에게 고통을 줄 수 있고, 수술실과 수술이 필요한 경우에는 가격이 비싼 단점이 있다.

8. 상처 드레싱의 방법

상처 드레싱의 선택은 다음과 같은 상처의 특성에 따라 결정된다: 괴저, 배수, 감염, 육아조직, 상피화, 위험성 상처 부위, 깊숙한 부위, 마찰, 상처의 악취, 실금. 일차적 드레싱은 상처에 직접적으로 적용한다. 이차적 드레싱은 일차적 드레싱 위에 적용한다.

1) 거즈 드레싱

이차적 드레싱으로 사용할 수 있다. 특별히 자주 바꿔야 하는 경우에 사용된다. 거즈 드레싱은 잔여 오염섬유가 상처에 달라붙을 수 있고, 박테리아가 스며들어 상처의 건조화 또는 많은 양의 박테리아 방출로 인해 통증을 일으킬 수 있기 때문에 일차적 드레싱으로 사용하면 안 된다. 거즈리본은 깊은 상처에서 관수를 열어 놓은 상태를 유지하기 위해 사용된다. 산소와 영양분을 상처에 공급하기 위해 또는 육아조직이나 상피세포의 생존을 위해 상처 부위의 구멍은 꽉 찬 상태로 있으면 안 된다. 거즈의 한 형태(육아조직을 위한 거즈 또는 바셀린거즈)는 일차적 드레싱으로서 사용될 수 있고(상처 부위에 달라붙지 않기 때문), 흡수성이 적고, 상처 부위를 지성화하고, 약간의 보호능력을 제공한다.

2) 투명막

아크릴접착성층인 투명한 막으로 구성된다. 막은 박테리아와 수분이 상처 부위에 침투되는 것을 막고, 찢어지는 힘, 마찰 또는 오염으로부터 피부를 보호한다. 막의 제거는 피부의 찢김을 야기할 수 있다(여리거나 나이 든 피부에서 생김). 막은 반폐쇄적이고 수분을 간직하며 괴사 상처로부터 자가분해 괴사조직 제거를 허용하고, 상처의 새살을 돋우기 위한 치료적 수분을 제공한다. 막은 보호적 드레싱으로 사용될 수 있고 스테이지Ⅰ, Ⅱ단계의 압력성 궤양, 외과적 상처 부위의 최소한의 관수 또는 비관수, 절개와 찰과상, 상처의 부분적 비후화, 감염되지 않은 상처, 괴사성 상처와 각질에 국소적 치료로 사용될 수 있다.

(1) 막 드레싱의 적용

상처 부위의 털을 제거한다(드레싱이 잘 부착되도록 한다). 정상치의 염류용액(또는 다른 클리너)을 적용하여 상처 부위의 피부를 깨끗하게 한다. 피부를 잘 건조시켜 부착을 원활하게 한다. 막 드레싱을 상처 위에 적용하고, 그 부위를 부드럽게 한다. 투명막을 적용하기 전에 막의 이동을 돕기 위한 것들(창, 틀 또는 페이퍼백)을 제거한다. 막을 적용할 때 너무 힘을 주어서는 안 된다(피부를 찢을 수 있다). 제거할 때에는 사용설명서를 참조하여 제거한다.

3) 하이드로겔

무정형(겔과 같은 용액) 또는 천(얇고, 90% 물로 이루어진 유동성 천) 형태이다. 하이드로겔은 건조한 상처 부위에 수분을 향상시키고 괴사조직을 부드럽게 한다. 이 방법은 이차 드레싱이 필요할 수도 있다. 환자에게 이 드레싱 방법은 매우 부드럽게 느껴진다.

4) 폼(foams)

흡수력이 높은 패드, 시트 또는 접착판(adhesive backing)을 이용하거나 그렇지 않은 폴리우레탄 패킹이 일차적 또는 이차적 드레싱으로 사용될 수 있다. 패쇄적인 환경을 만드는 드레싱은 마른 상처에 단독으로 사용해서는 안 된다.

5) 하이드로콜로이드

수분을 유지하는 드레싱 중 밀봉 형태인 하이드로콜로이드는 좀 더 폐쇄적이거나 반투과성인 방법으로, 다양한 방식이나 형태로 이용 가능하고 가벼운 삼출성 상처에 가장 효과적이다. 세 가지 형태의 하이드로콜로이드가 이용 가능한데 반죽형, 분말형, 시트형이다. 반죽형과 분말형은 상처에 충전물(filler)로 사용할 수 있지만 둘러싸인 피부 높이 위로 돌출되어서는 안 된다. 하이드로콜로이드 드레싱은 상처배액, 삼출에 반응을 일으키거나 '녹이기(melt out)'처럼 상처에 고약한 악취를 동반하는 잔여물을 남긴다.

잔여물은 상처세정제로 부드럽게 세정 및 제거될 필요가 있다.

(1) 하이드로콜로이드 사용법

하이드로콜로이드는 체온으로 가장 잘 부착된다. 접착력을 향상시키기 위해 상처에 적용한 이후 치료사의 손을 드레싱 위에 두어야 한다. 치료사 손의 열은 드레싱이 상처 모양 형태로 맞추는 것을 돕고 접착을 용이하게 한다. 두꺼운 가장자리를 가진 하이드로콜로이드 드레싱은 끝이 말리게(roll up) 되어 환자의 옷이나 침구류에 들러붙어 드레싱의 사용시간을 줄일 수 있다. 끝이 가늘어진 얇은 하이드로콜로이드 드레싱은 말리는 것(roll up) 없이 상처 주위 피부에 더 잘 붙고, 드레싱이 제거될 때 피부가 찢어질 수 있다.

(2) 하이드로콜로이드 드레싱의 유형

3M-Tegasorb(연구는 Conva Tec's Granuflex보다 더 낫다는 것을 보여주었고, 검은 괴사조직에서부터 상피조직 상처에 이르기까지 모든 단계의 상처치유에 사용할 수 있다.)

6) 알긴산염(alginate, 알기네이트)

갈색 해초로부터 추출된 섬유성 생산물이며 부직포 시트와 로프 형태로 사용할 수 있다. 알긴산염의 주요 성분인 알긴산은 불용성 칼슘염류와 수용성 소듐염류로 전환된다. 알긴산염은 많은 양의 배액을 가진 상처에 사용된다. 알긴산염은 상처에서 발생하는 체액에 접촉할 때 겔을 형성한다. 알긴산염 드레싱은 상처에서 발생하는 체액의 20배까지 흡수할 수 있다. 알긴산염은 감염 또는 비감염 상처에 사용될 수 있다. 하지만 마른 상처나 소량의 배액을 가진 상처에는 사용해서는 안 된다. 그 이유는 상처를 마르게 하여 치료과정을 느리게 할 수 있기 때문이다.

(1) 알긴산염 드레싱 사용법

알긴산염 드레싱은 일차 드레싱으로 상처 부위(wound bed) 내부를 싸게 된다. 그러면 이차 드레싱이 추가로 알긴산염 드레싱을 고정하기 위해 위에 덧대어 지고 수분이 유지되는 치유환경을 조성한다. 바셀린 거즈 또는 폼은 알긴산염을 안전하게 하고 마르는 것을 방지한다. 만약 상처가 감염되었다면 이차 드레싱은 박테리아를 가지고 있지 않고 상처를 모니터하기 위해 폐쇄적이지 않아야 한다. 만약 알긴산염이 상처의 삼출물을 다 흡수했다면 겔 상태가 되어 쉽게 상처로부터 제거될 것이다. 만약 알긴산염이 제거되기 어렵거나 섬유성 물질이 상처 바닥에 들러붙게 되면 상처가 마르게 될 것이다. 이러한 상황에서 알긴산염은 수분을 유지하기 위해 필요하지 않을 수도 있다. 그리고 삼출물이 적거나 없는 상처에는 적절한 다른 드레싱이 사용될 수 있다.

7) 새로운 형태의 드레싱

(1) 여러 층을 가진 합성 드레싱

일차 또는 이차 드레싱으로 사용할 수 있으며, 소량에서 대량의 삼출물, 건강한 육아조직, 괴사조직(또는 촉촉한 딱지) 또는 육아조직과 괴사조직의 혼합 형태를 가진 상처를 위해 적절하다. 일부 합성 드레싱은 감염된 상처에 사용될 수 없으므로 생산자의 지시사항을 확인한다. 합성 드레싱은 만약 환자가 탈수화 또는 찢어지기 쉬운 피부를 가진 상태라면 주의 깊게 사용해야 한다. 대부분의 합성 드레싱은 세 개의 층을 가지는데 첫째로 반접착 또는 비접착 형태로 상처를 건드리거나 다른 물질에 들러붙는 것으로부터 보호할 수 있고, 드레싱이 새로운 조직을 망가뜨리는 것 없이 제거될 수 있게 한다. 둘째, 흡수되는 형태로 배액과 찌꺼기를 상처 표면으로부터 빨아들이고, 피부가 해리되는 것과 박테리아의 성장을 예방하고 수분이 있는 치유환경을 유지시킨다. 셋째, 합성 드레싱의 외부층은 습한 증기를 상처로부터 공기 중으로 통과해 나가게 하고 박테리아나 찌꺼기는 들어오지 못하게 하여 습한 환경을 유지한다. 합성 드레싱의 예로는 Alldress, Covaderm Plus Telfa, Ventex, Viasorb, 흡수패드를 가진 Tegaderm 등이 있다.

(2) 생체공학조직, 즉 공학화된 조직으로 생물학적 산소요구량 드레싱

생체공학조직은 화상, 만성 정맥 또는 압박 궤양, 기증 부위 및 다른 수술적 상처, 수포, 박리 부위에 사용될 수 있다. 생체공학조직은 성장요소와 세포외 기질 구성요소를 상처에 전달한다. 생체공학조직은 상처치유에 있어 논란이 많은데 이것은 근본적인 병리학에 치료양상이 맞아떨어지지 않기 때문이다. 임상적 효과는 보통이고 이용의 편익 관점으로 볼 때 반드시 정당화할 수는 없다. 생체공학조직 제품의 예로는 Dermagraft, Apligraf, 배양된 외피 자가이식편으로 Epicel 또는 Orcel이라 불리는 더 새로운 것이 있다. 리서치 연구는 가령 Dermagraft와 Apligraf 생체공학조직은 비록 임상적 연구가 이러한 제품들의 효과를 증명했음에도 불구하고 최근 수년간 상업적 차질을 겪었다고 보고했다. 차질의 이유에는 높은 비용과 제한된 건강관리 자원들에 있다. 그러나 새로운 제품, 가령 Orcel 같은 것이나 더 오래된 AlloDerm 같이 세포로 되어 있지 않은 피부기질 또는 이중층기질 상처 드레싱(bilayer matrix wound dressing)은 임상적 효용성이 높고 비용이 적어 적소에 적용하게 된다.

9. 상처치료 시 환자의 안전 주의사항

환자의 생체신호를 항상 관찰해야 한다. 발목상완지수(ABI) 맥박 모니터링을 사용할 수 있다면 휴식기에 발목과 상완동맥 두 부위 및 트레드밀에서 5분 이상 걸은 환자의 혈압을 측정한다. 그 후 발목에서 가장 높은 혈압을 상완동맥에서 가장 높은 혈압으로 나눈다. 정상적인 휴식기의 발목상완지수(ABI)는 1 또는 1.1이다(혈류의 막힘이나 좁아짐이 없는 경우 발목의 혈압은 상완동맥의 혈압과 같거나 높다). 휴식기의 1보다 적은 발목상완지수는 비정상이다(0.95보다 적은 발목상완지수는 다리에서 하나 이상의 혈관이 좁아진 것). 운동을 하는 동안 다리나 발 또는 엉덩이의 통증이 있거나 발목상완지수가 0.8보다 적은 경우 간헐적인 파행이 동반된다. 환자 휴식기에 나타나는 0.4 이하의 발목상완지수(ABI)는 간헐적인 파행증상이 나타날 수 있으며, 0.25 이하의 발목상완지수(ABI)는 심각한 말초동맥질환(PAD)을 나타낸다. 상처를 중재하는 동안에는 감염 징후와 증상을 주시하고 즉시 물리치료사(필요한 경우 간호사)에게 알린다. 감염증상과 징후는 다음과 같다.

① 혈압이 올라가거나 떨어짐

② 열이 남

③ 적혈구 수치가 떨어짐

④ 백혈구 수치가 높아짐

⑤ 냄새가 나거나 심해지는 것과 같이 상처가 더욱 진행되는 징후를 보임

응고되지 않는 과도한 상처의 출혈을 주의해야 하는데, 특히 괴사조직 제거 치료를 할 때 더욱 주의를 하여야 한다.

10. 압박궤양과 치료

1) 압박궤양

궤양은 조직이 압박되는 부위나 혈액 흐름이 적은 부위에 발생한다. 압박궤양은 침상이나 의자 생활을 하는 환자에게 일반적으로 발생한다. 다음과 같은 환자들이 압박궤양으로 진행될 수 있다.

① 척수손상, 뇌졸중, 의식불명과 같이 감각과 운동손상을 가진 환자

② 영양실조 환자

③ 말초혈관질환 환자

④ 입원한 노인 환자

⑤ 실금 환자

압박궤양이 생길 수 있는 가장 일반적인 부위는 팔꿈치, 견갑, 천골, 둔부돌출부, 복숭아뼈, 대퇴부 대전자, 그리고 발뒤꿈치와 같은 뼈의 돌출부들이다. 압박전단력, 마찰, 그리고 습도와의 결합은 조직손상으로 이어질 수 있고, 때로는 괴사로 이어질 수 있다. 압박궤양은 피부의 붉어진 부분에서 피하조직의 침식으로 빠르게 진행될 수 있고, 근육이나 뼈까지 확대 될 수 있다. 심한 궤양은 박테리아에 감염될 수 있고 괴저로 발전할 수 있다.

2) 예방

압박궤양의 가장 중요한 치료 원칙은 예방이다. 예방은 다음과 같은 것을 포함한다.

(1) 정기적인 피부 검사

(2) 움직이지 못하는 환자의 체위 변경(잠재적인 손상 부위 고려하기)

(3) 감압장치(PRDs)의 활용(뼈가 돌출된 부분을 위한 피부보호장치, 전문화된 공기유동 침대의 사용, 물침대, 폴리스티렌 비드로 된 침대)

(4) 피부의 청결과 건조 상태 유지

(5) 피부윤활제와 연화크림의 사용

(6) 청결하게 건조된 리넨과 의복

(7) 물리적인 힘의 제거

(8) 조기 보행 및 적절한 보조 장치 사용 장려

(9) 관절가동범위 운동의 장려

3) 압박궤양 중재

(1) 최소한의 피부마찰로 치료해야 한다(피부가 허혈성이 되었을 때 피부의 발적 부위는 절대 마사지해서는 안 되는데 이는 허혈성 심부조직층이 손상될 수 있기 때문이다. 피부는 완벽히 씻고, 건조해야 하며 연화크림은 최소한의 힘과 마찰로 부드럽게 바르고, 특히 뼈 돌출 부위에 더욱 그렇다).

(2) 의자에 앉을 수 있는 환자의 경우 압박을 적게 받는 쿠션에 앉아야 하며 15분마다 체중을 이동시키도록 도와주어야 한다. 앉아 있는 시간은 좌골결절의 압박을 경감시켜 주기 위해 2시간 이내로 제한되어야 한다.

(3) 스스로 자세를 잡지 못하는 환자는 압박에서 오는 조직의 저산소증을 막기 위해 1시간에서 2시간마다 자세를 재정비해 주어야 한다.

(4) 몸을 돌려주는 일도 필요하다.

(5) 최소한의 피부마찰로 환자를 돌리기 위해 터닝시트와 패드를 사용한다.

(6) 침대의 머리 부분은 짧은 시간을 제외하고는 30° 이상 올려서는 안 되는데 이것은 천골 위의 피부와 피하조직에 전단력을 줄이기 위해서다.

(7) 고단백 영양식뿐만 아니라 조기보행과 관절가동범위 운동도 필요하다.

(8) 도넛타입 쿠션을 사용하면 안 되는데 도넛의 중앙에 위치하는 조직에 혈류를 줄이기 때문이다.

11. 림프부종, 부종 및 상처를 위한 다른 피부 중재

1) 도수림프배액(MLD)

일차적으로 천부림프 순환에 영향을 미치는 특화된 도수치료 테크닉으로 도수림프배액(MLD)의 효과는 림프순환능력 향상과 측부혈관으로 림프 흐름을 돌려 내보내는 것, 그리고 림프관의 수축, 문합 빈도를 증가시키고 체간분절을 완전히 뒤덮게 되는 림프액의 흐름을 증가시킨다. 도수림프배액을 수행하기 위해 전문화된 교육이 요구된다.

2) 외부압력 펌프(ECP)

선천적 림프부종 또는 후천적 림프관장애를 가진 환자에게 통증과 감염을 예방하고 피부 손상 가능성을 줄이며, 기능을 증가시키기 위해 권고된다. 최근의 연구는 부종과 림프부종을 개선하기 위한 목적으로 외부압력펌프를 사용하는 것에 대해 반대하는 의견도 있다. 그러나 외부압력펌프는 다음의 목적으로 사용될 수 있다.

① 감소된 운동성을 가진 만성부종 환자(마비나 약화로 근육펌프능력 감소를 가진 환자에게 펌프 효과를 만들기 위해)

② 정맥울혈성 상처(상처치유를 목적으로 부종 제거와 정맥혈이 모이는 것을 예방하기 위해)

③ 사지의 잔류 위축(절단 환자에게 의지의 맞춤을 위한 준비)

④ 정맥혈전증의 예방, 조직치유, 상처와 화상의 반흔조직 관리

⑤ 동맥부전증(정맥환류 증가와 동맥 순환에서 더 많은 혈류 제공)

외부압력펌프의 유형들은 간헐적 공기압장비(IPC)와 그것에 추가적인 특징들을 포함하는 데 다음과 같다: Wright linear pump/Huntleigh sequential system/NormaTec pneumatic compression pump/Jobst Cryo/Temp unit. 집에서 쓸 작은 휴대용 장비로 냉각기능이 갖춰진 Jobst Cryo/Temp unit을 발목, 발, 무릎, 손, 손목, 팔꿈치 손상의 중재 목적으로 사용하고 있다. 외부압력펌프의 금기증으로는 고혈압(혈압 140/90 이상), 폐부종, 울혈성 심부전증, 깊은정맥혈전증, 폐색된 정맥혈관과 불안정한 골절, 급성 국소감염과 심각한 말초동맥의 폐색성 질환 등이 있다. 외부압력펌프의 주의사항은 다음과 같다.

① 상지의 압력이 40~60mmHg를 넘지 않는다.
② 하지의 압력은 40~70mmHg를 넘지 않는다.
③ 30mmHg보다 낮은 압력은 추천되지 않는다.

3) 유방절제술 이후 림프부종 치료

압력은 30~50mmHg 사이에 있어야 하고 하루 2번 3시간 동안 실시하며, 80~100초간 적용하고 25~35초간 휴식한다.

4) 말초부종과 정맥울혈성 궤양 치료

압력은 85mmHg가 되어야 하고, 1회 2.5시간 치료로 주당 3번 실시, 80~100초간 적용하고 30초간 휴식한다.

5) 하지부종 치료

압력은 30~60mmHg, 하루 두 번 3시간 치료 실시, 80~100초간 적용하고 25~35초간 휴식한다.

6) 다른 림프부종/상처 중재

(1) 사지 평가: 압박펌프를 사용하기 전 가볍고 급성인 부기를 조절하기 위함이다.
(2) 우나 부트(Unna's boot): 아연반죽이 스며있는 거즈 적용, 정맥성 상처에 좋다.
(3) 포 - 레이어 밴드(붕대) 시스템(four-layer bandage system): 다리의 궤양을 덮는 목적으로 Profore를 사용, 일주일 동안 상처 부위에 둘 수 있으며, 발목에 40mmHg 압력을 제공하는 것을 권고한다.
(4) 롱 스트레치 숏 스트레치 밴드/붕대(long stretch and short stretch bandages): 부종 조절과 림프부종을 위한 목적이다.
(5) 림프부종 밴드/붕대: 고도로 전문화된 형태의 붕대감기로 다양하고 독특한 충전물질층을 이용한 짧은 신축성 붕대를 사용한다. 물리치료사는 체간 부위마다 붕대감는 방법을 다르게 적용한다.
(6) 압박 의류: 정맥흐름을 돕고, 동·정맥성 상처, 신경통성 궤양, 림프부종, 부종, 화상과 수술 후 반흔조직에 적응증이며, 금기증으로 심부혈전 정맥증, 급성 국소감염, 울혈성 심부전증, 급성 피부염, 폐심장증이 있다. 정맥 순환에 도움을 주며, 림프부종에 액이 다시 모이는 것을 방지한다. 사지로부터 과도한 액체를 제거하기 위한 목적으로 사용해서는 안 되고, 개개인에 맞춰 사용해야 한다.

7) 예방 중재

(1) 위치잡기: 압박궤양, 상처, 부종, 림프부종, 혈관장애를 예방하거나 돕기 위해
(2) 감압장치(pressure-relieving devices)
(3) 운동: 물리치료사는 환자의 필요와 의학적 상태에 따라 개개인에 맞춘 운동처방을 하고 추천되는 운동은 수중운동과 보행활동이다.
(4) 반흔조직 관리: 압박의류, 신장운동, 보조기, 위치잡기, 실리콘겔 시트, 국소적 오일, 크림, 연고, 특정한 마사지 테크닉

8) 보조기

(1) 안정부목(resting splint)을 사용할 수 있는데 동적 부목으로 발바닥면에 신경병증의 궤양을 위해 토털컨택트 석고붕대와 후방워킹부목을 사용한다.
(2) 분리할 수 있는 맞춤형 발목관절보조기(AFO)로 만들어진 신경병성 워커를 사용할 수 있다.
(3) 상처에 부하를 없애기 위한 석고붕대 신발이나 수술 후 신발을 사용할 수 있다.
(4) 발가락을 위한 공간이 있는 추가 깊이의 신발과 충격 흡수를 위한 깊은 밑창바닥을 사용할 수 있다.
(5) 웨지신발을 사용할 수 있다.

9) 전기치료 요법

(1) 고전압 맥동전류(high voltage pulsed current)

주당 5일간 60분 동안 100PPS의 주파수를 사용해 피부궤양 치유를 촉진한다. 방식은 식염수로 적셔진 거즈로 된 하나의 전극을 상처 위에 적용하고 나머지 다른 전극은 상처로부터 조금 멀리 둔다. 죽은 조직 제거나 상피화를 위해서는 양극을 사용하고 모든 다른 목적으로는 음극을 사용한다.

(2) 초음파(ultrasound)

0.5Watts/CM의 강도로 1MHz 또는 3MHz 주파수로 조직 깊이에 따라 적용해 2milliseconds 동안 적용한 후 8milliseconds 동안 휴식하는 것이 피부조직에 가장 좋다.

12. 면역손상 환자와 감염조절

화상과 상처가 있는 환자는 면역체계가 손상된 경우가 많다. 손상된 면역체계는 내인성 균종, 소화기계, 비뇨생식기계, 호흡기계, 점막기능, 피부 손상에 영향을 미칠 수 있다. 면역손상 환자들은 면역상태와 병원에서의 감염 범주에 따라 다양하며, 중증도와 면역억제제 사용기간에 의해 결정된다. 그들은 각 내·외인성의 박테리아, 곰팡이, 기생충과 바이러스감염 등의 높은 위험에 놓여 있다. 물리치료사는 모든 환자들을 위해 일반적인 예방조치를 하여야 하며 특정 환자에게는 다른 환자 또는 주위환경으로부터의 감염을 감소시키기 위해 다음과 같이 감염 예방조치를 해야 한다.

① 적절한 손 세척을 한다.

② 일반기준 예방조치를 이용하라.

③ 상처와 화상을 다룰 때 깨끗하고 소독된 테크닉을 사용하라.

④ 호흡기 질환에 마스크를 착용하라.

⑤ 상처와 화상 중재에 사용된 장비를 소독하고 살균하라.

⑥ 환자 피부는 정상상태를 유지하라.

⑦ 감염의 전염 형태들을 기억하라.

손과 찢어진 피부를 통한 직접 전염과 튜브, 침, 드레싱, 카테터, 장비를 통한 간접 전염 및 기침과 재채기를 통한 비말전염과 혈액을 통한 매개체 전염이 있다.

- 감염물질: 내·외인성 박테리아, 곰팡이, 바이러스
- 기회감염성 물질: 녹농균(박테리아), 결핵, 폐포자충폐렴(원생동물), 거대세포바이러스(바이러스), 칸디다 알비칸스(곰팡이)

6-4 피부의 중재 패턴

1. 피부 중재 패턴 실습에 대한 가이드라인

1) 치료적 운동

(1) 두부, 목, 지절, 골반 부위, 체간 부위 근육의 강도와 힘 및 지구력 훈련과 근육의 환기. 예를 들면 동심수축을 포함한 능동보조운동, 능동운동, 저항운동, 동적, 등장성, 원심성, 등속성, 등척성 및 속도와 힘을 병행한 운동, 표준화된 프로그램, 특별한 과제에 의한 동작훈련이 있다.

(2) 유연성 운동: 근육의 길이, 관절가동범위운동, 신장운동

(3) 균형, 협응력, 민첩성 운동: 운동조절과 운동학습에 의한 운동 기능 훈련과 재훈련, 근골격계 교육과 재교육, 지각력 훈련, 자세인지 훈련, 특별한 과제수행을 위한 표준화되고 계획된 복합적인 운동방법 적용

(4) 신체역학과 자세 안정화: 신체역학 훈련, 자세인식 훈련, 자세 조절 훈련, 자세 안정화 활동

(5) 보행과 이동 훈련: 활동 훈련, 보행 훈련, 도구나 기구훈련, 지각력 훈련, 휠체어 훈련을 위한 표준화되고 계획된 복합적인 운동 적용

(6) 유산소량과 지구력 상태 및 컨디션 조절을 위한 운동: 걷기와 휠체어이동 프로그램, 수치료 프로그램 및 보행과 이동 훈련

2) 가정에서의 일상생활동작과 개인 일상생활동작을 포함한 자기관리를 위한 기능훈련

(1) 일상생활동작 훈련: 목욕, 침상에서의 움직임과 이동훈련, 옷 입기, 먹기, 몸단장, 화장실 사용

(2) 개인 일상생활동작 훈련: 자동차 이용법, 집에서의 일들, 가사노동, 물건 사기, 유아나 아이 돌보기, 정원일

(3) 손상의 예방과 감소: 집에서의 손상을 예방하거나 자가관리 방법을 교육, 손상을 예방하거나 감소시키기 위해 장비나 도구를 사용, 집안에서의 자가관리를 위해 안전의식을 위한 훈련

3) 처방, 적용 및 적절한 장비나 보조도구의 제작(도움, 적응, 교정, 보호, 지지대, 의수족)

(1) 보조도구의 적응: 주위환경을 조정, 변기의자 높이기, 병상침대, 앉는 구조 변경

(2) 보조도구: 지팡이, 목발, 연장집게, 동력보조 장치, 정적 및 동적 부목, 보행기, 휠체어

(3) 교정도구: 교정기, 신발깔창, 부목

(4) 의수족 장치: 상·하지의 의수족

(5) 보호도구: 교정 장치, 쿠션, 보호용 테이핑 감기

(6) 지지도구: 압박속옷, 코르셋, 탄력 있는 싸개, 목컬러 보조기, 테이핑지지, 슬링, 부목

4) 일을 위한 기능적 훈련(직업·학교·활동), 사회생활과 개인 일상생활동작을 포함한 활동 복귀, 직업의 강도나 작업환경

(1) 개인 일상생활동작 훈련: 기구를 이용한 사회봉사활동, 도구나 기구를 이용한 학교생활과 놀이활동 훈련, 도구를 사용한 직업훈련

(2) 손상을 예방하거나 감소시키기: 작업장에서 일, 학교생활, 사회생활, 여가활동을 할 때 발생할 수 있는 손상을 예방하거나 감소시키고, 도구나 기구를 이용한 활동을 할 때 손상을 예방하거나 감소시킨다. 작업장에서 일, 학교생활, 사회생활, 여가활동을 할 때 안전의식 훈련이 필요하다.

5) 수기치료 요법(관절 움직임은 제외)

(1) 마사지(결합조직 마사지와 치료적 마사지)

(2) 연부조직 움직임 치료

(3) 수기 림프절 순환

6) 물리적 도구와 기계적 도구

(1) 물리적 도구

① 한랭요법: 냉팩, 얼음마사지, 냉증기 분무

② 수치료: 풀, 회전욕조, 교대욕, 파동세척

③ 음파도구: 초음파 약물투입치료, 초음파

④ 온열치료: 건열, 고주파, 온습포, 초욕

⑤ 빛도구: 레이저, 자외선

(2) 기계적 도구

① 압박치료: 압박붕대, 테이핑, 압박속옷, 모든 접촉성 부목, 공기압박도구

② 중력보조도구: 경사침대

③ 기계적 움직임 도구: 지속적 수동 관절 움직임 도구

7) 전기치료도구

전기자극치료: 근육전기자극, 경피신경자극, 고전압맥동전류자극

8) 환자/고객 - 설명하기

환자와 보호자에게 현재의 상태에 대하여 다음의 내용들을 교육하고 훈련한다.

(1) 병리학적·생리학적 상태

(2) 질병으로 인한 장애와 기능제한 등

(3) 활동력 증대를 위한 신체단련, 건강증진 관리 계획

(4) 질병이나 기능장애로 인한 위험요소를 예방하기 위한 새로운 생활 방식 등

9) 피부 재생과 보호기법

(1) 드레싱: 상처를 덮고, 수분 제공, 진공도움 도포

(2) 국소마취 도구: 세척, 크림, 수분 제공, 연고, 밀폐제

(3) 필요 없는 조직 제거: 효소에 의한 제거, 젖은 드레싱, 젖거나 건조한 드레싱, 젖은 수분 드레싱

(4) 선택적 조직 제거: 자가 융해, 도구에 의한 조직 제거, 효소에 의한 제거, 날카로운 칼에 의한 창상 절제

(5) 산소치료: 국소적인 산소공급

2. 상처, 화상, 궤양과 관련되지 않은 피부 중재 패턴

1) 피부 상태에 따른 피부 중재 패턴

(1) 피부염 중재 패턴

① 환자에게 위험 감소, 건강한 생활방식, 장애와 질환에 대한 의식 교육

② 환자에게 피부관리방법(자극물)에 대해 교육

③ 환자에게 악화시킬 수 있는 기전에 대해 교육(국소 부위에 알코올이 함유되어 있는 물리치료기구 사용 시 악화될 수 있는 상태에 대해 주의하여야 한다). 물리치료사는 중재시술 전후의 피부 상태를 주의 깊게 관찰한다.

(2) 봉와직염 중재

① 개방 창상에 대한 관리

② 근육운동

③ 자세

(3) 헤르페스 I (단순포진), 헤르페스 II, 대상포진의 중재

이완운동기법, 초음파나 열치료는 상태를 더 악화시킬 수 있기 때문에 금기시한다. 표준이 되는 예방법을 따라야 한다(수두가 없는 환자라면 치료사는 추가적인 주의를 해야 한다).

(4) 피부경화증(피부계통) 중재

① 관절가동범위와 신장운동(구축 예방, 혈류 증진, 피부와 관절의 유연성 증진)

② 부목과 정형 지지대(관절 구축과 관절 보호)

③ 혈압관찰

④ 냉치료에 대한 주의(냉기에 대한 민감도를 증가시킬 수 있다)

⑤ 커프 무게(관절의 부담을 증가시킬 수 있다).

⑥ 환자의 불안(통증의 주의사항)

(5) 건선 중재

① 회전욕: 아비뇨 크림, 발레타 목욕, 오일 적용
② 손상 지절의 관절가동범위운동, 움직임 훈련
③ 자외선 치료: 물리치료사에 의해 적용 가능한지에 대한 법안 점검

(6) 홍반성 낭창 중재

① 기능이 점차 회복(급성기 이후)
② 보행 활동에 대한 환자 교육
③ 이완운동요법과 방법에 대한 환자 교육
④ 보행활동, 건강한 생활방식, 질병에 대한 환자 교육
⑤ 부신피질호르몬 약물 부작용에 대한 주의사항을 알려 주어야 한다(환자가 복용 시). 부종, 고혈압, 과체중, 여드름, 멍, 감염에 대한 민감성 증가, 골다공증, 당뇨, 소화 불량, 저단백, 근질환, 건 파열이 나타날 수 있다.

(7) 다발성 근육염 중재

① 열, 회전욕, 일반적인 마사지, 단계별 운동, 수치료
② 환자가 침상에서 부목을 착용하거나 움직일 수 없을 때 관절 구축이나 욕창을 예방해야 한다.
③ 과도한 운동은 피하도록 하고 부신피질호르몬 제제에 의한 부작용을 예방해야 한다.

6-5 상처 기록

1. 상처 기록 요소

1) 상처 측정(cm)

상처의 가장자리를 미세한 펜으로 깨끗한 아세트 필름에 기록하고, 상처의 넓이와 길이를 측정한다. 깊이는 면봉을 상처의 기저부에 넣어 측정한다(상처에 면봉을 넣고 꺼낸 후 테이프측정법으로 측정한다). 깊이는 주사기를 이용하여 식염수를 상처가 가득 찰 정도로 주입한 후 처음 주사기에 있던 양에서 남은 양을 빼는 것으로 측정할 수 있다. 상처 표면에는 다양한 너비와 가장 큰 상처 길이가 있을 수 있는데, 컴퓨터를 이용한다면 상처 자국은 매우 미세하게 디지털화되어 계산될 수 있다. 측정 시 방향은 시계를 이용한 표현법을 사용할 수 있고, 사진을 이용한 평가도 부가적으로 사용될 수 있다.

2) 상처배액(농) 기술

액체를 빼다(nondraining or draining): 양, 최소, 중, 최대, 삼출물이 배어나옴, 붕대가 포화됨, 붕대를 교체함

3) 배액(농)의 유형 기술(색깔, 점도, 양)

혈액(피빛), 장액(투명), 혈액장액(피를 함유한 투명), 화농 대 괴사한 조직(debris), 액화된 딱지(eschar)

4) 상처의 냄새 기술

악취(foul), 가벼움(mild), 소독 냄새(typical of dressing type), 좋음(sweet), 안 남(none)

5) 상처 기술

죽은 조직(허물 또는 딱지), 육아조직화 또는 과육아조직화(hypergranulation), 육아조직 눈(graulation buds), 신상피, 피부 눈(skin buds), 피부이식, 잠식성(예를 들면 4시 방향, 약 1.2cm 주변에서 측정됨), 터널링 또는 연결로(예를 들면 7시 방향, 5.8cm처럼 표현되는 깊이와 방향), 노출된 건, 근육, 뼈, 노출된 이질적인 조직(고정근, 보철물, 나사, 봉합)에 대하여 기술

6) 상처 회복기의 피부변화 기술

검은색(괴사성), 분홍색(충분한 혈관공급), 딱딱한 또는 굳은살 형성(조직 제거 필요)

7) 주변 조직 기술

건강한 피부, 색깔 또는 색소침착, 긁힌 자국, 테이프 상처(tape injury) 또는 발적(rash), 박리된 피부, 피부질감 또는 느낌, 상피세포 생성(neoepithelium), 피부 침연(maceration)

8) 부종 둘레 측정

테이프 측정을 이용하여 상처 부위 위 또는 아래에서 측정한다. 환자의 맥박 기술(촉지나 도플러 초음파를 이용하여 측정), 보통 맥박은 족배동맥이나 후경골동맥에서 측정한다.

9) 상처크기, 과립화, 배농의 진행사항 문서화 진행

6-6 피부조직의 구조 리뷰

1. 용어 정의

- Free dendrite nerve ending(pain): 자유신경종말
- Merkel's discs(light touch): 메르켈 원판
- Meissener's corpuscle(touch, light pressure): 마이스너 소체
- Ruffini's corpuscle(light touch): 루피니 소체
- Dendrites(hair movement): 수상돌기
- Pacinian corpuscle(deep pressure): 파치니 소체
- Krause's end-bulb(light touch): 크라우제 끝망울
- Epidermis: 표피
- Dermis: 진피
- Sensory nerve: 감각신경
- Subcutaneous fat: 피하지방

2. 피부해부학

1) 피부기능

피부는 감염(박테리아, 화학물질)을 방지하고, 탈수, 온도 변화에 대하여 몸을 보호한다. 통증에 대하여 보호하고 환경에 대한 감각 정보를 제공하며, 비타민 D를 생성하고 염분과 적은 양의 요소를 배출하여(땀) 체액의 균형을 유지한다.

2) 표피

가장 밖에 있는 층으로 여러 겹의 상피세포층으로 구성된다. 피부색에 관련한 멜라닌을 생성한다.

3) 진피

피부 안쪽의 층으로 교원질과 탄력적인 섬유결합조직으로 구성되어 있다. 림프구조, 혈관, 신경, 신경종말, 피부기름샘, 땀샘을 포함하고 있다. 진피는 유두층과 그물층의 두 겹으로 이루어져 있다.

4) 피하층

피부에 포함되지 않고, 진피의 아래에 있으며, 성긴 결합조직과 지방조직으로 구성되어 있고, 피부에 쿠션 역할을 하며, 피부를 보조하는 역할을 한다.

5) 피부 부속기

모발과 손톱. 피부는 얇고, 굵고, 털이 많거나 없는 것(매끈한)으로 정의할 수 있다. 털이 없는 피부에는 모낭이 없으며, 손바닥 표면과 발바닥, 손가락의 굽힘근 표면을 덮고 있다.

3. 화상의 깊이를 정의하기 위한 피부의 감각수용기 위치

(1) 표피는 자유신경종말(통증과 가려움을 느끼는 수용기), 메르켈 원판(모발의 상피세포 뿌리에 위치하고, 촉각수용기로서 기능)을 포함한다.

(2) 진피는 통증수용기의 기능을 하는 자유신경종말을 포함한다.

(3) 유두층(papillary dermis)은 마이스너 소체(촉각수용기의 역할을 하고, 손바닥과 발바닥, 입술, 눈썹, 젖꼭지, 혀끝에 많이 분포되어 있다), 루피니 소체(압각수용기의 역할을 하고, 중력에 관련한 기능), 크라우제 소체(피부촉각수용기로서 기능. 크라우제 끝망울 각막에 위치하여 촉각수용기로서 기능)를 포함한다.

(4) 그물층(reticular dermis)은 파치니 소체(췌장, 음경, 젖꼭지, 음부에 위치하며, 깊고, 무거운 압력(진동)수용기로서 기능을 한다. 파치니 소체는 또한 층판소체(Vater's corpuscle)로도 불린다.

참고문헌

1. Dreeben O. Physical Therapy Clinical Handbook. Jones and Bartlett Publishers. 2008.
2. Hecox B, Tsega AM, Weisberg J, et al. Integrating Physical Agents in Rehabilitation, 2nd ed. Upper Saddle River, NJ: Pearson Education Inc. 2006.
3. Kloth LC, McCulloch JM. Wound Healing Alternatives in Management, 3rd ed. Philadelphia: F.A. Davis Company. 2002.
4. O'Sullivan SB, Schmitz, TJ. Physical Rehabilitation, 5th ed. Philadelphia: F.A. Davis Company. 2007.
5. Rothstein JM, Roy SH, Wolf SL, et al. The Rehabilitation Specialist's Handbook, 3rd ed. Philadelphia: F.A. Davis Company. 2005.
6. The American Physical Therapy Association. Guide to Physical Therapist Practice, 2nd. Alexandria, VA. APTA; 2001; Revised 2003.

제 7 장

노인 중재

7-1. 노인 데이터

1. 노화의 일반 개념
2. 노화의 이론
3. 노인의 수면 패턴
4. 노인의 영양실조(단백질 결핍)를 유발하는 요인
5. 노인의 저체온을 일으키는 위험 요인

7-2. 노화와 관련된 손상과 기능제한 및 중재를 위한 제안

1. 근육 손상과 기능제한 및 중재를 위한 제안
2. 골격 손상과 기능제한 및 중재를 위한 제안
3. 신경학적 손상과 기능제한 및 중재를 위한 제안
4. 시각 손상과 기능제한 및 중재를 위한 제안
5. 청각 손상과 기능제한 및 중재를 위한 제안
6. 전정기관·균형감각 손상과 기능제한 및 중재를 위한 제안
7. 체성감각 균형 손상과 기능제한 및 중재를 위한 제안
8. 미각·후각 손상과 기능제한 및 중재를 위한 제안
9. 인지 손상과 기능제한 및 중재를 위한 제안
10. 심폐계 손상과 기능제한 및 중재를 위한 제안
11. 외피·위장·신장 손상
12. 방광 손상(요실금)과 중재

7-3. 노인장애와 질병에 대한 중재

1. 골다공증 및 중재 목표
2. 일반적인 노인 골절 및 중재
3. 퇴행성 관절 질환 및 중재
4. 뇌졸중과 파킨슨병 및 중재
5. 인지장애 및 중재 목표
6. 심폐장애·질병 및 중재 목표
7. 욕창 예방을 위한 외피의 상태·질병 및 중재 목표
8. 당뇨병 및 중재 목표
9. 부동 및 중재 목표
10. 낙상 및 중재 목표

7-1 노인 데이터

1. 노화의 일반 개념

노화는 일생에 걸쳐 점진적으로 진행된다. 노화는 세포 변화의 결과이다. 골지체(golgi apparatus)와 미토콘드리아(mitochondria)의 분열로 세포의 크기가 커지고, DNA 합성과 세포 분열의 중단으로 세포 기능이 저하된다. 노화와 관련된 조직 변화는 색소 물질(지방갈색소, lipofuscins)의 축적, 지질과 지방의 축적, 결합조직(connective tissue)의 변화로 인해 발생한다. 이러한 변화는 탄성 함량 감소, 콜라겐의 분해, 슈도엘라스틴(pseudoelastins) 감소의 결과이다. 장기(organ)의 노화와 관련된 변화는 항상성 효율(homeostatic efficiency)의 감소와 기능 용량(functional capacity)의 감소를 유발한다.

2. 노화의 이론

1) 발생 유전학 이론

노화는 정상적이고 지속적인 유전학적 발생의 한 부분이며 유기체의 고유한 과정이다. 유전자는 노화를 조절하도록 프로그래밍되어 있다. 노화는 개인마다 매우 다양하고 다르게 나타난다(예: 머리가 세고 주름지는 것 등). 다양한 유전자들이 노화에 관여하며, 노화의 진행 속도는 조절할 수 없다. 조기노화증후군(예: 조로증 등)은 결함이 있는 유전자의 프로그래밍을 증명해준다. 어떤 사람은 머리가 하얗게 세고, 동맥경화가 발생하는 등 조기노화를 경험한다.

2) 헤이플릭 한계 이론(Hayflick limit theory)

정상적인 체세포는 50회 정도 분열하면 분열을 멈추게 되어 세포가 노화된다. 이 과정은 세 단계로 나뉜다. 마지막 단계(phase Ⅲ)에서 세포 분열이 완전히 중단된다. 세포 분열의 종료는 유전적으로 세포 분화(cell replication)가 제한된 횟수로 프로그램되어 있어 세포 내의 기능저하(deterioration)에 관여한다. 개인의 세포 내 기능저하는 환경에 영향을 받지 않으며 세포 노화는 일련의 고유한 과정이다.

3) 활성산소 이론(free radical theory)

활성산소는 세포 내 미토콘드리아(mitochondria)에 의해 생산되는 매우 높은 반응성을 가진 독성 산소이다. 활성산소는 지방갈색소(lipofuscins) 등과 같은 노화 색소의 축적과 죽상동맥경화증(atherosclerosis), 세포 돌연변이, 암과 같은 병적 변화를 일으킬 수 있다. 이러한 세포 돌연변이는 비정상적인 단백질과 노화를 발생시키는 단백질 합성(DNA와 RNA) 오류의 결과이다.

(1) 활성산소

① 세포막과 DNA 세포 복제에 손상을 야기한다.

② 산소전달 저하와 조직사(tissue death)의 결과로 세포확산 및 수송을 방해한다.

③ 세포 무결성(cellular integrity) 및 효소활동을 감소시킨다.
④ 일반적으로 결합하지 않는 원소들의 화학적 결합과 같은 교차결합(cross-linkage)을 유발한다.
⑤ 정상적인 세포 기능을 방해한다.

4) 신경내분비계와 호르몬 이론

뉴런의 기능적 저하와 이와 관련된 호르몬들이 노화를 유발한다는 이론이다. 이 이론은 시상하부(hypothalamus), 뇌하수체(pituitary gland), 부신(adrenal gland)이 노화의 주 조절인자(primary regulators) 및 계시자(timekeepers)라고 주장한다. 티록신은 신진대사 및 단백질 합성을 제어하는 주요 인자이다. 또한 뇌하수체자극호르몬의 분비는 갑상선에 영향을 미친다. 이 이론에서는 에스트로겐, 성장호르몬, 부신 디하이드로에피안드로스테론(dehydroepiandrosterone; DHEA)과 같은 보호호르몬의 감소가 노화에 관여하고 스트레스호르몬(cortisol)의 증가가 두뇌의 기억중추인 해마(hippocampus)에 손상을 주어 면역 세포를 파괴할 수 있다고 주장한다.

5) 면역 또는 면역학 이론

사춘기 이후 가슴샘(thymus)의 크기 감소로 인한 기능적 저하가 나타난다. 그 결과 성인기에 골수세포 효율이 감소하여 면역 반응의 점진적인 저하를 초래한다. 면역세포인 T세포(T-cell)는 이질적인 유기체에 저항하는 능력이 저하되고, B세포(B-cell)는 항체를 만드는 능력이 저하된다. 그 결과, 나이가 들수록 면역 질환 발생이 증가한다. 이 이론은 발생 유전학 이론으로 분류된다.

6) 환경 이론(stochastic or nongenetic theories)

환경 이론에서는 노화가 환경으로부터 받은 공격(insults)의 축적에 의해 발생한다고 설명한다. 환경적 독소는 자외선과 불포화 지방, 독성화학물질(마그네슘, 아연 등의 금속 이온), 방사선, 바이러스 등의 상호작용이 포함된다. 이것들에 노출되면 단백질 합성 및 DNA 합성/유전적 시퀀스에서 오류가 발생할 수 있으며, 돌연변이와 분자의 상호작용이 발생할 수 있다. 최종적으로 이러한 공격(insults)의 결과 유기체들이 삶에 공존할 수 없는 수준에 도달하게 된다고 주장한다.

7) 열량 한계 이론(또는 에너지 한계 이론)

열량 한계 이론에서는 적절한 비타민과 미네랄 공급, 높은 영양과 낮은 칼로리 섭취, 규칙적인 운동, 식이요법이 유익하다고 주장한다. 열량 제한은 신경내분비계에 긍정적 영향을 준다. 면역 시스템은 노화의 조율기(pacemaker)이므로 열량제한 식이요법은 노화의 속도와 질병 민감성(disease susceptibility)에 영향을 미친다.

8) 스트레스 이론과 같은 심리학적 이론

스트레스 이론과 같은 심리학적 이론에서는 항상성의 불균형이 몸의 구조적, 화학적 구성요소의 변화를 야기한다고 주장한다. 스트레스 학설의 창시자 셀리에(Selye)에 의해 제창된 일반적응증후군(general adaptation syndrome)은 경고반응기, 저항기, 피로기의 3단계로 나뉜다. 경고반응기(stage of alarm reaction)는 2기(쇼크기/반쇼크기)로 분류되고, 쇼크기에는 체온, 혈압, 혈당, 신경활동, 근긴장이 저하되며, 그 후 반쇼크기에는 이들이 반대로 상승한다. 스트레스가 오래 지속되면 저항기(stage of resistance)로 들어가, 앞의 반쇼크기의 상태가 한층 더 강해진다. 반쇼크기와 저항기에서 볼 수 있는 증후군은 교감신경 및 뇌하수체 - 부신피질계의 활동에 의해서 일어나는 것이며, 스트레스에 대한 방위반응이라고 간주할 수 있다. 스트레스가 지나치게 크거나 지나치게 오래 지속되면 뇌하수체 - 부신계가 피로하여 다시 쇼크증상(피로기)을 보인다. 스트레스 이론은 호르몬 이론과 관련이 깊다.

9) 에릭슨(Erickson)의 심리학적 조울증 이론

심리학적 조울증 이론에서는 성인기를 단계별로 분류한다. 에릭슨은 이 분류를 두 단계로 나누었다.

① 1단계(무결성, integrity): 개인 인격의 완전한 단일화가 나타나고 생산적인 생활로 만족감을 느끼며, 성장을 위해 긍정적이고 지속적으로 노력하는 시기이다.

② 2단계(절망, despair): 자아 통합의 부족함을 느끼고 인생이 절망적이며, 죽음의 공포가 느껴지고 기회를 놓친 것에 대한 후회와 실망을 느끼는 시기이다.

또한 노화 과정에 영향을 미치는 생활경험과 생활양식을 포함한 사회학 이론도 있다. 이것 중 하나가 활동 이론(activity theory)인데 사회적으로 활발하게 활동하는 노인은 노화 과정에 더 잘 적응한다고 주장한다. 활동 이론은 지속적인 역할 수행이 긍정적 자아상과 삶의 만족도 향상에 필수적이라고 주장한다. 개인의 분리(distancing)나 사회로부터의 도피가 노화에 영향을 미친다는 해방 이론(disengagement theory)도 있다. 사회적 역할의 감소는 고립과 삶의 불만족으로 이어진다. 신체적·정신적 요구(needs) 충족을 위해 다른 사람에 대한 의존도가 증가한다. 사회학 이론의 초점은 노화 과정을 개선할 수 있도록 사람들의 동질감을 증진시키는 것이다.

노화의 통합 모델은 노화가 복잡하고, 다양한 요소로 인한 현상이라고 가정하고 있다. 노화는 어떤 이론도 하나로는 적절하게 설명할 수 없다.

3. 노인의 수면 패턴

1) 일시적 불면증(transient insomnia)

하루에서 며칠간 수면을 잘 취하지 못하는 것으로 스트레스나 일, 표준시간대 변화로 인해 유발될 수 있다.

2) 단기 불면증(short-term insomnia)

한 달 이내로 밤에 수면을 잘 취하지 못하는 것으로 의학적·심리적 컨디션과 관련이 깊다.

3) 장기 불면증(long-term insomnia)

수면을 잘 취하지 못하는 게 한 달 이상 지속되는 상태로 습관, 불안감(anxiety), 약의 부작용, 활동수준의 변화, 의학적 문제와 관련이 깊다. 또한 수면 중 자주 깨는 현상도 나타날 수 있다. 이것은 약의 부작용, 우울증, 수면무호흡, 활동수준의 변화, 의학적 문제 등과 관련이 깊다.

4. 노인의 영양실조(단백질 결핍)를 유발하는 요인

노인의 영양실조는 단백질이나 칼로리의 불충분한 섭취로 나타난다. 영양실조는 피부 손상, 약물독성, 감염, 위장궤양 및 여러 질병에 대한 노인의 취약성을 증가시킨다. 영양실조와 관련된 많은 증상들은 노화로 인한 것으로 잘못 판단되어 제대로 진단되지 않을 수 있으므로 주의해야 한다.

1) 영양실조(단백질 결핍증)의 원인

알코올 중독, 만성 감염, 암, 만성폐쇄성 폐질환(COPD), 우울증, 치과적 또는 안면장애, 삼킴장애(dysphagia), 과도한 저지방 식이, 갑상샘기능항진증(hyperthyroidism), 고칼슘혈증(hypercalcemia), 미각이나 후각의 손상, 음식을 준비할 능력 상실, 외로움, 약의 부작용, 약의 금단증상, 진단하기 어려운 신경내분비계 종양인 크롬친화세포종(pheochromocytoma), 빈곤 등이 원인이다.

2) 영양실조의 신체적 징후

① 입가에 궤양이 생긴다.
② 붉게 부은 혀유두(lingual papillae)가 관찰된다.
③ 혀염(glossitis)이 발생한다.
④ 혀유두위축증(papillary atrophy)이 발생한다.
⑤ 입염(stomatitis): 입술, 혀, 점막을 포함한 구강의 염증이 발생한다.
⑥ 잇몸 붓기와 출혈(spongy and bleeding gums)이 관찰된다.
⑦ 사지 근육에 압통(tenderness)이 생긴다.
⑧ 근긴장도가 저하된다.
⑨ 진동 감각이 저하된다.
⑩ 깊은힘줄반사(deep tendon reflexes)가 항진되거나 감소한다.
⑪ 피부과민증(hyperesthesia of the skin)이 발생한다.
⑫ 자색반병(purpura)이 발생한다.
⑬ 피부염(dermatitis)이 발생한다.
⑭ 뼈융기를 덮고 있는 피부의 비후 및 색소침착(pigmentation)이 발생한다.
⑮ 비특이성 질염(nonspecific vaginitis)이 발생한다.
⑯ 구루병성 흉부 기형(rachitic chest deformity)이 발생한다.

⑰ 철분에 반응하지 않는 빈혈(anemia)이 발생한다.

⑱ 원근조절(visual accommodation)이 저하된다.

⑲ 눈의 결막 변화가 관찰된다.

5. 노인의 저체온을 일으키는 위험 요인

당뇨병케토산증(diabetic ketoacidosis), 저혈당(hypoglycemia), 뇌하수체저하증(hypopituitarism), 영양실조 또는 기아, 점액부종(myxedema), 갑상샘기능저하증(hypothyroidism) 등은 열생산을 저하시킨다. 동정맥 션트(arteriovenous shunt), 염증성 피부염(inflammatory dermatitis), 파제트병(Paget's disease), 알코올 유발 혈관확장(vasodilation), 추위 노출, 영양실조로 인한 피하지방의 감소도 체온저하를 유발한다. 체온 조절의 손상은 신경병(neuropathy), 알코올 중독, 당뇨병, 두부 외상, 소아마비, 뇌졸중, 경막밑혈종(subdural hematoma), 거미막밑출혈(subarachnoid hemorrhage), 전신병(systemic disease), 일산화탄소 중독, 요독증(uremia) 등에 의해서도 발생할 수 있다. 파킨슨병, 관절염, 치매, 낙상 또는 다른 부상, 마비, 뇌졸중으로 인해 활동이 감소하는 것도 원인이 될 수 있다.

7-2 노화와 관련된 손상과 기능제한 및 중재를 위한 제안

1. 근육 손상과 기능제한 및 중재를 위한 제안

근육 손상과 기능제한은 정상적인 노화 과정이라기보다 주로 불용성 위축(disuse atrophy)과 활동수준(activity levels-hypokinesis)의 감소로 인해 발생한다. 근력은 30세에 정점에 이르고 50세까지는 상당 수준 유지되다가 그 후 근력저하가 가속화된다. 운동을 하지 않는 성인의 경우 65세에 근력의 20~40%가 저하된다. 정상적인 근력 저하는 근수축 속도 저하와 신경전달, 시냅스 전달의 변화로 인해 발생된다.

정상적인 골격근 질량의 손실도 발생하는데 이것은 근섬유의 크기와 수가 모두 감소하여 발생한다. 70세에 골격근 질량의 33%가 저하된다. 급격히 큰 힘을 발생시키는 데 중요한 2형 섬유(fast twitch fibers, 속근)의 선택적 저하로 근섬유 구성에 변화가 생긴다. 낮은 힘을 발생시키는 데 중요한 1형 섬유(slow twitch fibers, 지근)의 비율이 높아지게 된다.

나이가 들수록 근지구력에도 변화가 생긴다. 근육은 더 쉽게 피로해 지는데 이것은 근조직의 산소용적이 감소하고, 근육에 산소를 전달해 주는 말초혈류량이 감소하기 때문이다.

근육의 화학적 구성요소도 변하게 되는데 근육미세섬유(myosin), 아데노신 삼인산효소(ATPase)의 활동성, 당단백질(glycoprotein), 수축성 단백질(contractile protein)의 감소가 나타난다. 수분과 탄력성이 저하되고 콜라겐이 더 밀집되게 되는데 이것은 힘줄, 뼈, 연골에 영향을 미친다. 이 변화들의 임상적 의의는 움직임이 느려지고 피로를 더 잘 호소하게 된다는 것이다.

결합조직은 밀도가 높아지고 더 뻣뻣해진다. 그 결과 근육과 힘줄의 좌상, 인대 염좌의 발생 위험도가 높아지게 된다. 결합조직의 변화로 인해 관절가동범위가 감소하고 활동수준이 저하된다. 또한 섬유 유착과 구축의 발생빈도가 증가하게 된다. 움직임 손상으로 인하여 기능적 이동성(mobility)이 감소해 기능적 제한이 발생한다.

1) 보행의 변화

(1) 보행이 뻣뻣해지고 자동적인 움직임이 적어진다.

(2) 보폭과 속도가 감소하고 보행률(cadence)이 느려진다.

(3) 균형감각 저하를 보상하기 위해 보폭(step)이 짧아지고 발 간격(stride)이 넓어진다.

(4) 안정성을 높이기 위해 동시입각기(double support)가 증가한다.

(5) 몸통 회전과 팔 회전동작(arm swing)이 현저히 감소한다.

(6) 힘, 균형감각의 저하로 보행이 불안정해지므로 보조기구의 필요성이 증가한다.

2) 근력 손상과 기능적 제한을 위한 중재 전략

(1) 의사를 만나 정확한 진단을 받도록 한다.

(2) 영양사의 도움을 받도록 한다.

(3) 알코올 중독을 치료받도록 한다.

(4) 부상을 입지 않도록 적절한 활동 프로그램을 짜고 기능적 활동을 증가시켜 신체적 활동수준을 증가시킨다.

(5) 근력 훈련을 제공한다. 등장성 운동과 점진적 저항운동이 권장되며 1RM(one repetition maximum)의 70~80% 정도의 고강도 훈련이 중간강도 훈련보다 더욱 효과적이다(표 7-1).

(6) 기능적 능력을 향상시킨다. 유연성과 관절가동범위 운동이 권장되며 20~30초간 유지하는 느리고 지속적인 스트레칭이 효과적이다.

(7) 이동성 활동을 증가시킨다. 보통 나이가 많을수록 습득이 느리다.

표 7-1. 저항 운동의 장점

골격근	
• 유산소성 기질의 안정 시 수준 향상 • 섬유 크기 증가 • 유산소성 효소 기능 활성도 증가(해당 작용)	• 혈중 젖산 수준에 대한 수용력 증가 • 동기 향상 • 통증 내성 향상

2. 골격 손상과 기능제한 및 중재를 위한 제안

골격 손상과 기능제한은 노화와 관련된 골격 변화로 인해 발생한다. 연골이 뻣뻣해지고 수분이 감소하여 60% 이상의 노인들은 퇴행성 관절변화와 연골 이상을 호소한다.

뼈 질량과 밀도의 손실은 정상적인 과정이다. 골밀도는 40세에 정점에 도달하고 45~70세 사이에 여성은 25%, 남성은 15% 정도 감소한다. 90세가 되면 골밀도의 5% 정도가 더 추가적으로 감소하게 된다. 특히 해면뼈(trabecular bone)에서 칼슘과 뼈내구성(bone strength)이 저하되는 것은 정상적인 과정이다. 노화의 병적인 징후로 골다공증이 발생할 수 있다. 골수 적혈구 생산의 감소도 정상적인 과정이다.

척추 원반(intervertebral disks)은 평평해지고 수분의 저하로 인해 탄력을 잃게 된다. 65세에 콜라겐 탄성도의 30%가 감소된다. 몸통의 길이와 전체적인 신장도 감소한다. 그 결과 앞으로 굽은 머리, 흉추의 척주뒤굽음증(kyphosis), 요추의 평평해짐과 같은 자세의 변화가 나타난다. 지속적인 앉은 자세로 엉덩관절과 무릎에 굽힘 구축(flexion contracture)이 생기기 쉽다.

1) 골격 손상과 기능적 장애를 위한 중재 전략

(1) 자세 변화와 운동, 보조기를 이용하여 구축을 예방한다.

(2) 환자와 보호자 교육을 통해 낙상을 예방한다.

(3) 자세 운동을 이용해 바른 자세를 유지하도록 한다.

(4) 골밀도 저하를 예방하기 위해 체중부하운동을 이용해 치료한다.

(5) 하중을 주기 위해 보행, 계단 오르기, 중량벨트를 이용해 치료한다.

(6) 영양과 호르몬 상태를 향상시키기 위해 사회복지사, 영양사와 상담을 하도록 권장한다.

3. 신경학적 손상과 기능제한 및 중재를 위한 제안

대뇌 피질에 있는 신경세포의 위축으로 20~90세에 대뇌 중량의 6~11%가 감소된다. 70세 이후에는 감소가 더 가속화된다.

노화와 연관된 선택적인 세포 감소는 바닥핵(basal ganglia), 소뇌(cerebellum), 해마(hippocampus) 및 청색반점(locus ceruleus)에서 나타난다. 뇌줄기(brain stem)는 최소로 영향을 받는다. 대뇌 혈류량 및 에너지 물질대사의 정상적인 감소가 명백하게 나타난다. 시냅스 전송의 정상적인 변화는 중요한 신경전달물질(아세틸콜린과 도파민)의 합성 감소와 물질 대사의 저하 때문에 일어난다. 노화와 관련된 여러 신경전달 과정의 속도저하가, 특히 다시냅스경로(polysynaptic pathway)에서 나타난다.

신경학적 위축의 결과, 척수와 말초신경에서도 노화와 관련된 변화가 나타난다. 척수앞뿔세포(anterior horn cell)의 30~50%가 감소된다. 90세가 되면 뒤뿌리(posterior root, 감각신경섬유)의 30%가 저하된다. 잔존운동 단위의 크기 증가로 인한 운동신경세포(motoneuron)의 정상적인 저하도 나타난다. 신경전도 속도도 저하되는데 운동신경섬유보다 감각신경섬유에서 더 저하된다. 교감신경섬유의 정상적인 저하로 인해 기립성 저혈압의 발생빈도가 증가하고 자율신경계 안정성이 떨어지게 된다.

노화로 인한 떨림(tremor)이 손, 머리, 목소리에서 나타난다. 이 떨림은 자세나 속도에 영향을 받으며 휴식 시에는 거의 발생하지 않는다. 보통 진행성으로 천천히 나타나며 마지막 단계에서는 기능의 제한을 유발할 수 있다. 또한 움직임이나 감정에 따라 더 심해질 수 있다. 임상 신경학적 손상은 환자의 움직임과 같은 기능에 영향을 미친다. 움직임의 속도와 협응능력이 저하되고 소근육 운동(fine motor control)에 어려움을 느끼게 된다. 운동신경세포(motorneuron)의 동원(recruitment)이 느려져서 근력이 저하되며 반응시간과 움직임 시간이 늘어나게 된다. 움직임이 단순화되며, 속도와 정확성이 저하된다. 복잡한 움직임은 더 많은 준비를 필요로 하게 된다. 움직임을 빠르게 할수록 정확도가 떨어지고 움직임 오류가 증가한다.

노화와 관련하여 학습의 신경학적 과정도 둔화되며 기억력에도 영향을 받는다. 항상성 조절(homeostatic regulation)에도 문제가 생긴다. 또한 스트레스(더위, 추위, 과도한 운동)가 생명을 위협하는 유해인자가 될 수 있다.

1) 두뇌 형태학적(brain morphology) 변화

(1) 뇌고랑(sulci)이 확장된다.

(2) 뇌이랑(gyri)이 좁아지고 평평해진다.

(3) 뇌실이 확장(ventricular dilation)된다.

(4) 전반적인 대뇌피질 세포수의 감소가 나타난다. 이러한 변화는 앞전두엽의 연합영역과 시각길(visual tract)을 포함한 이마엽(frontal lobe)과 관자엽(temporal lobe)에서 두드러지게 나타난다.

(5) 리포푸신(lipofuscin), 노화된 신경섬유 매듭(neurofibrillary tangle), 초로성 반점(neuritic plaque)이 나타난다.

(6) 알츠하이머 치매의 병리와 연관된 초로성 반점(neuritic plaque)이 현저히 축적된다.

2) 신경학적 손상 및 기능제한을 위한 중재 전략

(1) 대뇌 혈액 흐름을 개선하는 것과 같은 의료적 문제 해결을 위해 의사를 만나도록 권장한다.

(2) 식이, 금연 등의 일반 건강증진을 위한 환자 교육을 한다.

(3) 신체활동의 수준을 향상시킨다.

(4) 운동조절과 운동학습 능력을 향상시키기 위한 효과적인 전략을 제공한다. 활동 시 반응속도와 움직임 시간 향상, 동기부여와 움직임의 정확도 증진, 새로운 기술 습득 시 충분한 설명과 시범 제공, 기본적인 움직임 습득 전략 등 다양한 정보를 제공한다.

4. 시각 손상과 기능제한 및 중재를 위한 제안

노인은 노화로 인한 감각기능의 저하를 경험하게 되는데 이러한 변화는 삶의 질을 저하시키고 사회와 환경에서의 상호작용 능력을 저하시킨다. 감각 차단(sensory deprivation), 고립(isolation), 방향감각 상실(disorientation), 혼란(confusion), 노쇠(senility)한 외모 등의 변화가 나타난다. 이러한 변화는 사회적 상호작용에 부담을 주고 기능적인 움직임을 감소시킨다. 감각기능 저하의 결과로, 상해의 위험도 증가한다.

시력의 변화로 생기는 시각 손상은 노인에게 가장 큰 감각장애이다. 시력의 전반적인 저하가 나타난다. 60대 전부터 점차적으로 시력이 저하되고 60~90세에 급격하게 저하된다. 시력의 저하는 90세가 되면 80% 정도까지 저하될 수 있다. 중년기와 노년기에 노안을 포함한 시각적 변화가 나타난다. 노안은 적절하게 초점을 맞출 수 없고 사물이 흐릿하게 보이는 것이 특징이다. 이것은 수정체의 탄성력(elasticity)과 조절력(accommodation)의 저하로 인한 것이다. 또한 노안은 어둠과 빛에 적응하는 능력을 감소시키며 빛과 눈부심에 대한 민감성을 증가시키고 색깔 구별능력(특히 파란색과 녹색)을 저하시킨다.

각막반사(corneal reflex)의 민감도 저하는 눈의 상해나 감염 위험성을 증가시킨다. 안구운동 반응(oculomotor response)의 감소로 상방 주시제한(upward gaze)과 추적 안구운동(persuit eye movement) 저하가 나타난다. 눈꺼풀 처짐(ptosis)도 나타날 수 있다.

백내장은 수정체 단백질의 변화로 인해 수정체가 뿌옇게 되는 질환이다. 백내장으로 인해 점차 주변시력(pheriperal vision)보다는 중심시력(central vision)에서 두드러지게 시력이 저하된다. 그로 인해 빛에 대한 적응, 어둠에 대한 적응, 왜곡을 동반한 시력 저하의 문제가 증가한다.

녹내장으로 인한 주변시력(pheriperal vision)의 조기 저하와 같은 손상은 완전실명으로 진행될 수 있다. 녹내장은 안압 상승, 시신경유두(optic disc) 변성, 시신경 위축 등의 특징을 동반한다. 또 다른 중심시력 손상의 원인인 황반 변성(senile macular degeneration)은 망막 아래 혈관의 비정상적 발달이나 혈액공급 저하로 인해 나타난다.

당뇨 망막병증은 또 다른 중심시력 손상의 원인이다. 망막 모세혈관 손상, 비정상적 혈관 발달 등으로 마지막에는 망막박리(retinal detachment)로 진행되는 특징을 나타낸다.

뇌졸중 등 뇌손상으로 인한 병리학적 시각 손상은 두 눈의 시야의 반쪽이 소실되는 같은쪽반맹(homonymous hemianopsia)이 있다. 오른쪽 또는 왼쪽으로부터 정보를 받을 수 없게 된다. 이러한 장애는 감각운동장애에 해당한다.

특정 약물에 대한 부작용 또한 흐릿(fuzzy)하거나 저하된 시력과 같은 시각 손상의 원인이 될 수 있다. 시각 손상을 일으킬 수 있는 의약품은 항히스타민제(antihistamines), 진정제(tranquilizers), 항우울제(antidepressants), 스테로이드제(steroids)가 있다.

1) 시각 손상과 기능적 장애를 위한 중재 전략

(1) 물리치료사의 시각 손상에 대한 검사 및 평가: 시력, 주변시력, 빛과 어둠 적응력, 깊이 인지, 복시, 눈의 피로, 안구 통증 등을 평가한다.

(2) 환경적 적응을 위한 요구도와 안경의 사용이 필요한지 평가하여 시각 기능을 극대화시킨다.

(3) 시각적 구분을 위한 충분한 시간을 주어 감각 역치를 증가시킨다.

(4) 환자와 보호자 교육: 적당한 밝기, 바닥이나 세면대 등으로부터의 눈부심 최소화 등을 교육한다.

(5) 환자와 적절한 의사소통과 상호작용을 한다.

(6) 낙상의 위험을 줄이기 위한 예방 교육을 제공한다.

(7) 치료계획을 적절하게 변경할 수 있도록 물리치료사에게 새로운 모든 변경사항을 보고하도록 교육한다.

5. 청각 손상과 기능제한 및 중재를 위한 제안

노화로 인한 청력의 변화는 40대부터 조기에 나타날 수 있다. 이러한 변화는 현저히 많은 노인들에게서 나타난다. 65~74세 노인의 23%에서 청력저하가 나타나며, 75세 이상 인구의 40%에서 청력저하가 나타난다. 남성의 청력저하 비율은 여성의 두 배이다. 또한 여성보다 남성에게서 빨리 시작된다.

노인에게 나타나는 청력저하는 대부분 전도성 청력저하로 외이도(external auditory meatus)에 귀지가 축적되어 생기는 결과이다. 전도성 청력저하는 외이도(external auditory canal), 고막(tympanic membrane), 중이소골(middle ear ossicles)의 질병이나 손상으로 인한 물리적 청력저하이다. 전도성 청력저하는 모든 소리 주파수에 영향을 줄 수 있다. 이명(tinnitus)도 나타날 수 있다.

노화로 인한 청력 변화는 내이(inner ear)에서도 나타난다. 이러한 변화는 말을 이해하는 데 현저한 영향을 준다. 또한 평형감각에도 영향을 미친다. 이러한 청력 변화는 뉴런(neuron)의 감소와 동반된 달팽이관(cochlear)과 전정기관의 위축과 퇴화로 인한 것이다. 감각신경성 난청(sensorineural hearing loss)은 내이의 말초 구조물과 달팽이관의 영향을 받아 나타난다. 감각성 청력저하의 원인은 소음에 노출, 음향이나 물리적인 외상, 질병, 약물, 동맥경화 등이 있다.

노인성 난청(presbycusis)은 노화로 인한 정상적인 청력의 저하를 나타내는 용어이다. 노인성 난청은 중년에서 노년기 사이에 감각신경성 난청으로 나타난다. 일반적으로 양측성으로 나타나고, 언어에서 자음소리를 수용하는 3kHz 이상의 높은 주파수를 잘 못 듣는 것이 특징이다. 이것은 언어를 적절하게 수용하는 모든 주파수에 영향을 끼칠 수 있다. 그것으로 인해 언어를 구별하고 이해하는 능력이 저하된다. 특히 소음이 있는 상황에서 더욱 두드러지게 저하된다. 종종 이명과 동반될 수 있다.

중추성 청력저하(central hearing loss)는 내이의 달팽이관과 8번 뇌신경(auditory nerve) 경로부터

뇌의 청력 수용기까지 연결된 신경관들과 구조물에 문제가 생겨 나타난다.

귀경화증(otosclerosis)은 청력저하의 또 다른 원인 중 하나이다. 귀경화증은 중이에 있는 등자뼈(stapes)의 과성장으로 움직임이 없어져서 전도성 청력저하가 생기는 것이다. 만약 치료를 하지 않으면 내이의 감각성 기능에 영향을 끼치는 귀연골주머니(otic capsule)까지 손상될 수 있다. 일반적으로 치료 시 외과적 중재(stapedectomy)가 필요하다. 귀경화증은 젊은 사람에서도 나타날 수 있다.

파제트병[Paget's disease(osteitis deformans)]은 중이에 생기는 질병이지만 치료를 하지 않으면 내이까지 영향을 받을 수 있다. 파제트병은 납작뼈(flat bones)의 변형과 긴뼈(long bones)의 비후(thickening)와 비대(hypertrophy)가 생기는 병이다. 이 병은 약물을 사용한 중재가 필요하다.

갑상샘기능저하증(hypothyroidism)은 청력 민감도(sensitivity)와 명료도(acuity)에 영향을 미친다.

1) 저하된 감각성 청력 손상과 기능제한을 위한 중재 전략

(1) 청력과 관련된 언어 명료도, 단어 구분/이해, 이명, 달팽이관 동원력, 어지럼증(dizziness), 현훈(vertigo), 통증에 대한 전문적 평가가 필요하다.

(2) 언어 구별력과 의사소통을 원활하게 할 수 있도록 보청기 사용을 위한 전문가의 평가가 필요하다.

(3) 청각 산만(distraction)을 최소화하여 의사소통을 향상시킨다.

(4) 치료사가 천천히 분명하게 말하고, 환자 앞에서 눈을 맞추어 말하며, 정확한 전달을 위해 제스처를 사용한다.

6. 전정기관·균형감각 손상과 기능제한 및 중재를 위한 제안

노화로 인해 균형의 조절과 관련된 메커니즘에 내재적인 변화가 나타난다. 머리뼈(skull)의 관자뼈(temporal bone) 내에 있는 내이의 타원주머니(utricle)와 주머니(saccule)의 평형모래(otoconia)에 퇴행성 변화가 나타난다. 전정(vestibular) 뉴런의 수가 감소하고 전정 모세포(haircell) 수용체가 적어지게 되는 정상적인 변화가 나타난다. 이러한 변화로 전정안구반사(vestibular ocular reflex)도 저하된다. 30세 정도에 시작되어 55~60세 정도에 가속화되어 더욱 전정감각이 떨어지게 된다. 그 결과 반응시간(reaction time)이 지연되어 응답시간(response time)이 길어지게 된다. 전정안구반사의 기능이 저하되어 시력이 흐려지고, 머리 움직임 시 정지망막상(retinal image stability)도 저하된다.

내이와 눈의 감각적 변화로 인하여 노인은 균형을 위해 체성감각(somatosensory)에 더 의존하게 된다. 부적절한 시각적, 고유수용성 감각 정보가 들어오면 전정기능 저하로 인해 감각적 모순을 잘 해결할 수 없게 된다. 균형을 위한 자세반응 패턴에도 변화가 온다. 발목 토크가 감소하고 고관절 토크가 증가하며 흔들림이 증가한다.

이러한 전정기능과 균형의 손상은 질병에 의해서도 발생할 수 있다. 메니에르병(Meniere's disease)은 이명과 어지럼증을 유발하고 감각신경성 난청이 동반된다. 심한 경우에 약으로 효과가 없으면 수술적 중재가 필요할 수도 있다. 양성 발작두위현훈증(benign paroxysmal positional vertigo; BPPV)은 자세 변경 시 1분 미만으로 현훈증이 나타나 전정기능과 균형에 영향을 미친다. 이것은 뒤반고리관(posterior semicircular canal)의 주머니 평형모래(utricular otoconia)의 퇴행성 변화로 인해 나타난다. 대부분 노인에서 나타난다.

1) 전정기능·균형감각 손상과 가능적 제한을 위한 중재 전략

(1) 균형과 협응력(coordination) 증진운동을 한다.

(2) 노인의 낙상 발생을 예방한다.

(3) 환자 및 환자 가족에게 안전 교육을 한다.

7. 체성감각 균형 손상과 기능제한 및 중재를 위한 제안

정상적인 노화과정에서 들신경섬유(afferent fiber)의 위축과 말초수용체의 감소로 접촉 민감도가 저하된다. 하지는 상지보다 더욱 많은 영향을 받는다. 진동감각 역치가 올라가고 정상적 고유수용감각 저하가 시작되는 것은 50세 정도이다. 이러한 변화는 상지보다 하지에서 심하게 나타나고, 근위부보다 원위부에서 심하게 나타난다. 관절수용체 민감도도 저하되는데 이는 하지에서 더 현저하게 나타난다. 목관절(cervical joint)도 균형저하에 영향을 미친다. 피부 통증역치 상승은 하지보다 상지와 얼굴에서 더 현저히 나타난다. 또한 병으로 인해 감각손상이 오기도 한다. 당뇨, 뇌졸중, 말초혈관질환 등이 감각손상을 유발할 수 있다.

1) 체성감각(somatosensory) 균형 손상과 기능제한을 위한 중재 전략

(1) 감각저하와 자극역치 상승에 대해 물리치료사가 검사 및 평가한다.

(2) 자극역치 상승을 보상하기 위해 충분한 반응 시간을 제공한다.

(3) 환자와 의사소통 시 신체접촉을 이용한다.

(4) 문지르기(rubbing), 강찰법(stroking)과 같은 촉진 기법을 사용해 고유수용성 감각을 최대화한다.

(5) 당기기(stretch), 두드리기(tapping)를 이용해 내재 피드백을 향상시킨다.

(6) 적절한 감각채널 제공: 바닥이 미끄러운 경우 카펫을 사용하도록 권장한다.

(7) 낙상과 사지의 상해 예방을 위한 보상 전략을 교육시킨다.

(8) 낙상 예방을 위해 적절한 보조기구를 제공한다.

(9) 낙상 예방을 위해 바이오피드백(biofeedback) 장치를 사용해 하지 부하를 관찰한다.

8. 미각·후각 손상과 기능제한 및 중재를 위한 제안

노화의 과정에서 미각과 후각의 민감도도 점차 저하된다. 흡연, 만성 알레르기, 호흡성 감염으로 인해 미각과 후각의 민감도가 저하될 수 있다. 또한 틀니의 사용이나 뇌졸중으로 인해 혀밑신경(hypoglossal nerve)이 손상되어 미각과 후각이 저하될 수 있다.

1) 미각·후각 손상과 기능제한을 위한 중재 전략

(1) 냄새와 맛 구별을 위한 보상 전략을 교육시킨다.

(2) 환자의 식이와 영양을 위해 적절한 소금, 설탕 사용에 대해 교육시킨다.

(3) 집의 안전성 평가: 가스나 연기에 대한 민감도가 떨어지므로 집에서의 안전성이 떨어질 수 있다.

9. 인지 손상과 기능제한 및 중재를 위한 제안

성인기에 지적능력은 일반적으로 저하되지 않는다. 60대 중반까지는 큰 변화가 나타나지 않는다. 80대까지 일상생활에 영향을 미칠 정도의 변화는 나타나지 않는다. 가장 현저한 인지기능 손상은 죽기 전 몇 년 동안에 나타나는데 이러한 상태를 터미널 드롭(terminal drop)이라고 한다. 지각속도를 반영하는 작업수행 속도는 39세부터 저하되기 시작한다. 수학능력(덧셈, 뺄셈, 곱셈 평가)은 40대 중반에 정점에 도달해 60대까지 잘 유지된다. 언어능력은 30세에 정점에 도달해 60대까지 잘 유지된다. 기억 손상은 단기기억에서 나타나며 장기기억은 잘 유지된다. 모든 연령층에서 학습능력은 유지된다. 노인은 학습 시 조심성이 증가하고 불안해하며 습득 속도가 떨어진다.

1) 인지 손상과 기능적 한계를 위한 중재 전략

(1) 학습을 위해 여러 가지 다른 전략을 사용하도록 교육시킨다.

(2) 기능적 기술을 위해 학습의 중요성을 강조한다.

(3) 건강증진을 위해 의료인과 면담하고 의학적 문제를 개선하도록 권유한다.

(4) 약의 변경을 위해 의료인과 면담하도록 권유한다.

(5) 약의 독성을 관찰한다.

(6) 담배나 술을 줄이도록 권유한다.

(7) 영양적 결핍을 교정한다.

(8) 신체활동과 정신적 활동을 늘리도록 권유한다.

(9) 사회활동을 늘리도록 생활방식을 변화시키도록 권장한다.

(10) 인지 훈련을 위한 활동을 추천한다.

(11) 풍요로운 생활을 위한 환경을 조성한다.

(12) 스트레스를 줄이기 위해 가족의 지지와 상담을 추천한다.

10. 심폐계 손상과 기능제한 및 중재를 위한 제안

심폐기능의 손상과 기능적 제한은 노화로 인한 것이라기보다 활동의 감소로 인한 것이다. 리포푸신의 축적으로 심장 근육이 퇴화하여 심장비대 및 좌심실벽 비대가 나타나고, 심장 혈류가 저하되며, 심장판막이 두꺼워지게 된다. 동방결절(sinoauricular node; SA node)의 박동조율세포(pacemaker cell)의 감소로 전도계에 변화가 오고, 말초 저항이 증가한다. 휴식기 혈압이 상승하는데 이완기보다 수축기가 더 상승한다. 혈액용적과 뼈의 조혈기능이 저하되고, 혈액 응고력이 증가하게 된다.

심근 수축력 저하로 인해 일회 심박출량(stroke volume)이 감소한다. 최대 심박수도 나이가 들면서 감소한다. 심박출량은 20세부터 매년 1%씩 감소한다. 이로 인해 심박수와 일회 박출량도 감소하게 된다.

다른 임상적 손상으로는 혈관의 수축력 저하와 압력 수용체의 감소로 인해 생기는 기립성 저혈압과 피로 증가가 있다. 빈혈과 수축기 분출 심잡음(systolic ejection murmur)은 노인 환자에서 흔히 나타난다. 항상성 반응과 면역 반응이 저하되고 호흡기계 질환의 회복이 매우 더디게 된다.

1) 운동 시 고려해야 할 심장의 임상적 손상과 기능제한

(1) 휴식기 혈압 상승을 주의 깊게 관찰한다.
(2) 운동 시 심혈관반응 약화를 주의 깊게 관찰한다.
(3) 운동능력 저하를 주의 깊게 관찰한다.
(4) 운동 후 회복시간 증가를 주의 깊게 관찰한다.

2) 노화와 관련된 폐기능의 손상과 기능적 제한(표 7-2)

(1) 호흡 근육의 근력이 저하된다.
(2) 흉벽이 경직되어 호흡의 효율성이 저하된다.
(3) 폐용적이 감소된다.
(4) 폐실질(parenchyma) 변화: 폐포 확장, 혈액을 운반해 주는 모세혈관 감소 등이 있다.
(5) 폐혈관이 두꺼워지고 팽창성이 저하된다.
(6) 총폐용량(total lung capacity)과 폐활량(total lung capacity)이 저하된다.
(7) 잔기용량(residual volume)이 증가된다.
(8) 강제호기량(forced expiratory volume)이 감소된다.
(9) 폐가스교환(pulmonary gas exchange)이 변한다.

표 7-2. 노화에 따른 폐기능의 변화

폐기능	기능 설명	노화에 따른 변화
총폐용량(TLC)	최대 흡기에서 폐내 공기량	변화 없음
기능적 잔기량(FRC)	휴식기 호기의 끝에서 폐안의 잔류 공기량	증가
잔기량(RV)	최대 호기 후 폐의 잔류 공기량	증가
폐활량(VC)	최대 흡기 후 호기할 수 있는 공기량	감소
폐활량력(FVC)	가장 깊게 들이마신 후 최대한 내뱉을 수 있는 가장 큰 공기량	감소
1초간 강제호기량(FEV1)	가장 깊게 들이마신 후 1초간 최대한 내뱉을 수 있는 공기량	감소
최대흡기압(MIP)	구강에서 발생될 수 있는 최대 흡기력	감소
최대호기압(MEP)	구강에서 발생될 수 있는 최대 호기력	감소
최대능동호흡(MVV)	능동적 노력으로 분당 호흡할 수 있는 가장 큰 호흡수	감소
폐흉곽 순응도	압력 변화의 단위당 양 변화	증가 또는 감소

3) 운동 시 고려해야 할 폐기능 손상과 기능제한

(1) 운동하는 동안 환기량(ventilatory rate) 증가를 주의 깊게 관찰한다.
(2) 혈액산증(acidosis) 증가를 주의 깊게 관찰한다.
(3) 호흡장애가 생길 가능성 증가를 주의 깊게 관찰한다.
(4) 저산소증(hypoxia)의 징후 감소를 주의 깊게 관찰한다.
(5) 기침의 메커니즘 손상을 주의 깊게 관찰한다.
(6) 구역반사(gag reflex)의 감소를 주의 깊게 관찰한다.
(7) 흡인(aspiration)의 위험 증가를 주의 깊게 관찰한다.

4) 심폐계(cardiopulmonary system) 손상 및 기능제한의 중재 전략

(1) 운동 프로그램 선택을 위한 물리치료사의 종합적인 심폐기능 평가가 필요하다.
(2) 운동부하검사(exercise tolerance testing; ETT)로 적절한 운동 강도를 제공한다.
(3) 검사 프로그램과 유사한 운동방법을 제공한다.
(4) 물리치료사에 의한 개별적 운동처방이 필요하다.
(5) 물리치료사가 고안한 유산소 훈련 프로그램: 보행, 의자와 바닥 운동, 개선된 근력과 유연성 운동을 제공한다.
(6) 수중운동 프로그램을 제공한다.
(7) 다양한 운동방법을 제공한다.
(8) 유산소운동을 제공한다(표 7-3).
(9) 독립적 생활을 위한 전반적인 일상활동수준을 향상시킨다.
(10) 환자 교육: 운동의 중요성을 강조한다.

표 7-3. 유산소운동으로 일어나는 변화

골격근	심장근
• 유산소성으로 ATP를 발생시키는 능력 향상 • 미토콘드리아 수 증가 • 미토콘드리아 크기 증가 • 유산소성 효소기능 활성도 증가 • 미오글로빈 농도 증가 • 근육 내 혈류량 증가 • 선택적 골격근 섬유 비대(I형) • 근육의 탄수화물 산화와 지방 동원능력 향상	• 무게와 용적 증가 • 총 헤모글로빈과 혈장량 증가 • 안정 시 및 최대하 운동 시 심박수 감소 • 최대 심박출량 증가 • 순환혈액으로부터 산소 섭취능력 향상 • 안정 시 및 최대하 운동 시 수축기 및 이완기 혈압 감소

11. 외피·위장·신장 손상

노화와 관련된 외피(integumentary) 손상은 피부 구성의 변화이다. 진피가 엘라스틴(elastin)의 감소로 얇아지고, 혈관분포(vascularity)가 감소되며, 혈관취약성(vascular fragility)이 증가한다. 피지선의 활동(sebaceous activity)이 감소하고, 피부 수분이 감소하며, 피부가 건조해 보이고, 주름이 생긴다. 또한 탄성을 잃게 되고, 노인성 반점이 나타나며, 햇빛에 노출되면서 커지게 된다. 멜라닌 생성이 감소하고 혈관 기능부전이 생겨 머리카락이 얇아지고 희어진다. 손톱은 두꺼워지고 잘 부러지게 되며 자라는 속도가 느려진다.

피부 보호 효율성도 저하된다. 피부가 더 늦게 회복되고, 상해나 감염에 대한 저항력이 떨어지며, 염증반응이 더디게 나타나고, 통증과 온도감각이 떨어지며, 과잉 압력이나 과잉 온도에서 손상될 위험이 높아진다. 땀샘이 줄어들어 땀의 생성이 저하되어 체온 조절과 항상성 유지능력이 떨어진다.

위장 손상도 나타난다. 타액분비, 미각, 후각의 저하가 나타난다. 이러한 문제는 잘 안 맞는 틀니, 치아 결손 등으로 적절히 씹지 못하는 문제와 동반되면 더 악화된다. 저하된 삼킴반사는 음식 섭취량을 부족하게 하고 영양실조를 유발할 수 있다. 위산역류(acid reflux)와 속쓰림(heartburn)을 유발하는 식도 괄약근의 운동성과 조절력이 저하된다. 틈새탈장(Hiatal hernia)이 흔하게 나타난다. 소화효소와 염산이 감소하여 소화와 흡수가 잘 안 된다. 소화불량이 흔하게 나타나게 된다.

일반적으로 변비와 장의 운동성 감소가 발생한다. 네프론(nephron)의 위축으로 신장의 전체 무게와 크기가 감소한다. 신장혈류가 감소하고 여과력이 저하된다. 혈액 내 요소(urea)가 증가하게 되고, 신장의 배설과 재흡수 기능 용량이 감소한다.

12. 방광 손상(요실금)과 중재

방광의 근약화로 빈뇨가 나타난다. 방광을 비우는 것이 어려워져서 요폐(urinary retention)가 나타날 수 있다. 여성들은 골반바닥근(pelvic floor)의 약화로 인해 요실금이 생기고 남성들은 방광이나 전립선 질환으로 요실금이 생기게 된다. 요로감염의 발생 위험도 커지게 된다.

노인여성의 요실금을 위한 중재는 골반저근의 각성훈련과 근력 강화를 위한 등장성 운동이다. 이 운동은 요실금의 예방이나 치료를 위해 사용할 수 있다. 환자에게 이 운동을 설명할 때 화장실에서 소변을 보다가 멈추는 것처럼 하라고 설명하면 된다.

1) 요실금 예방운동

(1) 바로 눕거나 옆으로 누운 자세에서 시작하는 것이 쉬우며 익숙해지면 앉은 자세와 선 자세에서도 하면 된다.
(2) 환자에게 소변을 보다가 멈출 때처럼 힘을 주도록 한다.
(3) 3~5초간 힘을 준 후 힘을 뺀다.

이 운동을 하면 방광을 완전히 비울 수 있다. 운동 시 주의사항은 골반바닥근은 근피로가 쉽게 오므로 근수축 유지 시간이 5초 이상 되지 않도록 하고 한 세트에 최대 10번까지만 수행해야 한다. 근피로가 오면 볼기근(gluteal muscle), 배근육(abdominals), 엉덩관절 모음근(hip adductor)의 보상작용이 일어나게 된다.

7-3 노인장애와 질병에 대한 중재

1. 골다공증 및 중재 목표

골다공증(osteoporosis)은 뼈 재흡수와 파괴를 조절하는 뼈파괴세포(osteoclast)와 뼈형성을 조절하는 뼈모세포(osteoblast)의 활동 균형이 맞지 않게 되어 골밀도가 감소하는 질병이다. I형 골다공증은 폐경기 여성들에게 에스트로겐 감소로 인해 흔히 발생하며 Ⅱ형 골다공증은 노화로 인해 발생한다.

골다공증이 있는 사람의 1/3이 골다공증과 관련된 정형학적 문제를 겪는다. 골감소는 수년에 걸쳐서 특별한 증상 없이 연간 1% 정도씩 진행된다. 여성은 30~35세경에 골감소가 시작되고 남성은 50~55세 정도에 시작된다. 여성은 폐경 후 급속히 골감소가 진행된다(3~5년 사이에 매년 5% 정도). 뼈의 구조적 위약도 동반될 수 있으며 뼈의 약화로 골절, 뼈통증, 움직임 저하가 발생할 수 있다. 척주뒤굽음증(kyphosis)과 같은 골격 변형으로 키가 작아질 수도 있다. 골다공증의 일반적인 부위는 척주(vertebral column), 넙다리뼈목(femoral neck), 손목의 먼쪽(distal) 노뼈(radius), 위팔뼈(humerus)이다.

1) 골다공증의 병인학적 요소

(1) 호르몬 결핍: 여성 – 에스트로겐, 남성 – 테스토스테론
(2) 영양 결핍: 부족한 칼슘 섭취, 칼슘 흡수 장애, 과도한 알코올이나 카페인 섭취
(3) 부족한 신체활동
(4) 골감소와 관련된 질환: 갑상샘기능항진증, 당뇨, 부갑상샘기능항진증, 류마티스 관절염, 간의 질병, 파제트병, 암 등
(5) 골감소와 관련된 약물 복용: 코르티코스테로이드, 갑상선호르몬, 항경련제, 이화작용약(catabolic drug), 항에스트로겐제, 항암제 등
(6) 그 밖의 위험요소: 가족력, 인종, 조기폐경, 흡연 등

2) 물리치료 시 골다공증에 대한 일반적인 평가 및 재평가

어지럼증, 감각통합, 시각, 청각, 체성감각계, 전정계, 운동기능, 근력, 지구력, 운동 조절, 관절가동범위, 유연성, 자세 변형, 척주뒤굽음증, 엉덩관절과 무릎관절의 굽힘 구축(flexion contracture), 자세성 저혈압, 보행, 균형감각이 포함된다.

3) 물리치료의 중재 목표

(1) 운동과 신체활동을 통해 골밀도 유지: 체중부하운동, 저항운동, 균형 훈련, 유연성 운동
(2) 기능적 균형운동
(3) 보행 훈련
(4) 안전 교육과 낙상 예방

(5) 환자 교육: 평평하고 낮은 적절한 신발을 신도록 권장 등
(6) 보조도구 훈련: 필요 시 지팡이나 보행기(walker)의 사용 등
(7) 골절 예방을 위한 환자 교육: 급격하게 강한 힘을 쓰는 동작, 비트는 동작, 너무 오래 서 있기, 허리 숙이기 피하기 등

2. 일반적인 노인 골절 및 중재

노인 환자에게는 매우 다양한 골절 위험 요소가 있으며 낮은 골밀도로 인해 골절이 발생하기 쉽다. 노인 골절의 경우 정상 성인에 비해 치유가 현저히 더디게 진행된다. 또한 욕창이나 폐렴과 같은 합병증이 발생하기 쉬우며 병원 입원으로 인해 의식 수준(mental status)에 문제가 생길 수 있다. 지원시스템이 부족할 경우 재활을 충분히 못 받을 수도 있다. 시력저하나 균형감각의 저하와 같은 요소들이 복합적으로 문제될 수 있다.

1) 엉덩관절 골절(hip fracture)

엉덩관절 골절은 노인에게 가장 흔히 발생하는 정형외과적 문제이다. 엉덩관절 골절의 사망률은 대부분 골절 후 합병증과 관계가 깊다. 엉덩관절 골절은 대부분 넙다리뼈목(femoral neck)이나 넙다리뼈돌기사이(intertrochanteric) 부분에서 발생한다. 엉덩관절 골절은 대부분 개방적 내고정술(open reduction internal fixation; ORIF)로 치료하게 된다. 노인의 경우 회복 기간은 6~12주 정도 걸린다.

(1) 엉덩관절 골절 중재

① 자세 교정(positioning)
② 점진적 체중지지 보행 훈련
③ 보조도구를 이용한 보행 훈련
④ 이동(transfer) 훈련
⑤ 관절운동
⑥ 근력강화운동
⑦ 균형 훈련

2) 척추 압박골절(vertebral compression fracture)

보통 8번째 등뼈에서 3번째 허리뼈 사이(T8~L3)에 주로 발생한다. 환자는 몸통 굽힘 시에 심하고 국소적인 허리 통증을 호소한다.

(1) 척추 압박골절의 중재 목표

① 급성 단계: 침대 안정(매시간 10분씩 일어나기), 적절한 자세 교육(허리 굽히기는 금기증), 침대에서 등장성 폄(extension) 운동 교육
② 만성 단계: 환자 교육(폄 운동, 굽힘 동작 금지), 자세 훈련, 통증완화를 위한 물리치료, 안전하게

생활할 수 있는 개선 방안 교육, 척추 하중 감소, 부드러운 깔창을 넣은 신발 권장

3) 스트레스 골절

스트레스 골절은 골반(pelvis), 몸쪽 정강뼈(tibia), 먼쪽 종아리뼈(fibula), 발허리뼈(metatarsal bone) 몸통(shaft)에서 흔히 발생한다.

(1) 스트레스 골절의 중재 목표

① 휴식
② 과도하거나 잘못된 운동프로그램 수정
③ 수직 하중 감소
④ 부드러운 깔창을 넣은 신발 사용

4) 콜리스 골절(Colles' fracture)

상지 골절 중 가장 흔한 골절이다. 먼쪽 노뼈 골절로 골절편이 후방으로 전위되거나 굴곡되어 포크양상 변형을 특징으로 한다.

3. 퇴행성 관절 질환 및 중재

퇴행성 관절염(osteoarthritis; OA)은 엉덩이, 무릎, 손가락, 척추 관절에 주로 나타나는 비염증성, 진행성 관절 질환이다. 나이가 들수록 퇴행성 관절염의 발병률은 높아진다. 퇴행성 관절염은 일상생활에 제한을 초래하며 과사용 시 또는 아침에 상태가 더 나빠지는 통증, 부기(swelling), 뻣뻣함(stiffness)이 나타난다. 무릎 통증, 엉덩관절 통증, 근육 연축(spasm), 관절가동범위 제한, 움직임 제한, 관절 마찰음(crepitus), 뼈 변형, 불용성 위축(disuse atrophy)으로 인한 이차적 근약화가 나타난다.

1) 퇴행성 관절염의 중재 목표

(1) 통증과 근육 연축 이완: 열전기 치료와 이완운동
(2) 치료적 운동과 신체활동: 관절가동범위 유지 및 증진, 근불균형 교정, 관절지지 근육강화운동, 균형과 보행증진을 위한 운동 등
(3) 유산소운동
(4) 보행 프로그램
(5) 수치료 프로그램
(6) 환자 교육: 질환에 대한 정보, 관절보호 방법, 효율적 에너지 소비 전략 등
(7) 보조도구 및 장비 교육
(8) 건강한 생활방식 교육
(9) 체중 조절

2) 퇴행성 관절염의 일반적인 물리치료 중재

(1) 관절 보호

(2) 통증 완화와 부종 감소를 위한 열전기치료

(3) 관절운동과 근력증진운동

(4) 보행 훈련

(5) 필요한 보조도구 제공

4. 뇌졸중과 파킨슨병 및 중재

1) 뇌졸중(CVA)

뇌졸중은 뇌의 허혈성(ischemic) 또는 출혈성 병변으로 인해 갑자기 신경학적 장애가 발생하는 것이다. 같은쪽반맹(homonymous hemianopsia), 환측의 감각과 운동 기능 손상, 감각 저하나 소실, 과긴장성(hypertonicity), 반사항진, 공동운동(synergy pattern), 반신마비(hemiplegia) 또는 불완전 반신마비(hemiparesis), 운동실조(incoordination), 운동 프로그램 장애, 언어장애, 인지장애, 지각장애(perceptual disorder), 대소변 기능장애, 섭취와 안면 기능장애 등이 나타날 수 있다. 또한 움직임 기술 저하, 보행장애, 자세 조절과 균형능력 장애, 일상생활동작 장애 등의 기능적 제한이 나타날 수 있다

(1) 뇌졸중의 일반적인 물리치료 중재

① 보행 훈련

② 이동 훈련

③ 자세 훈련

④ 보조기(AFO) 착용

⑤ 관절운동과 근력강화운동

⑥ 촉진과 억제기술 사용

⑦ 균형과 협응 훈련

⑧ 기능적 전기자극치료(FES)

⑨ 가족과 환자 교육

2) 파킨슨병(Parkinson's disease; PD)

신경계의 만성·진행성 질환이다. 강직(rigidity), 운동감소증(bradykinesia), 안정 시 떨림(resting tremor), 손상된 자세반사 등이 나타날 수 있다. 또한 움직임 기술저하, 움직임의 시작장애, 움직임 속도저하, 질질 끄는 보행(shuffling gait) 또는 가속 보행(festinating gait)과 같은 보행장애, 자세 조절과 균형장애, 언어장애, 섭취장애, 글씨쓰기 장애, 일상생활동작 장애 등의 기능적 제한이 나타날 수 있다. 관절구축, 변형, 욕창 등의 합병증이 발생하기 쉽다. 치료적 중재는 기능의 향상에 중점을 두어야 하며 손상이 회복되지 않는다면 보상 전략을 사용할 수 있도록 한다.

(1) 파킨슨병의 일반적인 물리치료 중재

① 보행 훈련
② 스트레칭운동
③ 호흡운동
④ 이완운동
⑤ 촉진과 억제기술 사용
⑥ 균형과 협응 훈련
⑦ 기능향상 훈련

5. 인지장애 및 중재 목표(표 7-4)

1) 섬망(delirium)

급성, 가역성의 흥분된 혼란(confusion) 상태이다. 때론 비가역적인 경우도 있다. 일시적인 혼란을 야기하고 정신기능을 저하시킨다. 급성으로 발병하며 지남력 상실, 기억력장애, 환상(illusions)과 환각(hallucinations), 밤에 증상이 심해짐, 사고의 장애, 부정확한 발음, 수면과 각성주기 장애 등의 증상이 나타난다. 마약이나 음주, 약물독성, 뇌의 산소 부족, 환경변화, 병원이나 요양시설 입원, 수술이나 감염 등으로 인해 유발될 수 있다.

(1) 섬망의 중재 목표

① 예기치 못한 위급 상황을 최소화한다.
② 정상적인 대화에 참여시킨다.
③ 환자의 상태를 당사자에게 납득시키려고 하지 말아야 한다.
④ 조용히 정확하게 눈을 맞추고 이야기해야 한다.
⑤ 일상생활동작에 환자가 참여하도록 독려해야 한다.
⑥ 음악치료, 마사지 등의 보완 중재를 제공한다.

2) 치매(dementia)

지적 기능과 기억력이 저하되어 사회적, 직업적, 지적 능력이 저하되는 진행성이고 비가역적인 질환이다.

(1) 치매의 특성

① 지적장애: 사고력, 판단력, 지남력, 혼란, 사회적 기능저하 등
② 상위중추 기능의 장애: 실어증(aphasia), 실행증(apraxia), 실인증(agnosia) 등
③ 기억장애: 최근 또는 장기기억 상실 등
④ 인격장애: 행동변화 등
⑤ 수면분열

(2) 일반적인 치매의 분류

① 가역성 치매(reversible dementia)

치매의 10~20%가 해당된다. 가역성 치매의 원인으로는 진정제(sedatives), 수면제(hypnotics), 항불안제(antianxiety), 항우울제(anti-depressants), 항부정맥제(antiarrhythmics), 항고혈압제(antihypertensives), 항경련제(anticonvulsants), 항정신병약(antipsychotics), 항콜린제(anticholinergics) 등의 약물 부작용이 있다. 또한 비타민 B_6 결핍, 티아민 결핍, 비타민 B_{12} 결핍, 악성 빈혈(pernicious anemia), 엽산 결핍 등과 같은 영양장애도 원인이다. 갑상샘기능항진증(hyperthyroidism), 갑상샘기능저하증(hypothyroidism), 고칼슘혈증(hypercalcemia), 고나트륨혈증(hypernatremia), 저나트륨혈증(hyponatremia), 저혈당증(hypoglycemia), 신부전(kidney failure), 간부전(liver failure), 쿠싱증후군(Cushing syndrome), 에디슨병(Addison's disease), 뇌하수체기능저하증(hypopituitarism), 암(carcinoma) 등으로 인한 신진대사 장애도 원인 중 하나이다. 또한 우울증, 불안, 정신병, 대기오염(air pollution), 알코올 섭취(alcohol ingestion) 등도 원인이 될 수 있다.

② 일차성 치매(primary dementia)

치매의 50~70%가 해당된다. 매우 많은 사람들이 앓게 되며 비용이 많이 들고 요양시설 입원이 필요하다. 조발성 치매(presenile dementia of the Alzheimer's type; PDAT)와 노인성 치매(senile dementia of the Alzheimer's type; SDAT)로 분류한다. 조발성 치매는 40~60대 사이에 시작되며 남성보다 여성에게서 많다. 갑자기 발병하여 급격하게 진행된다. 예후가 좋지 않고 평균 생존기간이 4년 정도되며 갑작스러운 경련(seizure) 증세가 나타날 수 있다. 노인성 치매는 60세 이후(평균 75세)에 발병하며 남성보다 여성에게서 많이 나타난다. 수개월에서 수년에 거쳐 진행된다. 평균 생존기간은 7~11년 정도이다. 점진적으로 시작되어 천천히 또는 급격히 진행된다. 예후는 좋지 않지만 경련 증세는 매우 드물게 나타난다.

a. 일차성 치매의 원인

이상염색체(chromosomal abnormalities), 가족력, 다운 증후군 등과 같은 유전적 요소와 바이러스, 외상성 뇌손상(traumatic brain injury), 알루미늄 중독(aluminum toxicity), 뇌졸중 등의 환경적 요소가 관여한다.

b. 일차성 치매와 관련된 손상 및 기능제한

떨림(tremors), 전신성 위약(generalized weakness), 불안정한 보행, 긴장도 상승, 경직된 자세, 자세성 반사 저하, 낙상위험 증가, 반복적인 행동, 불안(agitation), 가만히 있지 못함(restlessness), 일몰증후군(sundowning syndrome), 점진적인 지남력 상실, 기억력 저하, 인지장애, 판단력 저하, 추상적 사고력 저하, 시각적 장애, 실행증, 망상(delusion), 환상(hallucinations), 수면과 섭식장애, 적절치 못한 성적 행동, 무감정(apathy), 성격변화 등이 있다.

③ 다발경색 치매(multi-infarct dementia; MID)

치매의 20~25%가 해당된다. 뇌의 백질과 회백질에 크고 작은 혈관성 경색으로 뇌의 기능이 저하되어 생긴다. 뇌졸중, 고혈압, 심혈관계 질환과 관련이 깊다. 다발경색 치매는 서서히 오기보다는 갑자기 발병한다.

a. 다발경색 치매와 관련된 손상 및 기능제한

비정상적 보행과 균형, 근약화, 깊은힘줄반사(DTR) 항진, 정서적 불안정(lability)

④ **치매의 다른 유형**

파킨슨병 말기에 나타나는 파킨슨병 치매와 알코올성 치매 등이 있다.

(3) 치매의 중재 목표

① 안전한 생활환경 제공: 상해, 낙상, 부가적 기능장애 예방

② 환자의 안전을 위한 모니터링 장비 제공

③ 환경적 장애요소를 줄여 안정적인 환경 제공

④ 남아 있는 기능적 능력 유지

⑤ 일관성 있고 단순한 용어 사용, 천천히 말하기

⑥ 비언어적 의사소통 수단 사용

⑦ 필요한 것들을 환자에게 재인식시키기: 달력, 스케줄러, 메모장 등 이용

⑧ 스트레스를 줄 만한 기술은 피하고 익숙하고 쉬운 기술을 훈련

⑨ 단순하게 배울 수 있는 테크닉 사용: 반복적 훈련, 충분한 휴식시간 제공

⑩ 지능을 자극할 수 있는 자극 제공

⑪ 일상생활동작 중재 제공: 보행 훈련, 균형 훈련, 낙상 예방, 감각자극 등

⑫ 보호자 교육

3) 우울증

일상생활에서 즐거움이나 흥미가 저하되는 기분장애의 일종이다. 우울증은 지역사회 및 기관에 살고 있는 노인에게서 발생할 수 있다. 우울증을 변별하는 간단한 방법은 "지난 2주 동안 우울하거나 절망적이라는 느낌을 받은 적이 있습니까?", "지난 2주 동안 어떤 것들을 하는데 흥미나 즐거움이 거의 없다고 느낀 적이 있습니까?"의 두 가지 질문을 하는 것이다.

(1) 우울증의 성향요인(predisposing factors)

가족력, 이전에 우울증을 앓은 경험, 병, 약물의 부작용, 호르몬 불균형, 신체적 기능 저하, 통증, 시력이나 청력저하, 남편이나 아내 및 가까운 친구의 죽음, 직업 상실, 독립성 상실, 사회적 고립, 심리적 장애 등이 있다.

(2) 우울증의 징후

슬픔, 절망, 에너지 저하, 지속적인 피로감, 죄책감이나 자기비관, 예민하고 불안한 정서, 집중력 저하, 일상생활에 대한 관심 상실, 자기방치, 식욕 문제로 인한 체중 변화, 불면증이나 수면과다, 죽음이나 자살을 반복적으로 생각, 부분적 또는 전신적인 신체 약화, 기억장애, 우유부단함, 가족과 친구 회피 등이 나타난다.

(3) 우울증의 중재 목표

① 적절한 의료 중재를 받도록 권유: 신경정신과의사, 행동치료사, 영양사 등
② 치료 시 지나친 쾌활함 유도보다는 안정적인 지지 제공
③ 치료사가 치료에 잘 적응할 수 있도록 적응과정 제공
④ 환자 교육
⑤ 신체적 활동과 운동프로그램 제공
⑥ 독립성을 유지하고 향상시킬 수 있도록 지지
⑦ 장기 목표보다는 단기 목표를 세워서 치료

표 7-4. 섬망, 치매, 우울증 비교

	섬망	치매	우울증
정의	감각장애(의식 수준의 저하)	인지의 전반적인 저하	기분의 혼란, 낮은 자존감
핵심 징후	방심, 혼란, 졸음, 당황	건망증, 실어증, 인지불능증, 운동신경장애, 수행기능 혼란	슬픔
일반적 징후	인지장애, 환각, 기분 불안	우울, 망상, 환각, 불안	피로, 불면증, 식욕부진, 죄책감, 자기비난, 좌절감, 무력감
일시적 특징	급성 또는 아급성 발병	만성 발병, 점진적	일시적인 발병
주간의 특징	보통 저녁과 밤에 악화	큰 차이가 없음	흔히 아침에 더 악화

6. 심폐장애·질병 및 중재 목표

1) 고혈압

수축기/이완기 혈압이 120/80을 초과한 상태가 유지되는 증상이다. 심장동맥질환(coronary artery disease; CAD), 울혈성 심부전증(congestive heart failure; CHF), 뇌졸중, 말초혈관질환(peripheral vascular disease; PVD), 신부전, 망막병증(retinopathy)을 유발할 수 있는 주 위험 요인 중 하나이다. 연구에 따르면 고혈압을 조절하면 수명이 증가하고 심혈관 질환을 예방하는 데 도움이 된다고 한다. 고혈압 약물 복용 시 어지럼증, 저칼륨혈증(hypokalemia), 우울증, 실신(syncope), 혼란(confusion)과 같은 부작용이 있을 수 있다.

2) 심장동맥질환

죽상경화증(atherosclerosis)의 결과로 심장 동맥이 좁아지는 것이다. 심장동맥질환은 노인들이 병원에 입원하게 되는 가장 큰 원인이다. 가장 큰 특징은 협심증(angina), ST node가 하강된 비정상적 심전도, 급성 심근경색이다.

3) 울혈성 심부전증

효과적으로 혈액을 순환시키고 신체의 신진대사 요구를 충족하기 위한 심장의 기능 부전이다. 울혈성 심부전증의 증상은 심장근육에 산소공급이 적절하지 못하므로 발생하는 호흡곤란, 가벼운 신체활동 후에도 현저히 긴 휴식시간 요구, 휴식 후에도 적절하게 회복되지 못해 다음 날까지 지속되는 맥박 상승, 정상적인 일상생활의 어려움, 누워서 휴식 시 호흡곤란(dyspnea), 발목 부종, 움직임 후 맥박과 호흡의 더딘 회복 등이다.

4) 말초혈관질환

고혈압, 당뇨병, 고콜레스테롤혈증을 적절히 치료하지 않을 경우 발생할 수 있다. 죽상경화증과 말초혈관질환은 사지에 주요 혈액공급을 부분적 또는 전체적으로 방해할 수 있다. 조금만 걸어도 간헐성파행(intermittent claudication)이 발생하거나 절단까지 초래하는 피부 손상이 생길 수 있다. 활동 중인 근육에 갑자기 산소공급이 부족한 것은 노인에게 매우 위험한 일이다. 간헐성 파행은 궤양을 유발하는 망치발가락(hammer toe), 괴저(gangrene), 비활동성, 우울증, 신장합병증, 심지어 심장혈전이나 출혈로 인한 죽음까지 초래할 수 있다.

5) 만성폐쇄성 폐질환

천식(asthma), 폐공기증(emphysema), 만성 기관지염(chronic bronchitis)과 관련이 깊다. 노인들은 폐공기증과 만성 기관지염을 동시에 앓고 있을 수도 있다. 만성폐쇄성 폐질환으로 인한 장애로는 호흡곤란, 혼란, 피로가 있다.

6) 폐렴

입원을 필요로 하는 감염성 폐 질환이다. 노인 환자에게서는 고열과 기침이 전형적인 증상이며 혼란, 수면주기 변화, 거식증(anorexia), 빠른 호흡(tachypnea), 탈수증 등이 나타난다. 성공적인 의료 중재를 위해 폐렴의 조기 진단이 매우 중요하다.

7) 심폐계 중재 목표

(1) 심장동맥질환 예방을 위한 환자 교육(금연, 고혈압 조절 등)을 한다.
(2) 운동부하검사(exercise tolerance test; ETT)를 통한 적절한 심장운동을 처방한다.
(3) 지속적인 약물 복용을 유지하도록 한다.
(4) 운동 시 목표 심장박동을 초과하지 않도록 관리한다.
(5) 심장 재활이나 유산소운동을 하는 동안 회복시간을 충분히 준다.
(6) 운동 시 적절한 준비운동과 정리운동을 제공한다.
(7) 환자의 기능 수준을 향상시킨다.

7. 욕창 예방을 위한 외피의 상태·질병 및 중재 목표

1) 욕창(pressure ulcers, decubitus ulcers)

조직에 국소적으로 허혈과 궤양이 형성된 것이다. 한 부분에 지속적인 압력이 가해지거나 전단력(shear force)에 의해 피부에 손상을 입은 경우 발생한다. 노약자나 만성질환을 앓는 환자에게 발생할 위험이 크다. 욕창 발생의 위험 요인으로는 부동(immobility)과 비활동성(inactivity), 감각손상, 인지장애, 순환장애, 부족한 영양상태, 요실금 등이 있다. 욕창이 잘 생기는 부위는 궁둥뼈결절(ischial tuberosities), 엉치뼈(sacrum), 큰돌기(greater trochanter), 발꿈치(heels), 발목(ankles), 팔꿈치(elbows), 어깨뼈(scapulae)이다. 욕창에 대한 평가와 재평가 시 감각장애, 인지장애, 실금, 위생, 환자의 이동성과 활동 수준, 압력완화 도구의 효과적인 사용에 대한 평가가 이루어져야 한다.

(1) 욕창의 중재 목표

① 특히 생기기 쉬운 부위를 집중 관찰하여 욕창 예방
② 정기적인 피부 검사
③ 적절한 피부 관리방법을 환자와 환자 가족에게 교육
④ 상처 관리방법 제공
⑤ 압력 완화방법 제공: 누워 있는 동안 2시간에 1번, 앉아 있는 동안 15분에 1번 체위 변경
⑥ 적절한 압력완화 도구 사용법 제공
⑦ 순환과 치유촉진: 전기치료, 초음파치료, 능동관절운동, 수동관절운동, 보조도구를 이용한 보행 훈련을 통한 기능적 움직임 훈련

2) 대상포진(Herpes zoster)

수두대상포진 바이러스(varicella-zoster, chickenpox virus)의 급성 감염으로 발생하며, 척수의 뒤뿌리신경절(posterior root ganglia) 또는 뇌신경에 염증이 생긴다. 격렬한 통증과 소낭성 발진이 발생한다. 바이러스가 수막염(meningitis)을 일으키거나 시신경 또는 청력에 영향을 미칠 수도 있다.

3) 악성 피부종양(malignant skin tumors)

(1) 바닥세포암종(basal cell carcinoma)

가장 흔하게 발생하는 암으로 햇빛이나 자외선에 노출되어 발생한다. 작고 반짝거리는 구진(shiny papule)으로 시작되어 가운데가 납작해 지고 경계 부분이 하얗게 변한다. 궤양이 생겨 출혈이 있을 수도 있다.

(2) 편평세포암종(squamous cell carcinoma)

피부, 입, 폐, 기관지, 식도, 자궁경부에 주로 생긴다.

(3) 악성흑색종(malignant melanoma)

뇌와 다른 내부 장기 전반에 걸쳐 급속하게 퍼질 수 있으며 노인에게서 많이 발병한다. 흑색종의 90%가 피부에 발생하며 생존기간은 병소의 깊이와 두께 등에 따라 달라진다.

8. 당뇨병 및 중재 목표

당뇨병(diabetes mellitus)은 소변에서 당이 검출되고 고혈당증이 생기는 탄수화물 대사장애 질환이다. 제1형 당뇨병(type 1 DM: insulin-dependent or juvenile onset diabetes)과 제2형 당뇨병(type 2 DM: non-insulin-dependent or maturity onset diabetes)으로 구분한다. 노화로 인해 발생하는 당뇨병은 대부분 제2형 당뇨병이며 비만이나 생활습관과 관련이 깊다. 심한 당뇨병의 경우 섬망, 혼수상태, 죽음으로 진행될 수 있다. 혈당의 장기간 상승과 관련된 의료적 문제로는 신경병증(neuropathy), 망막병증과 실명, 심혈관 질환, 뇌졸중, 말초궤양, 신장질환, 감염에 대한 저항력 저하, 발기 부전 등이 있다. 당뇨병의 공통적 증상으로는 빈뇨, 잦은 갈증, 일어설 때 발생하는 어지럼증, 피로감, 메스꺼움, 체중 감소, 시력저하 등이 있다.

1) 당뇨병의 중재 목표

(1) 환자의 식이습관 평가
(2) 운동 및 신체활동 중요성 강조: 혈당 조절 개선, 심혈관계 질환 예방
(3) 운동 전 운동 평가
(4) 운동 시 저혈당증이 생기지 않는지 관찰: 불안, 혼란, 어지럼증, 두통, 메스꺼움, 땀
(5) 운동과 관련된 저혈당증의 증상에 대한 환자 교육
(6) 저혈당증을 조절하는 방법에 대한 환자 교육
(7) 고혈당증의 증상에 대한 환자 교육: 지나친 빈뇨, 지나친 갈증
(8) 특히 다리와 발의 피부 관리 중요성을 인식하고 스스로 관리할 수 있도록 환자 교육
(9) 금연, 고혈압 조절 등 죽상경화증 위험요인을 줄이기 위한 건강증진 교육

9. 부동 및 중재 목표

부동(immobility)은 질병이나 노화와 관련된 다양한 문제로 인해 운동성에 장애가 생겨 발생한다. 부동은 주요 장기들에 합병증을 유발하여 부가적인 건강문제를 야기한다. 부동으로 인한 합병증으로는 욕창, 구축, 골다공증, 근위축, 전신적인 컨디션 저하, 질소와 칼슘 불균형, 포도당 조절기능 손상, 약물흡수 및 대사기능 변화, 긍정적 자존감 상실, 우울증, 혼란, 치매, 자기중심성(egocentricity), 독립성 상실과 의존성 증가 등이 있다.

1) 부동의 분류

(1) 급성 부동: 심한 혈액상실, 화상, 엉덩관절 골절과 같은 심각한 질병
(2) 만성 부동: 뇌졸중, 절단, 관절염, 파킨슨병, 요통, 심폐질환 등
(3) 사고성 부동: 침대레일 사고, 부적절한 의자 사고 등
(4) 인지장애로 인한 부동: 우울증, 불안, 낙상에 대한 두려움 등
(5) 감각변화나 암으로 인한 부동

2) 부동에 대한 중재 목표

(1) 환자의 기능을 최대한 향상시킨다.
(2) 다른 상해나 합병증을 예방한다.
(3) 환자와 환자 가족 간의 지지적 관계를 구축한다.
(4) 팀 접근법을 이용해 환자에게 다양한 방면의 문제 접근: 의학적, 약물학적, 영양학적, 심리학적, 사회적, 물리치료적, 작업치료적, 언어치료적 관점 등
(5) 결정과정에 환자와 환자 보호자를 참여시킨다.

10. 낙상 및 중재 목표

낙상과 낙상으로 인한 부상은 노인들에게 중요한 공중보건 요소이다. 낙상은 노인들에게 낙상에 대한 두려움을 증가시키고, 독립적인 생활에 대한 자신감을 떨어뜨리며, 활동수준과 동기부여를 저하시키고, 낙상 재발의 위험성을 증가시킨다.

1) 낙상의 요인

(1) 내재적 요인

고유수용성 감각 저하, 느린 정위반사, 자세 흔들림 증가, 근긴장도와 근력저하, 느린 보행속도와 발을 드는 높이의 저하, 시각능력 저하, 공간인식 기능 저하 등 노화와 관련된 요인

(2) 외재적 요인

어두운 조명, 너무 높거나 낮은 가구, 미끄럽거나 불규칙한 바닥, 안전하지 못한 계단, 너무 높거나 낮은 욕실비품 등 환경적 요인

2) 낙상 발생 위험이 있는 의료적 문제

(1) 신경학적 문제: 뇌졸중, 일과성 뇌허혈증, 파킨슨병, 섬망, 발작, 소뇌 질환, 근육병증
(2) 심혈관 기능장애: 심근경색, 기립성 저혈압, 심장부정맥
(3) 근골격계 문제: 근력약화, 관절가동범위 감소, 자세 변화, 발 변형, 관절염, 티눈(corns), 굳은살

(calluses), 엄지건막류(bunions)

(4) 위장문제: 설사, 출혈, 배변실신(defecation syncope), 식후실신(postprandial syncope)

(5) 시각장애: 백내장, 녹내장, 황반변성

(6) 신진대사장애: 저혈당증, 갑상샘기능저하증, 빈혈, 탈수증, 저칼륨혈증, 저나트륨혈증

(7) 비뇨기계 문제: 요실금, 야간뇨(nocturia), 배뇨실신(micturition syncope)

(8) 전정장애: 메니에르병, 양성발작성 두위현기증(benign proximal positional vertigo), 청력저하, 급성 미로염(labyrinthitis)

(9) 고유수용성감각 장애: 당뇨병으로 인한 말초신경병증, 비타민 B_{12} 결핍

(10) 정신적 장애: 우울증 및 불안

3) 낙상 발생 위험이 있는 약물

(1) 진통제: 오피오이드(opioids)

(2) 항우울제: 벤조디아제핀(benzodiazepines)

(3) 항고혈압제: 혈관확장제, 이뇨제, 항부정맥제

(4) 아미노글리코사이드 항생제: 겐타마이신(gentamicin), 토브라마이신(tobramycin)

(5) 신경안정제: 페노타이아진(phenothiazines)

4) 신체활동과 관련된 낙상 위험요인

대부분의 낙상은 침대에서 내려오기, 의자에서 일어나기, 보행, 계단 오르내리기와 같은 일상생활에서 발생한다. 계단을 내려갈 때는 올라갈 때보다 낙상의 위험이 크다. 계단 오르내리기 시 첫 번째 발걸음과 마지막 발걸음에서 낙상의 위험이 크다. 외부에서 주로 낙상이 발생하는 곳은 굽은 길과 계단이다. 보호시설에서 낙상이 가장 많이 발생하는 곳은 침대 주변과 욕실이다.

5) 기능적 균형과 불안정성을 위한 표준검사와 평가

(1) 티네티 이동성 수행평가(Tinetti performance oriented mobility assessment; POMA)

균형과 보행을 평가한다. 균형 항목에는 9개 하위 평가항목이 있으며 4개의 정적 균형 평가항목, 5개의 동적균형 평가항목이 있다. 보행 항목에는 8개의 하위 평가항목이 있다. 총점은 28점이며, 19점 이하면 낙상의 위험이 매우 높은 것으로 해석하고, 19~24점은 낙상의 위험이 보통인 것으로 해석한다. 자세의 유지, 자발적 움직임 시 자세반응, 동요(perturbation) 상황에서의 자세반응, 보행 움직임을 중점적으로 평가하는 도구이다.

(2) 버그 균형 척도(Berg balance scale)

앉은 자세 유지, 선 자세 유지, 자발적 움직임 시 균형 유지를 포함한 기능적 균형을 평가하는 도구이다. 14개의 항목으로 이루어져 있으며 총점은 56점이다. 36점 미만이면 낙상 위험이 매우 높은 것으로

해석한다. 정적인 자세 유지와 자발적 움직임 시 자세 유지를 중점적으로 평가하는 도구이다.

(3) 기능적 팔뻗기 검사(functional reach test)

바르게 선 자세에서 팔을 뻗어 최대로 뻗은 거리를 재는 단일항목 평가이다. 6인치 이하로 측정된 경우 6개월 이내에 낙상 발생 위험이 높은 것으로 해석한다.

(4) 낙상효능 척도(the falls efficacy scale)

10가지 활동에 대한 기능적 수행능력과 낙상에 대한 두려움을 평가하는 도구이다.

6) 낙상 예방을 위한 중재 목표

(1) 낙상 위험요인 제거 또는 최소화
(2) 기능적 이동성 향상
(3) 근력과 유연성을 높이는 운동 제공
(4) 감각 보상전략 제공
(5) 균형과 보행 훈련
(6) 앉았다 서기, 돌기, 보행, 계단 오르내리기 등의 기능적 훈련
(7) 안전을 위해 적절한 보조도구를 이용한 일상생활동작 개선
(8) 신체활동을 위한 충분한 시간 제공
(9) 환자 안전 교육
(10) 낙상과 불안정성을 줄이기 위한 환경 개선

7) 낙상을 줄이기 위한 환경 개선

(1) 욕실 개선

욕조에 미끄러운 표면 개선, 안전바 설치, 욕조 근처에 불안정한 수건 제거, 욕실에 적합한 조명밝기인지, 욕실 보관장이 물건을 꺼내기에 적당한 위치인지, 보관장에 보관 중인 약물에 정확한 명칭이 적혀있는지 확인한다.

(2) 주방 개선

주방 보관장이 적절한 높이에 있는지, 주방에서 미끄러운 표면을 제거했는지, 주방 식탁의 다리 길이가 적절한지, 식탁 다리가 굽어진 모양이라면 보행을 방해하지 않는지, 식탁의자 다리에 바퀴가 달려있는지, 식탁의자에 팔걸이가 있는지 확인한다.

(3) 계단 개선

계단의 높이가 6인치 이하인지, 계단 난간이 있는지, 계단의 표면이 미끄럽지 않은지, 계단에 적절한 조명이 있는지, 계단이 많다면 중간에 쉴 수 있는 공간이 있는지 확인한다.

(4) 기타 환경 고려사항

보행에 방해가 될 수 있는 전기선이나 코드를 적절한 위치로 변경, 불안정한 가구 제거, 장애물을 최소화할 수 있는 가구 준비, 집이나 방안에 적절한 온도 유지, 카펫은 제거한다.

참고문헌

1. Dreeben O. Introduction to Physical Therapy for Physical Therapist Assistants. Jones and Bartlett Publishers. 2007.
2. Dreeben O. Physical Therapy Clinical Handbook. Jones and Bartlett Publishers. 2008.
3. Guccione A. Geriatric Physical Therapy. Elsevier Science Health Science div. 2009.
4. Lewis CB, Bottomley JM. Geriatric Physical Therapy: A Clinical Approach. Appleton & Lange. 1994.
5. Rothstein JM, Roy SH, Wolf SL, et al. The Rehabilitation Specialist's Handbook: 3rd edition. Davis Company. 2005.
6. Venes D. Taber's Cyclopedic Medical Dictionary: Edition 20 Illustrated in Full Color. Davis Company. 2005.

제 8 장

소아 중재

8-1 소아의 운동발달 평가

1. 운동발달 검사방법

1) 아프가 검사(APGAR test)

병원에서 출생한 신생아들의 출생 직후 건강상태를 측정하는 데 사용되는 대표적인 의학적 검사로 피부색, 심장박동률, 자극에 대한 반사능력, 근육상태, 호흡의 다섯 가지 하위 척도로 구성된다. 신생아는 출생 후 1분과 5분, 총 2회에 걸쳐 검사를 받게 되고 각 척도마다 0점, 1점, 2점을 주어 최종 점수를 합산하게 된다. 최하 0점에서 최고 10점의 점수 범위를 이루며 7~10점은 정상, 4~6점은 원활한 호흡을 위해 도움이 필요하다는 것을 의미하며 0~3점은 위험한 상태로 즉각적인 조치가 필요함을 뜻한다(표 8-1).

표 8-1. 아프가 검사 점수

척도	0점	1점	2점
피부색	몸 전체가 푸르고 창백함	몸은 연붉은 빛, 사지는 푸른빛	몸 전체가 분홍빛
심장박동률	없음	느림(분당 100 이하)	빠름(분당 100 이상)
반사능력	무반응	약한 반사 반응	강한 반사 반응
활동성	축 늘어져 있음	약하고 비활동적	강하고 활동적
호흡	없음	불규칙, 느림	양호함, 울음

2) 신생아 행동 평가법(neonatal behavioral assessment scale; NBAS)

3) 신생아와 영아의 신경학적 평가(neurological evaluation of the newborn and infant)

4) 유아의 움직임 평가(movement assessment of infant)

5) AIMS(Alberta infant motor scale)

6) Milani-Comparetti motor development screening test

7) Hawaii developmental chart(Hawaii early learning profile)

8) Gesell과 Amatruda 신경학적 발달평가
(revised Gesell and Amatruda developmental neurological exam)

9) 영유아 발달 검사(Baley scale of infant development-2)

10) 덴버 발달 선별 검사

11) Peabody developmental motor scale

12) The pediatric evaluation of disability inventory

13) Miller assessment for preschoolers

14) Tuft assessment of motor performance-pediatric clinical version
15) Bruininks-Oseretsky test of motor performance
16) 퍼듀 지각 검사(Purdue perceptual motor survey)
17) 운동손상 검사(test of motor impairment)

2. 자세반사 검사방법

1) 비대칭성 목 반사(asymmetrical tonic neck reflex)

아이를 바로 눕힌 자세에서 머리를 한쪽으로 돌렸을 때 머리를 돌린 쪽의 팔과 다리는 펴지고 반대쪽의 팔과 다리는 굽힘되며 척추는 고개를 돌린 쪽으로 볼록해진다. 6개월까지 반사가 나타나는 것은 정상이며 그 이후로도 지속될 경우 옆굽음증, 엉덩관절 탈구 등과 같은 변형을 초래한다.

2) 대칭성 목 반사(symmetrical tonic neck reflex)

아이를 검사자의 양 무릎 위에 엎드리게 한 후 머리를 아래로 숙였을 때 양측 팔이 굽힘되고 양측 다리는 펴지며, 같은 자세에서 머리를 위로 들었을 때 양측 팔이 펴지고 양측 다리는 굽힘된다. 8개월까지 반사가 나타나는 것은 정상이며 대칭성 경반사가 소실되지 않을 경우 관절 구축, 제한된 체간 회전, 상지와 하지의 분리된 움직임의 결여 등의 문제가 발생한다.

3) 긴장성 미로 반사(tonic labyrinthine reflex)

아이의 머리를 중간 위치로 한 후 바로 눕힌 자세에서는 양쪽 팔과 다리 폄근의 긴장도가 증가되며 엎드린 자세에서는 양쪽 팔과 다리의 굽힘근의 긴장도가 증가된다. 생후 6개월까지 반사가 나타나는 것은 정상이며 긴장성 미로반사가 소실되지 않을 경우 관절 구축, 시야의 제한, 전정기관의 비정상적인 자극 등 문제가 발생한다.

4) 갈란트 반사(galant reflex)

아이를 엎드리게 한 후 어깨에서 엉덩관절까지 척추를 따라 피부를 자극했을 때 자극을 준 쪽으로 체간이 가쪽 굽힘(lateral flexion)된다. 임신 30주에서 생후 2개월까지 반사가 나타나는 것은 정상이다.

5) 파악 반사(palmar grasp reflex)

아이의 자측 손바닥을 눌렀을 때 손가락이 굽힘되는 반사이며 생후 4개월까지 반사가 나타나는 것은 정상이다.

6) 족저 반사(plantar grasp reflex)

아이 발가락의 바로 아랫 부분을 눌렀을 때 발가락이 굽힘되는 반사이며 임신 28주에서 생후 9개월까지 반사가 나타나는 것은 정상이다.

7) 설근 반사(rooting reflex)

아이의 볼을 가볍게 두드렸을 때 두드린 쪽으로 입을 벌리고 고개를 돌리는 반사이며 임신 28주에서 생후 3개월까지 반사가 나타나는 것은 정상이다.

8) 모로 반사(moro reflex)

아이를 반 누운 자세로 안고 있다가 갑자기 머리를 뒤쪽으로 젖혔을 때 양팔의 벌림과 함께 손가락이 펴지며 놀라는 반응이 나타난다. 임신 28주에서 생후 5개월까지 반사가 나타나는 것은 정상이다.

9) 놀람 반사(startle reflex)

갑작스러운 커다란 소리와 같은 강한 자극에 반응을 보이며 일반적으로 모로반사와 비슷한 반응이 나타나며 임신 28주에서 생후 5개월까지 반사가 나타나는 것은 정상이다.

10) 양성지지 반사(positive support reflex)

아이를 들어 올려 선 자세에서 발바닥이 땅에 닿게 했을 때 양쪽 다리와 체간이 펴지며, 임신 35주에서 생후 5개월까지 반사가 나타나는 것은 정상이다.

11) 발뛰기 반사(stepping reflex)

아이를 들어 올려 선 자세에서 앞쪽으로 발바닥이 닿게 유도했을 때 다리에서 교차적인 굽힘과 폄이 나타나며, 임신 38주에서 생후 2개월까지 반사가 나타나는 것은 정상이다.

3. 자세반응 검사방법

1) 바빈스키 반사(Babinski reflex)

발뒤꿈치에서 시작하여 발바닥 바깥쪽을 따라 강한 자극을 주었을 때 엄지발가락이 등쪽으로 굽고 다른 발가락은 부챗살처럼 펼쳐지며, 생후 12개월까지 반사가 나타나는 것은 정상이다.

2) 빨기 반사(sucking reflex)

신생아의 혀, 입술, 볼 등에 무엇이든지 닿으면 입을 움직여 자동적으로 빨려고 하는 반사이며 생후 2개월까지 반사가 나타나는 것은 정상이다.

3) 란다우 반사(Landau reflex)

아이를 엎드린 자세에서 공간에 들어 올린 후, 머리를 능동 또는 수동으로 머리를 들었을 때 몸이 펴지며 머리를 앞쪽으로 굽힘시켰을 때 아이의 몸이 전반적으로 굽힘되는 반사이다. 생후 3~18개월까지 반사가 나타나는 것은 정상이다.

4) 신생아 목바로잡기 반사(neonatal neck righting reflex)

아이의 고개를 옆으로 돌렸을 때 고개가 돌아간 쪽으로 아이의 몸이 따라서 돌아가는 반사이며 생후 6개월까지 반사가 나타나는 것은 정상이다.

5) 시각 바로잡기 반사(optical righting reflex)

공간에서 엎드린 자세, 공간에서 바로 누운 자세, 골반을 잡고 세운 상태로 오른쪽과 왼쪽으로 기울인 상태에서 머리를 정상 위치로 들어 올리는 반사이다. 생후 1개월부터 나타나 일생 동안 지속되며 반사가 생후 8개월 이후에 나타나면 반사의 성숙이 늦어짐을 의미한다.

6) 체간에 대한 체간 바로잡기 반사(body righting on body; BOB)

아이를 바로 눕힌 자세에서 머리를 중간 위치로 한 후 양쪽 팔과 다리를 펴지게 한 다음 머리를 한쪽으로 돌렸을 때 돌린 쪽으로 어깨와 골반이 따라서 분절된 움직임의 형태로 돌아가는 반사이다. 생후 6개월에서 18개월까지 반사가 나타나는 것은 정상이나 그 이후에 지속될 경우 반사의 성숙이 늦어짐을 의미한다.

7) 미로 바로잡기 반응(labyrinthine righting reaction)

아이의 눈을 가린 상태로 공간에서 엎드린 자세, 공간에서 바로 누운 자세, 골반을 잡고 세운 상태로 오른쪽과 왼쪽으로 기울인 상태에서 머리를 정상 위치로 들어 올리는 반사이며 생후 1개월부터 반사가 나타나 일생 동안 지속된다.

8) 파라슈트 반사(Parachute reaction)

아이를 엎드린 자세로 공간에서 들어 올린 후 갑자기 아래쪽으로 가속도를 붙여서 머리를 떨어뜨렸을 때 양팔을 펴며 머리를 보호하는 반응이 나타난다. 생후 6개월부터 나타나 일생 동안 지속된다.

8-2 정상발달 과정

인간은 출생 후 유전적, 환경적인 요인에 따라 성장하며 발달하게 된다. 중력 환경에 적응하기 위한 근골격계의 발달과 함께 다양한 자세와 움직임을 학습하게 되는데 이것은 개인의 동기와 양육환경에 따라 다소 차이가 있을 수 있다. 정상발달 과정은 상황에 맞는 자세 긴장도와 움직임을 통해 궁극적으로는 독립적으로 서고, 이동할 수 있는 능력을 획득하게 되는 과정이다. 근골격계의 역할뿐만 아니라 주변 환경으로부터의 정보 수집과 통합, 해석하는 능력도 중요한 요소이다. 또한 개인의 인지능력, 사회적응 능력, 언어능력과도 밀접한 영향을 주고받는다. 따라서 아동의 시기별 정상 발달 과정을 바르게 이해하는 것은 매우 중요한 부분이라고 할 수 있다.

1. 운동능력의 발달과정

1) 신생아~1개월

(1) 대동작 운동능력

① 엎드린 자세: 생리학적 굽힘, 머리 들어올리기, 옆으로 머리 두기가 가능하다.

② 바로 누운 자세: 생리학적 굽힘, 부분적으로 옆으로 돌기가 가능하다.

③ 앉은 자세: 앉히기 위해 당길 때 머리가 뒤로 처진다.

④ 선 자세: 서기와 걷기에 대한 반사작용이 나타난다.

(2) 소동작 운동능력

① 시야의 일직선상에 있는 물체를 본다.

② 중심선으로 움직이는 물체를 따라온다.

③ 손은 주먹을 쥐며 팔 움직임이 불규칙적이다.

2) 2~3개월

(1) 대동작 운동능력

① 엎드린 자세: 90°로 머리 들어올리기, 엎드린 자세에서 아래팔을 통해 가슴 들어올리기가 가능하다.

② 바로 누운 자세: 비대칭 긴장성 목 반사(ATNR)의 영향이 강하며 교대로 다리를 찬다. 옆으로 누워 있는 것을 좋아한다.

③ 앉은 자세: 앉히기 위해 당길 때 머리가 다양한 방향으로 처진다. 앉기 위해 전적인 도움이 필요하며 머리를 수직으로 세울 수 있으나 꾸벅거린다.

④ 선 자세: 체중지지가 어려우며 엉덩관절이 굽힘되어 있으며 어깨가 뒤로 당겨져 있다.

(2) 소동작 운동능력

① 더 먼 거리를 보는 것이 가능하다.

② 주먹 쥔 손을 더 많이 필 수 있다.

③ 시각적으로 180°까지 따라온다.

④ 반사적인 쥐기, 손바닥 잡기(palmar grasp)를 사용한다.

3) 4~5개월

(1) 대동작 운동능력

① 엎드린 자세: 펴진 팔에 체중을 지탱하기, 장난감에 닿기 위해 엎드린 자세에서 축회전하기가 가능하다.

② 바로 누운 자세: 똑바로 누운 자세에서 옆으로 돌아눕기, 발을 입에 가져다 대며 노는 것이 가능하다.

③ 앉은 자세: 지지를 받아 앉은 자세에서 머리를 꾸준히 유지하기, 앉은 자세에서 머리 돌리기, 잠깐 동안 혼자 앉기가 가능하다.

④ 선 자세: 지지를 받아 선 상태에서 다리로 모든 체중을 지탱하기가 가능하다.

(2) 소동작 운동능력

장난감 쥐기와 놓기, 자쪽 – 손바닥쪽 잡기가 가능하다.

4) 6~7개월

(1) 대동작 운동능력

노쪽 – 손바닥쪽 잡기와 작은 물건을 집어 올리기 위해 손가락을 갈퀴처럼 이용할 수 있다.

(2) 소동작 운동능력

손 사이에 물체를 옮기기 위해 수의적으로 쥔 손을 푸는 것이 가능하다.

5) 8~9개월

(1) 대동작 운동능력

① 엎드린 자세: 네 발 자세 만들기가 가능하다.

② 바로 누운 자세: 똑바로 누운 자세를 싫어한다.

③ 앉은 자세: 앉은 자세에서 복와 위로 이동, 긴 시간 동안 손으로 지지하지 않고 앉은 자세에서 축회전하기가 가능하다.

④ 선 자세: 가구에 기대어 서기, 가구에 서기 위해 당기기, 지지를 한 상태로 선 자세에서 앉은 자세로 몸을 낮추기가 가능하다.

⑤ 운동성: 앞으로 기기, 가구를 따라 걷기(cruising)가 가능하다.

(2) 소동작 운동능력

① 능동적인 아래팔 뒤침(forearm supination)과 노쪽 – 원위쪽 잡기가 가능하다.
② 손가락 끝면 또는 손가락 측면 잡기가 가능하다.
③ 능동적으로 손목을 펴기가 가능하다.
④ 집게손가락으로 점찍기와 찌르기가 가능하다.
⑤ 쥐었던 사물을 놓는 것이 더 개선된다.
⑥ 용기 밖으로 물체 꺼내기가 가능하다.

6) 10~11개월

(1) 대동작 운동능력

① 선 자세: 잠시 도움 없이 서 있기, 한 쪽을 무릎 꿇은 자세를 이용하여 서기 위해 당기기, 지지하여 서 있는 상태에서 바닥에 있는 물체 집어 올리기가 가능하다.
② 운동성: 양 손 잡고 걷기, 한 손 잡고 걷기, 손과 발로 기기(bear walk)가 가능하다.

(2) 소동작 운동능력

① 손가락으로 잡는 것이 세밀해진다.
② 용기에 물체를 넣을 수 있다.
③ 적응된 크레용 쥐기가 가능하다.

7) 12~15개월

(1) 대동작 운동능력

① 운동성: 도움 없이 걷기, 빨리 걷기, 뒤로 걷기, 옆으로 걷기, 다리 사이로 보기 위해 몸을 굽힘, 위층으로 기거나 올라앉기, 앉은 자세에서 공 던지기가 가능하다.

(2) 소동작 운동능력

① 크레용으로 종이에 그리기가 가능하다.
② 2개의 상자를 사용하여 탑 쌓기가 가능하다.
③ 용기 안에 있는 내용물을 얻기 위해 작은 용기를 뒤집을 수 있다.

8) 16~24개월

(1) 대동작 운동능력

쪼그려 앉아 놀기, 계단에서 한 손 잡고 두 발로 걸어 올라가고 내려가기, 장난감 자동차 타고 가기, 공차기, 앞으로 공 던지기, 넘어지지 않고 바닥에 있는 장난감 집어 올리기가 가능하다.

(2) 소동작 운동능력

종이접기, 구슬을 실에 꿰기, 6개의 상자 쌓기, 종이에 크레용으로 수직선과 수평선을 따라 그리기, 엄지와 손가락으로 크레용 잡기가 가능하다.

9) 2세

(1) 대동작 운동능력

세발자전거 타기, 뒤로 걷기, 발끝으로 걷기, 발가락으로 달리기, 발을 교대로 번갈아 가며 계단 걸어 내려오기, 큰 공 잡기, 한 발로 깡총 뛰기가 가능하다.

(2) 소동작 운동능력

손잡이 돌리기, 병 열고 닫기, 큰 버튼 누르기, 도움을 받아 어린이용 가위 사용하기, 12~15조각의 퍼즐 맞추기, 종이나 옷 접기가 가능하다.

10) 취학 전 아동(3~4세)

(1) 대동작 운동능력

10피트 공 던지기, 한 발로 2~10발자국 깡총 뛰기, 2피트 이상의 거리를 점프하기, 12인치 이상의 장애물을 점프하여 넘어가기, 작은 공을 던지고 잡기, 빠르게 달리기, 장애물 피하기가 가능하다.

(2) 소동작 운동능력

더 효과적으로 크레용 다루기, O나 X표 따라하기, 색깔 맞추기, 가위로 자르기, 머리와 두 사지로 이루어진 알아볼 수 있는 정도의 사람 모양 그리기, 네모 그리기가 가능하며 양손 중 어느 손이 우세손인지 나타난다.

11) 저학년 아동(5~8세)

(1) 대동작 운동능력

발을 번갈아 가며 깡총깡총 뛰기, 전속력으로 달리기, 사방치기 놀이를 할 수 있으며 한 발로 균형을 잡을 수 있다. 한 발로 깡총 뛰기와 쪼그리기를 조절할 수 있으며 줄넘기하기, 큰 공 튀기기, 조절하며 공차기가 가능하다. 사지가 몸통보다 더 빠르게 성장한다.

(2) 소동작 운동능력

오른손잡이인지 왼손잡이인지가 분명해지며 인쇄체를 잘 쓰고 필기체로 쓰는 것을 배우기 시작한다. 작은 버튼을 누를 수 있다.

12) 고학년 아동(9~12세)

(1) 대동작 운동능력

던지기, 점프하기, 달리기와 같은 움직임이 성숙해지며 경쟁력이 증가한다. 경쟁하는 게임을 즐기며 균형능력, 협응력, 인내력, 주의 지속시간이 향상된다. 남자아이들은 사춘기 이전에 지방량이 급격히 많아지며 여자아이들은 신체적 외형(엉덩이, 가슴)에 대해 사춘기의 변화를 겪는다.

(2) 소동작 운동능력

손사용에서 더 세밀해지며 그리기와 손글씨가 발달된다.

13) 청소년기(13세)

(1) 대동작 운동능력

근육의 크기와 힘이 빠르게 성장한다. 소녀보다 소년들이 더 발달한다. 사춘기 때 신체 비율에 대한 변화가 생기는데 소년들은 중력 중심이 어깨를 향해 올라가고 소녀들은 엉덩이를 향해 내려간다.

(2) 소동작 운동능력

한창 성장하는 동안 균형 능력, 협응력, 눈과 손의 협응, 인내력이 정체된다. 뜨개질, 바느질, 미술, 공예 등과 같은 세밀한 작업을 위한 손재주가 발달한다.

2. 사회, 언어, 인지 및 적응기술의 발달과정

1) 신생아~1개월

(1) 사회성: 시선 맞추기가 가능하며 얼굴에 관심을 가진다.
(2) 언어: 요구를 나타내기 위해 울기도 하며 단조로운 비음의 울음과 편한 소리를 만든다.
(3) 인지: 안아서 올려주면 조용해지며 목소리에 반응한다.
(4) 적응/자립성: 음식에 반응하여 입을 열고 닫으며 빨기, 삼키기, 숨쉬기를 합동으로 시작한다.

2) 2~3개월

(1) 사회성: 말하는 사람의 눈과 입을 바라보며 사회적으로 접근한 사람에게 웃으며 반응하고 사회적인 놀이를 즐긴다. 좋고 싫음을 입으로 소리 내어 표현한다.
(2) 언어: 모음을 소리 내며 옹알이를 한다. 다른 요구를 나타내기 위해 서로 다른 음조와 음량으로 운다. 꽥 지르는 비명소리 같은 웃음소리가 난다.
(3) 인지: 소리 나는 곳을 향해 눈으로 찾기, 1분 동안 사람이나 물체에 적극적인 흥미를 보이며 자신의 손으로 탐색하기와 놀기가 가능하다.
(4) 적응/자립성: 손을 입에 가져다 대기, 빨기, 삼키기, 숨쉬기의 협응력이 더 좋아진다. 당일 동안 더 긴 시간 깨어 있는 상태를 유지하며 밤에 더 긴 시간 동안 잠을 잔다.

3) 4~5개월

(1) 사회성: 모르는 사람이나 타인과 사귀기, 엄마를 향해 팔을 들어올리기, 사회적인 놀이를 즐긴다. 좋고 싫음을 입으로 소리 내어 표현한다.

(2) 언어: 음악과 자신의 이름에 반응한다. "바바바"와 같은 자음 연쇄를 옹알거리며 옹알이를 한다.

(3) 인지: 2~3분 동안 한 가지 장난감을 가지고 놀 수 있으며 숨겨진 물체를 부분적으로 찾는다. 닿지 않는 물체를 얻기 위해 행동을 취한다.

(4) 적응/자립성: 병 잡기가 가능하며 컵으로 마시기와 퓌레나 물기를 뺀 음식을 먹는다. 하루에 2~3번 정도 낮잠을 자며 밤에 12시간 이상 잠을 잔다.

4) 6~7개월

(1) 사회성: 거울을 보고 혼자 웃기가 가능하고 엄마와 분리되는 것을 싫어하며 시각적으로 엄마를 인식한다. 낯선 사람에 대해 불안해하고 주의를 끌기 위해 소리를 지르며 활발한 놀이를 좋아한다.

(2) 언어: 옹알이할 때 더 많은 자음을 내며 "바바"와 같은 이중자음을 옹알거린다. 바이-바이로 손을 흔든다.

(3) 인지: 이름이 불렸을 때 가족을 찾는다. 소리를 듣기 위해 장난감을 흔들며 까꿍놀이를 한다. 간단한 제스처를 흉내 낸다.

(4) 적응/자립성: 크래커와 같은 고형의 음식을 먹을 수 있으며 장난감을 물고 씹는다.

5) 8~9개월

(1) 사회성: 욕구를 충족시키기 위해 오직 엄마만을 찾는다. 열광적으로 주변 환경을 탐색하며 사회적인 게임을 즐긴다.

(2) 언어: 옹알이를 할 때 어른의 어조로 말하며 "바", "다다" 또는 "마마"와 같은 옹알이를 한다.

(3) 인지: "이리와", "엄마 줘"와 같은 간단한 구어 명령에 반응하며 물체를 던지고 떨어뜨리기 놀이를 한다.

(4) 적응/자립성: 스스로 손으로 집어 먹기, 아삭아삭 씹어 먹기가 가능하며 밤에 14시간 이상 잠을 잔다.

6) 10~11개월

(1) 사회성: 보여주기 위해 장난감을 내밀지만 주지 않는 등 부모의 반응을 시험한다.

(2) 언어: 혼자 있을 때 독백으로 옹알거리며 명확하게 "다다" 또는 "마마"라고 말한다. 우스꽝스러운 소리나 제스처를 반복하며, 걷는 동안은 말할 수 없다.

(3) 인지: 책의 그림을 보고 즐거워하며 고리를 쌓거나 빼내기와 같이 손으로 움직이는 장난감을 가지고 논다.

(4) 적응/자립성: 숟가락 잡기가 가능하며 옷을 입기 위해 팔과 다리를 뻗는다.

7) 12~15개월

(1) 사회성: 짜증내는 행동을 보이며 충동적으로 행동한다. 어른의 행동을 흉내 내는 것을 즐기며 "아니요"라고 말하고 어른의 명령에 반항한다.

(2) 언어: "어-오", "노-노"와 같은 감탄하는 문장을 사용하며 스스로 표현하기 위해 단어나 유사 단어를 사용한다. 1~3단어에서 세 단어의 어휘를 구사할 수 있으며 의미 있게 "아니요"를 말한다.

(3) 인지: 손가락 그림과 같은 지저분한 활동을 즐기며 혼자 음식을 먹을 수 있다. 가족 외부의 사람을 인식한다.

(4) 적응/자립성: 숟가락을 입 가까이 가져갈 수 있으며 컵 쥐기와 마시기를 시도한다. 기저귀가 더러워지면 불편함을 표현하며 배설 행동 양식을 보여준다.

8) 16~24개월

(1) 사회성: 짧은 시간 동안 혼자 놀 수 있으며 제스처와 발성을 이용하여 또래와 소통한다. 가족 구성원에 대한 질투를 포함한 넓은 범위의 감정을 나타내며 애정을 표현한다.

(2) 언어: 50단어 이상의 어휘를 표현할 수 있으며 두 단어 문장을 사용한다. 노래 부르기를 시도하며 자신과 관련된 본인의 이름을 사용한다.

(3) 인지: 6가지 신체 부위의 이름을 말할 수 있고 사물을 분류하며 동물의 소리와 그림을 맞출 수 있다.

(4) 적응/자립성: 조금 흘리지만 숟가락으로 혼자 음식을 먹을 수 있으며 음식을 씹기 위해 턱의 회전적인 움직임이 나타난다. 신발 벗기, 음식 가지고 놀기, 손 씻기, 문을 열기 위해 손잡이 돌리기가 가능하며 화장실 훈련을 시작한다.

9) 2세

(1) 사회성: 권위적이고 요구가 많아지며 간단한 규칙을 따른다. 변화에 어려움을 겪으나 친숙한 환경에서는 엄마로부터 쉽게 분리된다. 동물이나 광대 같은 친숙하지 않은 것에 대한 공포심이 발달한다.

(2) 언어: 하루에 4단어 이상씩 빠르게 언어를 배우고 3단어 문장을 구사할 수 있으며 이름 전체를 말한다. 자신의 말을 이해하지 못했을 때 좌절하기도 하며 간단한 동요나 노래의 소절을 부른다.

(3) 인지: 1개 또는 2개의 개념을 이해하며 읽어 주는 것을 좋아한다. 소꿉놀이, 색깔 분류와 맞추기, 3~4조각의 퍼즐을 완성한다.

(4) 적응/자립성: 도움을 받아 옷을 입고 벗기, 숟가락과 포크 사용하기, 휴지 사용하기, 손 씻고 말리기, 화장실 사용하기, 옷걸이에 옷 걸기, 도움을 받아 코 풀기 등이 가능하며 도움 없이 혼자 행동하려고 고집을 부린다.

10) 취학 전 아동(3~4세)

(1) 사회성: 협력하여 놀 수 있으며 친구를 사귀는 것을 즐긴다. 어른으로부터 칭찬과 지도를 필요로 하며 쇼핑, 상차리기와 같은 어른의 활동을 도와주는 것을 즐긴다. 어른의 행동을 모방하려고 하며

친숙하지 않은 것의 공포심이 계속될 수 있다.

(2) 언어: 놀거나 쉴 때 본인에게 말을 하며 1,000단어 이상의 표현적인 어휘를 가진다. 유창하게 말할 수 있으며 동요 전곡을 부를 수 있다.

(3) 인지: 색깔과 모양, 돈, 동전을 알아볼 수 있으며 30조각의 퍼즐을 맞출 수 있다. 책을 좋아하며 상상력이 풍부하여 환상과 현실을 혼동할 수 있다.

(4) 적응/자립성: 등 단추를 제외한 옷을 독립적으로 입고 벗을 수 있으며 도움 없이 화장실을 사용한다. 포크, 숟가락 등의 기구를 독립적으로 사용할 수 있으며 감독하에 양치질하기, 옷 입기, 화장실 가기, 씻기가 더 향상된다.

11) 저학년 아동(5~8세)

(1) 사회성: 어른들보다 또래와 노는 것을 좋아하며 주기, 공유하기, 받기와 같은 사회적인 기술이 개선된다. 다른 사람의 생각을 배려하고 친구들을 감동시키는 것을 좋아한다.

(2) 언어: 복수형, 대명사, 시제를 올바르게 사용할 수 있으며 2,000~4,000단어의 어휘를 사용할 수 있다.

(3) 인지: 더하고 빼는 기본적인 연산이 가능하며 읽고 쓰기를 배운다.

(4) 적응/자립성: 좋아하고 싫어하는 음식이 생기며 신발 묶는 것을 배운다.

12) 고학년 아동(9~12세)

(1) 사회성: 그룹 활동에 대한 흥미가 증가되며 모험 정신이 높아져 스포츠에 관심을 가진다. 자신의 능력발달과 사회적으로 인정받기 위해 노력한다.

(2) 언어: 어휘가 증가되고 언어 기술력이 풍부해진다.

(3) 인지: 추상적인 생각을 할 수 있으며 집중력이 향상되고 지적 호기심이 많아진다. 실화를 포함한 다양한 소재의 책을 읽을 수 있다.

(4) 적응/자립성: 감독하에 머리를 감거나 독립적으로 씻을 수 있으며 요리를 배우고 집안일에 대한 규칙을 수행한다.

13) 청소년기(13~18세)

(1) 사회성: 또래에게 관심이 더 많아지면서 이성에 대해 흥미를 가지게 되고 자의식이 강해진다.

(2) 언어: 쓰기영역에서 표현력이 향상된다.

(3) 인지: 집중력이 향상되고 자신뿐만 아니라 주변 환경이나 다른 사람들까지 관심이 확대된다.

(4) 적응/자립성: 세탁, 요리, 청소와 같은 더 많은 집안일을 수행한다.

8-3 뇌성마비에 대한 이해

1. 뇌성마비의 정의

뇌성마비는 뇌의 미성숙한 시기에 가해진 비진행적 뇌손상에 의해 발생되는 운동과 감각기능장애로, 주로 움직임과 자세의 장애를 특징으로 나타내며 시력장애, 청력 및 언어장애, 경련성 질환, 지적장애 등을 동반하는 복합적인 증후군이다.

2. 뇌성마비의 분류

1) 근긴장도에 따른 분류

(1) 저긴장성(hypotonic)

낮은 근긴장도를 보이며 약한 깊은힘줄반사(DTRs)와 원시반사가 나타난다. 과체중, 언어손상, 넓은 지지면(BOS)을 가지며 보폭이 좁고 균형감각이 떨어진다.

(2) 실조성(ataxic)

불완전한 시선 이동, 약한 깊은힘줄반사와 원시반사가 나타난다. 넓은 지지면을 가지며 균형감각이 떨어진다.

(3) 무정위성(athetoid) 또는 근긴장이상(dystonic)

긴장도가 불안정하여 꿈틀거리는 듯한 움직임이 나타나며 과도한 DTRs, ATNR, STNR, TLR이 지속적으로 나타난다. 언어장애를 가지며 보행 시 과도한 움직임이 나타나고 균형감각이 떨어진다.

(4) 과긴장성(hypertonic)

근육의 긴장도가 전반적으로 높으며 뻣뻣함과 경직이 나타난다. 엉덩관절 벌림(abduction), 안쪽돌림(internal rotation)과 굽힘(flexion), 무릎관절 굽힘과 발목관절 발등굽힘(dorsiflexion)의 모습을 보이며 주로 마른 체형이다. 언어손상을 동반하며 보행 시 약한 근육 조절로 인해 균형감각이 떨어진다.

(5) 혼합형(mixed)

과긴장성과 무정위성 또는 저긴장성과 실조성 또는 과긴장성과 실조성의 모습이 나타난다.

2) 운동 손상에 따른 분류

(1) 신체 침범에 따른 분류

① 단지마비(monoplegia): 한쪽 사지만 침범한다.

② 양하지마비(diplegia): 양쪽 하지를 침범하며 체간과 팔은 덜 침범한다.

③ 편마비(hemiplegia): 같은 쪽 다리와 팔에 침범한다.

④ 사지마비(quadriplegia or tetraplegia): 모든 팔, 다리와 몸통에 침범한다.

⑤ 삼지마비(triplegia): 양쪽 다리와 한쪽 팔에 침범한다.

3) 뇌손상에 따른 분류

(1) 추체외로(기저핵 포함)

(2) 추체로(운동신경로와 여러 부위를 포함)

(3) 소뇌

3. 뇌성마비의 일반적인 원인

1) 출산 전 원인

(1) 바이러스(헤르페스, 거대세포바이러스, 풍진 등)

(2) 감염(톡소플라즈마증)

(3) 약물, 알코올, 기타 등

2) 출산 전·후(임신 28주부터 출생 후 28일까지) 원인

(1) 미숙아(preterm infant): 제태 기간 37주 미만이거나 출생 시 체중이 2,500g 미만으로 태어난 아기를 말한다.

(2) 저체중아

① 저체중 출생아(low birth weight; LWB): 2,500g 미만

② 극소 저체중 출생아(very low birth weight; VLWB): 1,500g 미만

③ 초극소 저체중 출생아(extremely low birth weight; ELWB): 1,000g 미만

(3) 심각한 황달

(4) 뇌실 내 출혈

(5) 저산소증

(6) 분반 지연

(7) 골반위 분만(breech birth)

(8) 제대탈출(prolapsed cord)

3) 출산 후 원인

(1) 감염

(2) 외상

(3) 교통사고

(4) 아동학대

(5) 흔들림 증후군

(6) 저산소증

(7) 뇌손상

(8) 익사사고

4. 뇌성마비의 임상적인 양상

1) 저긴장성(hypotonic)

(1) 특징: 저긴장도와 늘어진 모습을 보이며 '헝겊 인형' 같은 모습이 나타난다.

(2) 분포: 대칭적으로 나타난다.

(3) 관절운동범위: 관절운동범위가 과도하거나 여러 관절에서 움직임이 나타나며 나이가 많은 어린이에서는 움직임의 부족으로 인한 뻣뻣함이 있다.

(4) 구축과 기형 위험: 턱, 엉덩관절, 고리중쇠관절에서 탈구의 위험요소를 가지며, 청소년기에서 움직임의 결여로 인한 구축의 위험성이 있다.

(5) 깊은힘줄반사(DTRs): 약한 반응이 나타난다.

(6) 원시반사의 통합: 반사가 약하게 나타나며 가끔씩 통합이 지연된다.

(7) 운동 마일스톤(milestones): 전체적으로 지연되며 저긴장도의 정도에 따른 발달지연의 차이가 있다.

(8) 신체 자세 영향: 일정한 긴장도를 가지고 있다.

(9) 근육 점조도(muscle consistency): 부드럽고 말랑말랑하다.

(10) 호흡 문제: 얕은 호흡, 인두근육의 약함으로 인한 목 막힘이 나타난다.

(11) 언어 문제: 얕은 호흡, 지속적인 발성 소리의 어려움이 있다.

(12) 섭식 문제: 약한 구토 반사, 벌어진 입과 앞으로 튀어 나온 혀, 삼키기와 호흡 시 약한 협응성을 가진다.

2) 과긴장성(hypertonic)

(1) 특징: 과긴장도와 강직함 및 뻣뻣함 또는 경직이 나타난다.

(2) 분포: 흔히 비대칭적이다.

(3) 관절운동범위: 제한적이며 나이에 따라 구축이 발생한다.

(4) 구축과 기형 위험: 굽힘 근육들에서 구축의 위험이 있으며 엉덩관절 탈구와 옆굽음증, 뒤굽음과 같은 기형이 발생한다.

(5) 깊은힘줄반사(DTRs): 비정상적으로 강하다.

(6) 원시반사의 통합: 종종 반사의 통합이 지연된다.

(7) 운동 마일스톤(milestones): 전체적으로 지연되며 과긴장도의 중증도에 따른 지연 정도의 차이가 있다.

(8) 신체 자세 영향: 신체 자세 변화에 따라 불안정한 긴장도를 가진다.

(9) 근육 점조도(muscle consistency): 돌 같이 딱딱하다.

(10) 호흡 문제: 가슴우리 운동성의 감소와 호기 및 흡기의 제한을 가진다.

(11) 언어 문제: 구강근육의 과긴장도로 인한 운동 구어의 어려움이 나타난다.

(12) 섭식 문제: 비정상적으로 강한 구토 반사, 혀 내밀기 반사, 씹기 반사, 탐색 반사가 나타난다.

3) 무정위성(athetoid)

(1) 특징: 불안정한 긴장도와 꿈틀거림 및 지속적인 움직임을 가진다.

(2) 분포: 비대칭적인 경우도 있다.

(3) 관절운동범위: 관절범위에서 지속적인 움직임에 따른 정상 관절가동범위를 가진다.

(4) 구축과 기형 위험: 강직과 무정위성이 함께 있는 경우 관절 구축이 생길 수 있으며 옆굽음증, 앞굽음증과 같은 기형의 위험요소가 있다.

(5) 깊은힘줄반사(DTRs): 비정상적으로 강하다.

(6) 원시반사의 통합: 종종 지연된 반사의 통합이 나타난다.

(7) 운동 마일스톤(milestones): 전체적으로 지연되며 긴장도의 중증도에 따라 지연 정도의 차이가 있다.

(8) 신체 자세 영향: 신체 자세 변화에 따라 불안정한 긴장도를 가진다.

(9) 근육 점조도(muscle consistency): 질기며 탄력적이다.

(10) 호흡 문제: 가슴우리 운동성의 감소와 호흡 근육의 약한 조절에 따른 얕은 호흡이 나타난다.

(11) 언어 문제: 구강 근육의 저조한 운동 조절로 인한 마비 말장애가 나타난다.

(12) 섭식 문제: 비정상적으로 강한 구토 반사, 혀 내밀기, 씹기와 삼키기 시 구강 근육의 약한 협응이 나타난다.

5. 뇌성마비에 동반되는 장애 및 후유증

1) 호흡곤란증(respiratory distress syndrome or hyaline membrane disease)

(1) 원인: 무기폐(찌그러진 폐)에 의해서 생기며 조산아의 경우 이러한 무기폐는 불충분한 계면활성제로 인하여 나타난다.

(2) 치료방법: 산소공급과 물리치료를 통해 자세를 유지시켜 준다.

2) 신생아의 기관지 폐형성 이상

(1) 원인: 산소호흡기의 사용이나 RDS로 인한 만성적인 폐질환이다.

(2) 치료법: 호흡을 보조해주거나 자세 조절을 해준다.

3) 뇌실주위 백질연화증(periventricular leukomalacia)

(1) 원인: 뇌의 혈류 감소로 인한 산소결핍으로 뇌실 주변의 뇌백질이 괴사하는 것이다.

4) 뇌실 내 출혈(intraventricular hemorrhage)

(1) 원인: 미숙아의 경우 뇌실 주변의 혈관 발달이 미숙하여 혈압이나 혈류량의 변화로 인해 쉽게 출혈이 된다.

5) 미숙아 망막증(retinopathy of prematurity)

(1) 원인: 저체중이나 높은 산소공급량으로 인한 망막의 분리나 실명으로 인하여 발생한다.

6) 신생아 괴사성 장염

(1) 원인: 감염된 대장에 의해서 생기며 먹는 것에 문제가 생긴다.

7) 언어장애

8) 인지장애

9) 학습장애

6. 뇌성마비 평가지(그림 8-2)

표 8-2. 소아운동치료 평가지 예시

Dx :

PHx : NSVD at IUP ____________________wks B'wt ________kg

C-sec deliver at IUP ____________________wks B'wt ________kg

Perinatal asphyxia ( )

Neonatal jaundice ( )

Incubator care for _________

Ventilator care for _________

Seizure ( )

기타 :

General Impression :

Adaptation □+ □- Attention □+ □-

Abilities & Disabilities :

Eye contact □+ □-	Tracking □+ □-
Hand to midline □+ □-	Hand to mouth □+ □-
Head control □+ □-	Head lift □+ □-
Rolling over □+ □- Rt./Lt. □+ □-	Elbow support □+ □-
Creeping □+ □-	Sit up □+ □-
Sitting balance □+ □-	Crawling □+ □-
Sit to stand □+ □-	Standing balance □+ □-
Standing □+ □-	Walking □+ □-

Postural Tone

Type	Degree	Distribution
□ Normal □ Hypertone □ Fluctuation □ Hypotone	□ Mild □ Moderate □ Severe	□ U/E □ Rt. □ Lt. □ L/E □ Rt. □ Lt. □ Proximal □ Distal

Postural Pattern

1. Proximal stability □Good/□Poor
2. Midline orientation □Good/□Poor
3. Postural alignment □Symmetry/□Asymmetry
4. Compensation movement □+ □−
5. Dissociation movement □+ □−
6. Bilateral movement □+ □−
7. Grading movement □+ □−
8. 기타

Walking Aid

□ AFO □ Walker □ PCW □ other

Associated Problem

1. Vision □ Nystagmus □ Strabismus
2. Oromotor function □ Drooling □ Swallowing problem
3. Breathing problem ______________________________
4. Speech problem ______________________________

Contracture & Deformity

1. Ankle instability □+ □−
2. Hip dislocation □+ □−
3. Shoulder dislocation □+ □−
4. 기타

Main Problem

Treatment Plan

일산병원 평가지 양식

8-4 염색체 질환

1. 염색체 질환의 정의

염색체 이상에 대한 연구는 1950년대 말부터 집중적인 연구가 시작되어 1960년대에 점차 전형적, 비전형적 염색체 유형에 대한 개념이 확립되었고, 염색체 이상에 대한 유형은 염색체 배열을 통해 밝혀졌다. 염색체 배열은 인간의 세포에서 염색체의 사진을 찍고, 그것을 확대하여 개별 염색체의 그림을 자른 다음, 가장 큰 것(1번 쌍)에서 가장 작은 것(22번째 쌍)까지 짝을 지어 염색체를 배열하고, 그 후에 성염색체(XX 또는 XY)를 배열하는 과정을 거친다. 염색체 이상은 대략 10%가 임신 초기에 시작되고, 이렇게 시작된 염색체 이상은 임신 3개월 정도 이내에 자연스럽게 유산된다. 그러나 소수의 경우 임신 기간을 채워 출산하게 되는데, 이렇게 태어난 아동은 상염색체 또는 성염색체의 배열이나 정렬에 있어 잠재적인 이상을 나타낸다. 염색체의 배열과 정렬과정에서 일어나는 몇 가지 특이한 비정상성은 주로 너무 많거나 적은 염색체 구성 물질로 인하여 나타나는 것으로 크게 네 가지로 구분된다.

1) 비분리(nondisjunction)

부모로부터 주어진 염색체 쌍이 분리되는 데 실패하였다는 것을 의미하며 정상적인 2개의 염색체 대신 3개의 염색체가 한 그룹(trisomy)을 형성하게 되는 것이다.

2) 전좌(translocation)

염색체 구성 물질 조각의 위치가 잘못되거나 다른 염색체 쌍과 바뀌는 현상을 말한다.

3) 결실(deletion)

특정 염색체 쌍에서 기본적인 유전자 물질의 양이 결여되어 있는 것을 말한다.

4) 모자이키즘(mosaicism)

서로 다른 세포들의 불균형한 패턴을 말한다.

2. 염색체 질환의 분류

1) 염색체 이상(chromosome abnormalities)

(1) 다운 증후군(Down syndrome)

21번 염색체가 3개의 염색체로 이루어져 있으며(그림 8-1) 특징적으로 납작한 후두부, 편평한 얼굴을 가지며 저긴장성이 나타나고 손, 발이 넓고 작다. 또한 복부가 앞으로 튀어나오고 지적장애가 발생하며 심장 기형 등의 문제점이 발생하기도 한다.

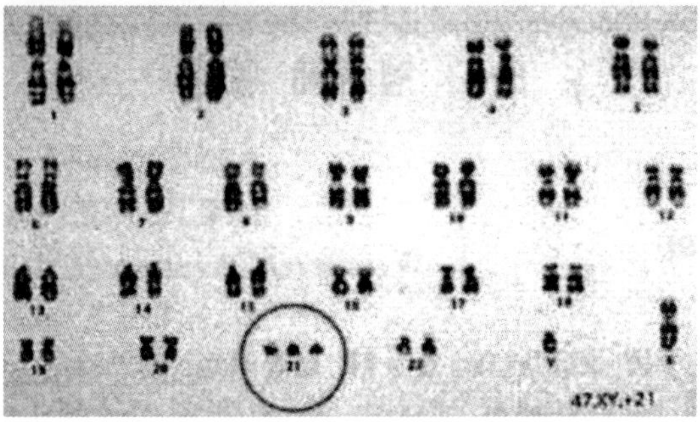

그림 8-1. 다운 증후군 염색체.

(2) 에드워드 증후군(Edward syndrome)

18번 염색체가 3개의 염색체로 이루어져 있으며(그림 8-2) 특징적으로 태생기의 발달장애를 일으키며 작은 신장, 길고 좁은 머리뼈, 낮게 위치한 귀, 저긴장도, 둥근 바닥의 발, 옆굽음증, 심한 지적장애 등의 특징이 나타난다.

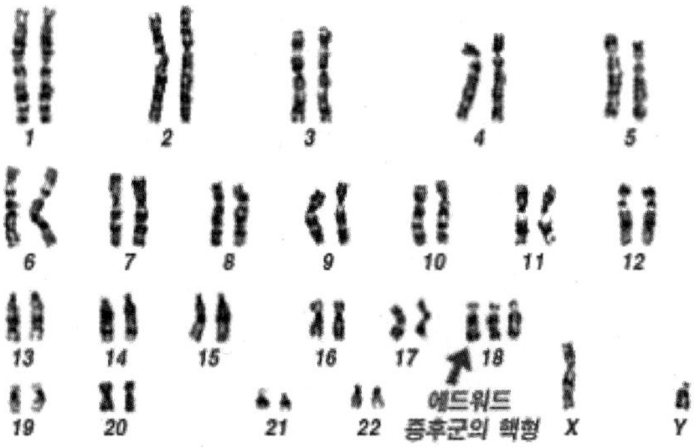

그림 8-2. 에드워드 증후군 염색체.

(3) 파타우 증후군(Patau syndrome)

13번 염색체가 3개의 염색체로 이루어져 있으며 특징적으로 심각한 기형을 수반하며 소두증, 구순, 구개열, 손과 발의 다지증, 중등도의 지적장애를 동반하는 경우가 있다.

2) 성염색체 이상(sex chromosomes abnormalities)

(1) 터너 증후군(Turner's syndrome 또는 XO syndrome)

X염색체가 1개(XO)이며 난소 발육에 장애가 발생한다. 태아 림프부종에 의해 선천적인 갈퀴목, 발달지연, 안검하수증, 성적 발달의 미숙, 선천적인 심장과 신장질환, 옆굽음증, 낮은 지능 등의 특징이 나타난다.

(2) 클라인펠터 증후군(Klinefelter syndrome)

성염색체 구성이 XXY이며 정소의 기능부전이 발생한다. 팔, 다리가 긴 것이 특징이며 작은 음경과 고환, 종양, 경증의 지적장애 및 행동장애 등이 나타난다.

3) 부분결실증후군(partial deletion syndrome)

(1) 묘성증후군(Cri du chat syndrome)

5번 염색체의 DNA 돌연변이에 의해 나타나며 특징적으로 높은 음의 소리와 고양이 울음소리를 내는 것이 특징이며 임상적으로 소두증, 낮은 위치의 귀, 저긴장도, 중등도의 지적장애, 옆굽음증, 휜발, 엉덩관절 탈구 등이 나타난다.

(2) 프레더-윌리 증후군(Prader-Willi syndrome)

15번 염색체에서 염색체 유기물질의 결손에 의해 나타나며 섭식장애와 식욕 억제가 잘되지 않는 것이 특징적이며, 아몬드 모양의 눈과 작은 신장, 작은 손과 발, 작은 음경, 중등도의 지적장애, 과운동성, 비만, 저긴장도 등이 나타난다.

(3) 윌리엄 보이렌 증후군(William Beuren syndrome)

7번 염색체 가까이에 있는 염색체 결손에 의해 나타나며 증후군 특유의 비정상적 얼굴, 튀어나온 입술, 눈썹 중심의 벌어짐, 벌린 입, 작은 손톱, 경미한 소두증, 발달 지연, 지적장애, 심혈관 이상 등의 특징이 나타난다.

4) 우성 상염색체의 특정한 유전자 결함(specific gene defects autosomal dominant)

(1) 신경섬유종증(neurofibromatosis)

피부의 과색소 또는 저색소 침착이 나타나며, 신경조직이나 결합조직, 눈 또는 뇌척수막에 종양을 가지며 대두증, 작은 신장, 옆굽음증을 포함한 비정상적인 골격, 휘어진 엉덩뼈와 탈구 등의 특징을 가진다.

(2) 결절성 경화증(tuberous sclerosis)

손가락 뼈 주위의 낭종과 신장 및 치아의 문제가 나타날 수 있고 경끼 및 지적장애가 나타난다.

(3) 골형성부전증(osteogenesis imperfecta)

대부분 작은 신장과 얇고 약한 뼈를 가지며, 휘어진 뼈, 관절의 과한 폄, 장골의 골절, 후옆굽음증, 편평족, 성인기의 난청, 푸른 눈, 푸르거나 누런 치아 등이 나타난다.

5) 상염색체 열성질환(autosomal recessive disorders)

(1) 척수성 근위축증(spinal muscular atrophy)

척수의 운동신경세포의 변성에 의한 진행성 유전적 장애이다. 주로 팔, 다리, 어깨, 목, 허벅지 등 몸통에 가까운 부위에 근육 손상이 나타나서 큰 움직임을 할 수 없으며 특히, 다리근육의 약화가 더 빨리 진행된다. 영유아 및 소아기에 나타나며 장애 정도에 따라 삼키거나 숨쉬기가 어려운 경우도 있으나 감각기능은 정상이며 인지기능의 손상은 적은 편이다.

(2) 겸상적혈구 질환(sickle cell disease)

헤모글로빈 결손과 관련된 혈액성 질환으로 주로 아프리카인에서 발견되지만 드물게 지중해인 혈통에서 나타나기도 한다. 낫 형태의 적혈구는 빈혈과 정맥폐색을 일으킬 수 있으며 종아리궤양, 관절염, 급성통증 등의 증상을 야기할 수 있다. 비장, 간, 신장, 뼈, 심장과 같은 주된 기관과 중추신경계의 문제를 포함한 다양한 질환을 일으킬 수도 있으며, 아이들의 경우, 근육의 약화 및 통증, 열병 등의 증상과 성장지연이 나타날 수 있다.

(3) 후를러 증후군(Hurler syndrome)

뮤코다당류의 대사 이상에 의하여 다양한 증상이 나타나는 상염색체 유전질환이다. 근골격계 연골과 뼈 발육의 심각한 이상을 초래하여 왜소증, 척추뒤굽음, 사지기형, 관절운동의 제한, 엉덩관절 탈구나 정신지체 등이 나타나며 두터운 입술, 벌렁코, 짙은 눈썹, 낮은 콧날, 돌출된 이마 등 특징적인 얼굴 모양이 나타난다.

(4) 페닐케톤뇨증(phenylketonuria)

페닐케톤뇨증은 단백질 속에 함유되어 있는 페닐알라닌을 분해하는 효소의 결핍으로 페닐알라닌이 체내에 축적되어 경련 및 발달장애를 일으키는 상염색체성 유전대사 질환으로 과긴장, 머리와 피부의 색소결핍 등의 증상이 나타나기도 한다.

(5) 낭성섬유증(cystic fibrosis)

보통 백인종의 단일 유전자장애로 발생되는 질환으로 식은땀과 짙은 가래 등의 비정상적인 체액분비를 보이는 게 특징이고, 짙은 가래가 감염을 일으키게 되면 생체기관의 기능이상을 초래하기도 한다.

(6) 테이-삭스병(Tay-Sachs disease)

대부분의 경우에서 유아기에 발달 지연, 피자극성의 항진, 근긴장 저하 등의 증상으로 시작하는 진행성의 중추신경 증상으로 심각한 장애를 초래할 수 있다.

6) 반성유전질환(sex-linked disorders)

(1) 취약 X 증후군(Fragile X syndrome)

다운 증후군(Down syndrome) 다음으로 지적장애의 원인이 되는 유전성 질환이며 특징적인 얼굴 형태로 길쭉한 얼굴, 큰 귀, 돌출된 턱을 보이고, 성인기에 고환 비대, 심장의 승모판 일탈증이 나타난다. 심각한 지적장애를 동반하고 공격적인 성향을 나타내는 경우도 있으며 부자연스러운 움직임과 저긴장도를 보인다.

(2) 뒤센 근이영양증(Duchenne muscular dystrophy)

진행성 근약화는 2~5세에 시작되고 첨족보행, 벌림보행, 앞굽이, 오리걸음 등의 보행장애를 갖는 것이 특징이다. 근약화가 진행되면서 독립보행이 어려워지고 모든 영역에서 독립성이 감소되어 호흡기와 심부전으로 사망하게 된다.

(3) 로우 증후군(Lowe syndrome)

유전되는 확률은 적으나 근긴장 저하, 다발성 안구와 뼈의 이상, 선천성 백내장, 녹내장, 지적장애, 작은 키, 다발성 신장 문제, 안구 돌출, 체중 및 성장 저하, 깊은힘줄반사의 약화나 소실 등이 나타난다.

(4) 레쉬니한 증후군(Lesch-Nyhan syndrome)

퓨린 신진대사에 필요한 효소결핍으로 요산이 과잉 생산되는 유전 대사질환이다. 심각한 지적장애와 성장 지연을 보이며 과긴장으로 인한 엉덩관절 탈구 및 내반족이 관찰된다. 무도병, 진전 등으로 인해 운동장애를 동반하며, 입술을 깨물거나 손가락 끝을 물어뜯는 자해행동을 보이기도 한다.

3. 염색체 질환에 대한 물리치료방법

1) 뒤센 근이영양증(Duchenne muscular dystrophy)

X유전자와 관련된 근육조직의 퇴행성 질환으로 남자아이에게 유전되며 모계의 유전자를 받아서 발생하게 된다. 이 질환은 종아리근(calf muscle), 세모근(deltoid), 넙다리네갈래근(quadriceps femoris), 혀(tongue) 등의 근육세포와 지방질 세포조직의 파괴 및 가성비대가 나타난다. 2~3세에서부터 진행되며 몸쪽에서 먼쪽으로 근육이 약화되며 청소년기나 청년기에 호흡근의 마비로 사망에 이르게 된다.

(1) 물리치료

발뒤꿈치, 무릎관절과 엉덩관절의 굽힘근 등의 구축 방지를 위해 목발이나 스탠딩 프레임, 다이나믹 스탠더 등의 보조도구를 이용해 서 있을 때 보조기를 신거나 자세 유지를 통해 관절가동범위를 유지시켜 준다. 휠체어를 이용한 이동이나 기능적인 움직임을 통해 운동학습 프로그램을 제공한다.

2) 다운 증후군(Down syndrome)

21번 염색체 이상에 의한 질환으로 근긴장도 저하와 근력 저하, 심장 이상 증상, 시각과 청각 소실, 섭식 문제, 고리중쇠관절의 불안정성 등의 증상이 나타난다. 고리중쇠관절의 탈구는 의학적으로 매우 위험한 상황을 초래할 수도 있으므로 주의가 필요하다.

(1) 물리치료

아동의 동기 유발과 격려의 필요성을 교육하고 자세 유지 등의 대근육운동에 대한 치료와 음식을 먹기 위해 필요한 입술 다물기, 혀 내밀기 방지 등의 구강치료를 제공한다.

8-5 소아의 정형외과적인 질환

1. 척추 관절질환(spondyloarthropathies)

1) 강직성 척추염(ankylosing spondylitis)

주로 청년기에 발병하며 여자보다 남자에서 빈번히 발생한다. 유아기 때의 관절염이나 청년기의 배부 통증에 의해서 시작되는 것으로 알려져 있으며 일반적인 관절염으로 진행될 수도 있으나 심한 경우에는 강직성이 나타나거나 구축이 진행될 수도 있다.

(1) 약물적 치료

염증을 감소시키기 위해서 유아기의 류마티스 관절염 치료제와 비슷한 약제를 처방한다.

(2) 물리치료

수중물리치료, 관절가동운동, 근력운동 등을 통해 근력과 유연성이 유지될 수 있도록 한다.

2) 건선성 관절염(psoriatic arthritis)

주로 9~10세에 발병하며 남자보다 여자에서 빈번히 발생한다. 최초로 손의 먼쪽에서 건선을 동반한 관절염이 나타나며, 보통의 경우 경미한 증상을 나타내지만 관절의 손상이 발생될 수도 있으며 다른 형태의 관절염과 치료법이 비슷하다.

3) 반응성 관절염(reactive arthritis)

라이터 증후군(Reiter's syndrome)으로도 알려져 있으며 요도염, 안구 진탕, 관절염 등이 같이 나타난다. 비교적 단시간에 완치되지만 간혹 그 증상이 오랜 기간 지속되는 경우도 있다.

4) 감염성 대장성 질환(inflammatory bowel disease)

종양성 대장염이나 크론질환(Crohn's disease)을 가진 아이들에게 발병하며 복부 경련, 설사, 체중의 감소, 원인불명의 발열, 소량의 관절염 등이 일반적인 증상이다. 특히 엉덩관절에서 문제가 발생되는 경우가 많으며 치료는 증상에 따라 다르다.

2. 선천성 엉덩관절 이형성증(congenital hip dysplasia)

엉덩관절의 탈구와 안정성의 감소로 인한 비정상적인 발달이다.

1) 병인

임신 마지막 3개월에 나타나는 호르몬(relaxin)의 변화나 자궁이 좁거나, 태아의 잘못된 자세, 골반위 분만에 의한 출산 시의 외상에 의해 발생될 수 있다. 남자보다 여자에서 약 6배 정도 더 많이 나타나며, 만약 엉덩관절의 이형성증이 18개월 이전에 발현되지 않으면 더 많은 구축과 같은 합병증이 초래될 수 있다. 임상적으로 환아의 엉덩관절이 굽힘된 상태에서 벌림의 정도가 다르거나 샅굴 부위의 위치나 엉덩이 주름이 비대칭적일 경우 문제가 있는 쪽의 넙다리뼈를 손으로 당길 때 정상적인 절구로부터의 이탈이 발생할 수 있으며, 손상된 쪽의 넙다리뼈가 짧아지는 양상이 나타나기도 한다. 이형성증 환자를 대할 때 치료사는 환자의 엉덩관절이 벌림 및 굽힘 자세로 유지되도록 하여 넙다리뼈머리가 절구 중앙에 위치하도록 하고, 절구가 좀 더 깊어지고 적당한 모양을 유지하도록 해야 한다. 또한 주변 인대와 관절낭에 적당한 자극을 주어 관절의 안정성을 촉진시켜야 한다.

2) 이형성증의 종류

(1) 아탈구적 이형성증(subluxatable dysplasia)

넙다리뼈머리가 절구 중앙에 위치하지 않고 가장자리 바깥으로 이동되어 있으나 완전히 탈구된 것은 아니다.

(2) 탈구가 가능한 이형성증(dislocatable dysplasia)

넙다리뼈머리가 절구 안에 위치하기는 하나 검사자의 힘으로 완전히 탈구시킬 수 있다.

(3) 탈구된 이형성증(dislocated dysplasia)

넙다리뼈머리가 절구에서 완전히 바깥에 위치하지만 검사자의 힘으로 탈구된 정도를 감소시킬 수 있다.

(4) 기형적 이형성증(teratologic dysplasia)

넙다리뼈머리가 완전히 절구 바깥에 위치하며 검사자의 힘으로 탈구된 정도를 감소시킬 수 없는 상태로, 이러한 관절면의 기형은 관절 만곡이나 척수수막류와 같은 발달성 장애에 영향을 미칠 수 있다. 관절 재건을 위한 외과적 수술이 필요하며 수술 이후, 엉덩관절 벌림과 폄에서 제한이 나타나거나 엉덩관절의 움직임 시에 통증이 발생될 수 있다.

3) 물리치료적 평가

(1) 오토라니 검사(ortolani test)

아이를 바로 눕힌 자세로 엉덩관절과 무릎관절을 굽힘한 상태에서 검사자가 넙다리뼈를 손으로 견인시킨 후 엉덩관절을 천천히 벌림시키면서 큰 돌기 부위를 안쪽으로 밀어 올렸을 때 딸각하는 연발음이 나타나면 양성이다.

(2) 바로우 검사(barlow test)

아이를 바로 눕힌 자세로 엉덩관절과 무릎관절을 굽힘한 상태에서 검사자가 넙다리뼈를 손으로 견인시킨 후 엉덩관절을 천천히 모음시키면서 큰 돌기 부위를 바깥쪽으로 밀어 올려 탈구가 유발되면 양성이다.

4) 의학적인 치료법

엑스레이 검사에서 엉덩관절의 아탈구나 탈구가 관찰된다. 의학적인 치료방법으로는 수술이나 도수치료방법이 있으며 넙다리뼈머리 주변 부위의 구조물이 안정화되도록 고정시켜 줄 수 있다.

5) 물리치료

(1) 엉덩관절을 굽힘과 벌림자세로 유지시켜야 하며 이 자세로 보조기나 캐스트를 제공해 주어야 한다. 지속적인 자세 유지가 중요하기 때문에 보호자의 교육이 반드시 필요하다.
(2) 정상발달 패턴을 촉진시킬 수 있는 배밀이나 네발기기 등과 같은 동작을 통해 감각 및 운동자극을 동반한 치료를 제공한다.
(3) 관절의 가동범위를 늘릴 수 있도록 관절가동운동과 스트레칭을 실시한다.

3. 골형성부전증(osteogenesis imperfect)

뼈 발달 시 콜라겐 형성의 문제로 인해 결합조직에 이상이 생기는 질환이다. 유전적인 경우 몸속 콜라겐의 질과 양에서의 문제를 유발시킬 수 있으며 여자와 남자에게서 동일하게 나타난다. 이러한 아동들은 골밀도가 낮거나 옆굽음증이 생길 수 있으며 골절이나 구축, 변형 등이 생길 수 있다.

1) 물리치료

(1) 주로 골절, 구축, 변형의 예방을 위해 실시한다.
(2) 영유아들의 기저귀를 갈 때에 넓적다리 부위나 발목을 잡는 것이 아니라 머리와 몸통을 지지하도록 부모 교육을 실시한다.
(3) 부목(splint), 하지의 보조기, 보호를 위한 몸통 보조기 등의 보조기를 착용한다.
(4) 부분적으로 체중이 실리는 가벼운 운동을 하거나 항 중력근 운동을 포함한 근력운동과 수영이나 걷기 등과 같은 지구력운동을 한다.
(5) 관절의 아탈구나 골절의 예방을 위해 수동적인 스트레칭은 피하고 능동적인 스트레칭을 실시한다.
(6) 워커나 목발과 같은 보장구를 이용하여 걷기 연습을 한다.
(7) 옷 입기, 목욕하기, 리칭 디바이스 사용하기 등의 일상생활동작을 연습한다.

4. 골절(fracture)

아동의 경우 골막이 성인에 비해 조금 더 두껍고, 제공되는 혈류량이 많기 때문에 골절이 빠르게 치유되는 성향을 보인다. 신생아의 넙다리뼈 골절은 3주 안에 치유되지만 8세가 되면 8개월 정도의 시간이 걸린다.

1) 발현 증상

발적, 통증, 부어오름, 열감, 변형, 팔다리를 움직이지 못할 정도의 근경축이 나타나며 어린 아동은 울음으로써 증상을 표현한다.

2) 골절의 유형(그림 8-3)

(1) 복합골절(compound fracture)

단순히 골조직뿐만 아니라 주변의 혈관, 신경, 근육 또는 내장이 동시에 손상을 받는 경우를 총칭한다.

(2) 가로골절(transverse fracture)

골절선이 긴뼈의 긴축을 가로지르는 것으로 강한 외력이 충격적으로 가해졌을 때 발생한다.

(3) 분쇄골절(comminuted fracture)

뼈가 여러 골편으로 분쇄된 것으로 커다란 외력에 의해서 발생한다. 총검에 의한 골절이 많으며 개방골절인 경우가 많다.

(4) 나선골절(spiral fracture)

긴뼈의 회전력에 의해 골절되는 것을 말한다.

(5) 생목골절(greenstick fracture)

뼈가 움직일 수 있는 각도의 한계를 넘어가 압박이 가해졌을 경우에 생긴다.

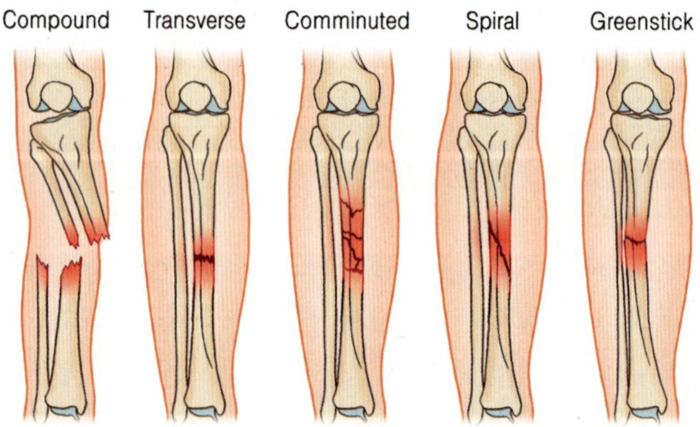

그림 8-3. 골절의 유형.

(6) 뼈끝골절(epiphyseal fracture)

성장판의 뼈끝의 골절도 포함된다(그림 8-4).

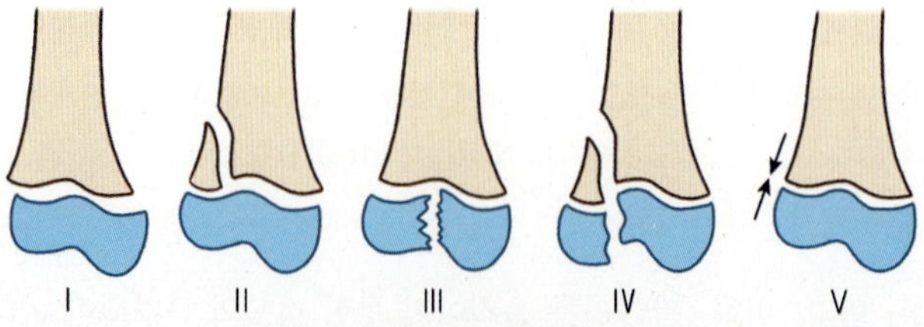

그림 8-4. 뼈끝골절.

3) 의학적인 치료방법

캐스트나 보조기 등을 이용하여 움직임의 제한을 주며 진통제와 같은 약물적인 방법이 있다.

4) 물리치료

(1) 통증 완화, 워커나 목발과 같은 보장구를 이용하여 움직이도록 환자 교육을 한다.
(2) 근력 강화와 근지구력 강화운동 수행 시 캐스트 제거 이전에는 사지의 운동을 제외하며 캐스트 제거 후에는 사지의 운동도 같이 병행한다.
(3) 균형, 협응, 트레드밀이나 자전거와 같은 지구력운동을 수행한다.

5. 오스굿슐라터병(Osgood Schlatter disease)

주로 운동을 많이 하는 아동에게서 발생되며 정강뼈의 뼈끝에 융기가 생성되고 통증이 발생하는 병이다. 이것은 빠르게 성장하는 시기의 골단면에 퇴행성 변화가 생기며 뼈의 무균성 괴사나 점진적이고 빠른 뼈의 치유 과정에서 생기는 것이다. 병리학적인 면에서 보면 무릎뼈의 힘줄이 정강뼈의 거친 면으로 들어가 있는 것을 말하며 무릎 꿇기가 불가능하다.

1) 물리치료

(1) 급성기

테이핑용 테이프, 탄력붕대나 캐스팅 등의 보조기가 필요하며 RICE(rest, ice, compression, elevation)와 등척성 넙다리근운동은 가능하지만 무릎에 부하가 가해지는 점프나 달리기는 피한다.

(2) 후기

무릎뼈 힘줄의 테이핑, 목발을 이용한 운동, 관절가동운동을 실시하며 환아의 부모에게는 환아가 뛰거나 점프를 하지 못하도록 교육한다.

6. 넙다리뼈머리 허혈성 괴사(Legg Calve Perthes's disease; LCPD)

넙다리뼈머리의 골화로 인해 발병하며 아동에 있어서 대부분 넙다리뼈머리의 혈액공급이 원활하지 않아 발생한다.

1) 넙다리뼈머리 허혈성 괴사의 원인

유전적 성향, 외상, 해부학적 변형과 일반적으로 뼈끝 연골의 이상이 생기는 것 등이 원인이 된다. 발병 시기는 4~8세이고 남자가 여자에 비해서 4배 정도 더 많이 발생하며 여자의 경우 9~16세에서 호발한다. 혈액공급이 적어 뼈끝판과 연골아래뼈의 괴사가 나타나고 넙다리뼈머리가 납작해진다. 아동들은 다리를 절뚝거리며 걷다가 샅굴 부위나 무릎의 안쪽 또는 종아리 부분에 가벼운 통증이 생기며 나중에는 보행 시 엉덩관절 굽힘, 벌림 및 가쪽돌림에 제한이 생기게 된다. 중간볼기근의 약화로 반대편 다리가 나갈 때 반대편 골반이 떨어지는 트렌델렌버그 보행이 나타나며 다리의 길이 차이가 나거나 허벅지, 종아리 또는 엉덩이의 위축이 생기게 된다. 엑스레이 검사에서 초승달 모양의 뼈가 관찰된다.

2) 의학적인 치료법

5세 이하의 어린아이들에게는 캐스트나 보조기를 이용하여 엉덩관절을 벌림한 상태로 고정시키는 방법을 사용하며 일반적으로 넙다리뼈수술을 실시한다.

3) 물리치료

환아의 보행을 교정하여 구축 예방, 보행 훈련, 관절가동범위 유지, 근력운동, 이동, 기능적인 움직임에 대한 방법 등을 교육하며 보장구를 통해 바닥이나 계단이 있는 곳에서 이동하는 훈련이 포함된다. 또한 학교 선생님과 학교에서 근력운동이나 관절가동운동 및 기능적인 움직임을 도와줄 수 있도록 상담해야 할 것이다.

7. 쇼이에르만병(Scheuermann's disease)

상염색체 우성의 유적적인 질병으로 척추의 변형이 일어나며 대부분 이른 청소년기에 발병한다. 이 질병을 가진 환아들은 등허리뼈의 뒤굽음이 생긴다.

1) 증상

증상이 나타난 부위에 통증과 피로감을 호소하며 자세 조절이 어렵다. 또한 3번째나 4번째 등뼈에 무혈성 괴사가 나타나기도 하며 둥근등(round back)이 나타난다.

2) 물리치료

밀워키 보조기를 착용하여 자세 조절 및 전기치료를 이용해 통증을 조절한다.

3) 수술적인 치료법

확실히 증상이 나타나는 환아에 대해서 성장이 멈춘 뒤에 시행한다.

8. 소아 류마티스 관절염(juvenile rheumatoid arthritis)

결합조직의 감염으로 인해 통증과 관절의 염증이 나타난다. 박테리아, 자가면역에 의한 감염 또는 유전적인 요인으로 인해 발생하며 관절과 근육의 뻣뻣함과 통증 등의 증상이 나타난다.

1) 유형

빈발성 관절염, 다발성 관절염, 전신성 관절염 등이 있다. 절반 이상의 환아에게서 4~5개 부위의 관절에 감염된 모습이 보이며 10세 전후로 증상이 나타나고 남자가 여자에 비해서 좀 더 많이 발생한다.

2) 합병증

홍채모양체염이나 실명 등이 있으며 증상의 악화와 완화가 반복되고 전신성 류마티스 관절염 환아의 70%는 16세 이전에 증상이 완화된다.

3) 물리치료

보조기를 이용하여 손가락의 폄과 무릎관절의 폄 유지, 관절가동범위의 유지와 변형 예방, 위팔두갈래근과 손가락굽힘근의 스트레칭, 과도한 스트레칭으로 인해 발생할 수 있는 손상을 방지하기 위해 근력운동과 지구력운동, 바닥에서 일어서기, 네발기기, 걷기 또는 달리기 등과 같은 연령에 맞는 동작들을 환아와 가족에게 교육한다.

9. 넙다리뼈머리 골단분리증(slipped capital femoral epiphysis; SCFE)

안굽이 엉덩관절 또는 엉덩관절 골단골절이라고 불리기도 하며 넙다리뼈의 골단이 미끄러져 어긋나는 형태의 변형이다.

1) 병인

성호르몬, 성장호르몬과 유전적 영향에 의해서 나타나고, 남자가 여자에 비해 2~3배 정도 많이 발생하며, 9~16세 사이의 골격 생성이 늦어진 사춘기 아이들에게 많이 발생한다.

2) 증상

샅굴 부위나 엉덩이, 허벅지에 통증을 느끼며 간헐적으로 다리를 절거나 트렌델렌버그 보행이 나타난다. 엉덩관절은 가쪽돌림 되어 있고 엉덩관절에서의 벌림과 안쪽돌림은 제한된다.

3) 분류

(1) 만성분리형 SCFE

3주 이상 증상의 진행을 보이고 점진적으로 발병하며 대개 일반적인 형태이다.

(2) 급성분리형 SCFE

심한 통증의 갑작스러운 발병으로 외상에 의해 발생한다.

(3) 만성분리성 SCFE

증상은 장기간 동안 점차적으로 증가되고 외상성 손상은 심각한 증상을 야기한다.

4) 등급

(1) 분리 전단계(preslip)

X-ray상으로 볼 때 성장판의 간격이 넓어진 상태이며 전반적으로 경미한 변화를 나타낸다.

(2) 등급 Ⅰ(약한 분리)

넙다리뼈머리가 넙다리뼈목 너비의 1/3 이하로 분리된 상태이다.

(3) 등급 Ⅱ(중등도의 분리)

넙다리뼈머리가 넙다리뼈목 너비의 1/3~1/2 사이 정도로 분리된 상태이다.

(4) 등급 Ⅲ(심한 분리)

넙다리뼈머리가 넙다리뼈목 너비의 1/2 이상으로 분리된 상태이다.

5) 물리치료

(1) 넙다리뼈 끝의 미끄러짐이 없는 경우

목발을 이용하여 넙다리뼈의 체중지지를 감소시켜 주며 식단조절을 통해 체중을 감소시켜 준다.

(2) 수술 후

근력운동, 집과 학교에서의 휠체어 트레이닝, 이동과 같은 가정 프로그램을 제공해 준다.

10. 선천성 다발성 관절구축증(arthrogryposis multiplex congenita)

출생 시에 나타나는 비진행성 신경근 질환이며 일반적으로 엉덩관절, 무릎관절, 발목관절, 어깨관절, 팔꿉관절, 손가락관절 등의 심각한 관절 구축과 근육 발달의 부재가 있으며, 주로 엉덩관절에서 탈구와 아탈구가 발생한다. 먼쪽 관절에만 구축이 있는 경우 밖에서의 이동이 가능하지만, 많은 관절에서 동시에 구축이 발생한 경우 대부분 휠체어를 사용하거나 이동이 불가능한 경우가 많다.

1) 물리치료

부모 교육, 스트레칭, 관절가동범위 유지, 목, 체간, 사지 근육들의 근력운동, 보조기, 엷굽음증 예방을 위한 자세 조절과 기능적인 움직임의 증진, 휠체어 트레이닝, 보조 장비를 이용한 움직임 훈련, 구축 예방을 위한 스트레칭 등이 있다. 기립이 가능한 아이의 발에 내반족이 나타날 경우 수술적인 요법을 필요로 한다.

11. 척추이분증(spina bifida)

1) 분류

(1) 잠재적(비가시적)

추돌기로부터 조직이 튀어나오지 않으며 이 질환으로부터 야기되는 장애는 없다.

(2) 돌출성(가시적)

① 수막류: 뇌척수액과 표층조직이 주머니 속의 척추로부터 튀어나오지만 신경학적 조직은 거의 포함되지 않아 장애는 거의 나타나지 않는다.

② 척수 수막류 등뼈레벨: 상지, 어깨 부분과 체간 근육을 지배하는 신경이다.

③ 윗허리뼈 척수수막류

a. L1~L2를 지배하는 근육들: 척추레벨과 유사하며 엉덩관절굽힘근을 포함하지만 근력이 약하다. 엉덩관절 탈구로 진행될 수 있으며 엉덩관절 굽힘 구축의 위험요소가 있다.

④ 중간허리뼈 척수수막류

a. L3~L4를 지배하는 근육들: L1~L2 레벨과 유사하며 엉덩관절벌림근, 무릎관절굽힘근과 폄근, 발목관절 발등굽힘의 일부를 지배한다. L4의 경우 하지와 발의 감각이 없다.

⑤ 아래허리뼈 척수수막류

a. L4~L5를 지배하는 근육들: L2~L3 레벨과 유사하며 엉덩관절에서의 폄과 벌림의 약화, 발목관절에서의 발바닥쪽 굽힘 약화, 전반적인 하지의 감각손상, 능동적인 강한 무릎관절 폄을 동반한 발목관절의 발등굽힘과 무릎관절 굽힘의 모습을 나타낸다.

⑥ 엉치뼈 척수수막류: 아래허리뼈 척수수막류와 지배하는 근육이 유사하다. 엉덩관절에서의 근력은 정상이고 발목관절 발바닥쪽 굽힘과 발등굽힘에서 정상적인 근력을 가지며 감각손상은 발에서만 나타난다.

12. 척추옆굽음증(scoliosis)

1) 분류

(1) 시작 연령

① 선천성: 신생아~3세 미만

② 소아기: 3세~사춘기 이전

③ 청소년기: 사춘기 또는 그 이후

(2) 척추옆굽음증 각도

① 경증: 0~20° 미만

② 중간: 20~40° 미만

③ 중증: 40° 이상

(3) 방향

오른쪽 또는 왼쪽

(4) 위치

목뼈, 목등뼈, 등뼈, 등허리뼈 또는 허리뼈 굽이

(5) 굽이

경하거나 심각한 굽이, 1개 또는 2개의 굽이

2) 유형

(1) 기능적(자세적, 비구조적)

구조적 변화는 관찰되지 않으며, 잘못된 자세나 근골격계 이상과 관련이 있다.

(2) 구조적

척추뼈과 주변 조직의 변화가 관찰되며 가슴우리, 골반, 엉덩관절의 변화와 척추뼈 회선(rotational component)이 나타난다. 이 회선은 볼록한 커브 쪽을 향해 회전하며, 척추골의 회선으로 인해 가슴우리 부위에 갈비뼈의 돌출이 나타난다. 구조적 척추옆굽음증은 외과적 수술이나 보조기를 통해서 치료가 가능하다.

(3) 선천성

임신 3~5주에 척추골의 기형이 나타난다.

(4) 마비로 인한 신경근성

뇌성마비, 근이영양증, 척수수막류와 같은 신경학적 질환이나 관절굽이증, 골형성 부전증과 같은 정형학적 질환에 의해서 발생한다.

(5) 특발성

원인이 불분명하고 가족력이 있으며 구조적 옆굽음증의 대부분을 차지한다. 예후는 발생 시기에 따라 다르다.

(6) 외상성

척추골절, 종양, 방사능, 구루병과 같은 대사성 질환 등에 의해 발생한다.

3) 형태(그림 8-5)

(1) C형 만곡

① 신경근성 척추옆굽음증에서 나타난다.

② 굽이의 진행이 더 빠르다.

③ 갈비뼈사이신경 마비와 동반하여 심폐기능에 장애가 나타날 수 있다.

④ 굽이가 길다.

⑤ 척추가 주저앉은 것 같은 모양(collapsing spine)을 보인다.

⑥ 근육의 불균형으로 인한 골반기울기(pelvic obliquity)가 자주 동반된다.

(2) S형 만곡

① 특발성, 선천성 척추옆굽음증에서 나타난다.

② 청소년기형 특발성의 경우는 우측 등뼈 굽이의 형태가 가장 많다.

③ 유아기의 특발성 척추옆굽음증의 경우는 좌측 등허리뼈 굽이가 많다.

④ 선천성 척추옆굽음증의 굽이는 유연성이 떨어진다.

⑤ 지속적으로 진행된다.

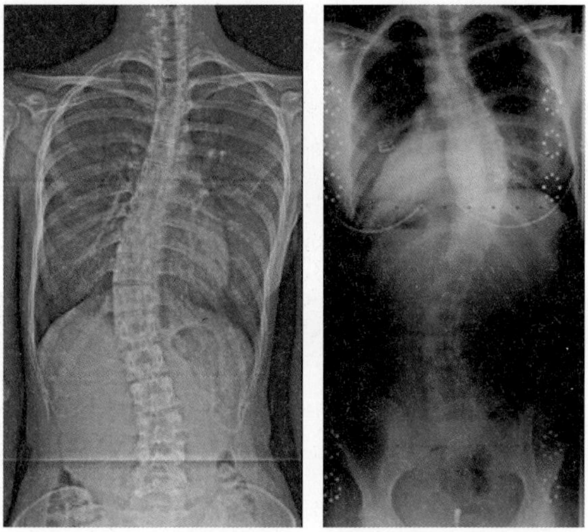

그림 8-5. 척추옆굽음증.

4) 특발성 척추옆굽음증

(1) 비정상적인 두 가지의 척추 가쪽 굽힘이 나타나며 하나는 처음에 시작된 비정상적인 굴곡이고 또 하나는 이에 따른 보상 패턴으로 인한 반대 방향의 굽힘이 나타나게 된다. 정상적인 척추의 굽힘은 목뼈와 허리뼈 쪽의 앞쪽 굽힘과 등뼈의 뒤쪽 굽힘이다.

(2) 척추옆굽음증의 대부분은 구조적인 옆굽음증과 가역적이거나 평소의 자세로 인해 생긴 비구조적인 옆굽음증이다. 비구조적인 옆굽음증은 척추의 변형이 나타나지는 않지만 다리의 길이가 다르거나 잘못된 자세 습관에 의해 생긴다. 옆굽음증의 곡률(curvature)은 굽힘의 볼록면에 의해 정의되며 가장 흔한 형태는 오른쪽 등뼈와 왼쪽의 허리뼈의 'S'자 굽힘이고 곡률이 10° 이상이 되면 물리치료가 필요하다.

(3) 물리치료: 신발에 대한 중재는 다리의 길이가 다를 경우에 시행한다. 짧아진 근육과 오목한 부위에는 스트레칭을 실시하고 볼록한 부위에는 근육의 근력운동을 실시한다. 또한 막대기를 이용하여 양손을 위로 든 상태에서 걷기 등을 통해 몸통의 축을 신장(elongation)시켜 준다.

5) 검사

(1) 선 자세

① 아이는 검사자의 반대쪽을 보고 선다.
② 어깨의 대칭성 평가 시 어깨는 볼록한 쪽이 올라온다.
③ 어깨뼈와 가슴우리 후면의 대칭성 평가 시 굽이가 볼록한 쪽의 어깨뼈가 높고, 가슴우리가 돌출된다.
④ 허리와 엉덩근육선의 대칭성 평가 시 허리는 볼록한 쪽으로 둥글어져 보이고, 엉덩이의 대칭성 평가 시 한쪽 엉덩이가 돌출되어 보인다.
⑤ 몸통 정렬 평가를 위해 뒤통수 부위로부터 엉덩근육 주름까지 측면으로 다림줄(연직선)을 떨어뜨린 경우 엉덩근육 주름 이상으로 떨어지는 경우 보상적인 굽이를 확인해야 한다.
⑥ 가시돌기의 대칭성을 평가한다.

(2) 몸을 앞으로 굽힌 자세

① 아이는 마치 바닥을 닿듯이 허리부터 몸을 앞으로 굽힌 자세에서 팔은 자유롭게 흔들리도록 한다.
② 몸을 앞으로 굽힌 후 가슴우리의 대칭성을 평가하고 갈비뼈 돌출고(hump)는 볼록한 쪽이 뒤쪽으로 나타난다(그림 8-6).

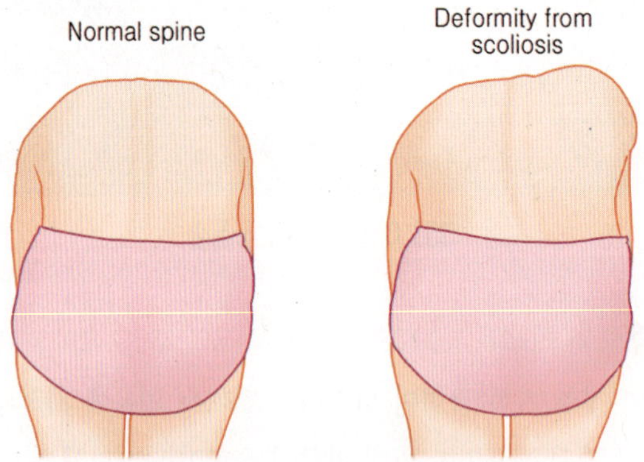

그림 8-6. 가슴우리의 대칭성 평가.

8-6 근육병증

1. 근이영양증(muscular dystrophy)

1) 정의

근이영양증은 점진적인 골격근의 퇴화와 근약화를 일으키는 수 십여 개의 유전성 근질환을 통칭하는 하나의 질환군을 말한다. 근이영양증은 발병 연령, 질환의 중증도 및 침범되는 근육 등에 따라 많은 차이가 있지만 모든 형태의 근이영양증은 점차 진행하는 경과를 보이게 되며 많은 수의 환자들이 결국 보행 능력을 상실하게 된다는 공통점을 갖는다. 일부에서는 골격근뿐만 아니라 심장, 소화기계, 내분비계, 눈, 뇌 등 다른 기관의 이상을 동반하기도 한다.

2) 원인

모든 근이영양증은 유전질환이며 특정 유전자에서 발생하는 돌연변이에 의해 발생한다고 알려져 있다.

3) 발생률

발생빈도는 질환의 종류에 따라 매우 다양하며, 어떤 근이영양증의 경우 특정 국가나 지역에서 더 우세한 경향을 보이기도 한다. 가장 흔한 근이영양증은 뒤센형과 베커형 근이영양증이며 3,500~5,000명의 출생한 남자 중 1명 정도로 발생하는 것으로 알려져 있다.

4) 임상 양상

(1) 뒤센형 근이영양증(Duchenne muscular dystrophy)

성염색체 열성으로 유전되며 여자에서는 발병하지 않는다. 다른 근이영양증과 마찬가지로 진행하는 근약화와 근위축을 특징으로 하고 심근에도 영향을 미쳐 심근병증을 함께 일으키는 경우가 흔하다. 3~6세경에 발병하여 빠르게 진행하고 10대 초반에 휠체어를 필요로 하게 되며, 10대 후반에 이르러 심근의 약화나 호흡기계의 합병증으로 사망하게 된다.

(2) 베커형 근이영양증(Becker muscular dystrophy)

뒤센형은 디스트로핀이라고 하는 골격근 내 단백질의 결핍으로 발생하는데, 이 단백질이 결핍되지 않고 기능적 결함을 가지는 경우에는 이보다 증상이 경한 베커형 근이영양증이 발생한다. 베커형은 10세 이후에 발병하며 비교적 서서히 진행하므로 30대 이후까지 자발 보행이 가능한 경우가 많고, 심근병증도 뒤센형에 비해 심하지 않다

(3) 선천성 근이영양증(congenital muscular dystrophy)

출생 직후 또는 늦어도 2세 이전에 증상이 발현하는 근이영양증이다. 이는 원인 유전자에 따라 다양한

임상 양상을 보이는 여러 질환들을 포함하고 있는데 대개 상염색체 열성 유전 방식을 따르므로 남자와 여자 모두에서 발병할 수 있다. 증상은 정상적인 운동 발달 단계를 습득하지 못함으로써 처음 인지되는 경우가 많고 발달이 이루어진 후에도 혼자 서거나 걷지 못하는 경우가 많다. 척추옆굽음증이나 관절 구축 등 근골격계 기형을 가지는 경우가 많으며 중추신경계의 이상을 동반하는 경우가 있으므로 MRI가 진단에 도움이 된다.

5) 치료

현재는 진행을 멈추거나 이미 초래된 근이영양증의 증상을 회복시킬 수 있는 효과적인 치료는 아직 없다. 근약화로 인해 초래된 기타 합병증을 조절하기 위한 목적으로 물리치료를 수행하며 이를 통해 관절의 유연성 증가와 근약화로 인해 이차적으로 발생할 수 있는 관절 구축을 예방하고 근력유지를 하도록 한다.

2. 척수성 근위축증(spinal muscular atrophy; SMA)

1) 정의

희귀 질환 중 가장 보편적인 질환 중 하나로 알려져 있으며 발병 통계치는 논문이나 기관마다 다르나 대부분 6,000~10,000명당 1명의 확률로 발표하며 40명당 1명꼴로 유전적 보인자(carrier)로 알려져 있다.

2) 임상 양상

인간의 23개 염색체 쌍(46개) 중 5번 염색체에 위치한 survival motor neuron(SMN)이라는 유전자에 문제가 생기거나 neuronal apoptosis inhibitory protein(NAIP)라고 불리는 유전자에 문제가 생기는 유전질병으로, 임상 증상은 전신근력 약화를 대표적으로 들 수 있다. 같은 계열의 병으로는 흔히 루게릭으로 알려진 amyotrophic lateral sclerosis(ALS)라고 불리는 근위축성 축삭경화증(amyotrophic lateral sclerosis; ALS)을 들 수 있다. 척수성 근위축증은 척수에 연결된 뉴런(neuron)의 조기사망으로 진행되는 병이다.

뉴런이 제 기능을 다 하지 못하면 척추로부터 근육으로 동작신호를 전달할 수 없으므로 근육은 사용되지 못한 채 방치된다. 이로 인해 근육의 섬유질화 또는 지방화가 진행되어 결국 전신을 전혀 움직이지 못하는 상태가 된다. 진행 속도가 빠른 경우 얼굴 근육이 굳어져 표정을 지을 수 없음은 물론, 혀도 움직이지 못하여 말도 할 수 없다. 마지막에는 가로막마비, 호흡근마비 등으로 인한 호흡곤란 또는 폐렴, 패혈증 등에 감염되어 사망하게 된다.

3) 분류

(1) Type 1

아기의 출생 전 또는 출생 후 6개월 안에 발병하는 것으로 혼자 앉혀 놓았을 때 버티지 못하면 Type

1로 진단한다. 일반적인 임상 관찰 결과로는 Type 1 환아의 2/3가 생후 2년이 되기 전에 사망한다고 임상통계에서 언급하고 있으나, 임상 관찰상의 통계일 뿐이며 병의 진행 및 경과는 환아마다 증상이 매우 다르다.

(2) Type 2

생후 1년 전후에서 2~3세에 발병하며 서거나 걷기 시작할 때 발병하여 진행된다. 혼자 일어서거나 걷기 시작할 때 발병하여 이유 없이 자주 주저앉거나 걸음걸이가 이상하다는 부모의 관찰사항이 보고되기도 한다.

(3) Type 3, 4

사춘기나 성인기 등의 발병 시기에 따른 임상 관찰에 따른 분류이며, 이 분류에 대한 유전학적 근거는 아직 없고 추론만 있을 뿐이다. 늦게 발병할 경우 사춘기에 발병하면 Type 3, 20대 이후 성인기에 발병하면 Type 4로 분류한다.

8-7 소아용 의료 보조기구

1. 소아용 보조기

1) 부목

부목(splint)은 완벽한 고정 상태에서 과도한 움직임으로 인한 관절의 스트레스를 해소시켜 주고 변형, 캐스팅, 도수교정 및 수술 후에 적절한 관절가동범위를 유지시켜 주며, 바람직하지 못한 관절 움직임을 방지해 준다. 관절의 기능을 최적의 상태로 유지되도록 도와주며, 근육 활동을 증진시키고 작용근의 강직을 감소시켜 준다.

(1) 부목 적용 시 주의사항

불필요하게 움직임을 제한하지 않도록 주의해야 한다. 또한 부목 끝부분이 뼈의 돌출된 부위와 닿을 때 생기는 마찰과 압력, 신경압박이 있는지 확인해야 하며, 부목이 당겨질 때 비정상적인 각도와 정렬 상태가 발생되지 않도록 해야 한다.

적절하지 못한 크기의 부목을 제공할 경우 관절에 스트레스가 발생될 수 있으며 지나치게 신장시켜서 고정할 경우에는 관절에서 뻣뻣함, 순환장애, 근위축 등의 문제가 발생될 수도 있다.

2) 손과 손목 보조기

(1) 고정보조기

① 손등과 손바닥 안정을 위한 부목 적용

뇌성마비, 머리손상, 관절구축, 사지결함, 소아 류마티스 관절염, 화상, 정신적 외상 등에 사용된다.

a. 장점: 가벼움, 내구성, 편안함, 닿는 부위의 압력 감소, 개조하기 쉬운 편리함이 있다.

b. 주의점: 아이들이 성장하면서 부목이 작아져 피부 손상이 발생될 수 있기 때문에 적용 후 아이의 피부 상태를 살펴보아야 하며, 부목 적용을 지나치게 오래 하면 관절구축을 발생시킬 수 있어 주의해야 한다.

② 엄지와 검지 사이 고정 부목 적용

뇌성마비, 두부손상, 강직, 구부러진 엄지 등에 사용된다.

a. 장점: 근육강직 억제, 구부러진 엄지 폄 유도, 엄지의 기능적인 동작 유도에 편리하다.

b. 주의점: 부목 끝부분이 엄지를 눌러 압박을 가하지 않도록 해야 한다.

(2) 준-동적 부목(semi-dynamic splints)

뇌성마비, 엄지와 검지 사이 뻣뻣한 상태, 손에서의 긴장도 증가, 엄지의 제한된 동작, 과도한 엄지관절의 움직임 등에 사용된다.

① 장점: 움직임의 각도를 조절하여 안정되고 기능적인 엄지 위치를 유지시켜 준다. 쉽고 빠르게 제작

이 가능하며, 값이 싸고, 손의 움직임을 원활히 할 수 있고, 탄력이 있어 많은 압력을 이겨낼 수 있다.

② 주의점: 뼈의 변형 또는 손목에서의 강한 굽힘 패턴이 있는 경우에는 사용하지 않아야 한다.

(3) 동적 부목(dynamic splints)

강직성 뇌성마비, 상지고정 패턴의 편마비, 강직에 의한 굽힘근 억제나 폄근 촉진 등의 경우 양손의 원활한 활동을 위해 사용된다.

강하게 주먹을 쥔 손이나 심한 노쪽 치우침(radial deviation)이나 자쪽 치우침(ulnar deviation)이 있는 경우에는 적용하지 않는다.

3) 소아 하지 보조기

(1) 동적 단하지 보조기(dynamic ankle-foot orthosis; DAFO)(그림 8-7)

① 장점: 압력 분산에 도움이 되고, 변화되는 발목관절 움직임을 잡아주며, 발등과 발바닥의 정렬을 교정해 준다. 강직이 심한 환자에서 고전적인 플라스틱 보조기보다 더 견고하고 보조기 전체가 피부와 접촉하여 압력을 분산해 주는 특징이 있어 보조기를 착용해서 느끼게 되는 불편함을 감소시켜 준다.

② 주의점: 아이들이 성장하면서 피부 손상이 발생될 수 있다.

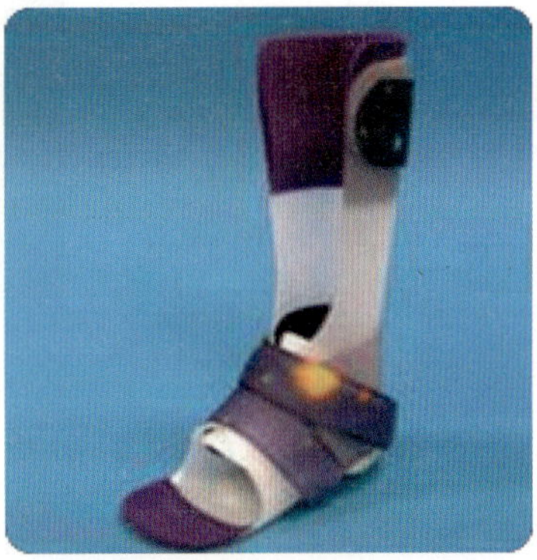

그림 8-7. 동적 단하지 보조기.

(2) 발바닥쪽 굽힘이 가능한 동적 단하지 보조기

하지에 낮거나 높은 긴장도 이상이 있는 경우 착용한다.

① 장점: 발등과 발바닥쪽 굽힘을 할 수 있어 기어가는 동안 다리가 움직일 수 있으며 균형을 잡는 데 유리하게 작용한다.

② 주의점: 아이들이 성장하면서 피부 손상이 발생될 수 있다.

(3) 솔리드백 동적 단하지 보조기(solid-back dynamic ankle-foot orthosis)

보행 시 유각기에 발바닥이 수의적으로 닿지 못하는 경우에 착용한다.

① 장점: 무릎의 과도한 폄을 막아주고, 착용 시 발뒤꿈치가 바닥에 닿게 유지해 주며, 종아리 근육의 단축을 막아준다.

② 주의점: 홍조가 나타나거나 피부가 약해지지 않는지 주의해서 관찰해야 한다.

(4) 지면반발력 단하지 보조기(floor reaction ankle-foot orthosis, ground reaction ankle-foot orthosis)

골수형성이상으로 목발 보행을 하는 경우에 착용한다.

① 장점: 발목의 발등굽힘을 방지하고, 엉덩관절과 무릎의 폄을 도와준다.

② 주의점: 발의 내재근 움직임이 어려운 경우나 양측마비로 높은 긴장도가 있는 경우에는 주의해서 적용해야 한다.

(5) 안정 부목(resting splint)(그림 8-8)

항상 부목을 적용하기 힘든 발바닥쪽 굽힘 구축 환자에게 야간에 적용한다.

① 장점: 연부조직의 과도한 신장을 막아주고, 고정해서 선 자세를 유지시켜 줄 때 착용한다.

② 주의점: 밤에 활동하기 힘들고, 이동하지 못하는 단점이 있다.

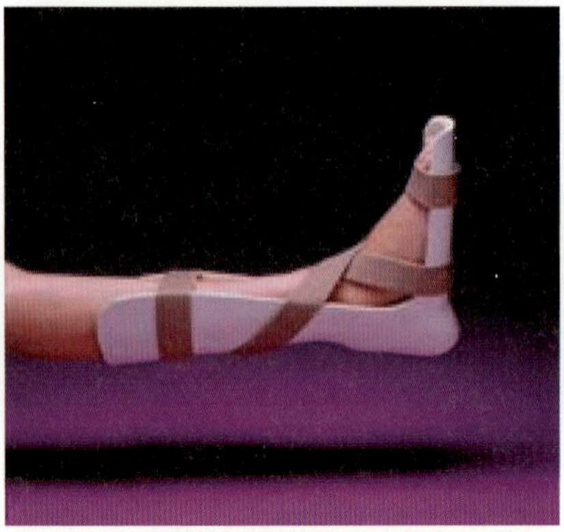

그림 8-8. 안정 부목.

(6) 발 보조기(foot orthotics)(그림 8-9)

발의 근긴장도가 낮은 경우에 적용하고 과도한 움직임을 조절하는 데 사용된다. 종류로는 발꿈치뼈의 가쪽번짐, 수평면에서 아탈구를 동반한 심한 엎침(pronation)을 보이는 다리, 발가락의 가쪽번짐이나 안쪽번짐이 있는 경우에 사용되는 버클리대학 깔창(UCBL MOD)이 있으며 다리에서 엎침이 심한 경우에는 로버트휘트맨 보조기(Robert Whitman foot orthotics)를 사용한다.

① 장점: 발바닥의 체중지지를 도와주며 균형 유지 및 불균형한 정렬을 개선시켜 준다.

② 주의점: 강직이 있는 발의 경우 움직임 조절이 어려우므로 주의해야 한다.

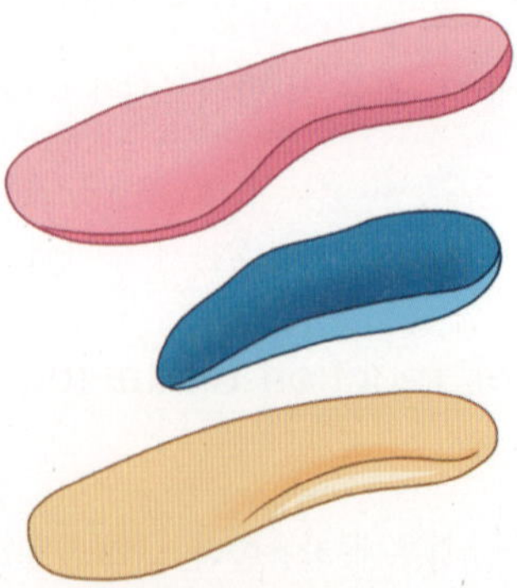

그림 8-9. 발 보조기.

2. 소아용 휠체어

1) 휠체어 구성요소

(1) 머리지지대

머리의 앞, 뒤, 측면에서 머리를 지지해 준다.

(2) 체간 측면 지지대

바른 자세를 유지하도록 지지해 주며, 특히 옆굽음증 환자들의 체간을 지지해 준다.

(3) 엉덩이 측면 보호대

하지와 골반의 중립 자세를 유지시켜 준다.

(4) 내측 허벅지 지지대

허벅지의 중립 자세를 돕고 샅굴 부위의 체중부하를 줄여준다.

(5) 발 받침대

하지를 지지해 주고 하지의 중립 자세를 유지시켜 준다.

2) 휠체어 부속품들

(1) 팔 받침대

상지의 자세 조절을 도와주며 상지를 움직이는 데 지지대 역할을 해준다.

(2) 골반벨트

골반 자세를 유지시켜 주고 환자의 안전을 제공해 주며 낙상을 방지한다.

(3) 나비 스트랩

기립 자세를 유지하는 데 도움이 된다.

(4) 가슴 스트랩

몸통 자세를 유지시켜 주고 낙상을 예방하며 뒤쪽이나 측면으로의 움직임을 도와준다.

(5) 허벅지 스트랩

앉았을 때 골반의 바른 정렬 유지를 도와주고 골반 벨트를 보조해 주는 역할을 한다.

3. 보조기구를 이용한 치료적 중재

1) 이동성 중재(보조기기를 이용한 보행)

보조기기나 장비를 사용해서 보행을 하는 경우에 아이들의 자신감 획득은 매우 중요한 부분이며, 가능하면 부모 또는 보호자를 이동성 중재에 동참시켜야 한다. 또한 목발과 워커는 아이가 잡고 일어서기 전에 적절한 높이로 조절해 주어야 하며 통증이 있거나 두려움을 갖는 경우에는 평행바에서 충분히 연습을 한 후 워커나 목발을 이용하도록 하는 것이 효과적인 방법이다.

(1) 목발과 보행기 측정

① 목발 높이는 선 자세에서 겨드랑이보다 두 손가락 너비만큼 낮게 위치하도록 측정한다.

② 목발 손잡이는 목발을 잡고 섰을 때 팔꿉관절이 약간 구부러지게 하는 위치에 놓이게 한다.

③ 보행기의 높이는 허리와 엉덩관절 사이가 가장 적당하며, 이 높이는 숙련도와 자신감에 따라 조절할 수 있다.

(2) 평지 보행 훈련

① 평지에서 걷는 방법을 교육하기 전에 아이의 체중지지 상태를 점검해야 하며 아이가 양손으로 목발을 확실히 잡도록 해야 한다.

② 팔꿉관절은 목발 위쪽이 갈비뼈에 대해 안정적으로 위치하도록 측면에 가깝게 놓이게 한다.

③ 체중을 겨드랑이로만 견디기 힘들기 때문에 양 손으로부터 팔을 통해 유지하도록 한다.

④ 목발을 전방으로 이동시켜 양 손으로 누르면서 반동을 주어 몸통을 들어올리며, 보조가 필요한 경우에는 아이의 후외 측면 또는 바로 옆에서 제공해 주고, 치료사의 한 손은 아이의 어깨에 다른 한 손은 보행벨트에 위치하도록 한다.

(3) 계단 보행 훈련

① 계단을 오르고 내릴 때 치료사나 보호자는 아이의 후외측 또는 전외측 방향에서 아이와 같이 따라가며 보조해 주며 마비측 다리와 목발은 항상 같이 움직여야 한다.

② 계단을 오를 때는 비마비측 다리가 먼저 올라가고, 목발 1, 마비측다리, 목발 2 순서로 수행한다.

③ 계단을 내려올 때는 마비측 다리와 목발이 동시에 먼저 내려와야 하며 한 번에 한 발씩 움직여야 한다.

참고문헌

1. 국립특수교육원. 특수교육학 용어사전. 2009.
2. 민경옥. 질환별물리치료. 대학서림. 1997.
3. 이재학 등. 측정 및 평가. 대학서림. 1996.
4. 홍정선. cerebral palsy treatment ideas from normal development. 군자출판사. 2007.
5. Dreeben O. Physical Therapy Clinical Handbook. Jones and Bartlett Publishers. 2008.
6. Suzann K. CAMPBELL 소아물리치료. E PUBLIC. 2010.

제 9 장

암재활 중재

9-1. 림프부종 데이터

1. 림프부종의 일반 개념
2. 림프부종의 임상적 중재
3. 림프부종의 임상적 치료 단계
4. 림프시스템의 해부생리
5. 림프부종 환자 평가기록의 예시

9-2. 유방암 환자를 위한 운동 프로그램

1. 운동의 목적
2. 증상
3. 운동 방법

9-3. 두경부암 환자를 위한 운동 프로그램

1. 운동의 목적
2. 증상
3. 운동 방법

9-4. 폐암 환자를 위한 운동 프로그램

1. 운동의 목적
2. 증상
3. 운동 방법

9-1 림프부종 데이터

1. 림프부종의 일반 개념

1) 림프부종이란?

림프절절제술이나 방사선 치료 등으로 인해 림프관 내 림프액의 흐름이 방해되어 사지에 단백질이 축적되고 비정상적인 부종이 나타나는 이차성 림프부종과 일차성 림프부종이 있다. 림프시스템은 우리 몸에서 노폐물이 빠져 나가는 통로 역할을 하는데, 만약 우리 집에 하수구가 줄어든다거나 하수 시스템이 정상적으로 작동하지 않는다면 물이 시원하게 빠지지 않고 고이는 현상이 나타날 것이다. 장시간 체내에 노폐물이 배액되지 않고 고여 있기 때문에 림프부종을 만성적인 염증 상태라고 할 수 있다. 이처럼 단백질이 풍부한 체액이 림프시스템으로 전달되지 못해 축적되면 림프부종이 발생하게 된다.

2) 림프부종의 임상적 분류

(1) 이차성 림프부종

유방암의 경우 액와 부위의 림프절 제거로 인하여 상지부종이 발생하고, 자궁암과 전립선암, 대장암, 간암, 위암 등 서혜부의 림프절 제거로 인하여 하지부종이 발생하며, 두경부암의 목 주위의 림프절 제거가 있는 경우 얼굴부종이 발생한다. 유방암, 자궁암, 전립선암, 대장암, 두경부암 수술을 받거나 방사선 치료 등을 받은 경우에는 림프부종으로 진행되지 않지만 유심히 관찰할 필요가 있다. 또한 외상이나 감염으로 인하여 림프절이 손상되거나 림프선에 염증이 생기면 부종이 발생한다. 동남아시아, 인도, 아프리카 지역에서는 필라리아시스라는 기생충이 림프선 안으로 들어감에 따라 림프부종이 발생할 수 있으므로 이 지역을 여행할 때는 주의해야 한다.

(2) 일차성 림프부종

선천적으로 림프선의 과형성이나 저형성 또한 림프절의 개수가 현저하게 적은 경우로 인하여 림프시스템의 기능이 원활하게 작동하지 못해서 발생한다. 하지의 경우 근위부보다 원위부의 부종이 심할 때 일차성 림프부종을 의심할 수 있다. 가족 중에 일차성 림프부종이 있는 경우 유전적인 원인으로 발생할 수 있다.

3) 부종 발생의 전조증상

부종이 시작될 때 육안으로는 건측과 환측의 차이가 없더라도 뻐근함과 압박감이 발생하면 림프부종을 의심할 수 있다. 림프부종 발생 처음에는 부종이 증가하다가 저절로 감소하는 양상을 반복한다. 팔, 다리에서의 작열감이 나타나거나 열감이 발생하기도 한다. 피부를 누르게 되면 잠시 그 상태를 유지하다가 바로 다시 정상으로 돌아오지 않는 경우를 함요(pitting)라고 한다. 이러한 증상이 발생하면 전문가와 상담해야 한다.

4) 림프부종의 단계

림프부종은 선천적 또는 후천적으로 림프시스템이 원활히 작동하지 않기 때문이다. 그러나 사람마다 동일한 림프시스템을 갖지는 않는다. 전문가들은 림프계가 사람마다 매우 다른 차이가 있다고 한다. 그러므로 동일한 수술이나 치료를 받았지만 어떤 사람은 부종이 발생하고 어떤 사람은 부종이 발생하지 않을 수 있다.

림프부종의 시작은 가랑비에 옷 젖듯이 천천히 진행하는 경우가 많다. 경미한 단계에서 시작해서 코끼리 다리라고 말할 정도로 심하게 진행하기도 한다. 국제림프학회에서는 임상적 단계를 다음과 같이 분류한다.

(1) 0단계

림프시스템 손상에도 불구하고 명백한 부종이 발생하지 않은 준 임상적인 상태이다. 이 단계는 대략적으로 확실한 부종이 발생하기 몇 달 전 또는 몇 년 전 상태이다.

(2) 1단계

초기 부종이 경미해서 정상측과 잘 구분되지 않는 경우도 있다. 피부를 누르게 되면 잠시 그 상태를 유지하다가 즉시 정상으로 돌아오지 않는 함요부종(pitting edema)이 생긴다. 이 단계에서는 부종 부위를 거상하였을 때 부종을 완화시킬 수 있는 가역적인 상태이다. 국소적으로 나타나는 피부경화(섬유화)는 나타나지 않는다.

(3) 2단계

부종 부위를 거상해도 부종의 완화가 나타나지 않으며 피부를 눌렀을 때 함요가 발생하지 않는다. 피부조직의 섬유화가 진행되어 딱딱한 느낌이 발생한다. 림프부종의 진단 중에 '스테머 사인'이라는 방법이 있다. 상지의 경우 가운뎃손가락 등 쪽을, 하지의 경우 두 번째 발가락 등 쪽을 꼬집어보는 것이다. 섬유화가 많이 진행되어 꼬집어지지 않으면 스테머 사인이 양성이라 하고, 꼬집어지면 음성이라고 한다. 이러한 스테머 사인이 나타나는 원인은 림프부종의 특징인 단백질이 조직에 침착되어 변성을 일으키기 때문이다(그림 9-1).

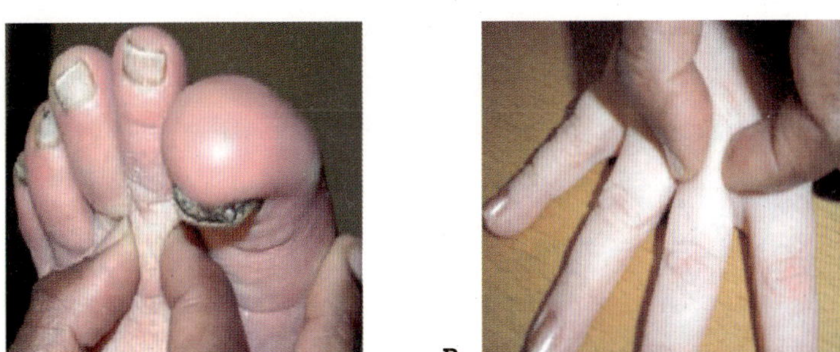

A. B.

그림 9-1. **A, B,** 스테머 사인(Stemmer's sign).

(4) 3단계

림프부종을 오랜 시간 치료하지 않고 방치할 경우 하지에서 코끼리 다리라고 불릴 정도로 심해지는 경우가 있다. 이러한 경우는 섬유화가 더욱 진행하여 지방조직의 증식으로 더 심해진다. 피부에 틈이 점점 심해지고 땀 등이 발산되지 않아서 건조한 상태가 지속되며 종종 세균으로 인한 감염이 발생한다. 피부 염색소의 변화로 인한 착색이 나타난다. 한 번 감염이 발생하면 재감염의 위험이 높기 때문에 각별한 주의가 필요하다.

5) 림프부종 진단검사

림프부종을 육안으로 검사하기도 하지만 정확한 진단을 위해서 여러 장비를 사용한다. 최근 가장 많이 사용되는 검사방법은 림포신티그래피(lymphoscintigraphy)이다. 이 검사방법은 핵의학 물질을 림프시스템에 주입시켜 추적 관찰할 수 있다. 피부에서 역류하는 영상이나 주요 림프절에서의 흡수 여부를 볼 수 있다. 초음파는 림프절의 비정상적인 비대를 관찰할 수 있으며, 하지부종에서 CT-angio 검사는 혈전의 유무를 확인할 수 있다. 만약 혈전이 발견되면 혈전에 대한 치료를 완료하기 전에 림프마사지를 시행하면 안 된다.

2. 림프부종의 임상적 중재

1930년대 보더 박사가 림프부종 치료를 연구하고 시행하였다. 치료방법은 도수 림프배액 마사지(manual lymph drainage; MLD), 치료적 운동, 붕대법, 피부 관리를 포함하여 복합적 부종감소 물리치료(complex decongestive therapy; CDT)라고 한다.

1) 도수 림프배액 마사지

림프흡수 마사지는 국소 부위에 정체된 림프액을 잔여 림프관을 통해 이동시키는 역할을 하게 된다. 마사지는 부드럽고 천천히, 낮은 압력으로 정확한 방향으로 림프액을 이동시키는 것이 중요하다. 림프선의 분포는 피부 표면에 있기 때문에 마사지의 압력이 근육층에 전달되면 림프선은 압박이 되어서 흐름을 오히려 방해하는 결과를 초래한다. 최대한 피부가 스트레칭될 수 있도록 늘려주면 된다. 간혹 피부 섬유화가 진행되어 딱딱해진 피부는 마사지 압력을 증가시켜서 피부를 부드럽게 하는 경우도 있으나, 림프흡수 마사지의 원리는 빗자루로 쓸 듯이 낮은 압력(50원짜리 동전을 피부에 올려놓았을 때 정도의 압력)으로 적용하여야 한다.

마사지의 순서는 상부의 림프절에서 먼저 시행하여 림프액의 배출을 증진시킨 후, 피부 진피층의 림프액을 배액시킨다. 마사지는 환자의 잔여 림프절의 기능과 피부 상태에 따라 마사지의 방향, 강도가 달라질 수 있다. 마사지의 순서는 일반적으로 부종이 없는 목 부위와 체간에서부터 적용한다. 왜냐하면 목 부위는 림프액이 정맥과 합쳐지는 종점이다. 이곳을 좌우 정맥각이라고 부르고, 터미너스(terminus)라고 한다(그림 9-2). 예를 들어 꽉 막혀 있는 고속도로를 생각해 보자. 아무리 뒤에서 경적을 울린다고 해서 정체 현상이 좋아지지 않는다. '앞차부터 차근차근 빠져야 뒤차도 빠져 나갈 수 있다'라는 원리로 종점 부위의 림프액을 배액시켜야 손끝이나 발끝에 모여 있는 림프액을 종점까지 배액시킬 수 있다. 상지의 경우 겨드랑이 부위나 하지의 경우 서혜부 부위의 가까운 체간에서부터 실시하여 점차적으로 손이나 발끝까지 내려가면서 마사지를 시행한다. 상지 림프부종의 경우 겨드랑이 부위의 림프절을 제거하기 때문에 팔꿈치에서 겨드랑이 부위로 흐르는 림프선은 정상 기능을 하지 못한다. 그러므로 림프액을 환측 겨드랑이 부위로 배액시키면 안 된다. 상완의 바깥쪽 부위로 림프액을 유도해서 목 부위로 배액시켜야 한다. 하지 림프부종의 경우 서혜부 부위의 림프절을 제거하기 때문에 무릎에서 서혜부 부위로 흐르는 림프선은 정상 기능을 하지 못한다. 그러므로 림프액을 환측 서혜부 부위로 배액시키면 안 된다. 허벅지 바깥쪽 부위로 림프액을 유도해서 허리 측면을 따라서 겨드랑이까지 배액시켜야 한다.

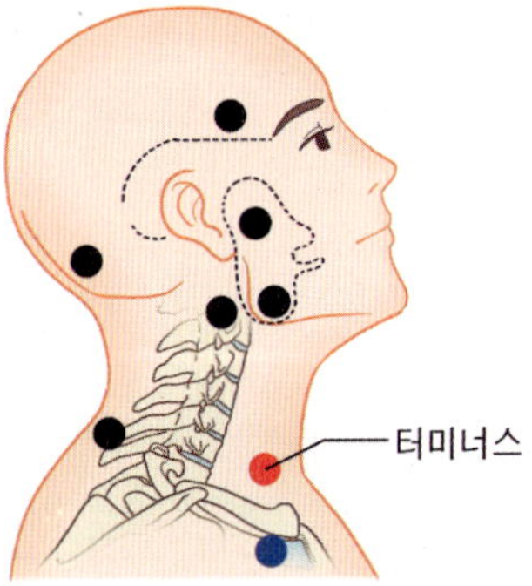

그림 9-2. 터미너스(terminus).

(1) 상지 림프흡수 마사지의 순서(그림 9-3)

① 귀 뒤쪽의 프로펀더스를 마사지한다.
② 목의 중간 부위 미들을 마사지한다.
③ 쇄골 윗부분의 양쪽(터미너스)을 마사지한다.
④ 건측의 겨드랑이 부위를 마사지한다.
⑤ 건측의 흉골 부위를 마사지한다.
⑥ 환측 겨드랑이에서 건측 겨드랑이 부위로 마사지한다.
⑦ 환측 겨드랑이에서 동측의 서혜부(사타구니)로 마사지한다.
⑧ 팔꿈치에서 겨드랑이 바깥쪽 방향으로 마사지한다.
⑨ 손목에서 팔꿈치 방향으로 마사지한다.
⑩ 손등에서 손목 방향으로 마사지한다.
⑪ 손가락에서 손등 방향으로 마사지한다.
⑫ 역순으로 다시 위쪽으로 올라가면서 마사지한다.
⑬ 손등에서 손목 방향으로 마사지한다.
⑭ 손목에서 팔꿈치 방향으로 마사지한다.
⑮ 팔꿈치에서 겨드랑이 바깥쪽 방향으로 마사지한다.
⑯ 환측 겨드랑이에서 동측의 서혜부(사타구니)로 마사지한다.
⑰ 환측 겨드랑이에서 건측 겨드랑이 부위로 마사지한다.

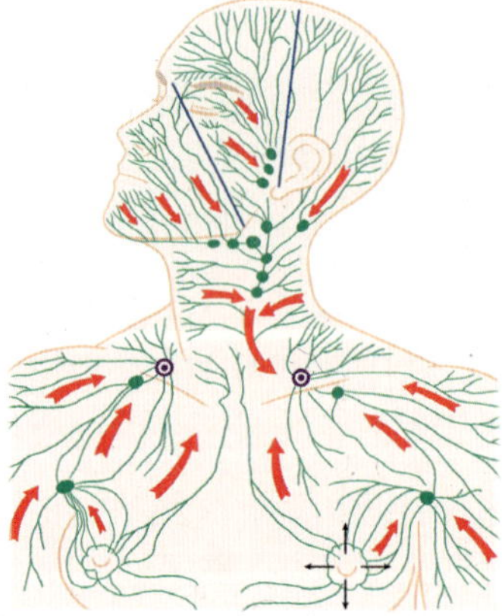

그림 9-3. 상지 림프 흐름도.

(2) 하지 림프흡수 마사지의 순서

① 귀 뒤쪽의 프로펀더스를 마사지한다.

② 목의 중간 부위 미들을 마사지 한다.

③ 쇄골 윗부분의 양쪽(터미너스)을 마사지한다.

④ 양쪽 겨드랑이 부위를 마사지한다.

⑤ 환측 부위 허리에서 동측 겨드랑이 방향으로 마사지한다.

⑥ 무릎에서 허벅지 바깥쪽 방향으로 해서 동측 겨드랑이 부위까지 마사지한다.

⑦ 발목에서 무릎 방향으로 마사지한다.

⑧ 발등에서 발목 방향으로 마사지한다.

⑨ 가운데 발가락 위쪽(lymph sea)을 마사지한다.

⑩ 역순으로 다시 위쪽으로 올라가면서 마사지한다.

⑪ 발등에서 발목 방향으로 마사지한다.

⑫ 발목에서 무릎 방향으로 마사지한다.

⑬ 무릎에서 허벅지 바깥쪽 방향으로 해서 동측 겨드랑이 부위까지 마사지한다.

⑭ 환측 부위 서혜부에서 동측 겨드랑이 방향으로 마사지한다.

⑮ 환자를 바로 누운 자세에서 치료를 시작하고, 위 순서를 마치면 다시 엎드린 자세로 변경해서 시행한다.

⑯ 환측 부위 엉덩이에서 동측 겨드랑이 방향으로 마사지한다.

⑰ 오금에서 허벅지 바깥쪽 방향으로 해서 동측 겨드랑이 부위까지 마사지한다. 발목에서 무릎 방향으로 마사지한다.

⑱ 아킬레스건 부위를 마사지한다.

⑲ 발바닥을 마사지한다.

⑳ 역순으로 다시 위쪽으로 올라가면서 마사지한다.

㉑ 발목에서 무릎 방향으로 마사지한다.

㉒ 오금에서 허벅지 바깥쪽 방향으로 해서 동측 겨드랑이 부위까지 마사지한다.

㉓ 환측 부위 엉덩이에서 동측 겨드랑이 방향으로 마사지한다.

(3) 림프흡수 마사지의 금기증

선천적 심장질환, 정맥압이 높을 때, 감염, 뇌경색, 심근경색, 전염성 결핵 환자, 임신인 경우 복부에 압박을 가하면 안 된다. 갑상선 기능이상이 있을 경우 목 부위에는 림프 마사지를 시행하지 않으며, 당뇨 환자의 경우 췌장을 자극하지 않는 범위에서 시행한다.

(4) 적용 시간

림프흡수 마사지를 시행하는 데 있어서 체간 부위와 부종 부위에 적용하는 시간의 분배가 중요하다. 일반적으로 생각할 때에는 부종이 있는 팔, 다리 부위에 집중해서 치료를 해야 될 것으로 생각하지만, 그와는 반대이다. 앞에서 설명했듯이 림프액이 흘러가는 최종 종점은 목 부위이며 체간에 많은 림프절이 분포하고 있어서 이곳에 많은 시간을 투자해야 한다. 상지 림프 마사지를 30분간 적용한다면 20분 정도는 체간을 하고 10분 정도를 부종 부위에 한다. 부종의 정도에 따라서 마사지 시간을 정한다. 최상의 치료 효과를 위해서는 1시간 이상 림프흡수 마사지를 시행해야 하지만 의료 환경에 맞게 합리적으로 조절해야 한다. 아무리 짧은 시간 동안 림프흡수 마사지를 적용한다고 하더라도 여유를 갖고 부드럽게, 천천히 시행해야 한다.

2) 붕대법

림프부종 환자에게 사용되는 붕대는 림프부종 환자를 위해 고안된 저탄력의 붕대이며, 근육 움직임에 반대 압력을 생성하여 국소에 정체되어 있는 림프액을 위쪽으로 이동시켜 주는 기능을 담당한다. 또한 조직 사이에 있는 림프액을 정맥으로 재흡수가 일어날 수 있도록 도와준다(그림 9-4). 일반적으로 사용하는 탄력 붕대를 사용하면 안 된다. 치료 1단계에서 붕대 적용은 22~23시간 적용한다. 장시간 붕대를 사용하기 때문에 피부 문제가 발생하기 쉽다. 치료사는 붕대를 적용하기 전에 항상 환자의 피부 상태를 정밀하게 관찰하여야 한다. 만약 피부에 발적이 있거나 국소적인 열이 발생하면 붕대 적용을 중단하고 의료진과 협의하여야 한다. 붕대를 적용하기 전에 환자에게 간지러워도 심하게 긁지 않도록 교육을 시행하여야 한다. 붕대를 적용하는 환자 10명 중에 2명 정도는 피부 문제를 호소한다.

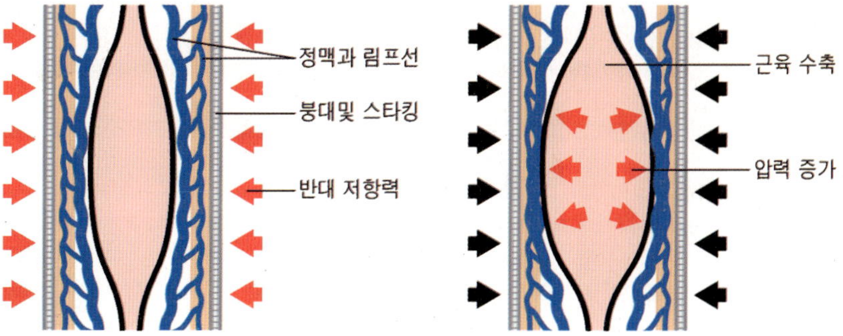

그림 9-4. 붕대법의 원리.

붕대는 일반적으로 손가락과 발가락에서 하얀 거즈 형태의 붕대를 감는 것으로 시작한다. 붕대가 직접 피부에 닿지 않고, 압력을 골고루 분산시키기 위해서 스펀지 붕대나 솜 붕대를 적용한다. 붕대를 감을 때는 적절한 압력을 모든 부종 부위에 적용하는 것이 중요하다. 압력이 일정하지 않거나 붕대가 적용되지 않는 부위가 발생하면 압력이 높은 곳에서 낮은 곳으로 부종이 이동하는 현상이 발생한다. 붕대는 압박을 주는 주 기능을 담당하지만 환자의 피부를 외부 환경(긁힘, 모기물림, 화상)으로부터 보호해 주는 부수적 기능도 담당한다.

(1) 상지 림프부종의 구성 및 붕대법 순서

상지 붕대세트는 거즈 1통, 손가락 붕대 2개, 스펀지 붕대 또는 솜 붕대 10cm 1개, 저탄력 붕대 4cm 또는 6cm 붕대 1개, 저탄력 붕대 8cm 1개, 저탄력 붕대 10cm 2개로 구성된다(그림 9-5).

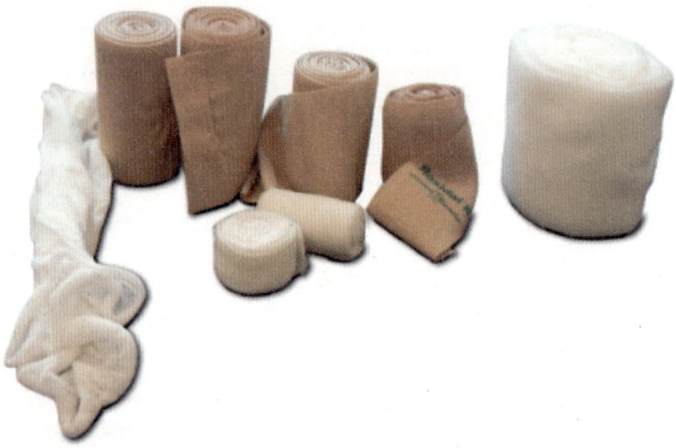

그림 9-5. 상지 붕대세트.

① 거즈 신기를 한다.
② 손가락 붕대를 감는다(그림 9-6~9-8).
③ 스펀지 붕대나 솜붕대를 손등에서 겨드랑이까지 적용한다(그림 9-9).
④ 4cm 또는 6cm 저탄력 붕대를 손등에 적용한다(그림 9-10).
⑤ 8cm 저탄력 붕대를 손목에서 겨드랑이까지 적용한다(그림 9-11).
⑥ 10cm 저탄력 붕대 2개를 손목에서 겨드랑이까지 적용한다(그림 9-12).

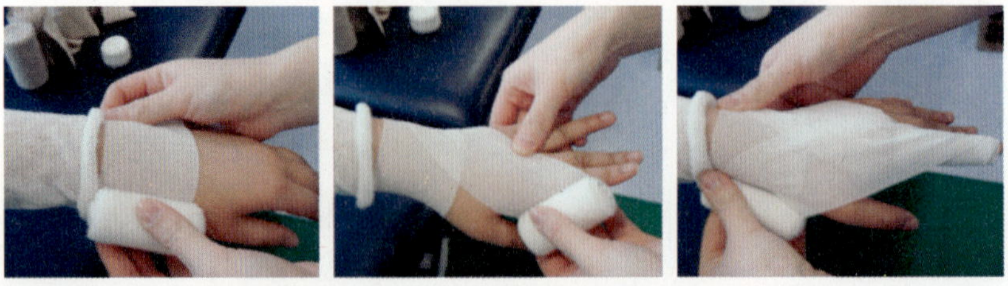

그림 9-6. 손가락 붕대 감기 1.

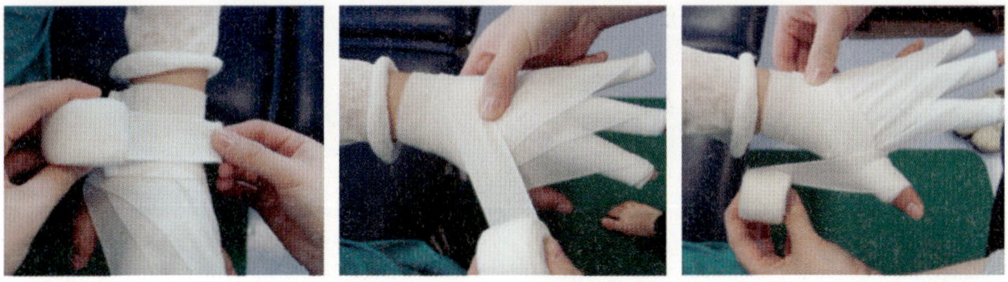

그림 9-7. 손가락 붕대 감기 2.

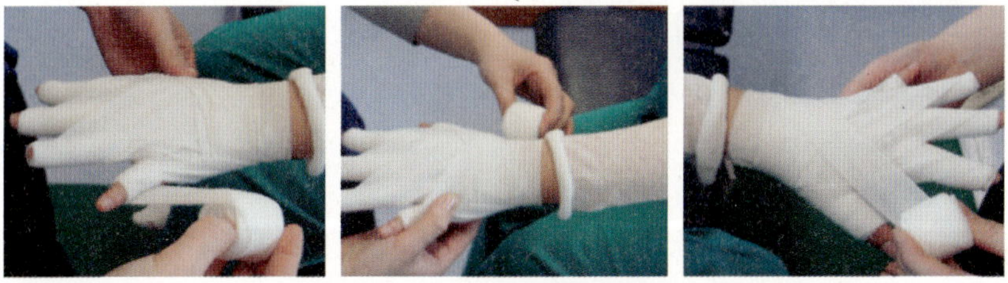

그림 9-8. 손가락 붕대 감기 3.

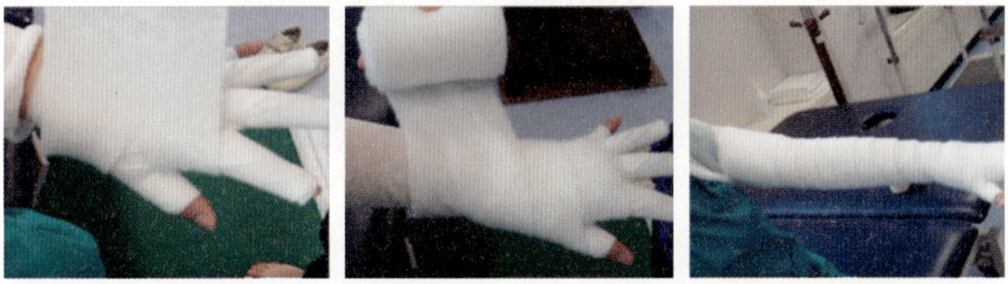

그림 9-9. 솜 붕대 및 스펀지 감기.

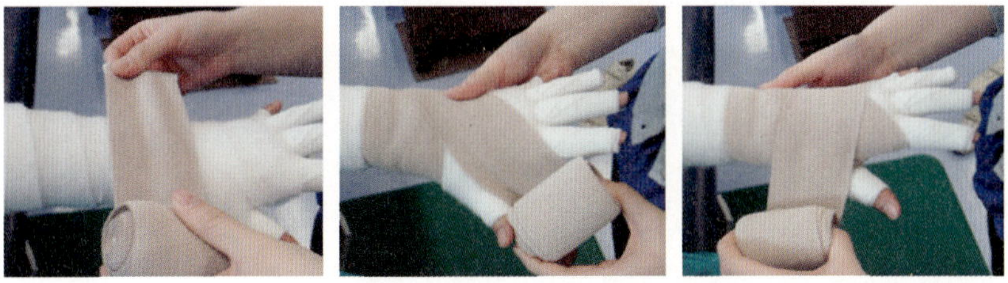

그림 9-10. 6cm 저탄력 붕대 감기.

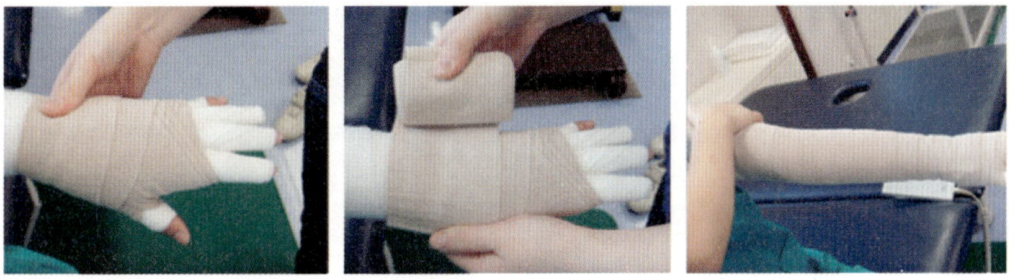

그림 9-11. 8cm 저탄력 붕대 감기.

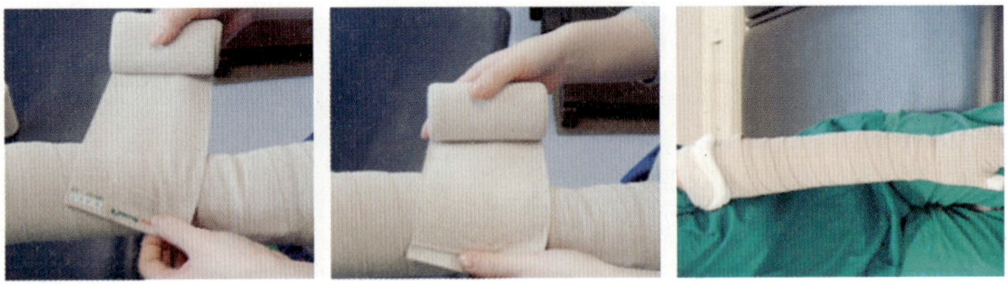

그림 9-12. 10cm 저탄력 붕대 감기.

(2) 하지 림프부종의 구성 및 붕대법 순서

하지 붕대세트는 거즈 1통, 발가락 붕대 1개, 스펀지 붕대 또는 솜 붕대 10cm 1개, 스펀지 붕대 또는 솜 붕대 12cm 1개, 저탄력 붕대 6cm 1개, 저탄력 붕대 8cm 1개, 저탄력 붕대 10cm 2개, 저탄력 붕대 12cm 2개로 구성된다(그림 9-13).

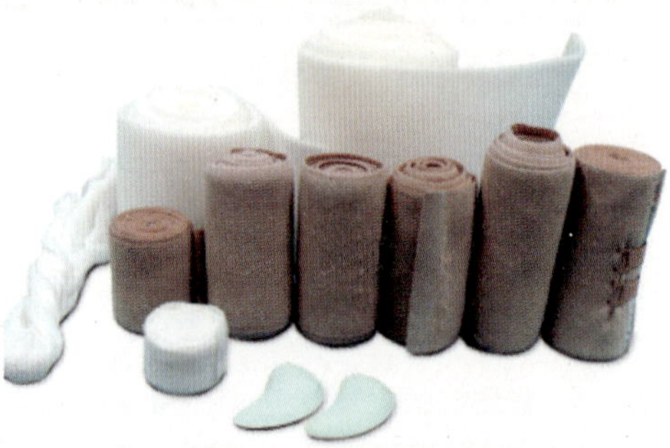

그림 9-13. 하지 붕대세트.

① 거즈를 신는다.
② 발가락 붕대를 감는다(그림 9-14~9-15).
③ 스펀지 붕대나 솜붕대를 발등에서 서혜부까지 적용한다(그림 9-16).
④ 6cm 저탄력 붕대를 발등에 적용한다(그림 9-17).
⑤ 8cm 저탄력 붕대를 발목에서 무릎까지 적용한다(그림 9-18).
⑥ 10cm 저탄력 붕대를 무릎에서 서혜부까지 적용한다(그림 9-18).
⑦ 10cm 저탄력 붕대를 X자로 무릎에 적용한다(그림 9-19).
⑧ 12cm 저탄력 붕대 2개를 발목에서 서혜부까지 적용한다(그림 9-20).

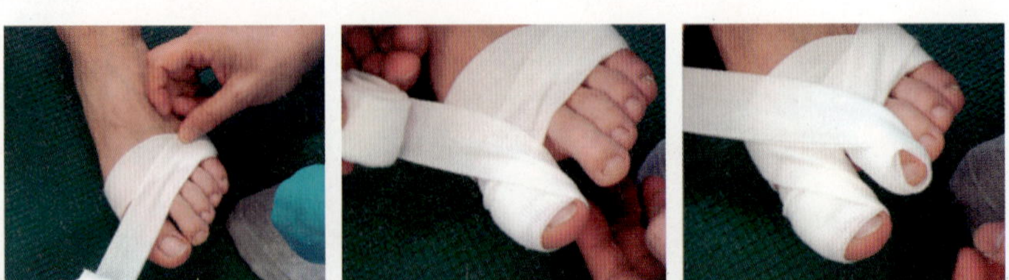

그림 9-14. 발가락 붕대 감기 1.

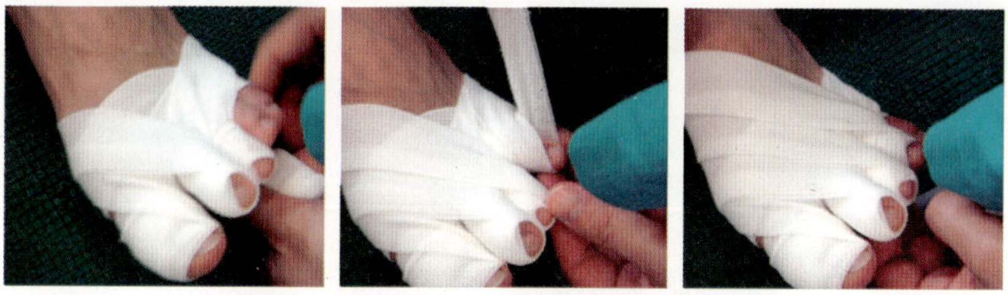

그림 9-15. 발가락 붕대 감기 2.

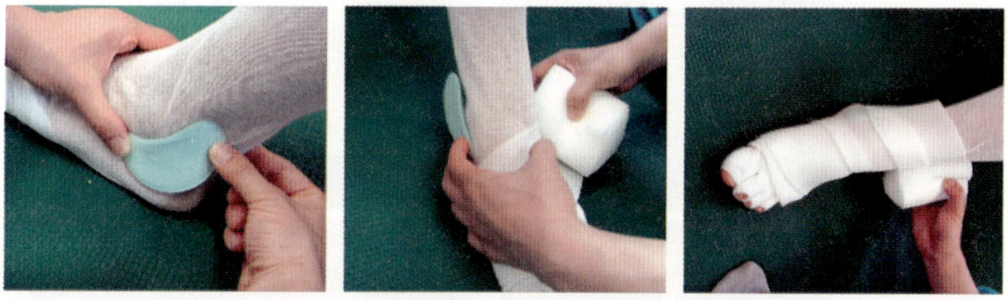

그림 9-16. 솜 붕대 및 스펀지 붕대 감기.

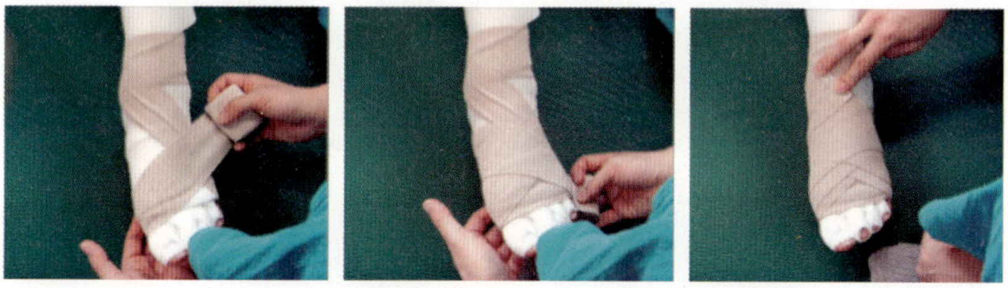

그림 9-17. 6cm 저탄력 붕대 감기.

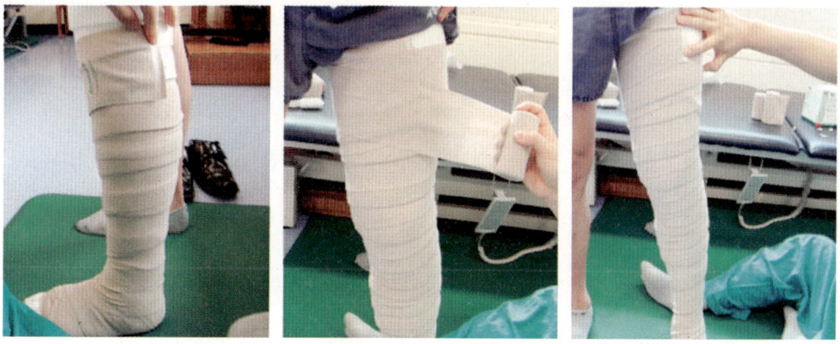

그림 9-18. 8cm와 10cm 저탄력 붕대 감기.

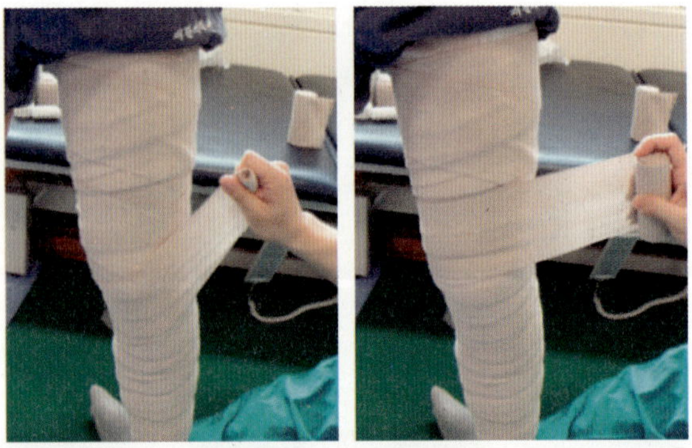

그림 9-19. 무릎 붕대 감기.

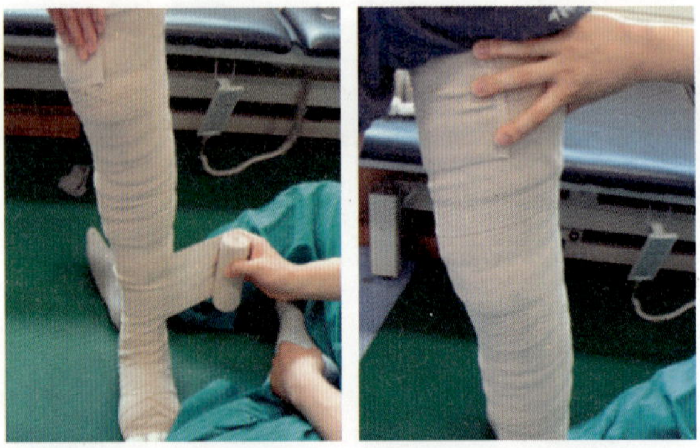

그림 9-20. 12cm 저탄력 붕대 감기.

3) 운동요법

림프의 흐름은 관절의 움직임이나 근육의 움직임에 의해서 향상된다(그림 9-21). 붕대를 착용하고 운동을 하면 반대압력이 증가하여 림프 흐름에 도움이 된다. 유방암 환자의 경우 어깨 관절의 구축 발생이 빈번하다. 붕대법을 적용한다면 손가락 부위의 관절 구축도 발생할 수 있기 때문에 손가락 관절운동을 반드시 시행하여야 한다. 대부분의 환자들은 붕대법을 적용한 환측 부위를 사용하지 않으려는 경향이 있다. 붕대를 제거하였을 때 둘레의 감소가 나타났다면 부종 감소로 인한 변화인지 움직임의 감소로 인한 근육

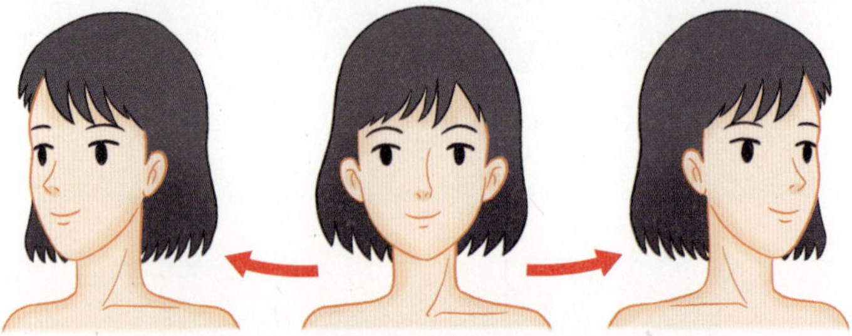

그림 9-21. 림프의 흐름 향상을 위한 운동.

위약(muscle atrophy)인지를 관찰해야 한다. 만약 근육 위약으로 인한 둘레 감소는 장기적인 림프부종 관리에 악영향을 미치게 된다. 그러므로 환자에게 붕대를 적용하였을 때 근력운동을 포함한 치료적 운동 방법을 반드시 교육해야 한다. 치료 전후에 복식호흡을 하면 부종 감소에 많은 도움이 된다(그림 9-22).

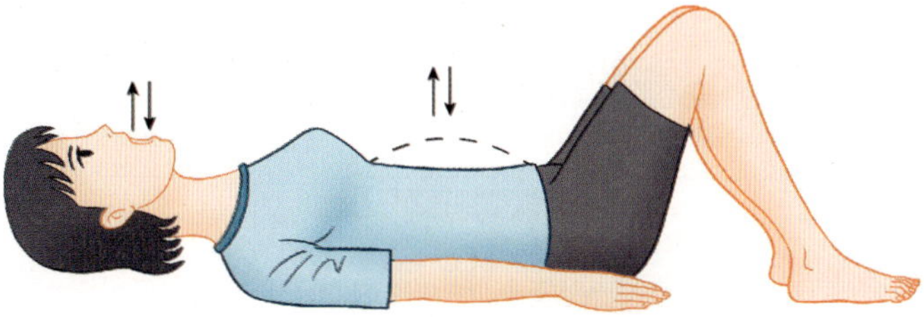

그림 9-22. 치료에 도움을 주는 복식호흡.

4) 피부 관리

림프시스템은 우리 몸에서 중요한 면역 기능을 담당하고 있다. 림프기관의 손상은 면역력의 저하를 초래하고 피부 감염을 유발할 수 있다(그림 9-23). 부종이 증가하면 피부는 늘어나게 되므로 건조해지고 세균이나 박테리아 등이 몸 안으로 들어갈 가능성이 높아진다. 그렇기 때문에 항상 피부를 청결하게 하고, 부드럽고 촉촉하게 유지시키며, 상처나 벌레에 물리지 않도록 해야 한다. 목욕 후에는 피부를 잘 말리고 보습력이 뛰어난 제품을 사용해야 한다. 만약 피부에 감염이 발생한다면 림프흡수 마사지와 붕대법을 중단하고 즉시 의료기관을 방문해서 전문가와 상담해야 한다.

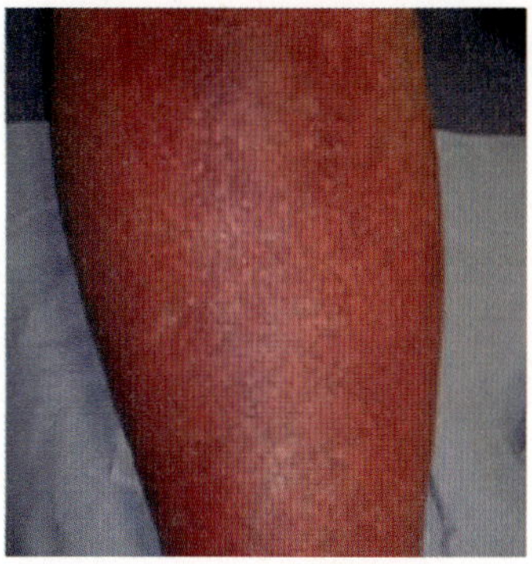

그림 9-23. 피부 감염이 유발된 경우.

5) 공기압박치료기(pneumatic pump)

공기압박치료기는 단기간에 효과가 탁월하기 때문에 많이 사용되어 왔다. 간질액을 아래에서 위쪽으로 짜 올리는 방식을 사용하고 있다. 치료 적용 후에 육안으로 보기에는 많은 호전을 보이는 듯하지만 곧 다시 차오르는 것을 관찰할 수 있다. 림프부종의 근본치료라고 할 수 없다. 또한 림프선의 분포는 피부 표면에 형성되어 강한 압박은 이러한 림프선을 파괴할 수 있다. 음식물 쓰레기를 강하게 짜면 물만 빠져나가고 찌꺼기는 그대로 남아 있듯이 공기압박치료기를 강하게 사용하면 단백질이 조직에 남아 있게 되어 피부의 섬유화를 촉진시키는 부작용을 초래한다. 만약 공기압박치료기를 림프부종 환자에게 적용하려면 전문가에게 압력 및 용법을 상의하고 사용하여야 한다(그림 9-24).

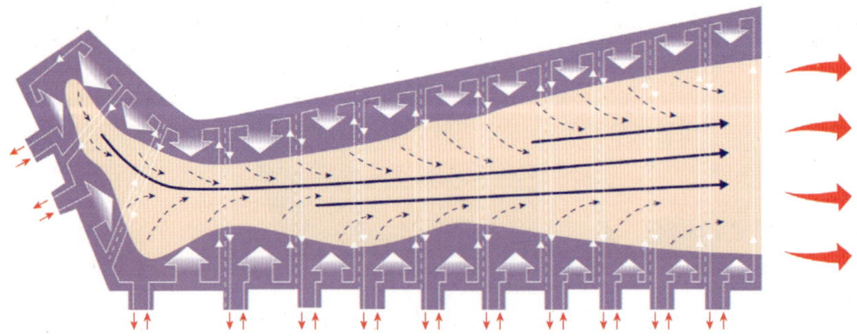

그림 9-24. 공기압박치료기의 원리.

6) 압박스타킹

압박을 지속적으로 적용해야 하는 림프부종 환자에게 필요한 것이 상지 림프부종용 스타킹과 하지 림프부종용 스타킹이다(그림 9-25). 그러나 스타킹이 붕대법을 대신하지는 못한다. 일종의 보조역할을 수행한다고 할 수 있다. 부종이 점점 진행되는 단계이거나 건측에 비해서 환측이 2cm 이상 차이가 난다면 처음부터 스타킹을 적용하는 것으로 많은 호전을 기대하기는 어렵다. 환자는 2주 이상 림프흡수 마사지와 붕대법, 운동법 등 집중치료를 받고 호전이 되면 집중치료가 끝나는 시점에 스타킹을 제작하는 것이 바람직하다. 스타킹 착용에서 중요한 사항은 반드시 낮 동안만 착용해야 한다. 밤에는 붕대법을 적용하는 것이 바람직하다. 만약 밤에 스타킹을 착용하면 손등이나 손가락, 발등이나 발가락의 부종이 더 심해질 수 있다. 부종이 좋아졌다고 해서 착용하지 않으면 안 된다. 지속적인 림프흡수 마사지와 스타킹을 착용하지 않으면 부종 부위는 다시 부을 것이다.

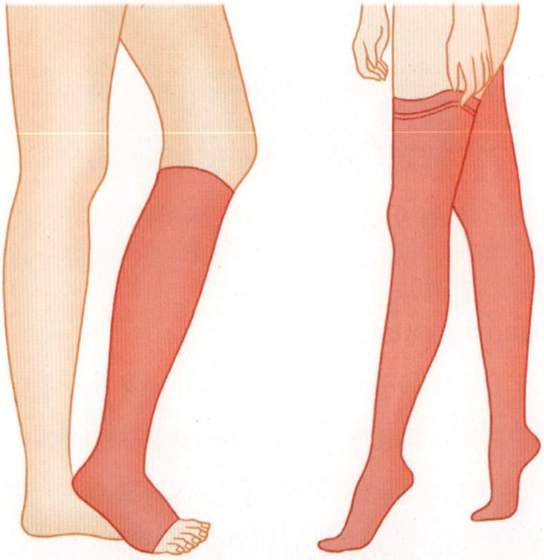

그림 9-25. 림프부종용 스타킹.

7) 주의사항

치료사는 환자에게 여러 가지 주의사항을 반드시 공지해야 한다. 손톱이나 발톱을 정리할 때는 너무 바짝 자르지 않고 손톱과 피부가 연결된 소피들도 정리하지 않도록 한다. 특히 굳은살은 자르지 않도록 하고 손 크림이나 로션을 발라 보호한다. 정원 관리, 장비를 가지고 하는 일, 피부에 유해한 화학약품, 세제 사용 등 피부에 손상을 줄 수 있는 경우 장갑을 착용한다. 뜨겁거나 차가운 것, 급격한 온도 변화에 노출을 피한다. 찜질방이나 사우나 이용을 자제한다. 외출 시에는 반드시 자외선 차단 크림을 바르고 양산, 모자, 긴소매 옷 등을 이용하여 직사광선을 피한다. 모기와 같은 벌레들이 많은 곳에 갈 때는 피부에 뿌려 벌레들을 피할 수 있는 제품을 사용하면 도움이 된다. 비행기를 이용하여 장시간 여행을 할 경우 탑승 전에 반드시 붕대나 스타킹을 착용한다.

3. 림프부종의 임상적 치료 단계

1) 치료 1단계(완화 단계)

최상의 효과를 창출하기 위해서는 일주일에 5회 정도는 실시해야 하며 2주간 집중치료를 하는 것이 최대의 부종 감소 효과를 기대할 수 있다. 이 기간에는 림프흡수 마사지, 저탄력 붕대를 이용한 붕대법, 피부 관리, 치료적 운동법을 적용한다.

2) 치료 2단계(유지 단계)

집중치료 기간이 끝났거나 초기 부종인 경우 치료 2단계로 관리한다. 이 기간에는 림프흡수 마사지, 스타킹, 피부 관리, 치료적 운동법을 적용한다. 근력증진운동과 유연성 운동, 관절운동을 해야 한다.

4. 림프시스템의 해부생리

1) 모세림프선(lymphatic capillaries)

직경은 0.1~100μm 정도이다. 이중으로 중첩된 구조로 되어있다. 앵커링 필라멘트가 부착되어 있으며 이것은 피부 아래 결합조직에 부착되어 있다. 앵커링 필라멘트가 잡아당겨져서 공간이 많이 열려야 많은 노폐물이 배액된다. 조직압의 상승, 림프흡수 마사지, 피부의 움직임에 의해서 당겨진다(그림 9-26).

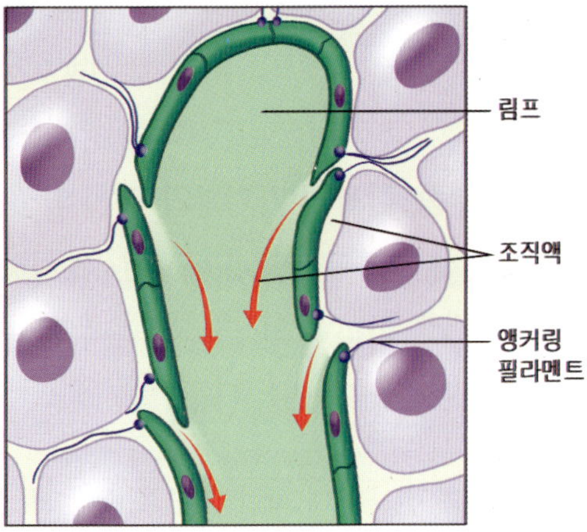

그림 9-26. 모세림프선의 구조.

2) 전림프수집기(precollectors)

직경은 130~150μm 정도이다. 심부진피와 피하조직에 위치한다. 모세림프관에서 모아진 림프액을 림프 수집관으로 보내는 연결 통로이다.

3) 림프 수집관(lymphatic collectors)

직경은 150~160㎛ 정도이다. 모아진 림프액을 직접 펌핑 작용을 통해서 운반한다. 작은 심장이라고 불릴 정도로 스스로 연동운동을 한다. 자율신경계 지배를 받으며 판막이 있어서 역류되는 것을 방지한다.

4) 림프절(lymph node)(그림 9-27)

림프액이 지나가는 림프절은 4가지 주요한 기능을 담당하고 있다.

① 생물학적 여과기능

② 대식세포 활동

③ 림프구의 생성

④ 수분 성분을 40%까지 줄이는 농축작용

암세포가 림프절에 있으면 전이가 낮아진다. 사람은 평균 600~700여 개의 림프절을 가지고 태어난다. 이 개수가 부족하면 선천성 림프부종이 발생할 확률이 높다.

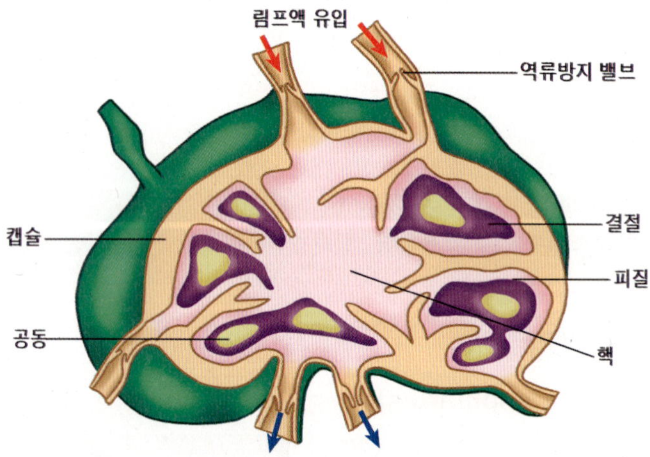

그림 9-27. 림프절의 구조.

5. 림프부종 환자 평가기록의 예시

림프부종 환자의 평가기록은 치료 전후에 시행해야 한다. 치료가 시작되면 최소한 일주일 단위로 평가가 이루어져야 한다. 상·하지의 둘레를 측정하고 피부의 상태를 면밀히 관찰해야 한다. 치료 전후에 부종 부위를 사진촬영 해서 기록을 남기는 것이 좋은 방법이다. 치료 전 몇 가지 질문을 통해서 치료계획을 정확하게 설정한다.

1) 부종 부위: □ Rt. arm □ Lt. arm □ Rt. leg □ Lt. leg □ Perineum
□ Hand □ Foot □ Head & Neck

2) 신경학적 이상의 동반 유무: □ Yes □ No

3) 수술 후 얼마 만에 림프부종이 처음 발생했나요?   년   개월

4) 부종으로 인한 피부질환을 경험한 적이 있나요? □ Yes □ No

5) 부종치료를 위해 이뇨제를 복용한 적이 있나요? □ Yes □ No

6) 가족 중에 림프부종을 가지고 있는 사람이 있나요? □ Yes □ No

7) 현재 림프부종에 대한 치료방법은 무엇입니까?

   □ 압박스타킹 □ 압박치료기 □ 부종마사지 □ 붕대법 □ 약 □ 수술

8) 방사선 치료 경험이 있습니까? □ Yes □ No   회

9) 항암치료 경험이 있습니까? □ Yes □ No   회

10) 과거 부종과 관련된 수술을 받은 경험이 있습니까? □ Yes □ No

11) Stemmer sign □ Yes □ No

12) Axillary node dissection 시행 여부 □ Yes □ No

13) 유방암일 경우 복원수술 여부 □ Yes □ No

14) 유방암일 경우 수술적 방법 □ Mastectomy □ BCO □ Lumpectomy

15) 둘레기록 측정

   (1) 상지부종(그림 9-28, 표 9-1)

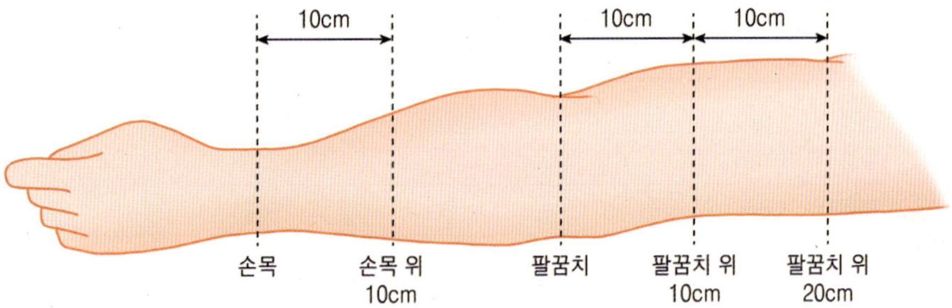

그림 9-28. 상지부종의 측정.

표 9-1. 림프부종 환자의 평가기록(상지)

	상지부종	
	오른쪽	왼쪽
손등		
손목		
손목 위 10cm		
팔꿈치머리		
팔꿈치머리 위 10cm		
팔꿈치머리 위 20cm		

(2) 하지부종(그림 9-29, 표 9-2)

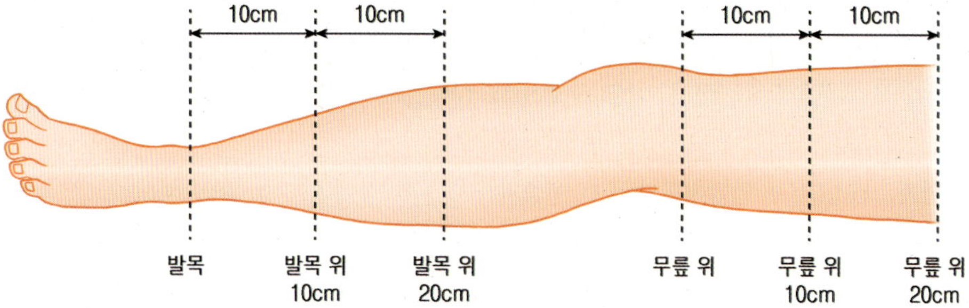

그림 9-29. 하지부종의 측정.

표 9-2. 림프부종 환자의 평가기록(하지)

	하지부종	
	오른쪽	왼쪽
발등		
발목		
발목 위 10cm		
발목 위 20cm		
무릎		
무릎 위 10cm		
무릎 위 20cm		

9-2 유방암 환자를 위한 운동 프로그램

유방암수술 후에 환자에게 나타나는 부작용은 피로, 상지기능의 저하, 수술 부위의 통증 및 감각소실, 신경손상, 근력저하, 부종, 관절구축 등이 있다.

1. 운동의 목적

유산소운동과 저항운동을 통하여 유방암수술 환자에게 피로 감소와 신체적인 건강 악화를 예방하고 올바른 자세로 일상생활을 하며 증상 호전을 목적으로 한다.

2. 증상

유방암수술 후 증상은 어깨 올리기, 어깨 돌리기, 가슴 부위의 뻣뻣함을 느끼고, 움직임에 제한이 있다. 또한 수술 부위쪽 어깨 근육에 통증을 느끼며, 압통이 있다. 수술 부위의 가슴에 감각저하를 느끼며, 팔에는 림프부종이 발생한다.

3. 운동 방법

수술 직후부터 어깨운동은 시행 가능하지만 어깨 위쪽으로 올리는 것을 자제하며, 수술 부위가 불편하지 않은 범위로 시행하도록 한다. 수술 4주 후에는 어깨관절범위가 정상 범위에 도달할 수 있도록 시행하고, 완전한 스트레칭은 8주 후에 가능하다. 모든 동작은 참을 수 있는 범위 내에서 시행하도록 한다. 잘 되지 않는 동작은 보호자의 도움을 받아서 시행한다. 수술방법이나 복원수술 여부를 고려해서 시행해야 한다.

1) **공을 이용한 운동프로그램**(그림 9-30~9-39)

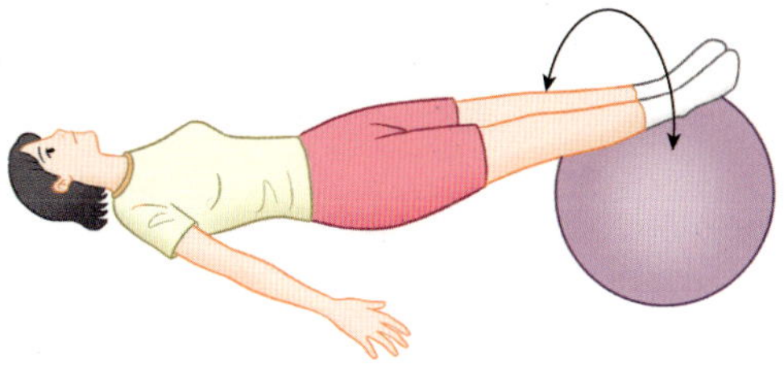

그림 9-30. 공을 발목 아래에 두고 바른 자세로 눕는다. 좌우로 공을 움직인다.

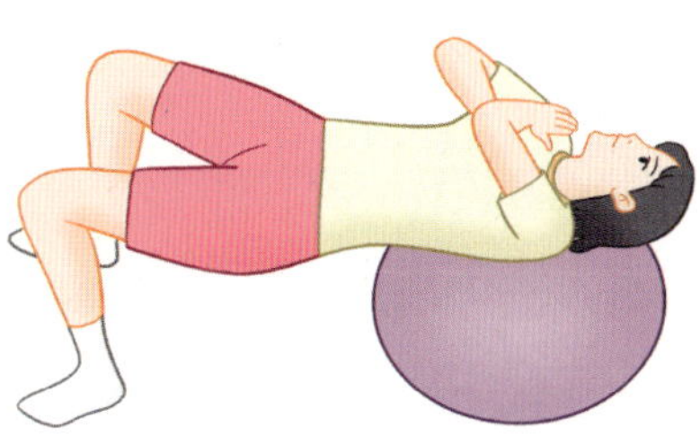

그림 9-31. 손은 가슴에 모우고 무릎을 세운 뒤 엉덩이를 들고 5~10초간 유지한다.

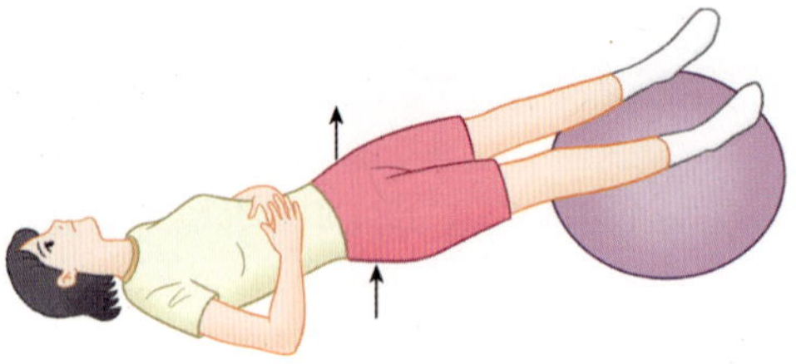

그림 9-32. 공을 발목 아래에 두고 손은 배에 모은 뒤 엉덩이를 들고 3~5회 유지한다.

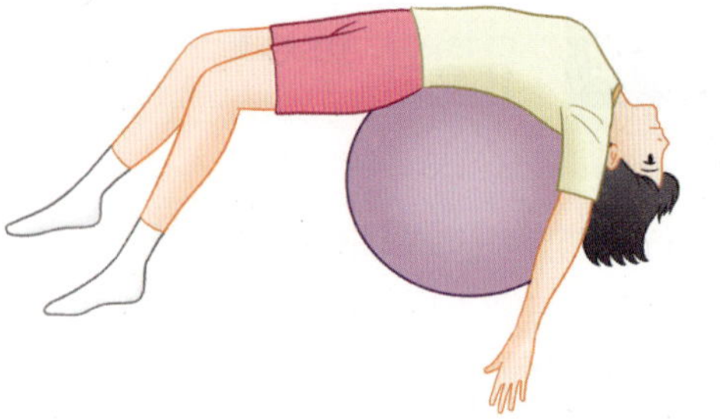

그림 9-33. 위와 같은 자세에서 팔은 옆으로 펴고 최대한 몸통을 뒤로 젖힌다.

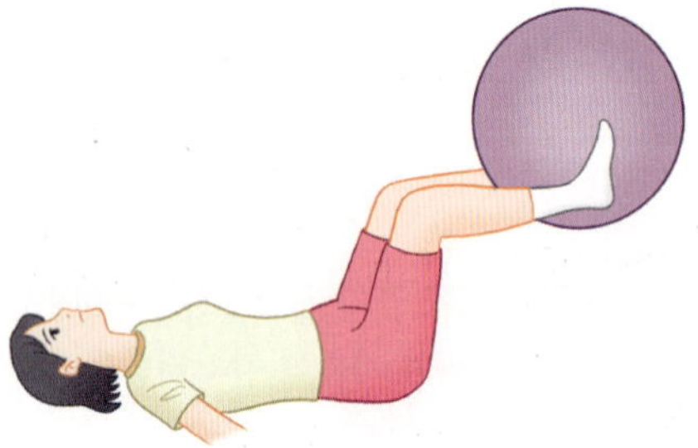

그림 9-34. 다리 사이에 공을 끼우고 무릎을 90°로 구부린 상태에서 3~5초간 유지하고 천천히 내려놓는다.

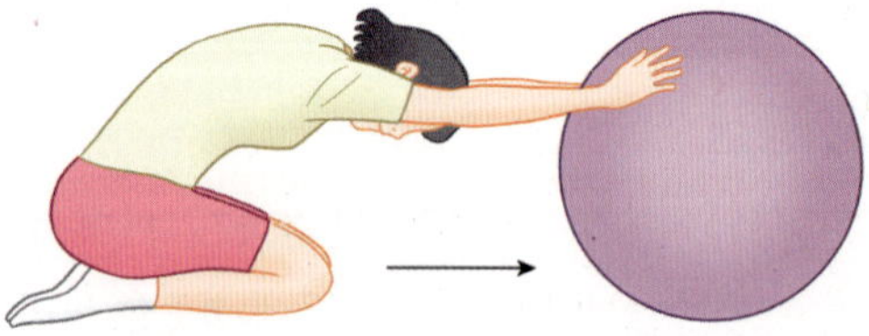

그림 9-35. 무릎을 꿇고 앉은 자세에서 손으로 공을 잡고 앞으로 민다.

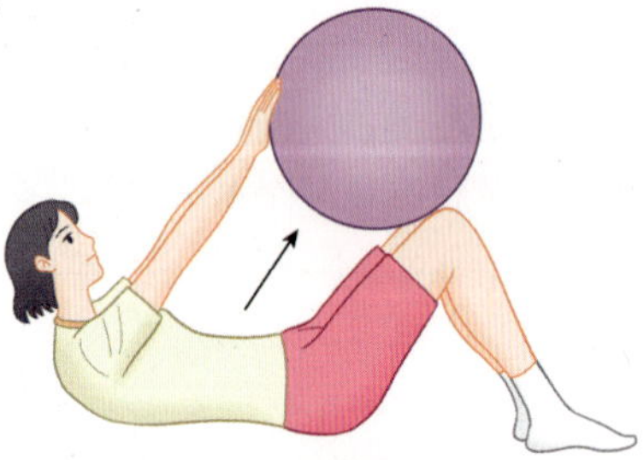

그림 9-36. 무릎을 세워 누운 자세에서 공을 무릎 위에 두고 손으로 공을 밀며 고개를 들어 배를 보면서 5초간 유지한다.

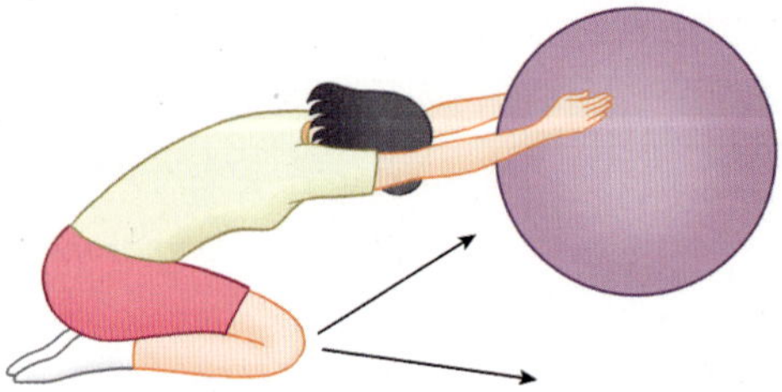

그림 9-37. 왼쪽으로 공을 밀어 5초간 유지하고, 오른쪽으로도 5초간 유지한다.

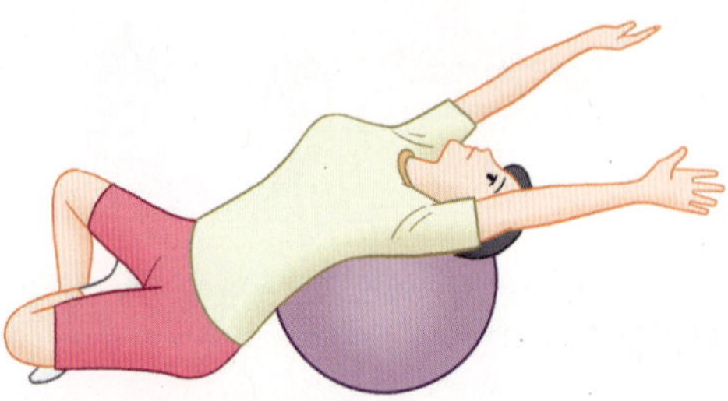

그림 9-38. 등 뒤에 공을 둔 뒤 머리를 젖히고 손도 쭉 뻗어 기지개를 켠다.

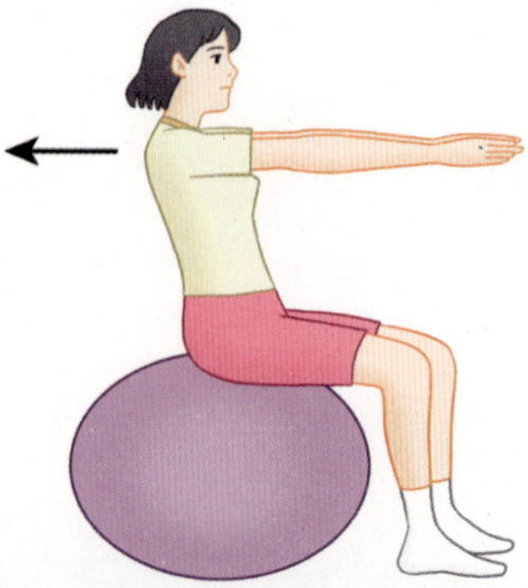

그림 9-39. 공에 앉은 자세에서 손은 앞으로 뻗고 몸통을 약간 뒤로 기울이며 5초간 유지한다.

2) 봉을 이용한 어깨 유연성 운동(그림 9-40~9-44)

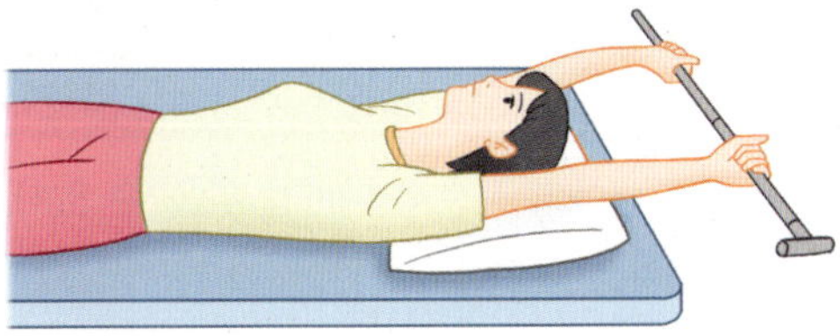

그림 9-40. 바로 누운 자세에서 봉을 어깨 넓이로 잡고 만세를 한다.

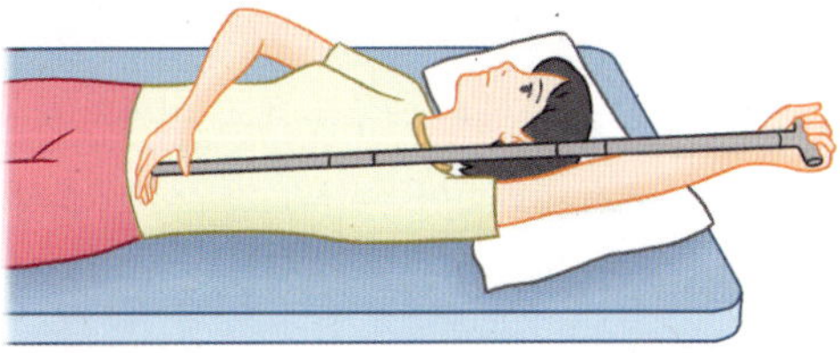

그림 9-41. 바로 누운 자세에서 봉의 양끝을 잡고 환측 손을 앞으로 들어 올린다.

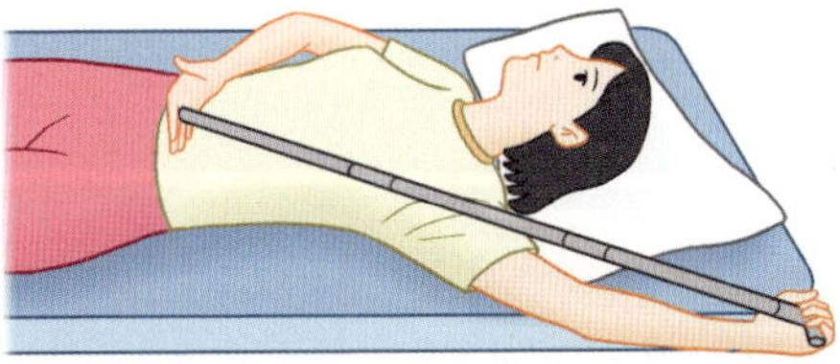

그림 9-42. 바로 누운 자세에서 봉의 양끝을 잡고 환측 손을 외회전 한다.

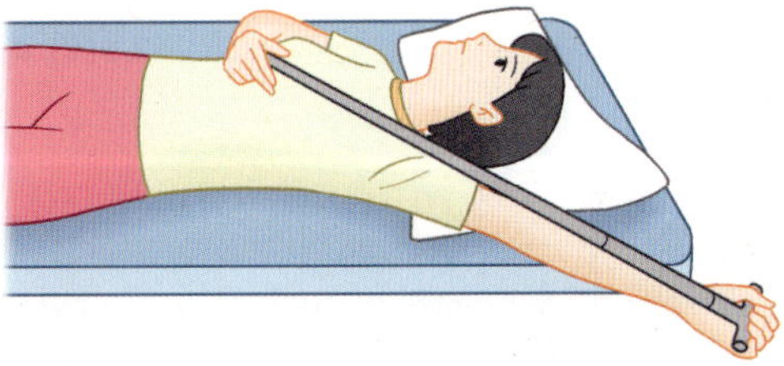

그림 9-43. 누운 자세에서 봉의 양끝을 잡고 환측 손을 옆으로 들어 올린다.

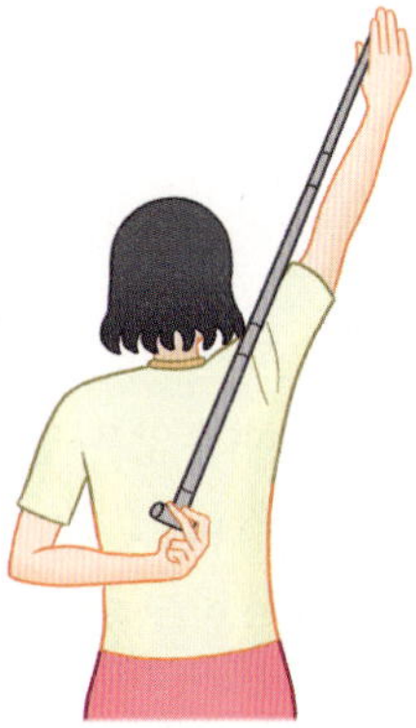

그림 9-44. 앉거나 선 자세에서 봉을 등 뒤로 잡고 환측 손이 등 쪽으로 향하도록 한다.

9-3 두경부암 환자를 위한 운동 프로그램

두경부암수술 후에는 대부분 목과 어깨의 통증과 불편감을 느끼게 된다. 특히 림프절을 절제하고 부신경(accessory nerves)이 손상된 경우에는 손상 정도에 따라 특정 근육의 부분적 마비가 있을 수 있다. 손상 정도에 따라 근육마비의 정도는 차이가 있으며 예후에도 영향을 미친다.

1. 운동의 목적

고정된 자세로 발생할 수 있는 목 수술 부위의 유착과 어깨의 구축을 예방하여 정상관절 범위를 유지하기 위한 것과 신경손상으로 인한 근육마비 부위를 효과적으로 운동하기 위함이다.

2. 증상

목 숙이기, 뒤로 젖히기, 고개 돌리기, 측면으로 고개를 기울이는 데 있어서 뻣뻣함을 느끼고, 움직임에 제한이 있다. 바로 누운 자세에서 고개를 들어올리기가 힘들어질 수도 있다. 또한 수술 부위쪽 어깨 근육에 통증을 느끼며, 압통이 있다. 어깨 부위는 팔을 앞으로 들어올리기, 옆으로 들어올리기 등을 할 때 가장 많은 제한을 느끼게 되며 이로 인해 어깨가 전 가동범위로 움직이지 못해 어깨의 통증이 증가할 수 있다. 수술 부위의 목과 어깨, 가슴 앞쪽으로는 감각저하를 느끼며, 가끔씩 불수의적인 수축이 있을 수 있다.

3. 운동 방법

수술 직후부터 어깨운동은 시행 가능하며, 목 운동은 수술 부위가 불편하지 않은 범위로 시행하도록 하며 수술 4주 후에는 목의 관절범위가 정상범위에 도달할 수 있도록 시행한다. 모든 동작은 참을 수 있는 범위 내에서 시행하도록 한다. 잘 되지 않는 동작은 보호자의 도움을 받아 시행한다(그림 9-45~9-59).

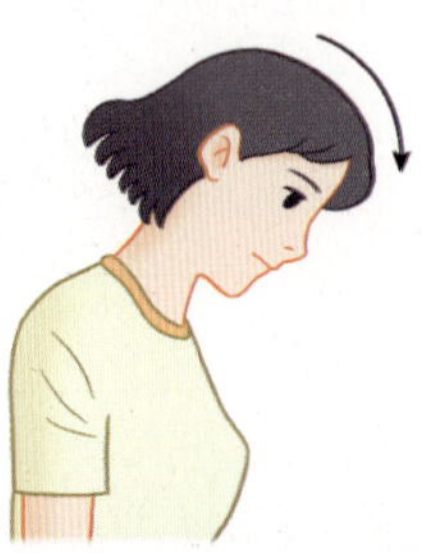

그림 9-45. 고개를 아래로 숙여 5초간 유지한다.

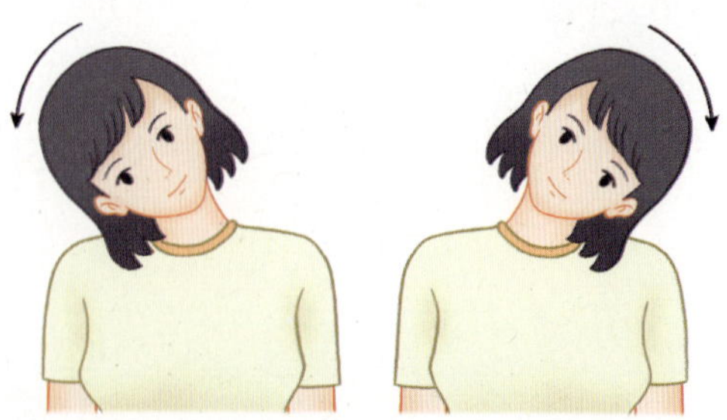

그림 9-46. 측면으로 고개를 기울여 5초간 유지한다.

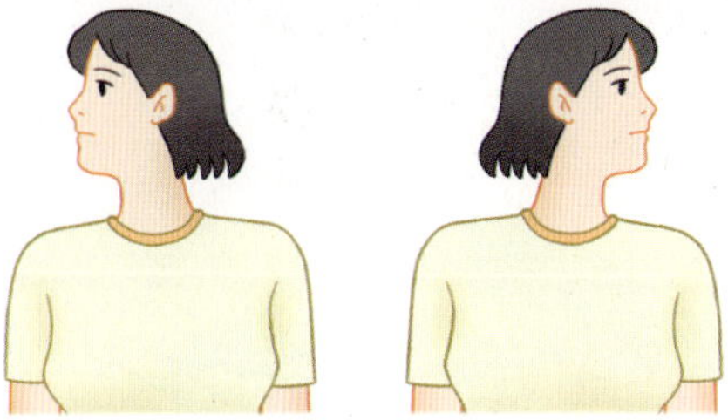

그림 9-47. 고개를 한쪽씩 돌려 5초간 유지한다.

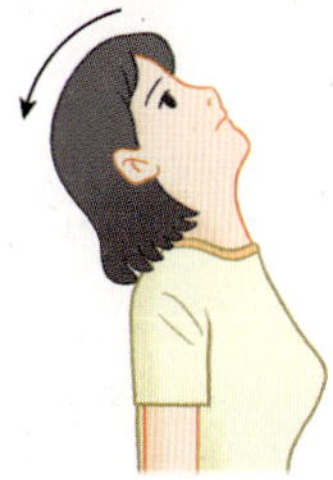

그림 9-48. 고개를 가능한 범위로 뒤로 젖혀 5초간 유지한다.

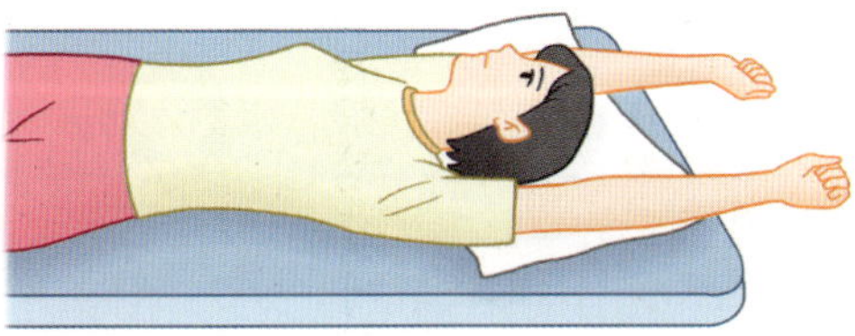

그림 9-49. 누워서 완전히 팔을 뻗어 '만세' 한다.

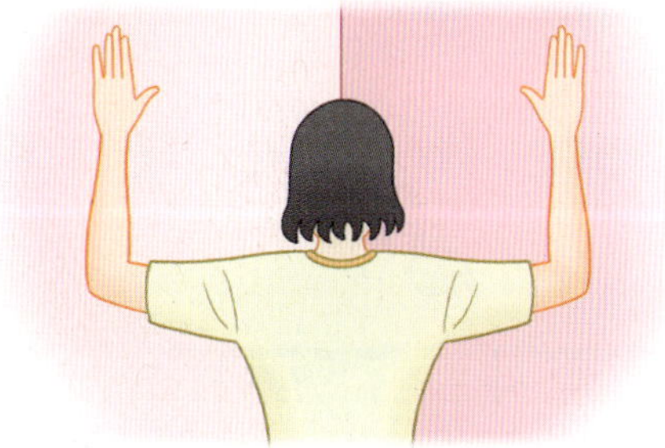

그림 9-50. 문틈 또는 모서리에 팔을 기대어 가슴 근육을 스트레칭한다.

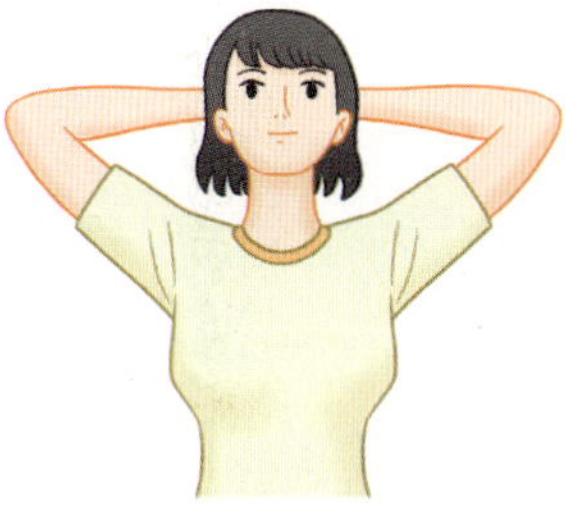

그림 9-51. 양손을 머리 뒤로 깍지를 끼어 최대한 가슴을 편다.

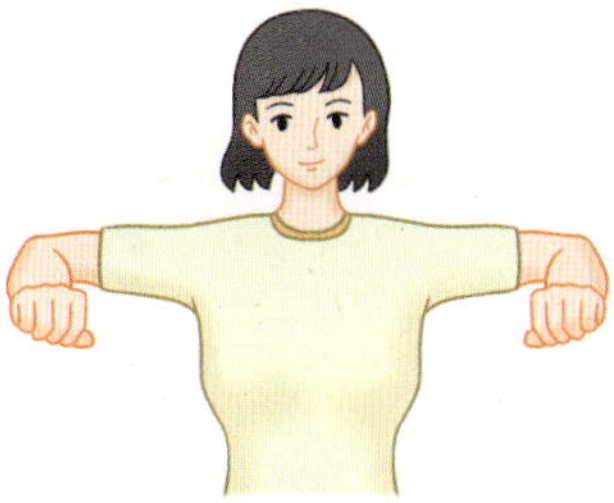

그림 9-52. 양쪽 날개뼈를 죄듯이 팔꿈치를 구부리고 가슴을 편다.

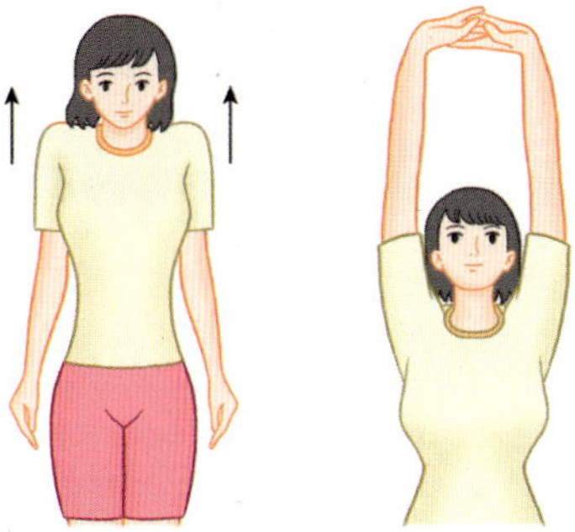

그림 9-53. 어깨를 으쓱 올리고 5초간 유지한다. 양손을 깍지 낀 채 팔을 들어올리고, 머리도 통증 없는 범위로 젖힌다.

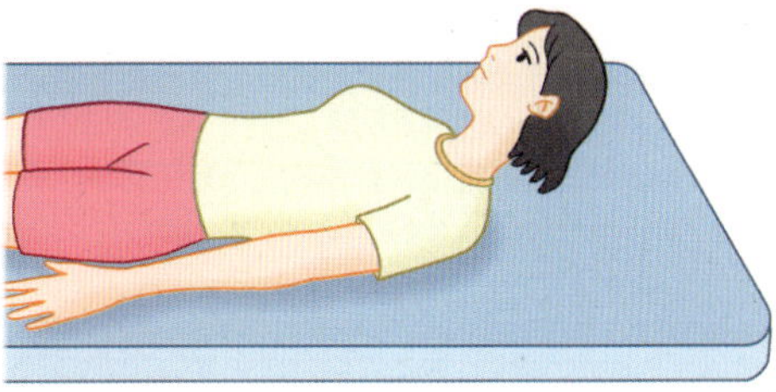

그림 9-54. 바로 누운 자세에서 고개를 들고 5초간 유지한다.

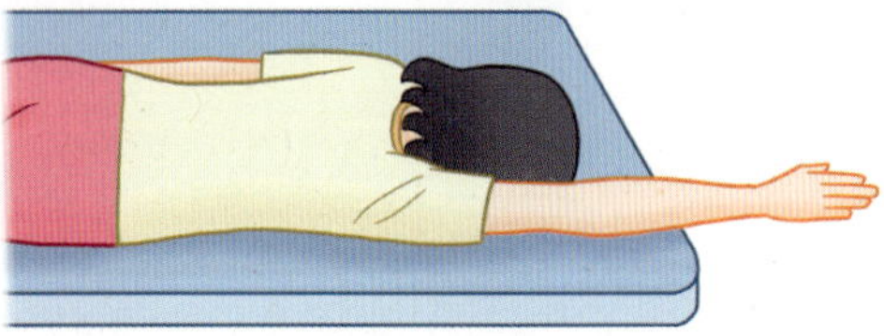

그림 9-55. 엎드려 누운 자세에서 환측 팔을 위로 들어 올리고 유지한다.

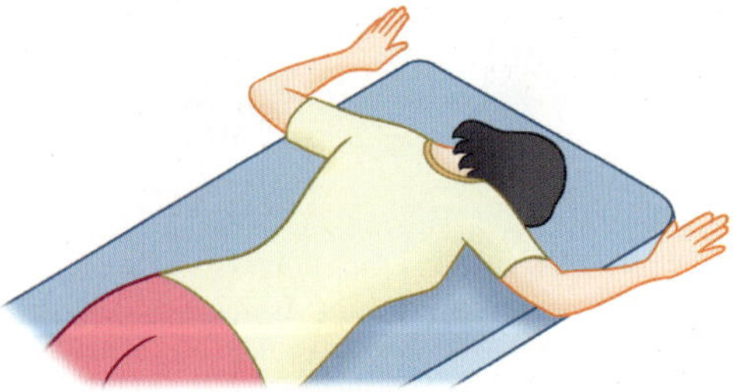

그림 9-56. 엎드려 누운 자세에서 팔을 90° 벌려 팔꿈치를 90° 상태에서 위로 올린다.

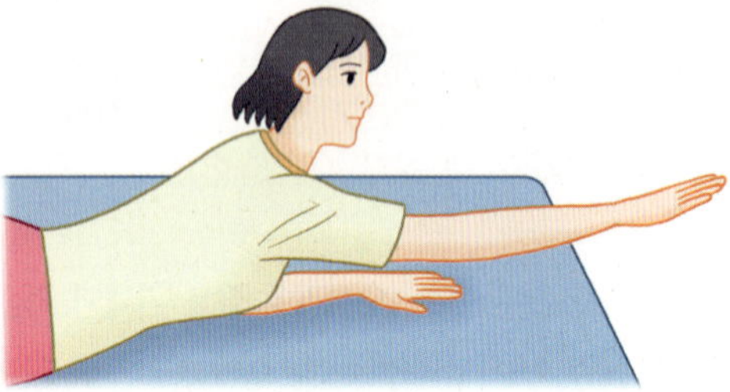

그림 9-57. 팔꿈치를 받쳐 엎드린 자세에서 팔을 앞으로 들고 5초간 유지한다.

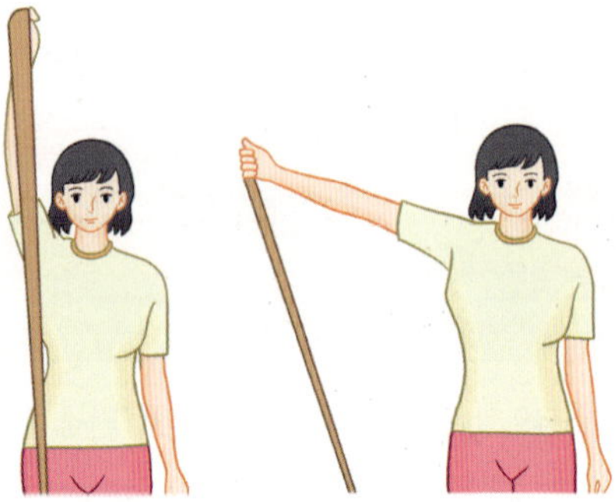

그림 9-58. 선 자세에서 고무 밴드를 잡고 팔을 앞으로 들기와 옆들기를 10회 반복한다.

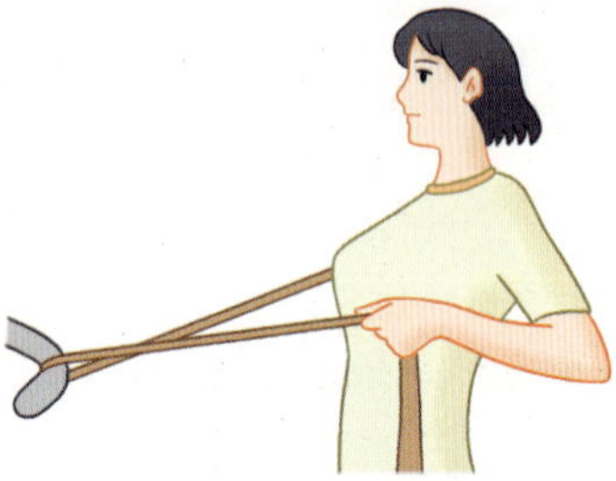

그림 9-59. 선 자세에서 고무밴드를 양손으로 양 날개뼈를 조이듯이 당기며 10회 반복한다.

9-4 폐암 환자를 위한 운동 프로그램

폐암은 남녀를 합쳐서 연 1만 6천여 명으로 전체 암 발병률 2위이다. 폐암은 연령이 많을수록 증가하는 양상을 보이고 있다. 노년층에서 많이 발병하므로 통증과 피로감 및 근력 약화를 호소한다. 따라서 근력운동과 호흡훈련이 반드시 필요하다.

1. 운동의 목적

수술 후에 감소된 관절의 가동력 및 근력을 증가시켜 피로에 대한 내성을 높인다. 호흡운동을 통해서 감소된 심폐 능력을 향상시킨다. 객담 배출을 원활하게 할 수 있도록 교육한다.

2. 증상

전반적으로 목 부위와 어깨 부위의 관절제한은 나타나지 않는다. 수술 절개 부위에 근육 단축이 나타나고, 후만(kyphotic) 자세를 유발한다. 수술 부위의 통증을 호소한다.

3. 운동 방법

수술 전후로 호흡에 대한 운동교육을 실시해야 한다. 운동은 수술 부위가 불편하지 않은 범위 내에서 시행하도록 하며 수술 6주 후에는 관절 범위가 정상 범위에 도달할 수 있도록 시행한다. 지속적인 유산소운동을 통해서 심폐지구력을 증진시킨다(그림 9-60~9-75).

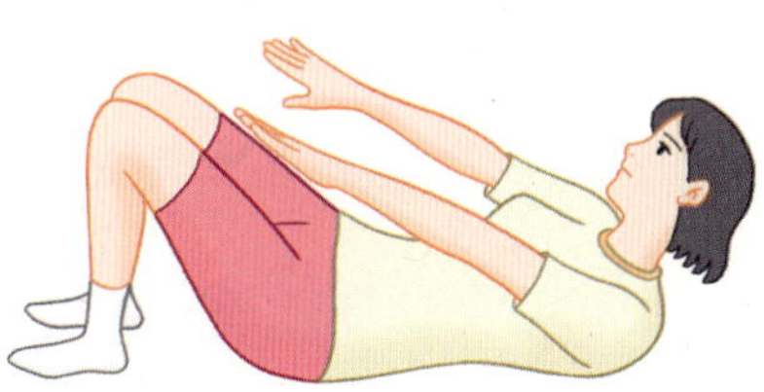

그림 9-60. 바로 누운 자세에서 무릎을 세우고 고개를 들어 배를 보며 5초간 유지한다.

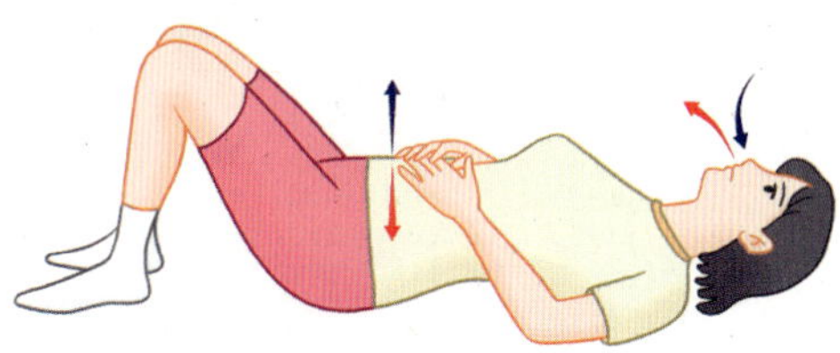

그림 9-61. 코로 숨을 마시면서 배가 볼록하게 하고 내쉬면서 배를 들어가도록 한다(복식호흡).

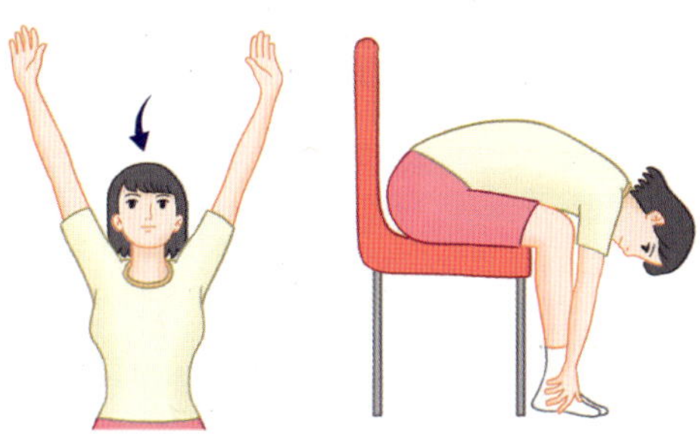

그림 9-62. 양손을 '만세' 하며 숨을 마시고 내쉬면서 발목을 잡는다.

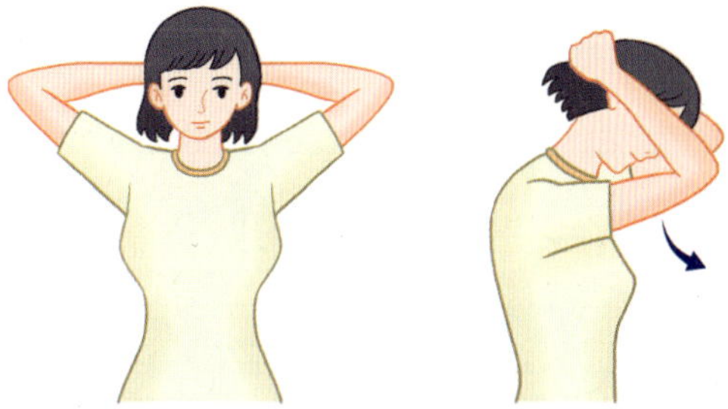

그림 9-63. 양손으로 머리 뒤에 깍지를 끼고 가슴을 쭉 내밀며 숨을 마시고 고개를 숙이며 내쉰다.

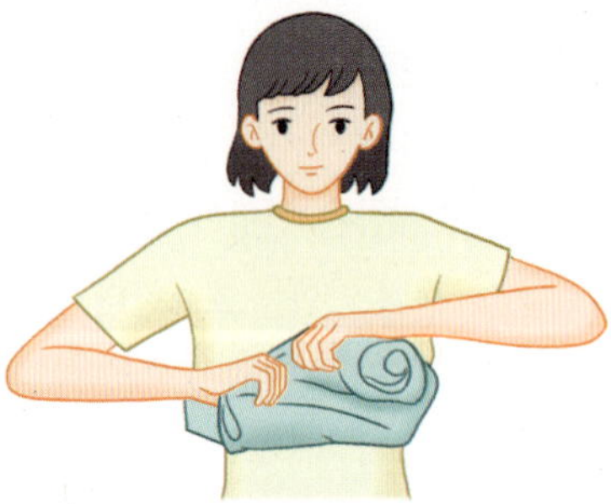

그림 9-64. 가슴에 수건을 대고 수건으로 저항을 주며 호흡한다.

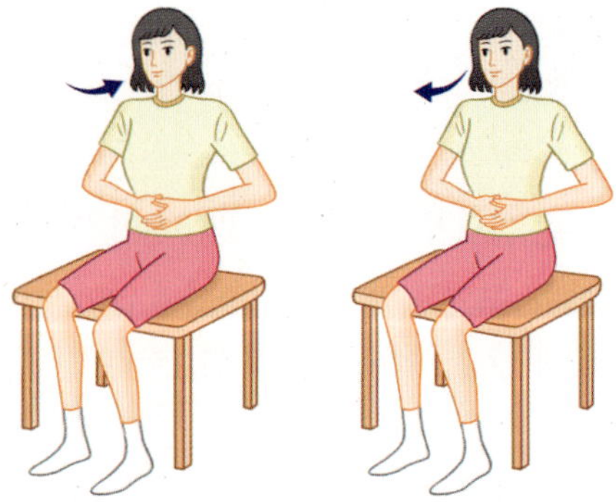

그림 9-65. 복식호흡을 한다.

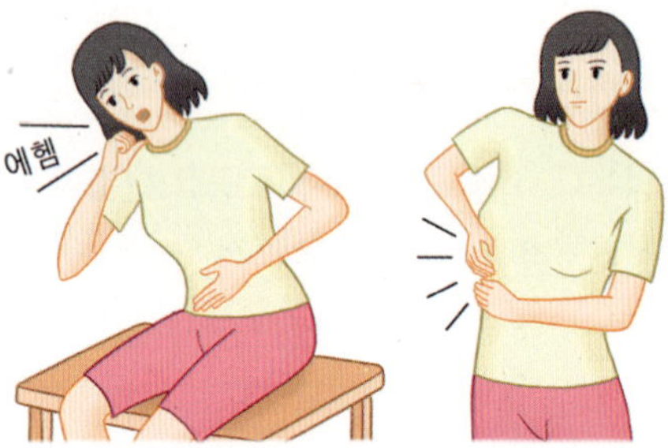

그림 9-66. '에헴' 하며 헛기침을 한다. 손을 컵 모양으로 모우고 가슴과 등 부위를 두드린다.

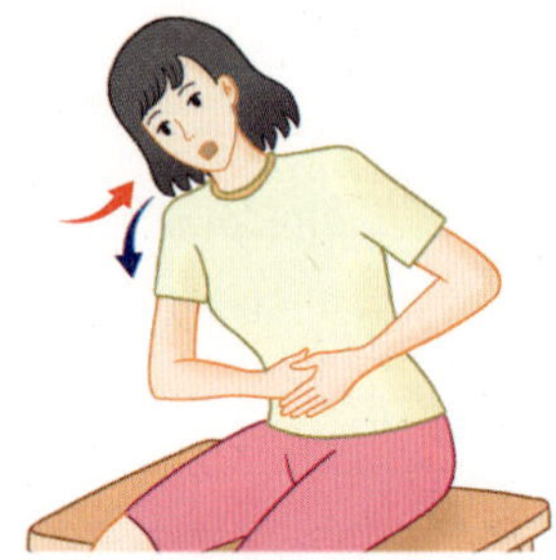

그림 9-67. 숨을 코로 들이 마시고 입을 벌려 '허프' 소리를 내며 내뱉는다.

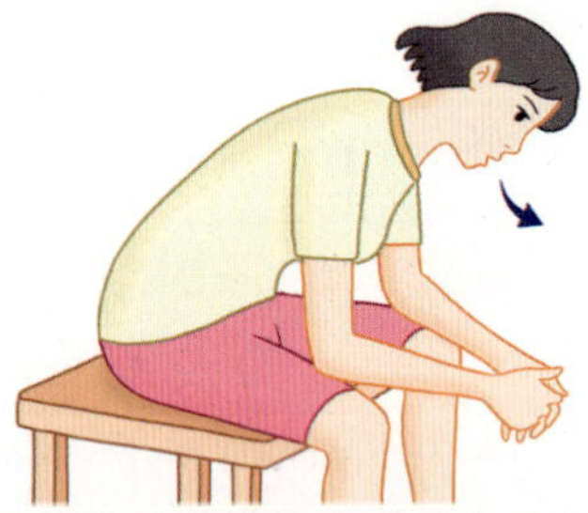

그림 9-68. 앉은 자세에서 최대한 구부려 '후' 하고 입술로 내뱉는다.

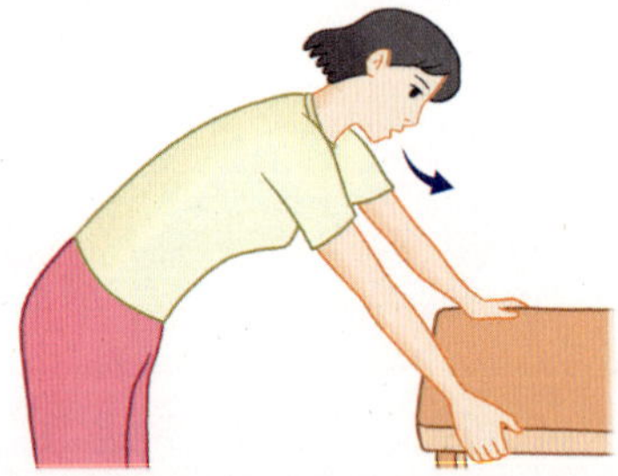

그림 9-69. 서 있을 때는 기대어 자세를 숙이고 '후' 하고 입술로 내뱉는다.

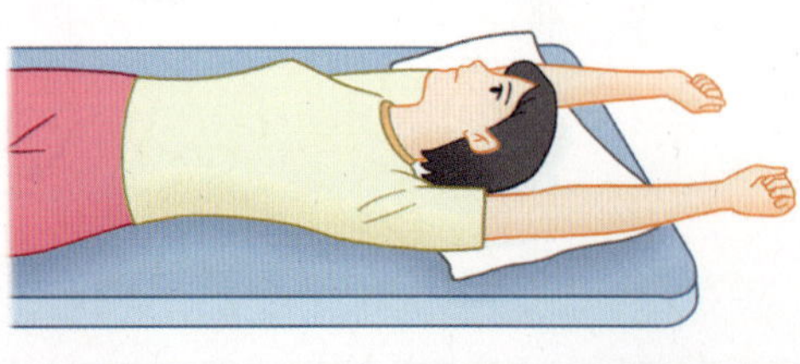

그림 9-70. 바로 누운 자세에서 기지개를 켠다.

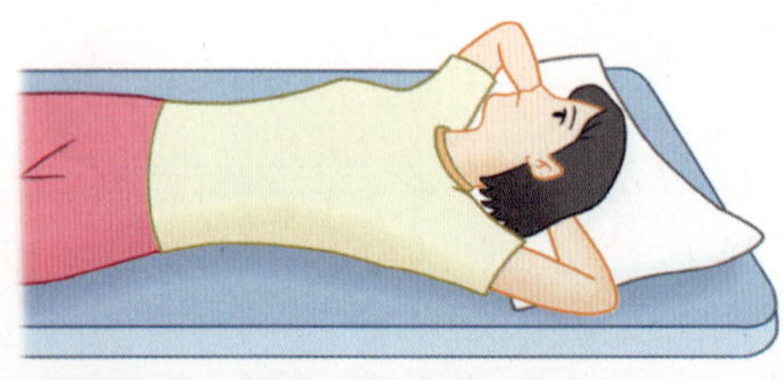

그림 9-71. 머리에 깍지를 끼고 눕는다.

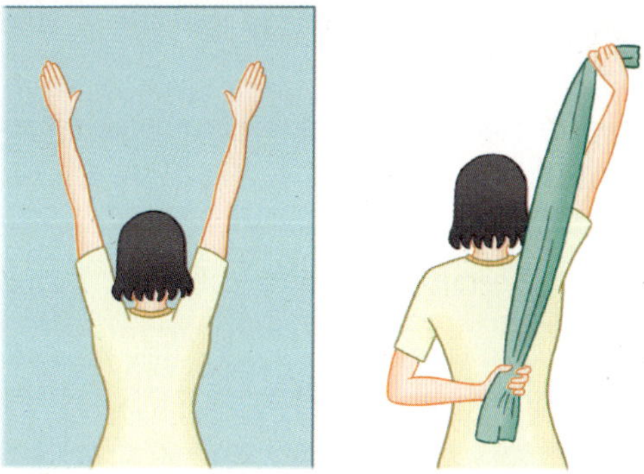

그림 9-72. 양팔을 벽에 기대어 '만세' 한다. 등 뒤로 수건을 잡고 팔을 등 뒤로 올린다.

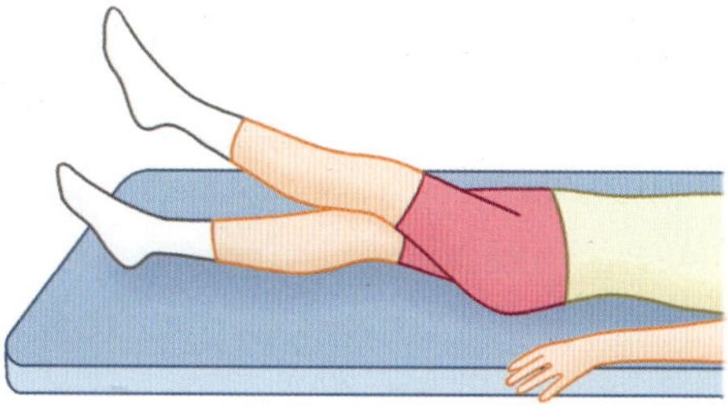

그림 9-73. 바로 누운 자세에서 다리 들고 10초간 유지한다.

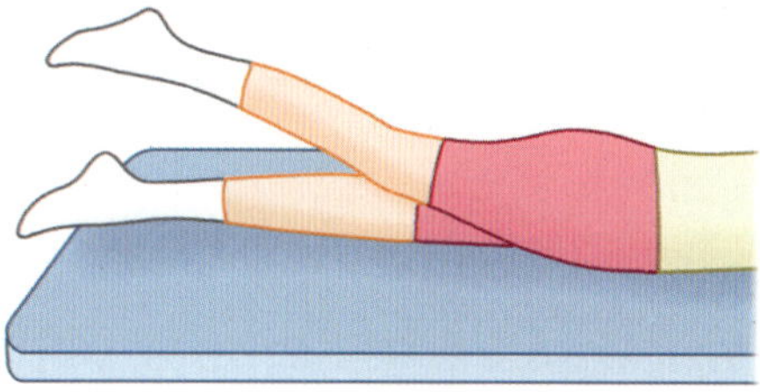

그림 9-74. 엎드려 누운 자세에서 다리 들고 10초간 유지한다.

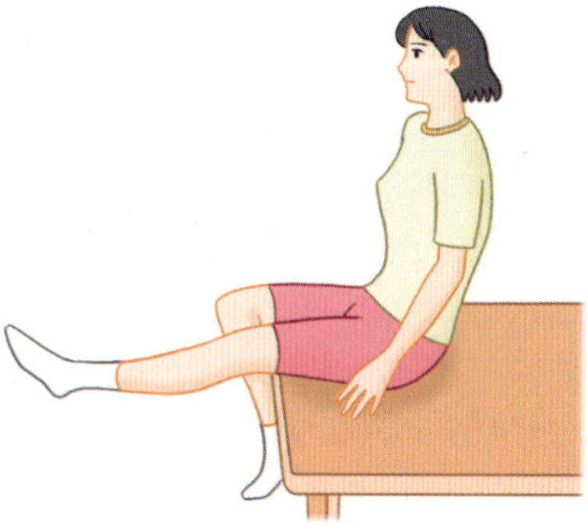

그림 9-75. 앉은 자세에서 무릎을 펴고 10초간 유지한다.

참고문헌

1. 김성중. 림프부종, 1st ed. 서울, 정담미디어. 2002.
2. 김용환, 박은경, 이혜영 등. 폐암 수술 환자의 재활운동 프로그램 사례. 운동학 학술지. 2009;11(1):37-42.
3. International Society of Lymphology. The diagnosis and treatment of peripheral lymphedema. Lymphology. 2003;36(2):84-91.
4. Kasseroller R. Compendium of Dr. Vodder's Manual Lymph Drainage. Heidelberg, Haug. 1998.
5. Kurz I. Textbook of Dr. Vodder's Manual Lymph Drainage: Therapy Vol 2, 4th edition. Heidelberg, Haug. 1997.
6. Lauchlan DT, McCaul JA, McCarron T. Neck dissection and the clinical appearance of post-operative shoulder disability: the post-operative role of physiotherapy. European Journal of Cancer care. 2008;17(6):542-548.
7. Lauriden MC, Christiansen P, Hessov I. The effect of physiotherapy on shoulder function in patients surgically treated for breast cancer: A randomized study. Acta Oncologica Stockholm Sweden. 2005;44(5):449-457.
8. McNeely ML, Parliament MB, Seikaly H, et al. Effect of Exercise on upper extremity pain and dysfunction in Head and Neck Cancer survivors. Cancer. 2008;113(1):214-222.

9. Ozalevli S, Ilgin D, Kul Karaali H, et al. The effect of in–patient chest physiotherapy in lung cancer patients. Support Care cancer. 2010;18(3):351–358.
10. Rogers LQ, Courneya KS, Shah P, et al. Exercise stage of change, barriers, expectations, values and preferences among breast cancer patients during treatment: a pilot study. European Journal of Cancer Care. 2007;16(1):55–66.
11. Weissleder H, Schuchhardt C. Lymphedema: Diagnosis & Therapy, 4th edition. Essen, Viavital Verlag. 2008.
12. Wittlinger G, Wittlinger H. Textbook of Dr. Vodder's Manual Lymph Drainage: Vol 1, 7th edition. New York, Thieme. 2004.

제 10 장

물리인자의 요법

10-1. 표층열 치료

1. 열전달과 관련된 물리
2. 전신 열적용의 생리적 효과
3. 국소 부위 열적용의 생리적 효과
4. 표층 열치료의 목적과 적응증
5. 표층 열치료 적용 시 주의점
6. 표층 열치료 적용 시 금기사항
7. 열치료와 냉치료의 치료 전 준비사항
8. 표면 열치료에 사용되는 도구

10-2. 한랭요법

1. 한랭요법과 관련된 물리
2. 좁은 면에 대한 냉적용의 생리학적 효과
3. 한랭요법의 목적과 적응증
4. 주의
5. 냉동요법의 금기증
6. 절차

10-3. 음향 방사: 초음파

1. 초음파와 관련한 생물리학
2. 초음파의 생리학적 효과
3. 목적과 적응증
4. 주의
5. 금기증
6. 절차
7. 초음파영동

10-4. 기계적 척추 견인

1. 설명
2. 견인의 원리
3. 목적과 적응증
4. 주의
6. 절차(간헐적 견인)

10-5. 간헐적 기계 압박

1. 설명
2. 생리적 효과
3. 목적과 적응증
4. 주의
5. 금기증
6. 절차

10-6. 지속적 수동 운동

1. 설명
2. 지속적 수동운동 기구의 생리학적 효과
3. 목적과 적응증
4. 주의사항
5. 금기증
6. 절차(무릎수술 후)

10-7. 경사침대

1. 설명
2. 경사침대의 생리학적인 효과
3. 적응증
4. 절차

10-8. 마사지

1. 설명
2. 생리학적 효과
3. 정선된 기술 설명
4. 절차

10-1 표층열 치료

1. 열전달과 관련된 물리

1) 전도(conduction)

열이 물리적으로 접하고 있는 물체의 직접적 분자의 상호작용에 의해 뜨거운 물체에서 차가운 물체로 이동하는 현상이다. 전도를 이용한 요법에는 핫팩, 파라핀 등이 있다.

2) 대류(convection)

열이 뜨거운 부분에서 차가운 부분으로 공기나 액체의 움직임을 통해 전달되는 현상이다. 대류를 이용한 요법에는 회전욕(whirlpool), 하버드탱크, 유속치료(fluido therapy) 등이 있다.

3) 복사(radiation)

어떤 근원물질에서 생긴 빛의 전자자기파나 입자파(α, β, γ선)가 차가운 물체로 전달되는 현상이다. 복사를 이용한 요법에는 적외선 등(infrared lamp)과 같은 것들이 있다.

2. 전신 열적용의 생리적 효과

신체 표면의 넓은 부분에 열치료를 시행할 수 있다. 예를 들어서 회전욕은 둔부와 무릎에 적용하고, 하버드탱크는 하지와 몸통에 적용할 수 있다(표 10-1).

표 10-1. 일반적 열적용의 생리적 효과

증가	감소
심장박출량	혈압
기초대사율	근활동(진정작용)
맥박수	내부 장기의 혈액
호흡수	이완된 근육의 혈액
혈관확장	1회 심박출량

3. 국소 부위 열적용의 생리적 효과

신체 일부분(허리, 대퇴, 목 등)에 열치료를 시행할 수 있다.

1) 표층열에 의한 신체조직의 반응

(1) 피부 온도가 빠르게 상승하며 가장 큰 온도 변화를 보인다.

(2) 피하조직 온도는 비교적 덜 상승하며 적은 온도 변화를 보인다.

(3) 근육과 관절은 가장 적은 온도 변화를 보인다.

2) 국소 부위의 열치료가 신체조직과 구조에 미치는 영향

다음의 표 10-2에 정리하였다.

표 10-2. 국소 부위의 열치료가 신체조직과 구조에 미치는 영향

	조직/구조	기전
증가	① 혈류	동맥과 세동맥 확장
	② 모세관 투과성	모세관압의 증가
	③ 비탄력조직의 탄력성	콜라겐 조직의 확장성 증가
	④ 대사	온도가 10℃ 상승함에 따라 세포 산화작용이 2~3(2.5)배 증가
	⑤ 혈관확장	축삭반사와 척수반사의 증가, 혈관확장 물질의 분비(브레드키닌, 히스타민, 프로스타글란딘)
	⑥ 부종	모세관 투과성의 증가
감소	① 관절의 뻣뻣함	콜라겐 조직의 확장성 증가와 점성의 감소
	② 근력	해당작용(glycolytic process)의 감소
	③ 근육연축	근방추의 수축 감소와 골지힘줄기관의 수축 증가로 알파운동신경세포의 활동이 감소됨으로써 근긴장이 감소됨
	④ 통증	관문조절설, 통증-경련-통증 회로 차단

4. 표층 열치료의 목적과 적응증

1) 통증 조절: 결합조직의 확장성과 조직회복을 증진시키고, 연부조직의 염증과 부기를 제거하며, 연부조직과 관절의 제한, 근경련 감소에 영향을 미친다.

2) 전기치료, 마사지, 수동운동, 능동운동의 준비수단으로 활용될 수 있다.

3) 적응증

(1) 통증

(2) 다양한 근골격계 질환: 관절염, 건염, 점액낭염, 근막통증증후군 등

(3) 만성 염증

(4) 구축(contracture)

(5) 긴장(tightness)

5. 표층 열치료 적용 시 주의점

1) 심부전, 부종, 순환장애, 온도조절 기능 손실, 개방성 상처, 금속 삽입물 부위에 적용 시 주의를 요한다.

2) 말초신경손상 환자나 말초혈관장애 환자는 화상에 주의해야 한다.

3) 맥박과 호흡에 주의하여 쇼크를 방지한다.
4) 하버드탱크나 월풀은 피부에 교차감염이 걸리지 않도록 주의한다.

6. 표층 열치료 적용 시 금기사항

1) 급성기나 초기 아급성기 염증 상태에 있을 경우, 순환기능이나 감각의 저하가 있는 경우, 심부정맥 혈전증이 있는 경우, 인지기능의 감소와 악성 종양, 출혈과 부종의 경향이 있는 경우, 너무 어리거나 연로한 경우에 열치료를 적용하지 않는다.
2) 금기증
   (1) 급성 열증이나 열성 질병
   (2) 급성 관절 감염
   (3) 급성 동통성 콩팥염
   (4) 결핵이나 부식성 관절 병변
   (5) 신경염
   (6) 심장기능 대상부전증 및 관상심장병

7. 열치료와 냉치료의 치료 전 준비사항

1) 치료에 적용되는 물리치료 도구는 치료사에 의해서 품질을 검증받아야 하며, 환자에게 치료법과 치료 시 환자가 느낄 수 있는 감각을 설명해야 한다.
2) 환자가 편한 자세를 취할 수 있도록 한다.
3) 치료 부위를 노출시키고, 다른 사람에게 노출되지 않도록 적절히 덮어준다.
4) 치료 전 피부 상태와 온도감각을 확인한다.
5) 환자의 인지 상태가 양호한 경우 예기치 못한 상황에 대비하여 벨 등의 호출 신호를 할 수 있도록 조치하고, 초기치료 시 자주 환자의 상태를 확인한다. 또한 인지 결함이 있는 환자의 경우 5분마다 상태를 확인한다.
6) 치료 종료 후 피부 상태를 확인하고 건조시킨다.

8. 표면 열치료에 사용되는 도구

1) 핫팩(hot pack)(그림 10-1)

(1) 개요
① 신체 표면의 국소 습열 작용
② 모(wool) 50% – 열 보존, 면(cotten) 50% – 습열 유지
③ 핫팩은 습열을 신체에 적용한다는 점은 비슷하나 항상 고온을 적용한다는 점에서 습포와는 다르다.

(2) 핫팩의 충전물로 실리카겔(silica gel)을 사용하며 74~77℃의 물에 담아 데운다.

(3) 열전달의 방법은 전도이다.

(4) 적용방법

① 환자의 위생을 위해 수건을 접어 핫팩과 피부 사이에 위치시킨다.

② 4장의 수건을 접어 8겹의 층으로 만든 후 핫팩 위에 놓는다.

③ 환부에 핫팩을 감싼 후 열손실을 늦추기 위해 덮개를 덮는다.

④ 환자가 핫팩 위에 누울 경우 수건, 지지물, 베개를 사용하여 체중에 의한 열집중과 불편함을 줄인다.

⑤ 치료사는 치료시간 동안 주기적으로 환자의 피부 상태를 확인한다.

(5) 핫팩통의 온도는 74~77℃를 유지한다.

(6) 적용시간은 20~30분 정도로 한다.

(7) 항상 치료의 적응증과 금기증을 유의하며 시행한다.

(8) 효과

① 심부 조직의 울혈 감소와 순환의 증진

② 통증의 경감과 발한의 자극

③ 삼출액의 흡수 증가

④ 근경직과 긴장의 감소

⑤ 진정작용

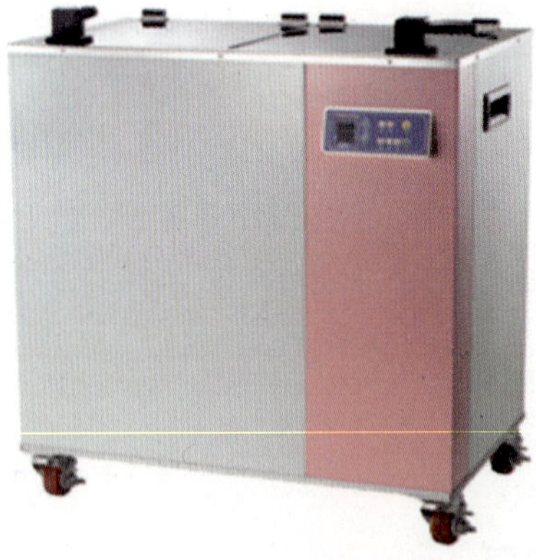

그림 10-1. 핫팩통과 핫팩.

2) 파라핀 욕(paraffin bath)

전도열을 이용한 치료 기구로 자동온도장치로 데워진 파라핀 용액을 사용하여 열을 몸으로 전달하는 방법이다. 파라핀 왁스와 미네랄 오일을 6 : 1 또는 7 : 1의 비율로 섞어서 사용한다. 파라핀/미네랄 오일 혼합물을 47~54.5℃로 용해시킨다. 일반적 자가멸균 온도는 79~82℃이다. 손, 손목, 발등의 불규칙하고 작은 표면 부위에 적용한다(그림 10-2).

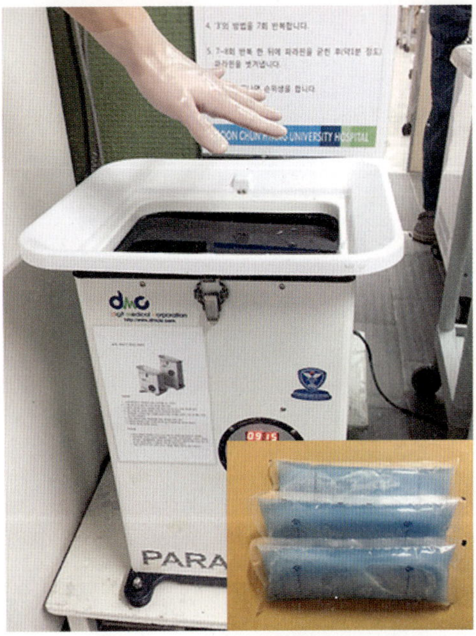

그림 10-2. 파라핀 욕조와 파라핀 왁스.

(1) 적용방법

① 반지 등의 장신구를 뺀다.

② 치료 부위를 씻고, 감염이나 상처를 확인한다.

③ 파라핀에 손을 수차례 담그면서 6~12겹을 만든다.

④ 파라핀이 굳게 되면 벗겨낸다.

(2) 치료 온도는 51.6~52.8℃이다.

(3) 치료 시간은 15~20분이다.

(4) 적응증: 늦은 아급성기나 만성기의 관절염이나 손, 손목관절 등의 뻣뻣함에 적용 가능하다.

(5) 금기증: 알레르기성 발진, 개방성 상처, 최근 수술 부위, 피부 감염, 감각장애 부위에는 적용을 금한다.

3) 수치료(회전욕, 하버드탱크)

물에 공기를 분사하는 방식으로 손상 부위에 직·간접적으로 적용 가능하다. 부력과 물의 효과로 인해 환자는 적용 중 쉽게 움직일 수 있다.

(1) 열전달의 방법은 전도이다.

(2) 수치료에 관련된 물리

① 공기에 비하여 물은 4배 정도의 열 흡수력을 지닌다.

② 물은 다양한 형태의 액체, 기체, 고체에 열 전도성을 지닌다.

③ 물은 담긴 신체에 대하여 위쪽 방향으로 신체와 같은 부피의 부력을 가진다(아르키메데스의

원리).

④ 점성은 액체분자가 다른 부분으로 이동하기 쉽도록 한다. 고온은 액체의 점성을 낮춘다.

⑤ 정수압은 담긴 신체 주변을 감싸고 있는 압력이다. 압력의 정도는 물의 깊이에 따라 달라지는데 물의 밀도 차이가 원인이다.

⑥ 물의 응집은 물 분자가 서로 결합하는 특성으로, 응집된 물 분자를 나누기 위해서는 일정한 힘이 필요하다.

⑦ 물의 밀도는 깊이에 의해 비율적으로 증가한다. 하층의 물은 상층의 물을 받쳐야 밀도가 증가한다.

(3) 적용방법(회전욕)(그림 10-3)

① 요구되는 온도의 물을 적정 수준까지 채운다. 화상, 창상, 혈액매개감염(HIV, B형 간염)의 경우 피부 표면의 보호를 위해 이장제를 댈 수 있다.

② 개방창상이 있을 경우 항감염제를 추가한다. 일반적 항박테리아 약물은 차아염소산 나트륨(sodium hypochlorite, 200ppm 농도로 희석하여 사용), 포비돈요오드(ovidone iodine, 4ppm), 클로르아민 T(chlormine T, 100~200ppm)이다.

③ 감염환경에서는 표준 주의(가운, 장갑, 고글, 마스크)를 지킨다.

④ 환자가 몸을 통에 침수시킬 때 지지를 해준다.

⑤ 수압은 환자가 불편감을 느끼지 않는 지점까지 유지하고 혈관과 신경의 압박이 최소화되도록 한다. 물 밖의 부분은 수건으로 감싸도록 한다.

⑥ 환자가 편한 자세를 취하도록 도와준다.

⑦ 환자의 반응과 참을 수 있는 한계를 잘 관찰한다.

⑧ 치료가 끝난 후 피부의 상태와 건조 여부를 확인한다.

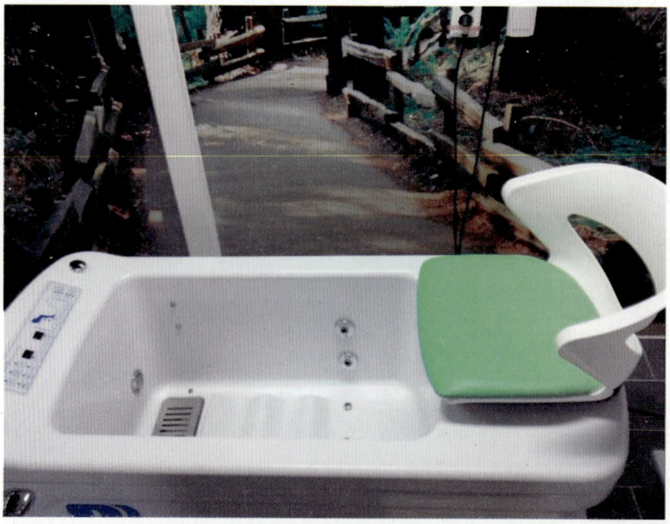

그림 10-3. 회전욕.

(4) 적용방법(하버드탱크)(그림 10-4)

① 요구되는 온도의 물을 적정 수준까지 채운다.

② 개방창상이 있을 경우 항감염제를 추가한다.

③ 환자를 들것에 안전하게 눕힌다.

④ 환자가 물의 온도에 적응할 수 있도록 탱크의 끝에서 천천히 내린다.

⑤ 환자의 머리를 높인 상태에서 물속에 담근다. 원하는 수준까지 환자를 담근 후 현수장치를 제거한다.

⑥ 환자의 반응과 참을 수 있는 한계를 잘 관찰한다.

⑦ 치료가 끝난 후 피부의 상태와 건조 여부를 확인한다.

⑧ 하버드탱크를 세척 후 건조시킨다.

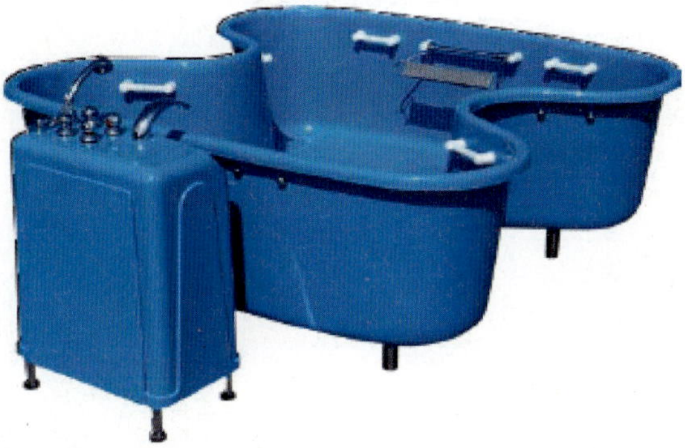

그림 10-4. 하버드탱크.

(5) 치료 온도: 치료 부위와 크기에 따라 다양하다.

① 39.4~43.3℃: 회전욕

② 37.8℃: 하버드탱크

③ 35~37.8℃: 말초혈관질환

④ 33.3~35.6℃: 개방성 창상

(6) 치료 시간: 20분. 다른 치료방법들이 적용된다면 30분 이상도 적용 가능하다.

(7) 적응증: 욕창, 개방성 화상과 창상, 고관절골절 후, 수술 이후, 목·어깨·허리의 아급성기에서 만성기 근골격 통증과 류마티스 관절염에 적용 가능하다.

(8) 주의사항: 온도감각의 감소, 인지의 저하, 피부이식 이후, 요실금, 환각, 전신 상태의 저하, 물공포증 환자에게 적용 시 주의를 요한다.

(9) 금기증: 출혈, 창상의 짓무름, 심장기능의 불안정, 간질 등의 환자에게는 적용을 금한다.

(10) 전기안전: 전기 위험으로부터 환자를 보호하기 위해 다음과 같은 사항을 고려한다.

① 누전차단기 설치

② 주기적으로 터빈, 모터의 상태와 누전 여부를 확인한다.

4) 수중치료(aqua therapy)(그림 10-5)

(1) 수치료의 한 형태로 물을 사용하여 체중을 지지하고, 능동운동과 저항운동을 시행할 수 있다. 수영장이나 하버드탱크 내에서 적용 가능하다.

(2) 치료의 원리

① 물의 부력으로 인하여 수평 방향과 위쪽 방향으로 움직이기 쉽다.

② 아래쪽 방향으로 움직이기는 어렵다.

③ 물의 요동과 결속으로 인하여 움직임의 속도가 증가하면 저항이 커진다. 손도구들의 부피가 커지면 저항이 증가한다.

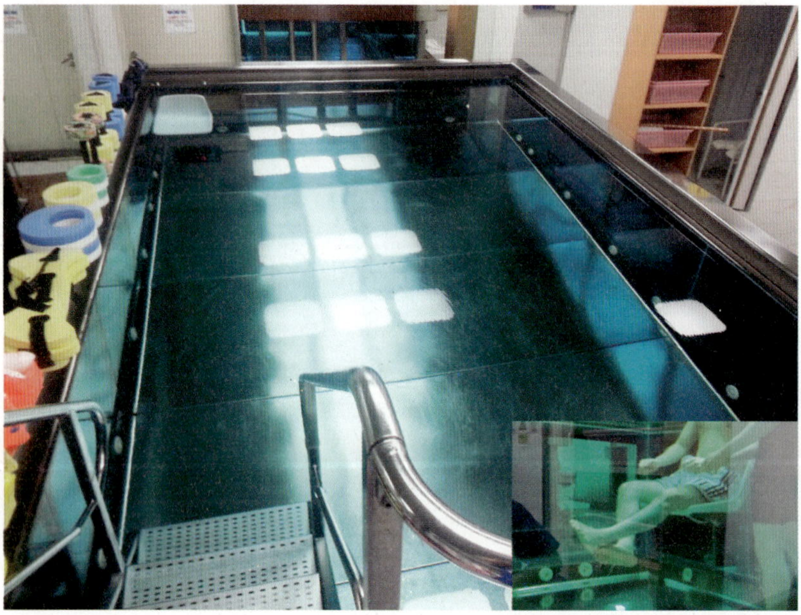

그림 10-5. 수중치료실과 수중치료 모습.

④ 부력으로 인하여 체중지지의 양은 물의 깊이에 의하여 측정될 수 있다.

(3) 적용 온도: 33~36.7℃

(4) 치료 시간은 환자가 견딜 수 있는 범위에서 시행한다.

(5) 주의사항: 개방성 창상과 피부 감염의 경우 반드시 치료부위를 덮어서 시행한다.

(6) 치료의 목적: 균형능력 증진, 관절범위 증가, 근력 증가

(7) 적응증: 척추 추간판탈출증이나 골절 후 수술 회복기, 퇴행성 관절염, 류마티스 관절염 및 동통을 동반하는 근골격계 질환들이 해당된다. 뇌성마비, 뇌졸중, 척추손상 등 마비를 증상으로 하는 중추신경계 손상질환, 근육병 및 심장질환 등도 적응 대상이다.

(8) 금기증: 개방성 상처가 있는 경우, 감염성 질환, 물 공포증, 조절되지 않는 경련성 질환과 심장질환, 소변, 대변 조절이 되지 않는 경우에는 적용하지 않는다.

(9) 수중치료 요법

① 할리윅(Halliwick) 요법: 신체에 부력 보조도구를 사용하지 않으며 환자와 치료사가 일대일로 치료가 이루어지고 게임을 통한 그룹 프로그램 등을 활용한다는 특징을 가지고 있다. 할리윅 10point program은 수중에서 자세 조절을 위한 정신적, 감각적 운동을 종합적으로 시행하며 각 신체축에 대한 회전력을 조절하여 균형을 유지하는 법을 배우므로 마비환자나 균형이 저하된 경우에 많이 사용되는 치료방법이다.

② 바드라가즈(Bad Ragaz) 요법: 스위스의 'Bad Ragaz' 지역에서 개발된 것으로 고유수용성 신경근 촉진과 유사한 방법으로 근력증진과 관절운동범위를 증진시키기 위해 근골격계 질환에도 많이 사용된다.

③ 왓츄(watsu): 1970년대 후반 미국인 Haroid Dull에 의해 고안된 것으로 왓츄의 어원은 wa와 shiatsu(지압)라는 일본어와 영어가 합성되어 만들어졌다. 따뜻한 물의 환경에서 지압의 원리를 이용한 것으로 신체의 에너지 선을 따라 근긴장을 이완시킴으로써 관절의 가동범위를 증가시키고 동통을 줄이는 효과가 있으며 근골격계 질환과 뇌손상질환에서 많이 사용되는 치료방법이다.

10-2 한랭요법

1. 한랭요법과 관련된 물리

한랭요법(cryotherapy)은 전도나 증발을 통해 열을 제거하는 것이다.

1) 전도

물체가 물리적 접촉을 할 때 직접적인 분자의 상호작용을 통해 따뜻한 물체에서 차가운 물체로 열이 이동하는 것이다.

2) 증발(증발열)

(1) 따뜻한 물체에 접촉하면 빠르게 증발하는 휘발성 액체

(2) 증발성 장치: 냉각제 분사(vapocoolant spray, fluori-methane)의 지속적인 사용은 환경적인 문제로 인해 문제시되고 있다.

2. 좁은 면에 대한 냉적용의 생리학적 효과

1) 신체조직에서의 냉적용 효과
   (1) 피부 온도가 빠르게 떨어지고, 체온의 변화가 크다.
   (2) 피하의 온도는 서서히 떨어지고, 체온의 변화가 작다.
   (3) 근육과 관절은 가장 적은 온도 변화를 보이므로 한랭에 좀 더 오래 노출해야 한다.
2) 피부의 모세혈관 수축으로 접촉 중앙의 피부는 새파랗게 되고, 접촉 가장자리 정상 조직은 히스타민 반응으로 충혈된다.
3) 냉으로 인한 혈관 확장: 15분 이상의 지속적인 냉노출은 주기적인 혈관수축과 혈관확장을 한다. 이는 대부분 동·정맥이 문합하는 손, 발, 얼굴에서 나타난다. 이를 헌팅 반응(hunting reaction)이라고 한다. 최근 연구에서는 이 반응의 임상적 의의에 의문을 두고 있다.
4) 적은 표면에 냉적용 시 신체계와 신체조직에서의 생리학적 효과는 다음의 표 10-3, 10-4와 같다.
5) 과민증으로 인한 한랭요법의 부작용
   (1) 한랭 두드러기: 히스타민 반응으로 인한 심한 가려움증을 동반한 발진과 피부홍반
   (2) 안면홍조, 눈꺼풀 부음, 호흡곤란, 심한 경우 히스타민 발산과 관련하여 실신을 동반한 과민증(혈압 감소, 심박동률 증가)

표 10-3. 국소 냉적용이 신체계와 구조에 미치는 생리학적 감소 반응

체계/조직	구조
혈류	교감신경 아드레날린의 활동은 동맥, 세동맥, 세정맥의 혈관을 수축
모세혈관 투과성	간질조직 내 유동체의 감소
비탄성 조직의 탄성	콜라겐 신장성의 감소
신진대사	세포 내 산소율의 감소
근경축	근방추의 구심성 II 발화의 감소와 Ⅰb GTO 섬유발화의 증가는 알파 운동 뉴런의 활동을 감소시켜서 긴장성 근방추의 활동을 감소
근력(근강도)	혈류감소와 근육점성이 증가(5~10분 이상)
경직	근방추방전의 감소(구심성: 일차, 이차), 감마운동뉴런 활동의 감소
혈관에 작용하는 요인	혈류의 감소

표 10-4. 국소 냉적용이 신체계와 조직에 미치는 생리학적 증가 반응

체계/조직	구조
관절경직	콜라겐 신장성의 감소와 조직점성도의 증가
통증역치	$A\delta$와 C섬유를 억제하고 $A\beta$섬유를 활성화(관문조절설), 통증-경직 순환을 차단하고, 시냅스 전달을 느리게 하거나 차단
증가된 혈액 점성도	작은 혈관 내의 혈류 감소는 적혈구끼리 서로 붙게 하고 혈관벽은 혈류를 지연시킴
근력(근강도)	알파운동뉴런의 촉진(짧은 시간: 1~5분)

3. 한랭요법의 목적과 적응증

1) 통증 조절: 연부조직 감염 또는 부기(swelling)를 완화한다.
2) 근경련(muscle spasm)을 줄인다.
3) 경직(spasticity)을 줄인다.

4. 주의

고혈압, 온도감각 손상, 개방성 창상, 표재신경 위쪽, 고연령층 또는 어린 환자

5. 냉동요법의 금기증

냉에 대한 과민반응(두드러기), 냉알레르기, 한랭 글로불린혈증, 말초혈관질환, 온도감각 손상, 레이노드 질환

6. 절차

1) 한랭팩(cold packs)

실리카 겔이나 모래 - 슬러리 혼합물(sand-slurry mixture)로 채워진 비닐케이스

(1) 열전달의 수단: 전도

(2) 적용방법

① 치료하는 동안 환자를 따뜻하게 유지한다.

② 타월을 따뜻한 물에 적셔 짜낸 후 반으로 접고 타월에 한랭팩을 올려놓는다.

③ 환자에게 팩을 올려놓고 마른 타월로 덮어 따뜻해짐을 지연시킨다.

④ 팩을 고정한다.

(3) 치료 온도: 냉장고 안에 팩을 −17.8~−12.2℃로 유지한다.

(4) 치료 시간: 10~20분

(5) 적응증/금기증: 일반적인 정보를 참고한다.

2) 얼음팩(ice packs)

젖은 타월을 접어 얼음슬러시를 넣거나 젖은 타월로 덮여진 플라스틱 주머니를 놓는다.

(1) 열전달의 수단: 전도

(2) 적용방법

① 얼음팩을 신체 부위에 적용한다.

② 마른 타월로 팩을 덮는다.

(3) 치료 시간: 10~20분

3) 얼음타월(ice towels)

얼음 슬러시에 담긴 타월. 갈린 얼음에 물을 넣어 얼음 슬러시를 만든다.

(1) 열전달의 수단: 전도

(2) 적용방법

① 슬러시에 2장의 타월을 담그고, 1장을 물기를 짜서 신체에 적용한다.

② 손으로 타월을 고정한다.

③ 일반적으로 40~60초가 지나면 미지근해진 타월을 교체한다.

④ 효과를 지속하기 위해 과정을 반복한다.

(3) 치료 시간: 10~15분

4) 얼음마사지(ice massage)(그림 10-6)

종이컵이나 스티로폼컵에 물을 얼려 만든 얼음기둥이다. 더욱 차가운 슬러시를 만들기 위해 소금을 첨가한다. 물을 얼릴 때 막대사탕의 막대기나 설압자를 쓰기도 한다. 얼음 마사지를 하는 동안 환자는 대개

냉감각, 뜨거운 감각, 통증감각, 무감각과 같은 생리적 과정을 겪는다.

(1) 열전달 수단: 전도

(2) 적용방법

① 용기에서 얼음을 꺼낸다. 얼음에 막대가 없다면 타월이나 세탁한 천으로 싼다. 얼음을 용기 안에 넣고 사용한다면 위의 반은 놔두고, 아래 반은 떼어낸다.

② 초당 5cm로 천천히 겹치는 원을 그리거나 세로 방향으로 겹치게 문지르며, 10cm×15cm 이상이 되지 않도록 하고, 이전에 문지른 원의 반을 덮도록 문지른다. 치료 부위가 크다면 작게 나누어 한다.

③ 뼈 위나 표재신경 위에 마사지하지 않는다.

④ 치료 부위에 생겨난 물기를 타월을 사용하여 눌러 닦는다. 처음에는 얼음이 빠르게 녹지만 피부가 차가워질수록 녹는 속도는 느려진다.

⑤ 진통효과가 있을 때까지 치료를 계속한다.

(3) 치료 시간: 5~10분 또는 진통효과가 있을 때까지 실시한다.

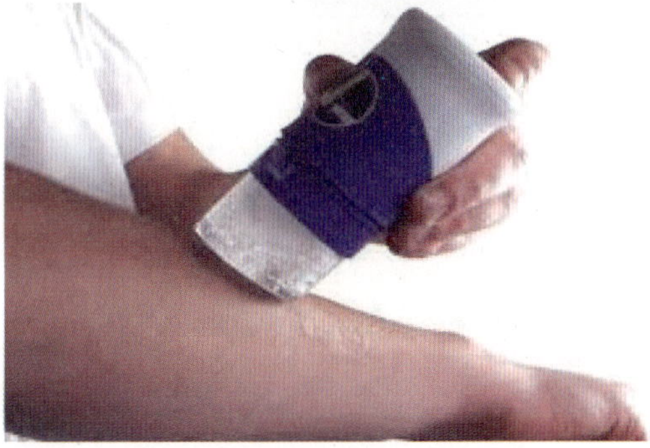

그림 10-6. 얼음 마사지.

5) 냉각제 분사(vapocoolant spray)(그림 10-7)

피부에 적용 시 빠르게 생성되는 무독성, 불연성 휘발성 액체로, 일차적으로 근경련을 감소시키고 운동점(motor point)을 둔감하게 한다. 증기 냉각수 스프레이의 사용은 프레온 가스 성분으로 인한 환경적 영향으로 문제시되고 있다.

(1) 열전달 수단: 증발

(2) 과정(분사와 신장방법)

① 용기를 거꾸로 하고 노즐을 젖힌 후, 치료 부위에서 45~60cm 떨어져 시작한다.

② 30° 각도에서 분사하고 초당 10cm로 스프레이를 배출한다.

③ 다음 번 배출 전에 액체가 완전히 증발하게 한다. 피부가 얼지 않도록 주의한다.

④ 적용 전과 적용하는 동안 근육을 수동 신장시킨다.

⑤ 치료 부위 전체를 도포하는데, 통증 부위에서 시작해 관련통이 있는 부위로 옮겨 간다.

⑥ 분사 후 환자에게 능동운동을 시킨다.

(3) 치료 시간: 10~15분

(4) 적응증: 근막 관련통, 발통점

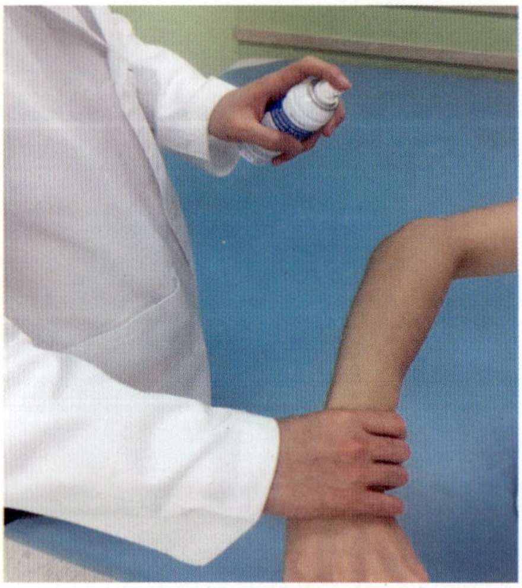

그림 10-7. 냉각제 분사.

6) 대조욕(contrast baths)

혈관의 능동적 이완과 수축을 통해 혈관운동을 촉진하기 위한 냉온수 교대 침전이다. 심부혈관의 순환 증가를 통해 심부조직의 온도를 높인다는 대조욕의 효과에 대해서는 의문시되고 있다. 통증 조절을 촉진하는 것에는 유용하다.

(1) 열전달의 수단: 전도

(2) 절차

① 대개 온수(27~43℃)로 시작한다.

② 치료 부위를 4분간 온수에 적용 후 1분간 냉수에 적용한다.

③ 치료 부위를 4분간 온수에 담근다.

④ 4:1의 비율로 반복한다. 온수로 끝마친다.

⑤ 환자의 상태에 따라 끝내는 온도를 결정한다. 부종 감소가 목표라면 냉수에서 끝내는 것이 더욱 효과적이다.

(3) 치료 온도

① 온수: 38~43℃

② 냉수: 13~18℃

③ 시작할 때 냉수는 적용 범위 중 상위 온도, 온수는 적용 범위 중 하위 온도로 시작하는 것이 좋다.

(4) 치료 시간: 20~30분

(5) 적응증: 사지의 말초순환, 말초혈관질환, 염좌, 좌상, 외상(급성기의 상태가 누그러진 후)

(6) 금기증: 진행성 동맥경화증, 동맥부전, 냉온감각의 소실

10-3 음향 방사(acoustic radiation): 초음파

1. 초음파(ultrasound)와 관련한 생물리학(biophysics)

1) 전환(conversion)

85KHz~3MHz 사이 주파수의 음파로 만들어지고, 0~3w/cm^2의 강도에서 전달되는 역학에너지가 신체조직에 흡수되어 열에너지로 전환된다.

2) 변환기(applicator)에는 압전 결정(crystal)이 들어있다(그림 10-8).

(1) 변환기는 역압전 효과를 이용하여 전기에너지를 음향에너지로 전환시킨다.

(2) 교류전압은 결정의 역학변형을 야기한다.

(3) 전류 주파수에서 결정의 공명(진동)

(4) 결정의 진동은 에너지 확산으로 음파를 생성한다(시준화 광속, collimated beam).

(5) 진동음파는 조직액에서 복사열(radiation)이나 기계적 압력파(pressure wave)를 생성한다. 조직 내의 분자는 진동하고 진동마찰로 열이 발생한다.

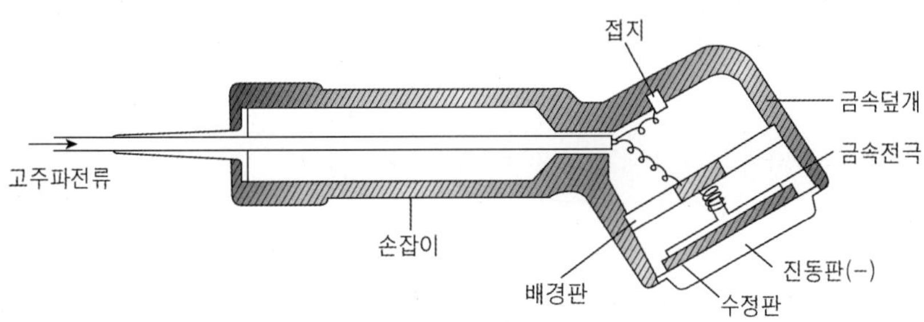

그림 10-8. 초음파 변환기의 구조.

3) 변환기의 크기

(1) 초음파 변환기는 크기가 1~10cm^2로 다양하다. 5cm^2가 가장 흔하게 쓰인다.

(2) 변환기의 크기는 치료 부위의 크기와 관련하여 선택된다(1cm^2=손목, 5cm^2=어깨, 다리).

(3) 효과방출면적(effective radiating area; ERA)(그림 10-9)

① 효과방출면적은 초음파 도자와 관련하여 그보다 작은 면판(결정의 크기)의 면적이다.

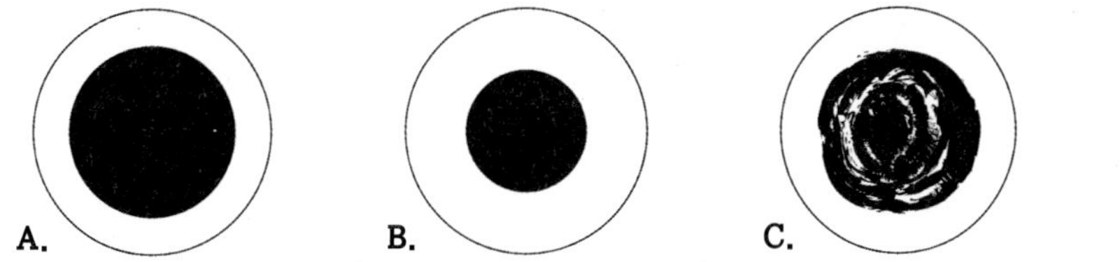

그림 10-9. 효과방출면적(ERA). **A,** 양호한 ERA. **B,** 좁은 ERA. **C,** 빔의 조사가 불규칙한 ERA.

4) 초음파의 공간적 특성

(1) 지속적 초음파 치료 동안에는 초음파의 공간적 특성이 우세하다.

(2) 지속적 초음파는 열효과를 목적으로 한다(예: 만성질환).

(3) 초음파 에너지(강도)는 변환기 표면에 균등하게 분산되지 않는다. 왜냐하면 변환기에 부착된 결정의 결합에 의해 에너지가 역학적으로 차단되어 그 압력파가 결정의 서로 다른 부위에서 방사될 때 서로 방해를 하기 때문이다.

(4) 불균등한 강도는 주변 부위와 비교했을 때 중앙 부위의 초음파 빔 에너지 수준을 높게 만든다. 이 효과는 빔에서 '열반점'(hot spot, 정점 공간 강도)을 만든다. 초음파 단자를 움직여 사용하거나 맥동초음파를 사용하면 열점 효과를 감소시킨다.

(5) 공간 평균강도(spatial average intensity): 변환기 헤드부위(cm^2)에 의해 나눠는 전체 힘(watts)으로 초음파 치료를 기록할 때 쓰이는 단위이다(0.25~2.0w/cm^2).

(6) 빔비균질비(beam nonuniformity ratio; BNR): BNR은 공간 평균 강도에 대한 공간 정점 강도의 비율이다. BNR이 낮을수록 에너지 분포가 균일하고, 조직손상의 위험이 작아진다. BNR은 2 : 1~6 : 1이어야 한다. 이상적인 1 : 1의 비율은 과학적으로 실현 가능하지 않다(그림 10-10).

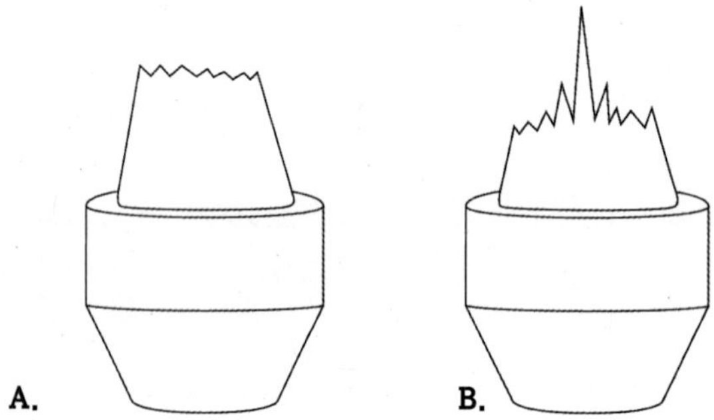

그림 10-10. 빔비균질비(BNR). **A,** 평균 빔 강도와 최대 빔 강도의 비율이 낮은 BNR. **B,** 평균 빔 강도와 최대 빔 강도의 비율이 높은 BNR(최대 빔 부근에서 조직의 손상을 일으킬 가능성이 높아진다).

5) 초음파의 시간적 특성

(1) 맥동초음파의 시행에서 시간적 특성은 중요하다.

(2) 맥동초음파는 비열효과를 요할 때 사용된다(예: 급성 연부조직 손상).

(3) 순환주기(duty cycle): 초음파 에너지 시간의 일부는 한 번의 맥동기간에 걸쳐 있다(통전시간 + 비통전시간, time on + time off). 예를 들어 20%의 순환주기는 2ms는 켜져 있고, 8ms는 꺼져 있게 된다. 50%나 그 이하의 순환주기는 맥동초음파로 간주된다. 51~99%의 순환주기는 보다 적은 음향 에너지와 열을 발생한다.

(4) 시간 정점 강도(temporal peak intensity): 맥동 기간에서 통전시간 동안에 발생된 최대 강도이다.

(5) 시간 평균 강도(temporal average intensity): 맥동 주기 동안에 나타난 시간 정점 강도의 평균

값이다.

(6) 감쇄(attenuation): 연부조직을 통과함에 따른 음향에너지의 감소이다. 흡수, 반사, 굴절은 감쇄에 영향을 미친다. 흡수는 콜라겐과 단백질 성분의 조직(근육, 건, 인대, 관절낭) 내에서 가장 많이 일어난다. 반사와 굴절로 인한 음파의 분산은 조직으로 음파가 투과하도록 하기 위한 분자 마찰을 일으킨다.

6) 투과 깊이: 3~5cm

(1) 3MHz: 표층조직에 음파의 산란(감쇄)으로 표층 부위에 많은 열을 만든다(예: 악관절).

(2) 1MHz: 표층조직에 적은 음파의 분산으로 심부층에 열 발생이 증가하고 많은 양의 초음파 에너지가 심부조직에 투과할 수 있게 한다(그림 10-11).

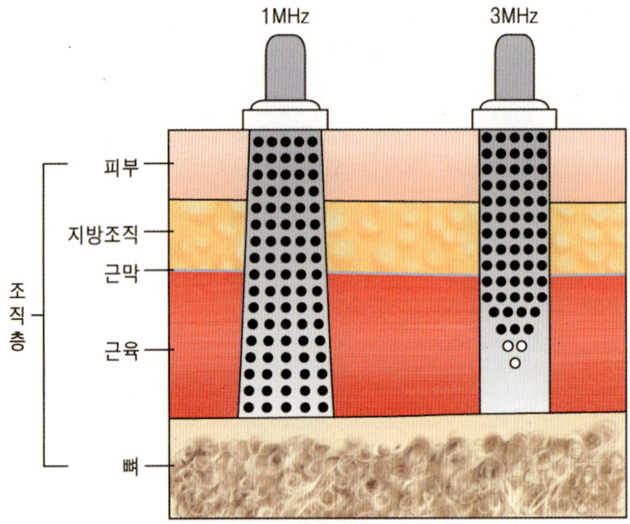

그림 10-11. 초음파 빔의 투과심도.

2. 초음파의 생리학적 효과

1) 열효과

- 충분한 강도의 지속적 음파에너지로 발생한다.
- 범위: 0.5~3w/cm^2
- 초음파 강도는 조직 형태와 병리에 따라 결정한다.

(1) 조직 온도 증가, 통증역치의 증가, 콜라겐의 신장성 증가, 신경 전도속도의 변화, 효소 활동의 증가, 조직의 관류를 증가시킨다.

(2) 반사로 인해 조직 접점의 온도를 증가시킨다. 조직 접점은 인대/뼈, 골/관절낭, 골/근육이다.

(3) 과도하게 높은 온도는 골막조직의 과열로 극심한 통증을 발생시킨다(골막통, periosteal pain). 환자가 골막통을 호소하면 치료 표면적을 증가시키거나 강도를 줄인다.

(4) 불충분한 결합물질은 열반점 때문에 통증을 유발할 것이다. 이는 초음파 단자를 통한 음향에너지의 고르지 못한 분포 때문이다. 이때 초음파 단자를 고정하고 작동한다면 큰 문제가 된다.

2) 비열효과

매우 낮은 강도 또는 맥동(간헐적) 음향에너지로 생성된다. 맥동초음파는 순환 주기와 관련되어 있다. 일반적으로 비열효과치료에 대한 순환주기는 20~50%이다.

(1) 공동(cavitation)

기계적 압력파에 의해서 조직액이나 혈액에서 발생된 작은 가스 기포의 압박(압축화 과정, condensation phase)과 팽창(희박화 과정, rarefaction phase)의 반복에 의해 공동(cavity)이 형성된다.

① 안정 공동(stable cavitation): 가스기포가 공명되나 조직의 손상은 없다. 세포막에서 확산변화의 역할을 맡는다.

② 불안정 공동(unstable cavitation): 초음파의 압박 과정 동안 작은 기포의 심한 붕괴가 고온 때문에 국소조직을 파괴하게 된다.

a. 음향흐름(acoustic streaming): 기계적 압력파의 결과로 세포막 경계를 따라 유동체가 미세하게 움직이는 현상이다. 음향 흐름은 세포막의 활동에 변화를 가져올 수 있고, 세포막 투과성 증진, 세포 내 칼슘 증가, 대식세포 반응 증가, 단백질 합성을 증가시킬 수 있다. 음향 흐름은 조직치유를 가속화하는 역할을 할 수 있다.

3. 목적과 적응증

통증 조절, 결합조직의 신장성 증가, 연부조직의 염증 감소 및 제거, 조직치유의 가속화, 연부조직과 관절 구축, 근염좌의 감소 및 제거

4. 주의

인공유방확대술, 개방성 골단과 골절치료 시 급성 감염에 주의하여야 한다.

5. 금기증

골절치료, 혈액순환장애, 인지기능장애, 감각 손실, 혈전정맥염, 관절 경화, 플라스틱 재질 삽입 부위, 뇌, 귀, 눈, 심장, 목신경절과 같은 치명적인 부위, 경동맥동, 생식 기관, 척수, 심장박동기나 임신한 자궁 부위에는 적용해서는 안 된다.

6. 절차

1) 직접적 접촉

초음파변환기를 비교적 평편한 신체 표면에 접촉하여 움직인다.

(1) 충분한 양의 전파매개물질(젤 또는 크림)을 피부에 바른다.
(2) 초음파는 효과적인 사운드 파장 전달과 윤활작용을 위해 매개물질(미네랄 오일, 물, 젤)이 필요하다.
(3) 초음파변환기 크기의 선택(효과방출면적, 치료 부위의 1/2 크기). 피부 표면과 바른 각도로 초음파변환기를 위치시켜야 한다.
(4) 초음파변환기를 신체 표면의 각도에 따라 원형이나 종 방향으로 겹치게 천천히(약 2~4cm/s) 움직인다.
(5) 초음파변환기를 원형이나 종 방향으로 1/2 정도 겹치면서 움직인다.
(6) 5분의 치료시간 동안 효과방출면적의 2~3배 이상 크기에 적용하지 않아야 한다. 효과방출면적의 2배 이상 큰 부분에 적용하기 위해서는 부분적으로 초음파를 적용하여야 한다.
(7) 초음파변환기를 정확하게 접촉하여 작동하는 동안 필요한 단계까지 강도를 올려야 한다.
(8) 치료 강도: 치료목적에 따라 0.5~2.5w/cm²로 실시한다. 급성기 상태나 손목관절과 같은 얇은 조직에서는 강도를 낮게 적용하여야 하며, 만성기 상태나 요추 부위와 같은 두꺼운 조직에서는 높은 강도로 적용하여야 한다.
(9) 치료 동안 나타나는 골막통은 강도가 높거나, 순간적인 감속이나, 초음파변환기의 고정 등에서 나타날 수 있다. 만일 골막통이 나타났다면 치료를 중단하고 초음파의 강도를 재조정하거나 매개물질을 더 추가해 주어야 한다.
(10) 치료 시간: 3~10분, 치료 부분의 면적, 강도, 상태, 주파수에 의해 결정된다.

2) 간접적 접촉(수중치료, water immersion)

간접적 접촉은 고르지 못한 신체 부분에 적용한다.
(1) 용기에 치료 부위를 덮을 만큼 충분한 양의 물을 채우며 물을 담는 용기는 플라스틱 용기가 금속용기보다 음향에너지(acoustic energy)를 덜 반사하기 때문에 플라스틱 용기가 많이 사용된다.
(2) 치료 부위를 물속에 담근다.
(3) 물속에서 초음파변환기는 피부 표면으로부터 1.3~2.5cm 정도 유지되어야 하고, 신체 부위에 올바른 각도로 위치되어야 한다.
(4) 직접적 접촉에서는 초음파변환기를 천천히 움직여 주어야 한다. 만일 고정된 방법을 적용한다면 강도를 줄이거나 맥동초음파를 사용하여야 한다.
(5) 필요한 단계까지 강도를 올려준다.
(6) 치료 동안 초음파변환기나 신체 부위에 형성되는 공기 방울을 주기적으로 제거해 주어야 한다.

3) 완충치료(액체 주머니, fluid-filled)

풍선, 콘돔이나 수술용 글러브와 같은 얇은 주머니를 고르지 못한 골면에 적용한다. 불규칙한 부위나 개방 상처 등이 있어 접촉치료나 수중치료가 어려운 경우의 치료에 적합하다(그림 10-12).

(1) 초음파변환기의 주위에 주머니를 놓아두고 모든 공기가 없어질 때까지 액체를 바깥으로 짜낸 다음, 초음파변환기를 물속에 넣는다.
(2) 피부에 매개물질을 바르고, 치료 부위 위에 주머니를 놓는다.
(3) 초음파변환기와 치료 부위 사이에 올바른 각도를 유지하면서 초음파변환기를 천천히 움직여 준다. 피부에서 주머니가 미끄러지지 않게 주의한다.
(4) 필요한 단계까지 강도를 올려준다.

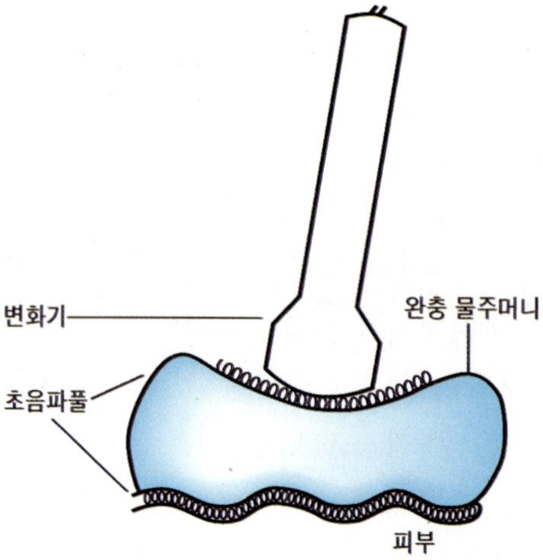

그림 10-12. 완충 물주머니를 사용한 완충치료.

7. 초음파영동(phonophresis)

1) 피부를 통해 심부조직까지 약제를 침투시키기 위해 초음파를 사용한다. 국부마취제(리도카인)와 소염제(덱사메타손, 살리실산염)가 종종 사용된다.
2) 적용방법은 약물이 사용되거나 접촉매질이 사용되는 것을 제외하고는 직접 접촉하는 방법과 비슷하다.
   (1) 치료 강도: 1~3w/cm²
   (2) 치료 시간: 5~10분
   (3) 낮은 강도와 장시간 치료는 피부에 약제를 흡수시키는 데 더 효과적이다.
3) 목적과 적응증: 통증 조절, 아급성기와 만성기 근골격계 상태에서 염증(반응)을 감소시킨다.

10-4 기계적 척추 견인(mechanical spinal traction)

1. 설명

당기는 힘(신연력, distraction force)은 척추체 사이의 관절면을 분리시키기 위해서 적용되거나 척추구조를 신장시키기 위해서 적용된다. 자세적 견인(positional traction), 중력-보조 견인(gravity-assisted traction), 거꾸로 매달리는 견인(inversion traction), 지속적 견인(continuous traction), 정적 견인(static traction)과 같은 많은 형태의 척추 견인이 현재 사용되고 있다. 이번 장에서는 간헐적 견인(intermittent traction)에 초점을 맞추어 설명한다.

2. 견인의 원리

1) 경추나 요추의 과도한 전만을 감소시키기 위해 척추체의 종축을 따라 견인력이 효과적으로 전달되도록 적절한 자세를 만드는 방법이다.

2) 요추부의 견인

(1) 다리와 골반의 마찰(마찰계수: 0.5)을 극복하는 데 필요한 것보다 더 강한 힘이 필요하다.

(2) 일반적으로 체중의 1/2 정도가 적당하다.

3) 경추부의 견인

(1) 마찰계수에 의해 증가되는 머리의 무게를 초과해야 한다.

(2) 체중의 약 7%(4.5~6.8kg)로 당기는 것이 적당한데, 이 정도가 척추 구조를 힘들이지 않고 근육을 이완시킨 채로 부드럽게 당길 수가 있다.

3. 목적과 적응증

관절의 뻣뻣함 감소(저운동성): 근경축으로 인한 반월판의 기능 감소로 인한 지연, 퇴행성 디스크, 디스크 돌출, 관절질환, 디스크 통증을 조절한다. 아급성기나 만성 관절통증을 조절하고, 신경근 충돌을 감소시킨다.

4. 주의

급성 염증은 견인에 의해 악화될 수 있으며, 급성 좌상이나 염좌, 밀실공포증(claustrophobia), 열공헤르니아(hiatus hernia), 관절 불안정, 골다공증, 임신, 홀터(고삐, halter) 사용으로 인한 악관절에 문제가 생길 수 있는 사람에서는 주의하여야 한다.

5. 금기증

인지기능 손상, 류마티스 관절염, 척추 종양, 척추감염, 혈관혈류 이상, 고연령층 또는 어린 환자

6. 절차(간헐적 견인)

1) 경추 견인

(1) 앉아서 하거나 누워서 할 수 있으나, 일반적으로 누운 자세를 선호한다.

(2) 경추 고삐

① 머리 고삐(head halter)는 후두골과 하악골 아래에 걸쳐 놓는다.

② 머리 고삐는 견인 끈에 직접 부착하거나 스프레더 바(spreader bar)를 이용하여 견인 장치에 부착한다.

③ 느슨한 부분은 견인 끈으로 단단히 죄고, 목은 20~30° 정도 굽힘을 유지한다. 베개는 이 상태를 유지하기 위해 사용된다.

④ 특정 부위를 견인하기 위해서 목을 여러 각도로 조정한다. 대략 0~5°의 경추 굽힘은 경추 1~5번까지 추간공(intervertebral space)을 증가시키기 위해, 25~30° 굽힘은 경추 5~7번까지의 추간공을 증가시키기 위해 사용된다. 추간판 기능이상(disk dysfunction)은 0°인 자세에서 견인하여 추간공을 증가시킨다. 척추 후관절 분리는 15°의 목 폄이 필요하다.

⑤ 견인력은 턱 부위가 아니라 후두 부위에 적용되어야 한다. 만일 환자가 악관절에 불편함을 호소한다면 치료는 중단되어야 하고, 머리 고삐를 견인력이 적절하게 적용되기 위해 반드시 재조정하여야 한다.

(3) 경추 슬라이딩 기구(cervical sliding device)

① 목이 20~30° 굽힘된 자세에서 머리받침대의 푹신한 패드(pad)에 머리를 올려놓는다.

② 조절 가능한 목끈을 유양돌기 아래에 견고하게 조인다.

③ 머리끈은 이마를 가로질러 고정시킨다.

④ 기구를 스프레더 바에 부착시킨다.

(4) 견인력은 치료 목적과 환자의 상태에 의해서 결정한다.

① 급성기

a. 디스크 돌출, 연부조직 신장, 근경축 시에는 4.5~6.8kg이나 체중의 7~10%로 당겨 준다.

b. 약 9~14kg의 강도로 관절을 신연시킨다.

(5) 치료 시간: 급성기 상태와 디스크 돌출 상태에서는 5~10분, 다른 일반적인 상태에서는 15~30분 정도 적용한다.

(6) 순환주기: 일반적으로 1 : 1 비율로 시행하고 관절 견인은 3 : 1의 비율로 시행하는 것이 좋다.

2) 요추 견인

(1) 분리되는 침대(split table)는 일반적으로 신체와 침대 사이의 마찰을 최소화하기 위해 사용한다.

(2) 누운 자세에서 무릎 아래에 베개를 받쳐주거나 다리 아래에 작은 의자를 받쳐 놓는다. 뒤쪽 요추 추간판탈출증(posterior herniated lumbar disc)의 경우에는 엎드린 자세가 오히려 좋은 자세가 될 수가 있다. 특정 목표 부위에 따라서 여러 각도에서 견인할 수 있다(예를 들어 L5~S1에서의 척

추사이구멍을 증가시키기 위해서는 엉덩관절 굽힘 45~60°, L3~L4에서는 엉덩관절 굽힘을 75~90° 까지 올릴 수 있다).

(3) 골반 벨트(pelvic harness)는 엉덩뼈능선 위, 상단 가장자리에 고정시킨다.

(4) 흉추 벨트(thoracic harness)는 하위늑골 약간 아래, 하연(inferior margin)에 고정시킨다.

(5) 골반 주위를 벨트로 고정시키고, 견인줄이나 스프레더 바로 벨트를 부착시킨다.

(6) 흉추 벨트는 골반에서 당기는 견인력에 반대로 작용한다.

(7) 치료 강도

① 급성기에는 11~20kg의 견인력을 적용한다.

② 디스크 돌출, 경련, 연부조직 신장은 체중의 25%로 적용한다.

③ 23kg이나 체중의 50% 정도로 견인하여 관절을 신연시킨다.

(8) 치료 시간: 추간판탈출증은 5~10분, 다른 조건에서는 10~30분 정도 적용한다.

(9) 고정·이완 시간은 치료 목적과 환자의 상태에 따라 결정된다.

10-5 간헐적 기계 압박

1. 설명

1) 공기압박장치(pneumatic device)는 팽창식 기구(inflatable appliance)를 통해 팔, 다리에 외적 압력을 제공하는 기구이다(그림 10-13).
2) 이 기구들은 상지나 하지(발목, 발목과 하퇴 또는 다리 전체)에 적용할 수 있도록 다양한 크기와 길이로 설계된다.
3) 기구는 고무튜브에 의해 압축공기가 들어갈 수 있는 부풀려있는 소매(sleeve)와 부착되어 있다.
4) 압박 장치와 기구들은 균일한 압력을 만들 수 있도록 팔, 다리 또는 다수의 구획에서 순차적으로 압력이 들어가는 방식으로 만들어진다. 원위부 구획에서는 압력이 강하고, 근위부 구획에서는 원위부보다 약한 압력이 들어간다.
5) 냉치료(cold)는 간헐적(intermittent) 압박과 동시에 적용될 수 있으며, 팽창식 소매에 의해 냉각수(10~20℃)가 주입된다.

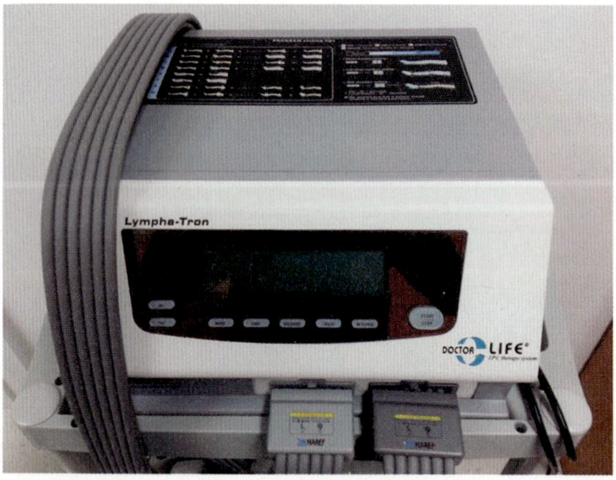

그림 10-13. 공기압박장치.

2. 생리적 효과

팔, 다리에서의 외부 압력은 림프계와 정맥환류체계로 액체를 이동하게 만들어 간질액에서의 압력을 증가시키는데, 이를 통해 팔, 다리에서 체액부피가 감소된다. 게다가 기계적인 압력으로 하지에서 혈관계, 림프계가 중력에 의해 받는 영향을 해소하기 위해 어떤 경우에는 압력 스타킹을 매일 사용할 필요가 있다.

3. 목적과 적응증

1) 절단, 동맥부전, 만성 부종의 감소, 유방절제술 후 림프부종, 울혈성 궤양, 정맥부전

2) 도수마사지/배담 방법은 여러 사례에서 기계적 압박(mechanical compression)을 대신하여 사용되어 왔다.

4. 주의

감각 손상, 악성 종양, 조절되지 않는 고혈압, 폐쇄성 림프나 정맥환류

5. 금기증

급성 염증, 급성 심부정맥혈전증, 급성 폐부종, 감각기능 손상, 암, 심장이나 신장 손상으로 인한 부종, 인지기능 손상, 치료 부위 감염, 폐쇄된 림프통로, 고연령이나 나이가 어린 환자

6. 절차

1) 환자의 혈압을 확인하다.
2) 환자를 편안한 자세로 눕힌 후 팔을 대략 45° 올리고, 20~70° 벌림(abduction)시킨다.
3) 팔, 다리에 관상붕대(stockinet)를 감아서 씌운다. 모든 주름은 확실히 제거한다.
4) 팔, 다리 위에 기기를 놓고 기구와 압축기에 고무튜브를 부착한다.
5) 일반적으로 부풀려지거나 공기가 빠지는 비율은 약 3:1 정도로 설정되는데, 일반적으로 부종 감소를 위해서는 45~90초 정도 부풀리다가 15~30초 동안 공기를 빼낸다.
6) 스위치를 켜고 필요한 단계까지 천천히 압력을 증가시킨다.
   (1) 환자의 혈압은 장치 설정을 결정한다. 제조회사들은 환자의 확장기 혈압을 넘지 않게 설정하는 것을 권고한다. 또 다른 제조회사들은 단지 짧은 시간 동안 압력이 들어가기 때문에 확장기혈압과 수축기혈압 사이의 압력이 떨어질 수 있다는 것을 조언한다.
   (2) 환자는 치료받는 동안 저린감(numbness), 따끔거림(tingling), 맥박이나 통증을 느끼지 않아야 한다.
7) 치료 마지막 시점에서 기구의 스위치를 끈 후 기기와 관상붕대를 제거하고, 피부를 점검한다.
8) 일반적으로 부종이 다시 형성되기 전에 부종 감소를 유지하기 위해 팔, 다리에 탄력밴드나 압박스타킹을 입힌다.
9) 치료 시간
   (1) 치료 시간은 환자의 상태에 따라 다양하다. 림프부종을 위한 치료 시간은 하루에 최소 2~3시간, 외상성 부종은 2시간, 정맥성 궤양은 2시간 30분/3회/1주, 팔, 다리에 남아 있는 부종의 감소는 1시간에서 3시간, 총 4시간 정도 필요하다.
10) 적응증: 만성 부종, 림프부종(유방절제술 후), 울혈성 궤양, 외상성 부종, 정맥부전, 절단
11) 금기증: 급성 염증, 급성 심부정맥혈전증, 동맥부전, 급성 폐부종, 종양, 피부감각 감소, 신장이나 심장부전, 고혈압, 인지장애, 폐쇄성 림프관, 치료 부위의 감염, 고연령층 또는 어린 환자

10-6 지속적 수동운동

1. 설명

조절된 관절가동범위를 통한 연속된 수동운동장치이다. 기계적 장비는 장시간 동안 연속적인 움직임을 제공할 수 있다(그림 10-14).

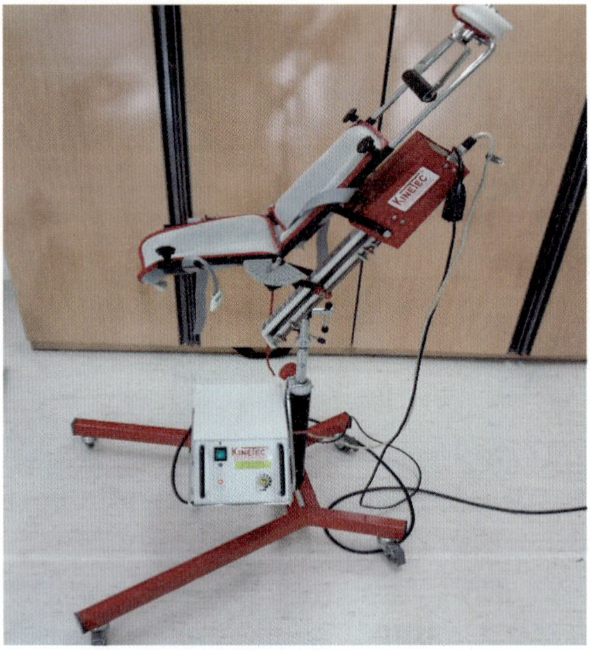

그림 10-14. 지속적 수동운동.

2. 지속적 수동운동(continuous passive motion; CPM) 기구의 생리학적 효과

1) 관절사이 연골의 재생률과 건과 인대의 치유율의 가속
2) 부종과 관절 삼출의 감소
3) 관절 구축의 최소화
4) 수술 후 통증 감소
5) 관절에서 윤활액의 미끄러짐 증가
6) 혈액순환 향상
7) 유착 방지
8) 관절 연골과 관절주위 조직의 영양상태 향상
9) 관절가동범위 증가

3. 목적과 적응증

골절, 건이나 인대 재건 후 고정, 무릎관절, 엉덩관절 전치환술

4. 주의사항

항응고제 사용으로 인한 구획 내 혈종(intracompartmental hematoma)

5. 금기증

치료 후 통증, 부종이나 염증이 증가된 경우

6. 절차(무릎수술 후)

1) 수술 직후 환자의 상태를 적절하게 평가하고 기구를 조절하여 적용한다.
 (1) 환자의 다리 길이를 적절하게 측정하고 조정하여 수술 후에 바로 적용한다.
 (2) 작동 비율은 한 주기에 1~4분으로 설정한다.
 (3) 기구를 무릎에 적용한다면 초기에는 무릎관절을 20~40° 각도로 굽힘시키고, 참을 수 있다면 최적의 범위에 도달할 때까지 5~10°씩 증가시켜야 한다. 일반적으로 110~120°까지 시행한다.
 (4) 치료 시간: 적어도 1시간씩, 하루에 3번에서 하루 종일까지 가능하다. 치료 중인 팔, 다리는 능동적, 능동 보조운동, 일상생활동작 수행을 위해 주기적으로 쉬면서 시행한다.
 (5) 치료기간: 1~3주 동안 또는 치료 목적이 이루어 질 때까지 수행한다.

10-7 경사침대

1. 설명

기계적이거나 전기적인 경사침대(tilt table)는 세심히 조절되어 증가하는 방식으로 수평(0°)에서 수직(90°)까지 환자를 바로 세우도록 설계되었다(그림 10-15).

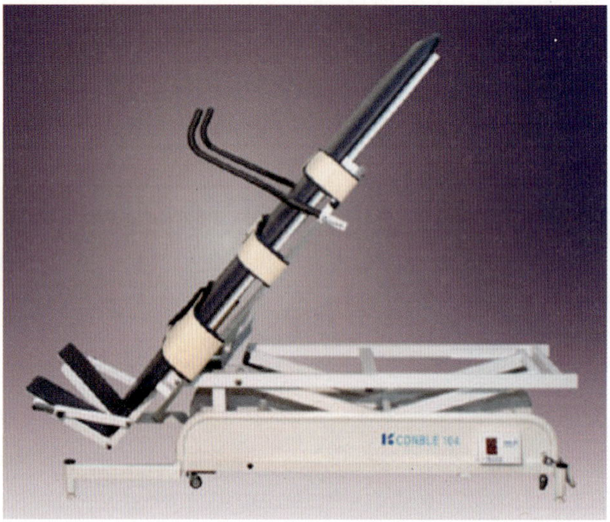

그림 10-15. 경사침대.

2. 경사침대의 생리학적인 효과

1) 기립성 저혈압을 방지하기 위한 자세성 반사를 자극한다.
2) 체위배담을 촉진한다.
3) 한쪽 다리나 양쪽 다리에 점진적으로 체중지지를 할 수 있다.
4) 머리나 체간을 능동적으로 조절하면 시작한다.
5) 엉덩관절 굽힘근(hip flexors), 무릎 굽힘근(knee flexors), 발바닥쪽굽힘근(ankle plantar flexors)의 신장을 위한 자세를 만들어 준다.

3. 적응증

장기간의 침상 생활, 고정, 척수손상, 외상성 뇌손상, 기립성 저혈압, 경직

4. 절차

1) 환자를 바로 누운 자세로 눕힌다.

2) 기립성 저혈압(정맥 내 혈액의 저류)을 방지하기 위해 복부 고정끈, 긴 탄력 스타킹이나 장력붕대를 사용한다.
3) 환자의 무릎(무릎뼈 근위부 근처), 엉덩이(골반 위), 체간(액와 부위 아래, 가슴 위)을 끈으로 묶어서 경사침대에 고정한다.
4) 경사침대의 각도를 점차적으로 올린다. 30°, 45°, 60°, 80°나 85° 순서로 올리거나 참을 수 있을 만큼 점차적으로 증가시키고 30~60분 동안 유지한다.
5) 활력징후(혈압, 심박수, 호흡률)는 환자의 치료 상태를 평가하기 위해 체크할 필요가 있다.
6) 치료 시간: 초기에 치료 시간은 환자의 상태에 따라서 정해진다. 그러나 한 번에 45분을 초과하지 말아야 하고, 하루 2번 이상은 실시하지 말아야 한다.

10-8 마사지

1. 설명

손을 통한 연부조직의 기계학적 도수치료이다. 지압(acupressure)과 시아추(shiatsu) 마사지, 반사요법과 같은 마사지(massage)의 또 다른 유형은 이 부분에서 다루지 않는다.

2. 생리학적 효과

1) 정맥과 림프액 흐름의 증가
2) 유착의 이완과 신장
3) 부종의 감소
4) 진정 작용
5) 근육 이완
6) 통증 조절

3. 정선된 기술 설명

1) 경찰법(effleurage)

피부 표면위에서의 손의 활주 움직임이다(그림 10-16).

(1) 표층 경찰법: 가벼운 접촉

(2) 심부 경찰법: 무거운 압박

2) 유날법(petrissage)

조직을 잡고 들어올리기. 빵을 반죽하는 것과 비슷하다(그림 10-17).

3) 강찰법(friction)

작은 원형과 또는 쓰다듬기 동작을 사용하여 조직을 압박하며, 일반적으로 손바닥과 손가락을 이용한다. 압박은 초기에는 표층에서 약하게 시작하고 점진적으로 표층조직에서 심부조직으로 움직인다(그림 10-18).

4) 고타법(tapotement)

손바닥이나 손가락을 이용하여 빠르게 두드린다. 변화된 방법으로는 손의 척골의 끝과 손가락(절타법, hacking) 또는 컵 모양의 손(박수, 타진)으로 빠르게 두드린다(그림 10-19).

5) 진동법(vibration)

치료하고자 하는 몸의 한 부분에 손을 접촉하고 짧고 빠르게 진동하는 움직임을 사용하여 조직을 흔든다(그림 10-20).

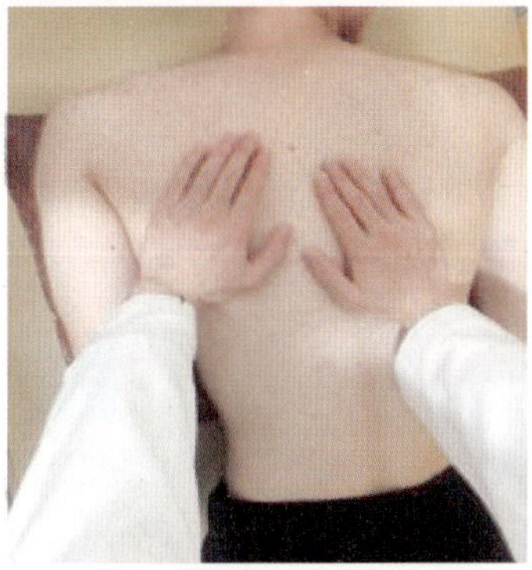

그림 10-16. 경찰법.

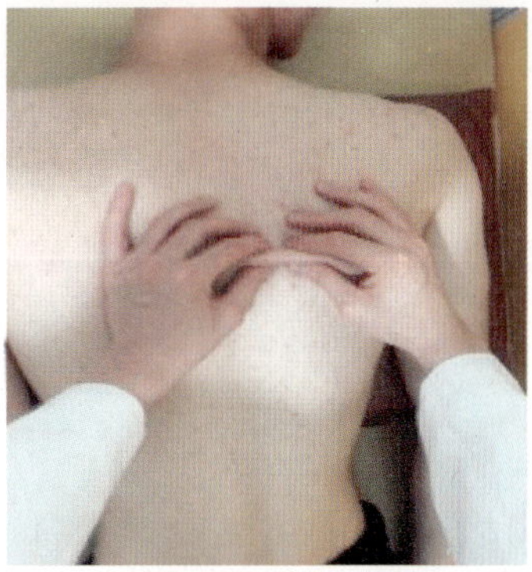

그림 10-17. 유날법.

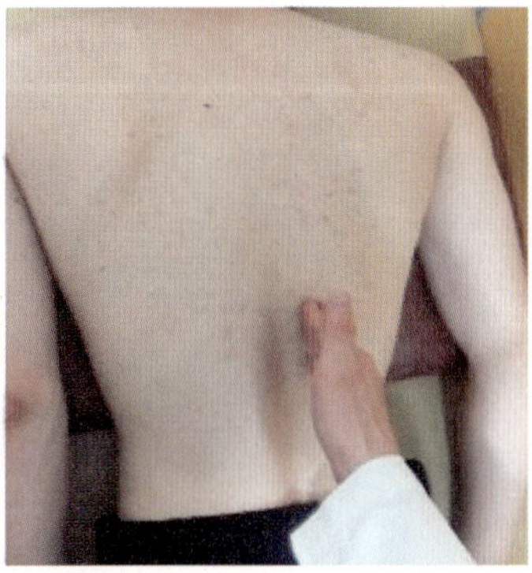

그림 10-18. 강찰법.

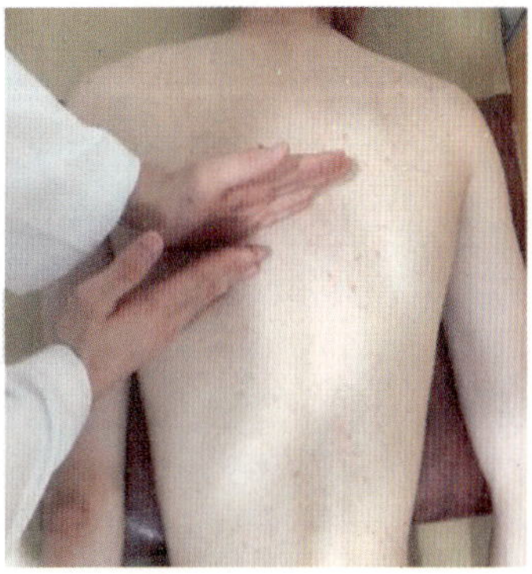

그림 10-19. 고타법.

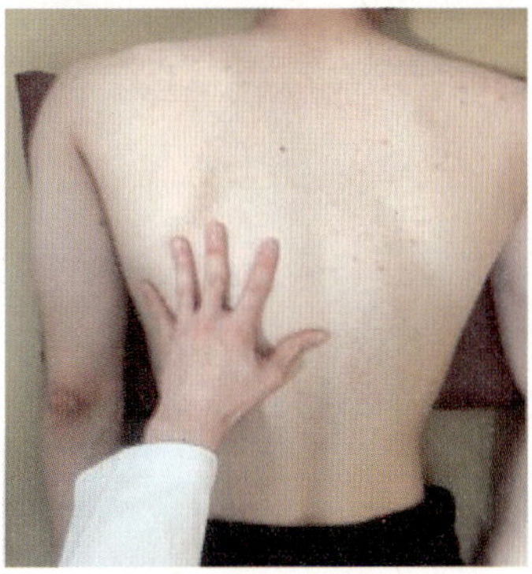

그림 10-20. 진동법.

4. 절차

1) 경찰법

경찰법은 일반적으로 치료의 초기와 끝에 사용한다. 치료하고자 하는 부위에 손을 위치시키고 움직임은 일반적으로 원위에서 근위로 움직인다. 표면 경찰법은 심부조직으로의 움직임을 만들지 않는다. 수동 근육 신장은 심부 경찰법과 함께 수행한다.

2) 유날법

유날법의 짜내는 효과(milking effect)는 유착을 느슨하게 해주고 정맥환류를 증가시킨다. 이 기법은 엄지와 검지를 사용하거나 손가락, 한 손 또는 두 손을 사용할 수 있다. 아주 심각하게 유착된 조직을 들어 올리고 비튼다. 경찰의 방향은 신체구조에 따라 다를 것이다. 그러나 정맥환류를 증가시키기 위해서는 사지를 따라 원위에서 근위로 움직여야 한다.

3) 강찰법

연부조직 위에서의 강한 압박은 유착을 느슨하게 하며 반흔을 신장시킨다. 엄지와 손가락의 끝부분은 심부조직위의 표층조직을 압박하며 작은 원형으로 움직여야 한다. 압박은 환자가 참을 수 있을 만큼 서서히 증가시킨다. 압박을 갑자기 풀지 않는다. 교차섬유마찰(cross-fiber friction)은 섬유의 종축을 따르는 것보다 근섬유를 가로지르는 심부경찰로 구성된다.

4) 고타법

고타법은 자극이 치료 효과에 필요할 때 사용한다.

5) 커핑

커핑(cupping)은 기관지 분비물의 가동성을 위하여 가슴에 적용한다(체위배담법).

6) 진동법

체위배담법에서 유착된 분비물을 이완하기 위하여 종종 커핑과 함께 결합하여 사용한다.

5. 마사지 적용 시 일반적 고려사항

1) 중력이 정맥의 흐름을 도와줄 수 있도록 중력이 제거된 자세에서 치료 부위를 편안히 이완된 자세로 환자를 위치시킨다.
2) 몸을 노출시키고 옷이 순환에 제한을 가져오지 않도록 한다.
3) 처음에는 표면경찰로 시작하고, 나중에는 심부경찰을 적용한다.
4) 심부경찰법 다음에는 유날법을 실시한다.
5) 경찰법과 유날법 후에 강찰법을 실시한다.
6) 마사지는 사지의 근위분절에서 시작하여 원위로 움직이고 근위지역으로 다시 돌아온다. 모든 움직임은 원위부에서 근위부로 향하는데 이것은 특히 부종 감소에 효과적이다.

6. 금기증

급성 염증부분, 급성 열성상황, 심각한 죽상동맥경화증, 심각한 하지정맥류, 정맥염, 최근 수술 부위, 혈전정맥염, 심장부정맥, 악성 종양, 과민반응, 심각한 류마티스 관절염, 출혈 부위, 신장부전 기능에 따른 2차적 부종, 심부전, 만성 정맥부전

10-9 신경과 근육생리의 기본적 개념

1. 전기적 흥분성 세포의 특징

1) 안정막전위(resting membrane potential; RMP)

(1) 세포막 밖은 Na, Cl^- 세포막 안은 K^+, 단백음이온 등의 여러 가지 이온이 분포되어 있다.

(2) 단백음이온은 세포막의 투과성이 매우 낮아서 세포막을 통과할 수 없는 반면, K^+은 투과성이 매우 높아 Na^+ 투과성의 약 100배에 이른다. 이와 같이 세포막 안팎의 이온농도 차이와 세포막의 투과성으로 막전위(membrane potential)가 발생한다.

(3) 안정 상태에 있는 세포막 안과 밖의 전위 차이를 안정막전위라 한다. 안정 상태에서 Na^+은 세포막 안으로, K^+은 세포막 밖으로 확산된다. 그러나 Na^+ 펌프에 의해 이온의 수동운반이 상쇄되고 세포막 안팎의 K^+과 Na^+의 농도경사와 막전위가 일정하게 유지된다. 농도가 높은 Na^+은 전기화학 경사에 의해 세포막 안으로 느리게 유입되며, 세포막 안 농도 및 투과성이 매우 높은 K^+은 세포막 밖으로 확산되어 나오려고 한다. 세포막 안에는 세포를 떠나지 않은 고정 음이온(fixed anion)이 있으며, 고정 음이온은 K^+을 전기적으로 유인하여 세포막 안으로 들어오게 한다. K^+의 능동경사에 의해 밖으로 확산하는 속도와 전기적 유인으로 K^+을 세포막 안으로 들어오는 속도가 어느 시점에서 균형을 이루게 된다.

(4) 일반적으로 신경 세포막의 안정막전위는 -60~-100mV, 근육 세포막의 안정막전위는 -70~-100mV이다.

(5) 안정막전위는 2개의 K^+는 안으로 보내고 3개의 Na^+은 밖으로 내보내는 능동 Na^+-K^+ 펌프에 의해서 유지된다. 결과적으로 세포막 밖에 양전하가 하나 더 많아져서 전위의 차가 더욱 커지며 세포막 안이 일정한 음전위를 띠게 된다.

2) 활동전위(action potential)(그림 10-21)

(1) 모든 세포는 안정막전위를 가지고 있다. 그러나 신경이나 근육과 같은 흥분성 조직이 자극을 받으면 세포막의 특성이 일시적으로 변화를 일으켜 활동전위가 발생되고, 이에 따라 신경신호전달, 신경전달물질의 분비, 근수축 등의 반응이 나타난다. 흥분성 조직의 자극(전기 등)은 세포막에서 Na^+ 이온의 투과성이 더 높아져 활동전위가 발생된다.

(2) 활동전위는 Na^+이 유입될 때 탈분극을 일으키는 경계전위인 역치전위(threshold, critical potential)에 도달해야 일어난다. 안정막전위를 처음에 천천히 감소시키면서 발생된다. 안정막전위의 감소를 탈분극(depolarization)이라고 부른다.

(3) 막전위(transmembrane potential)가 역치 수준에 도달할 때(거의 -55mV) 전압 감응성 Na^+과 K^+ 채널이 넓게 열린다. K^+ 투과성이 천천히 증가하는 데 반해 Na^+의 투과성은 더 빠르게 증가한다. 세포막 안쪽의 음전위가 상실되고 양전위를 띠게 된다.

(4) 탈분극 동안 막전위는 +30~50mV 만큼 높게 올라갈 수 있다. 양전하가 세포 안에서 발생되며 음전하는 이온 흐름의 결과로서 바깥에서 만들어진다.

(5) 탈분극이 절정에 도달하면 K^+ 채널은 Na^+가 닫힌 동안 완전히 열려 K^+은 세포 바깥으로 신속하게 움직이면서 막전위는 점진적으로 음전위를 띠게 된다. 이러한 과정을 재분극(repolarization)이라 한다.

(6) 재분극이 일어나면서 K^+ 채널은 세포막을 재분극하기에 충분할 정도의 긴 시간(10~20mV) 동안 열려져 있다. 이것을 과분극(hyperpolarization)이라고 한다.

(7) K^+ 채널은 닫히고 이온들의 수동적인 확산이 빠르게 초기 수준의 안정막 전위로 돌아간다.

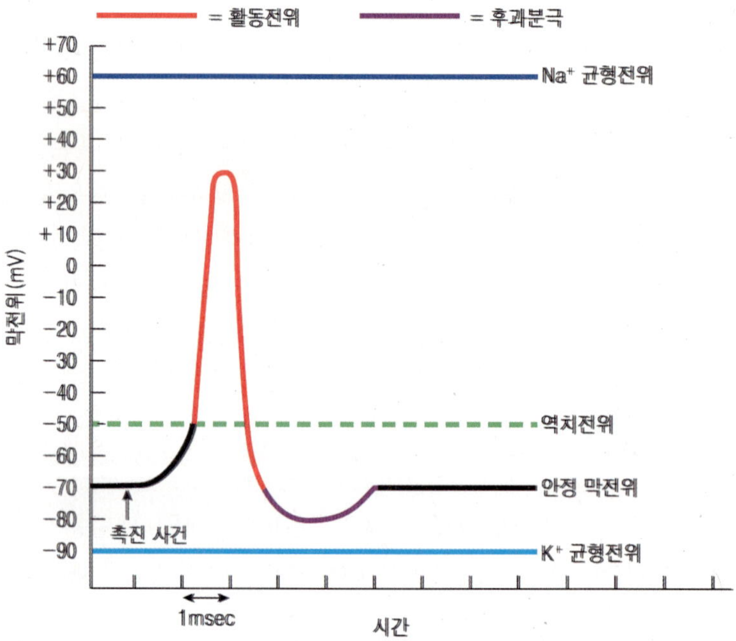

그림 10-21. 활동전위가 생성되는 동안 막전위의 변화.

3) 활동전압의 전파

(1) Na^+와 K^+ 채널이 열리고 막의 한 분절에서 활동전압이 생산하는 전압의 변화는 신경과 근육 또는 막의 적절한 부분에서 탈분극을 일으킨다.

(2) 활동전위의 움직임은 신경 또는 근육세포의 표면을 따라서 발생한다.

(3) 무수초화된 신경을 따라 활동전위의 움직임은 신경막의 인접 지역을 따라 연속적인 탈분극이 발생된다. 작은 직경섬유의 전도속도는 큰 내부저항(internal resistance)으로 인하여 느리다.

(4) 수초화된 신경섬유에서는 랑비에 결절(nodes of Ranvier)에서 도약전도(saltatory conduction)가 발생한다.

(5) Na^+와 K^+ 이온의 교환과 전류 흐름은 이들 지점에서 집중된다. 마디에서 마디로의 흥분성 도약은 무수초화된 신경섬유, 작은 신경섬유와 비교했을 때 더 큰 비율로 전도된다.

2. 근육과 신경의 전기활동

1) 흥분성 세포의 탈분극을 시작하기 위해 필요한 전기자극의 특성

(1) 신경 및 근육 세포막의 전기적 흥분성은 다소 다르지만 기본적으로 전류 강도(current intensity), 전류의 통전시간(duration of current flow), 최대강도에 도달하는 속도(speed of peak intensity reach) 등의 조건을 갖추어야 한다. 자극의 진폭과 강도는 막전위가 역치 수준에 도달하기에 충분하도록 낮아야 한다.

(2) 개개의 자극 시간은 세포막의 탈분극을 만들기에 충분히 길어야 한다. 1ms 또는 그 이하의 지속시간은 신경 세포막을 자극하기에는 충분하지만 근육 세포막을 자극하기에는 너무 짧다.

3. 강도 – 기간 곡선(strength–duration curve)

1) 기전류(rheobase)는 흥분성 조직의 흥분을 일으킬 수 있는 최소의 전류 강도이다.
2) 전기시치(chronaxie)는 기전류 2배의 강도로 자극하여 흥분이 일어나는 데 걸리는 시간이다. 탈신경근의 시치는 1ms보다 길다.
3) 낮은 강도의 매우 짧은 맥동기간(< 0.05msec)은 감각 신경을 탈분극시킬 수 있다. 운동신경을 자극하기 위해서는 더 긴 맥동기간(< 1msec)이 필요하다. 탈신경근으로부터의 반응을 끌어내기 위해서는 높은 강도를 가진 긴 맥동기간(> 10msec)이 필요하다.

4. 운동점(motor point)

1) 운동점은 피부 표면에서 가장 흥분할 수 있는 위치이며 전류의 작은 양으로도 근 반응을 발생시킨다.
2) 신경지배근육에서 운동점은 운동신경이 근육으로 들어가는, 일반적으로 근복(muscle belly) 위에 위치한다.
3) 탈신경근에서 가장 흥분성이 큰 부위는 기시부쪽 근육의 원위 부분에 위치한다.

5. 전기의 기본 개념

1) 전류(electric current)는 전위 차가 있는 두 점 간의 도체를 흐르는 전자의 이동이다.
2) 전류량(amperage)은 전자 흐름의 비율이다.
3) 전압(voltage)은 두 점 간의 전위의 차이로 전류를 운반하는 데 필요한 기전력이다.
4) 저항은 전자의 흐름에 반대되는 매체의 특성이다. 높은 저항(고무와 같은)을 가진 물질은 부도체이다. 낮은 저항(금속)을 가진 물질은 전도체이다.
5) 옴의 법칙(Ohm's law)은 전류량, 전압과 저항들 사이의 관계를 나타낸다. 전류는 전압에 직접적으로 비례하고 저항에 반비례한다. 저항의 반비례는 도전율(conductance)이라고 부른다.

10-10 전기자극

1. 특성

1) 파형

의용전류는 단상파(monophasic wave), 이상파(biphasic wave), 다상파(polyphasic wave)의 3가지 기본 파형(wave form)이 있다.

(1) 단상파(직류전류, 갈바닉전류)

각 맥동마다 1개의 위상(phase)이 형성되는 전류를 말하여, 음이나 양의 어느 쪽이든지 한 방향으로만 전류가 흐르고 위상이 1개만 형성된다.

(2) 이상파(교류전류)

각 맥동마다 1개의 위상과 반대 방향에서 또 하나의 위상이 형성되는 전류를 말하며, 파형은 대칭과 비대칭 형태로 구분한다.

(3) 다상파

이상파 전류가 하나의 맥동에서 3개 또는 더 많은 위상을 생산하기 위하여 변형된 것이다. 중주파의 이러한 파형은 러시아 전류와 간섭전류일 것이다.

2. 전류 변조

(1) 위상변조(phase modulation)

위상의 여러 조건을 증가 또는 감소시키는 것으로 대개 위상강도, 위상기간, 주파수를 자동으로 10~20% 정도 증가 또는 감소시킨다.

(2) 경사변조(ramp or surge modulation)

위상의 전하량을 주기적으로 서서히 증감시키는 변조 방법이다.

(3) 시간변조(timing modulation)

단속변조(interruption)라고도 하며 맥동묶음이나 교류전류의 발생 양상을 다양하게 변조하는 방법이다.

3. 목적과 적응증

1) 통증 조절

(1) 관문 기전(관문조절설, gait theory)의 활성화

(2) 하행성 억제 메카니즘의 시작(체내성 아편성 물질 생산, endogenous opiate)

2) 근경련(muscle spasm) 완화

근경련은 근육의 무리한 사용(overuse), 근골격계의 조직손상, 염증, 통증 등이 있을 때 주위의 조직을 보호하기 위한 보호기전(protection mechanism)의 활성화로 나타나는 일시적인 정상 생리 반응이다. 전기자극(electrical stimulation)과 초음파의 결합은 조직의 온도를 상승시켜 근경축을 완화할 수 있다.

3) 손상된 관절가동범위(관절 가동성의 유지 또는 증가)

(1) 관절과 관련된 근육과 결합조직의 기계적인 신장: 근력이 불충분하거나 신경근 부전기능(경직 등)일 때 적절한 관절 움직임을 보호하기 위하여 사용된다.
(2) 관절가동범위를 늘리기 위하여 통증을 감소시킨다.
(3) 움직임에 상당한 장애를 유발하는 부종을 감소시킨다.

4) 근육 재교육(수의적 노력으로 적절하게 반응하도록 근육 훈련)

(1) 능동 보조운동처럼 작용한다.
(2) 고유수용성 감각 피드백을 제공한다.
(3) 근육의 협응적 움직임을 도와준다.

5) 무용성 위축(근약화)

6) 연부조직 회복(상처치유)

7) 부종 감소

근펌프와 전기장 현상: 림프와 정맥의 흐름이 증가한다.

8) 경직(과긴장성을 줄이기 위한 전기자극)

상호억제(reciprocal inhibition): 길항근 자극 또는 주동근 억제

9) 탈신경근(denervated muscle)

(1) 탈신경근을 위한 전기자극 사용과 관련해서는 논쟁의 여지가 있다. 이전의 동물연구와 임상연구에서 탈신경근은 긴 맥동기간의 단상파와 이상파로 자극할 수 있다고 하였다. 자극의 목적은 회복시간을 줄이고 무용성 위축을 지연시키는 것이다.
(2) 최근 동물연구에서는 다음과 같은 이유로 전기자극이 탈신경근에 해로울 것이라고 제시했다.
① 신경재지배(reinnervation)와 신경근 접합부의 재생을 방해한다.
② 탈신경근의 과민성 외상을 초래한다.
(3) 신경재지배가 나타날 때까지 필요한 장기간의 치료기간과 재정적 비용도 탈신경근에 전기자극 사용을 적용할 때 고려해야 할 추가적인 요소가 될 것이다.

4. 금기증

1) 전기자극을 적용하면 안 되는 곳
   (1) 회복 중인 골절
   (2) 출혈 부위
   (3) 악성 종양 또는 정맥염 치료 부위
   (4) 표층에 금속이 삽입된 곳
   (5) 인두 또는 후두 주위 근육
   (6) 수요형 박동조율기(demand-type pacemaker) 부착 환자, 심근질 환자
2) 감각 손상이나 심각한 부종 부위에 전기자극을 적용할 때 주의해야 한다.
3) 만약 다친 흔적, 날카로운 철 또는 단속기가 연결되어 있지 않은 경우 어떤 전기치료기기도 사용해서는 안 된다.

5. 전기자극 절차에 대한 일반적인 지침

1) 일반적인 근육 자극 절차

(1) 환자에게 순서와 효과를 설명한다.
(2) 환자를 치료 부위가 알맞게 노출된 편안한 자세를 취하게 한다.
(3) 치료받을 신체 부위를 받쳐준다.
(4) 피부 상태와 감각을 평가한다.
(5) 필요시에는 피부저항을 감소시킨다(온습포, 가벼운 찰과상).
(6) 전기자극을 시작하기 전에 모든 조절장치가 알맞은 위치에 있는지 확인한다.
(7) 전극선택
   ① 전극크기
      a. 완전한 전류 회로에 있어서 두 전극은 필수적이다. 첫 번째, 전극은 일반적으로 활성 전극(active electrode)이라 부르고 일반적으로 치료 부위(운동점, motor point)에 놓는다. 두 번째, 좀 더 큰 전극은 비활성 전극(dispersive electrode)이라고 불리며 치료 부위 위에, 또는 조금 떨어진 곳에 위치시킨다.
      b. 전류 밀도(전극 아래에서 분산되는 전류의 총량)는 전극 크기와 관련성을 가진다. 즉 신체조직의 특정한 횡단면을 통과하는 이온의 양으로 단위는 mA/cm^2이다. 전류 밀도는 전류 강도의 제곱에 비례하고 전극 표면적에 반비례한다. 전류의 강도가 크고 전극의 접촉면이 작으면 전류 밀도는 증가한다.
      c. 전극 크기는 치료 부위의 크기와 연관성이 있다. 작은 치료 부위(예: 아래팔)에 큰 전극은 주변 근육에 전류 과다로 인해 좋지 않은 효과를 일으킨다.
      d. 반대로 작은 전극으로 큰 근육(넙다리네갈래근)에 적용하게 되면 근육 주위에 과전류 흐름으로 인해 환자에게 불쾌감을 줄 수 있다.

(8) 전극 구성

① 금속판/스펀지: 물에 담긴 스펀지를 꺼내서 물기를 빼낸다.

② 탄화 고무: 전극 중앙에 소량의 겔을 바르고 전체 표면에 겔을 골고루 편다.

③ 프레겔 전극(pregelled electrode): 보호 커버를 제거하고 약간의 겔(metal mesh/foil electrode) 또는 물(karaya electrode)을 전극 위에 놓는다.

(9) 전극 배치

① 단극성 배치(unipolar/monopolar): 하나의 단일 전극 또는 다극활성 전극은 치료 부위 위에 놓는다. 일반적으로 좀 더 큰 크기의 비활성 전극은 치료 부위 동측 조금 떨어진 곳에 놓는다.

② 양극성 배치(bipolar): 같은 크기의 활성 전극과 분산 전극은 같은 근육 그룹 위에 또는 같은 치료 부위에 놓는다. 좀 더 작은 양극 치료 전극은 작은 치료 부위에 사용되는 것이 더 좋다.

③ 활성 전극과 비활성 전극 사이 공간은 적어도 활성 전극의 지름 정도의 길이는 되어야 한다. 전극 사이의 길이는 실행이 가능한 거리까지이다. 표층 조직 내에 전극 사이 공간이 더 크면 클수록 밀도는 더 작게 된다. 그렇게 하여 화상, 피부에 자극이 될 수 있는 요인들을 최소화한다. 만약 심부투과로 원하지 않은 근육이 수축되면 전극을 서로 좀 더 가까이 옮긴다.

(10) 환자의 피부를 점검해야 한다. 피부점검과 피부 관리는 장기간 전기자극을 사용하는 데 있어서 중요하다. 특히 집에서 경피성 전기자극치료기나 다른 전기자극 도구를 사용하는 동안 중요하다. 장기간의 반복적인 자극과 전극의 탈부착은 피부를 자극하고 피부 손상을 유발하게 한다.

(11) 전극을 신체 부위에 고정시킨다.

(12) 적절한 주파수, 파형 및 변조속도를 설정한다.

(13) 최적의 치료 효과를 얻기 위해 자극 강도를 조절한다.

(14) 치료 마지막에 활성 전극을 피부에서 제거하기 전에 자극 강도를 천천히 0까지 감소시킨다.

2) 근강화, 근경련 또는 부종(근육 펌프), 관절가동범위

(1) 근육의 반응이 관찰될 때까지 천천히 자극 강도를 증가시킨다.

(2) 10~25번의 근수축은 치료목표를 달성하기에 충분하다.

(3) 순환주기

① 전류의 단속·경사 조절은 자극 기간 내에 근육을 회복하도록 한다.

② 자극 단속비 1 : 3 또는 피로를 최소화하는 전기자극 효과를 보여준다.

3) 근육 경축

신경지배근에 대하여 앞에서 기술한 절차에 따른다. 전류를 연속 모드로 적용한다.

4) 근 재교육

(1) 용량과 절차는 근육강화 기술과 비슷하게 한다.

(2) 다양한 구조의 단일 또는 다수 근육의 반복적인 수축을 위한 자극이다.

(3) 10~30분의 치료 시간은 환자의 정신적, 육체적 허용 범위에 따라서 결정한다.

10-11 이온도입치료

1. 설명

치료의 목적으로 연속 직류전류를 적용하여 피부 또는 점막을 통하여 의학약제를 신체의 안으로 이동시키는 치료방법이다.

2. 물리적 특성

1) 같은 전하는 같은 전하를 밀어낸다.
2) 다른 전하는 다른 전하를 끌어당긴다.

3. 이온도입법(iontophoresis)과 관련된 전기화학적 효과

1) 물질을 통해 전기 전류가 흐를 때 수분을 함유한 용액 내에 용해된 산, 염기, 염 또는 알칼로이드는 양극과 음극을 띤 물질(이온)로 분리된다.
2) 양극성 효과
   (1) 양이온들은 이차적인 알카리성 반응(NaOH)이 발생하는 음극(cathode)으로 움직인다.
   (2) 음이온은 산성이 생성되는(HCl) 양극(anode)으로 움직인다.

4. 이온 이동

1) 피부를 통해서 이동되는 이온의 수는 직접적으로 다음과 관련이 있다.
   (1) 치료 시간
   (2) 전류 밀도
   (3) 용액 내에 이온의 농도

5. 이온도입치료의 전기자극 특성

1) 파형: 단상성(monophasic)
2) 변조: 연속성(continuous)

6. 절차

1) 피부를 깨끗이 하고 점검한다.
2) 환자의 치료 자세를 설정하고 치료 부위를 지지한다.
3) 알맞은 크기의 활성 전극을 치료 부위에 위치시킨다. 활성 전극을 약물 이온에 따라 동일 전극으로 한다. 피부에 알칼리 효과를 감소시키기 위해 음극 전극은 활성 전극에 관계없이 양극의 2배의 크기로 한다.

4) 비활성 전극은 근위부나 원위부에 10~15cm 떨어져서 놓는다.
5) 활성 전극과 비활성 전극 사이 거리는 최소한 활성 전극의 지름 정도는 되어야 한다. 그러나 상업적으로 판매되는 전극은 전극 사이의 공간이 제한된 거리로 고정되어 있다.
6) 투여량을 결정한다. 정량은 시간과 전류 강도의 곱이다. 활성 전극에 대한 안전 제한선은 양극 1.0mA/cm^2, 음극 0.5mA/cm^{2}이다. 시간은 10~40분이다.
7) 기구장치가 자동적으로 용량을 조절하지 않는 한 강도를 선택된 수준까지 천천히 올린다.
8) 치료 부위를 3~5분 간격으로 관찰하며, 부적절한 반응들은 보고한다.
9) 치료가 완료되었을 때 강도를 0으로 천천히 내린다. 몇몇의 기구는 자동차단장치를 가지고 있다.

7. 적응증

이온도입치료의 사용과 일반적으로 사용되는 이온들에 대한 적응증은 표 10-5와 같다.

표 10-5. 이온도입치료의 사용과 일반적으로 사용되는 이온들에 대한 적응증

적응증	이온(ion)	극성(polarity)	근원(source)
통각상실증	리도카인(lidocaine), 싸이로카인(xylocaine)	양극	리도카인(lidocaine), 싸이로카인(xylocaine)
	살리실산염(salicylate)	음극	살리실산나트륨(sodium salicylate)
칼슘침착	아세테이트(acetate)	음극	아세트산(acetic acid)
피부 궤양	아연(zinc)	양극	산화 아연(zinc oxide)
부종 감소	히알루로니다아제(hyaluronidase)	양극	하이알루로니다아제(hyaluronidase)
진균 감염	구리(copper)	양극	황산구리(copper sulfate)
다한증	물(water)	양극/음극	수돗물(tap water)
근경련	칼슘(calcium)	양극	염화칼슘(calcium chloride)
	마그네슘(magnesium)	양극	황산마그네슘(magnesium sulfate)
근골격계의 염증성 질환	덱사메타손(dexamethasone)	음극	
	하이드로코르티손(hydrocortisone)	양극	

8. 금기증

1) 전기자극에 대한 일반적인 규칙을 따른다.
2) 피부감각의 결손
3) 치료제나 직류전류에 알레르기가 있거나 민감할 때
4) 피부가 벗겨진 부위나 최근 상처 부위
5) 찰과상, 타박상 또는 다친 피부
6) 치료 부위에 금속과 같은 재료가 안에 있거나 가까이 있는 경우

10-12 경피신경전기자극

1. 설명

경피신경전기자극(transcutaneous electrical nerve stimulation; TENS)은 통증 관리를 위한 구심성 자극을 제공하기 위해 고안되었다.

2. 생리학적 효과

1) 통증 전달의 중추성 억제 활성화를 통한 통증 조절(관문조절설)

(1) 큰 직경의 Aβ섬유는 척수 등쪽뿔(primarily lamina Ⅱ and Ⅲ)에 위치한 억제성 사이 신경원(아교질, substantia gelatinosa)을 활성화시키고 좀 더 작은 Aδ와 C-섬유(통증섬유)의 억제 작용을 활성화한다.

(2) T세포의 시냅스 전 억제는 '관문(gate)'을 닫고 통증을 조절한다. 관문조절설은 또한 Aδ와 C-섬유로부터 substance P의 방출을 억제하기 위해 아편제수용체(opiate receptor)와 결합된 엔케팔린(enkephalin)의 방출도 포함된다(그림 10-22).

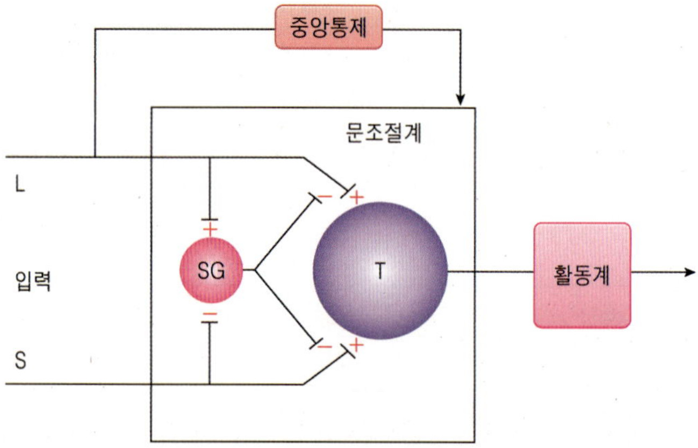

그림 10-22. 관문조절이론의 모식도.

2) 하행신경로(descending pathways)를 통한 통증 조절

하행신경로를 통한 통증 조절은 체내성 아편성 물질을 발생시킨다.

(1) 유해한 자극은 뇌하수체(pituitary)와 다른 중추신경계 영역에서 엔돌핀(endorphin) 생산을 일으킨다.

(2) 내생적 아편이 풍부한 핵, 중간뇌수도관주위 회색질(periaqueductal gray matter; PAG), 중간뇌, 그리고 시상 내부 역시 강한 자극에 의해 활성화된다.

(3) 중뇌수도주위 회색질로부터의 신경전달물질들은 거대솔기핵(nucleus raphe magnu; NRM), 거대세포 망상핵(nucleus reticularis gigantocellularis; RGC)을 촉진한다.

(4) 이런 핵들로부터의 원심성(efferent) 입력은 가쪽 섬유단 뒤(dorsal lateral funiculus)를 통해서 척수의 엔케팔린성 사이신경원(enkephalinergic interneurons)에 도착해 A-δ와 C-섬유로부터 substance P의 방출을 연접 전 억제시킨다.

3. 전기자극의 특성

1) 파형: 일반적으로 직류전류로 구성된 비대칭성 이상파이다. 맥동 단상형 전류를 포함한 다양한 변형들이 사용된다.

2) 변조: 연속성 또는 돌발성이다.

4. 절차

1) 고빈도 - 저강도 경피신경전기자극(conventional TENS, high rate)

가장 보편적인 경피신경자극의 형태로 통증의 급성기나 만성 기간에 적용된다. 큰 직경섬유의 활성으로 통증섬유 억제를 통한 통증 조절이 이루어진다. 통증 경감의 시작은 비교적 빠르고 경감 지속시간은 비교적 짧다.

(1) 진폭: 편안하게 저리는 감각, 이상감각, 근 반응 없음

(2) 맥동 빈도: 50~80pps

(3) 맥동 기간: 50~100μsec

(4) 치료 시간: 20~60분

(5) 통증 경감 기간: 일시적(약 20~30분 정도)

2) 저빈도 - 고강도 경피신경전기자극(acupuncture-like TENS, strong low rate)

통증의 만성기에 적용할 수 있다. 진통은 체내성 아편성 물질의 생성으로 유발된 자극을 통해 발생한다. 통증 경감 시점은 20~40분 동안이다. 경감 시간은 오래 지속된다(1시간 또는 이상).

(1) 진폭: 강하지만 편안한 리듬의 근육 경련

(2) 맥동 빈도: 1~5pps

(3) 맥동 기간: 150~300μsec

(4) 치료 시간: 30~40분

(5) 통증 경감 기간: 오래 지속됨(약 2~6시간 정도)

3) 고빈도 - 고강도 경피신경전기자극(brief intense TENS)

이 방식은 빠르게 통증 경감이 시작되지만 통증이 발생되는 창상치유, 심부마찰마사지, 관절가동술 또는 수동 신장과 같은 절차 동안 짧은 시간에 통증을 줄여준다.

(1) 진폭: 환자의 허용 범위

(2) 맥동 빈도: 80~150pps

(3) 맥동 기간: 50~250μsec

(4) 치료 기간: 15분

(5) 통증 경감 기간: 일시적(약 30~1시간 정도)

4) 돌발 경피신경전기자극(burst TENS, pulse trains)

고빈도와 저빈도 경피신경전기자극의 두 가지의 특징이 결합된 방식이다. 체내성 아편성 물질을 자극하지만 전류는 저빈도 경피신경전기자극에 비해 환자가 견디기 쉽다. 진통의 시작은 저빈도 경피신경전기자극과 유사하다.

(1) 진폭: 편안함, 간헐적인 감각이상

(2) 맥동 빈도: 50~200pps

(3) 맥동 기간: 50~200μsec

(4) 치료 기간: 20~30분

(5) 통증 경감 기간: 고빈도 - 저강도, 저빈도 - 고강도 경피신경전기자극의 중간 수준

5) 과자극 경피신경전기자극(hyperstimulation TENS, point stimulation)

유해한 자극 침술 또는 발통점(trigger point)의 위치를 찾기 위해 작은 탐침(probe)을 사용하는 방식이다. 치료 시마다 여러 곳이 자극될 수 있다. 통증 경감의 시작은 저빈도-고강도 경피신경전기자극 치료와 비슷하다.

(1) 진폭: 강함, 환자의 허용 범위

(2) 맥동 빈도: 1~5pps

(3) 맥동 기간: 150~300μsec

(4) 치료 기간: 15~30초간 증감

(5) 통증 경감 기간: 장시간 지속

6) 변조 경피신경전기자극(modulation mode TENS)

지속적 전기자극으로 인한 신경적응(neural adaptation) 또는 인지적응(perceptual adaptation)을 예방하기 위한 목적으로, 이상에서 열거한 경피신경전기자극의 용량을 변조하는 방식이다. 주파수, 강도 또는 맥동 기간이 초당 한두 번 10% 또는 그 이상 변조할 수 있다.

5. 전극 위치

1) 경피신경전기자극치료에 있어 전극의 위치는 치료 효과에 중요한 요인이 되기 때문에 몇 가지의 선택사항들이 고려되어야 한다.

(1) 신경분포와 연관된 피부분절

(2) 과도한 통증 부위

(3) 통증 부위 근위 또는 원위부

(4) 부분적으로 연관된 근절 또는 발통점

6. 목적과 적응증

급성기 및 만성 통증 조절

7. 금기증

1) 수요형 박동조율기 부착 환자, 심장질환자의 가슴 위
2) 눈 위, 인두 또는 후두 근육, 대뇌혈관 손상 환자의 머리나 목 또는 간질환자(epilepsy)일 때는 적용하지 않는다.
3) 점막(mucosal membrane)에 적용하지 않는다.

10-13 고전압 맥동전류 자극치료

1. 설명

일반적으로 고전압과 저전류를 특징으로 하는 짧은 시간의 단상형 짝정점 맥동(twin-peak pulse)을 이용하는 치료이다.

2. 물리

1) 피부는 낮은 전압 전류의 흐름에 높은 저항(임피던스)을 제공한다.
2) 고전압 맥동전류의 흐름은 피부저항보다는 피부 축전기(capacitors, 에너지 손실이 거의 없는) 방향으로의 전류 흐름을 통해 피부저항을 감소시킨다. 열 효과는 거의 없다.

3. 고전압 맥동전류 전기자극(high voltage pulsed galvanic stimulation)의 특성들

1) 파형: 즉각적인 상승의 짝단상과 서서히 하강하는 전류 단상형 짝정점 맥동파형이다.
2) 변조: 지속(continuous), 경사(surged) 또는 단속변조방식(interrupted)이 있다. 지속방식은 치료 시간 동안 맥동이 일정하게 지속되고 단속변조는 치료 시간 동안 1초 이상씩 통전과 비통전이 반복된다.

4. 절차

1) 근육 자극 지침

일반적인 적용 절차에 따른다.

2) 창상 치유 개념

(1) 손상되지 않은 피부 표면은 더 깊은 표피층에 대하여 음극을 띤다.
(2) 피부가 손상되면 초기에 양전위가 발생되고 치유 과정 동안에 음전위가 발생된다.
(3) 결여되거나 불충분한 양전위는 조직 발생을 지연시킨다.
(4) 초기에 양극을 통한 양전위의 보충은 치유를 촉진하거나 가속화한다.

3) 창상 치유의 자극조건

(1) 진폭: 편안한 저림 감각, 감각이상, 근육반응 없음
(2) 맥동 빈도: 50~200pps
(3) 맥동 기간: 20~100μsec
(4) 치료 시간: 2~60분

4) 창상 치료 절차

(1) 창상 부위를 세심하게 점검한다.

(2) 환자를 적당한 장소에 놓고 치료 부위를 지지한다.

(3) 창상 부위를 깨끗이 하고 이물질을 제거한다. 멸균 식염수로 적신 거즈로 싼다.

(4) 고전압 맥동전류와 저강도지속형 직류전류 모두 창상치료 목적으로 사용할 수 있다. 비록 전류 특성이 다르지만 전류 강도와 치료 시간에서의 치료 조건은 비슷하다.

(5) 활성 전극을 거즈 위에 놓는다.

(6) 살균효과를 위해 활성 전극은 음극으로 하여야 한다. 무균배양 상처에서의 활성 전극은 양극이어야 한다.

(7) 정해진 수준까지 천천히 강도를 올린다.

(8) 치료 마지막 단계에서 강도를 0까지 천천히 내린다.

5) 목적과 적응증

(1) 통증 조절, 근육연축의 완화, 관절운동 증가, 근력 증강, 말초순환 증진, 부종흡수 촉진, 상처치유 촉진

(2) 상처치유 촉진

① 염증기: 괴사와 삼출물을 없애고 육아조직을 촉진한다.

② 증식기: 창상 깊이, 지름 등의 창상 크기를 줄인다.

③ 상피화기: 상피 증식과 모세혈관 성장을 자극한다.

(3) 적응증: 통증, 근육연축, 부종을 동반하는 질환, 관절운동제한을 동반하는 질환, 근육의 약화, 순환장애

6) 금기증

전기자극에 대한 일반적인 금기증을 참고한다.

10-14 전기자극에서 중주파의 개념

1. 설명

2,000~5,000pps 범위에서의 전기자극 주파수들은 생리적으로 적용되는 주파수들을 생산하기 위해 조절된다. 이 개념은 러시아 전류자극(시간 변조)과 간섭전류치료(진폭 변조)에 이용된다.

2. 중주파와 관련된 물리

1) 전류 주파수가 증가하는 동안 피부의 정전용량성 피부 임피던스는 감소한다.

2) 전기자극 주파수 범위

(1) 저주파: 1~1,000pps

(2) 중주파: 1,000~10,000pps

(3) 고주파: >10,000pps

10-15 러시아 전류

1. 설명

2,500Hz 정현파(반송주파수)가 10ms 시간간격을 두고 10ms 동안 단속변조되면서 매초 10ms, 15ms의 돌발(burst)을 만들어낸다. 시간간격 단속변조의 이러한 형태는 시간변조 전류(time-modulated current)를 만들어낸다. 또한 중주파전류, 돌발교류전류(burst alternating current)로도 알려져 있다.

2. 러시아 전류(Russian current)의 전기자극 특성

1) 파형: 이상성 정현파
2) 변조: 돌발변조를 가진 지속성 맥동전류

3. 적용 방법: 근육 강화 지침

1) 진폭: 강축성 근육 수축
2) 맥동 빈도: 50~70pps
3) 맥동 기간: 150~200μsec
4) 환자가 견딜 수 있는 범위에서 1~5초간
5) 순환주기: 1 : 5
6) 다음의 활동적인 움직임 동안 자극을 제공하기 위해 전류가 적용된다.
   (1) 관절가동범위의 몇몇 지점에서의 등척성 운동
   (2) 느린 등속성 운동(초당 5~10°)
   (3) 관절가동범위가 제한되었을 경우 짧은 호관절 운동

4. 근경련 지침

1) 견딜 수 있는 몇 분 동안 지속적인 등척성 수축을 사용해 근피로를 유발한다.
2) 근육 펌핑(muscle pumping)이 목적일 경우 순환주기는 1 : 1이다.
3) 관절가동범위 획득이 목적일 경우 순환주기는 2 : 5이다.

5. 금기증

일반적인 금기증을 참고한다.

10-16 간섭전류

1. 설명

2개 또는 그 이상의 서로 다른 중주파 교류전류를 인체의 동일 지점 또는 일련의 지점에서 교차 통전시켰을 때 간섭현상으로 새로운 저주파전류가 발생하며 이를 진폭변조교류전류(amplitude modulation AC)라 한다. 진폭변조교류전류는 흔히 간섭전류(interferential current)라 한다.

2. 간섭전류와 관계된 물리(그림 10-23)

1) 보강간섭(Constructive interference)

같은 위상의 두 파동이 중첩될 때 발생하며 중첩파(superimposed wave)의 합이 크다.

2) 상쇄간섭(Destructive interference)

반대위상의 두 파동이 180° 어긋날 때 2개의 합성파의 진동이 0이 된다.

3) 맥놀이 주파수(Beat frequency, 진폭 변조된)

위상과 역위상의 2개의 주파수에 의해 만들어진 합성 주파수이다.

(1) 지속 주파수

반송주파수들은 둘 다 고정되어 있다. 진동주파수는 2개의 주파수의 최종적인 차이이다.

(2) 가변 주파수

하나의 반송주파수는 고정되어 있고 다른 하나는 가변 주파수 또는 소인 주파수(sweep frequency)를 발생시키면서 주파수가 달라진다.

4) 간섭전류는 2개의 회로에서 전류의 흐름이 45° 각도일 때 목표로 하는 신체 영역에서 간섭이 발생하는 전기적 자극 효과에 의해 클로버잎 모양이 만들어진다(그림 10-24).

(1) 정적 간섭 영역은 4개의 전극(2개의 회로)이 사용될 때와 클로버잎 모양이 만들어질 때 발생된다.

(2) 동적 간섭 영역은 자극 영역의 위치가 변화하는 간섭전류가 리드미컬하게 조절되지 않은 벡터적 효과에 의해 간섭 영역이 45° 회전될 때 발생된다. 이 효과는 정적 간섭 영역과 비교했을 때 자극의 더 큰 영역을 제공하기 위한 것으로 알려져 있다.

(3) 전체 영역 주사(scanning)는 2개의 회로를 넘어서는 전류가 돌발됨으로써 동적 간섭 영역과 비슷한 효과를 발생시킨다.

5) 간섭전류를 작은 부위에 적용시킬 때 전기자극 단위에서의 간섭이 발생하고, 간섭은 하나의 회로를 통해 조절 전 전류로 전달된다.

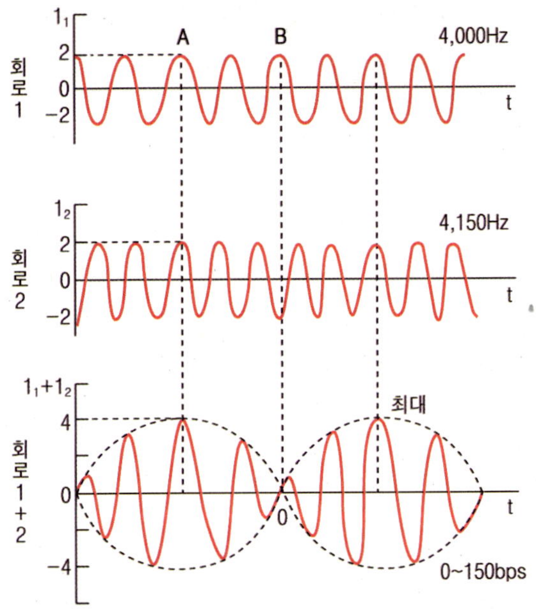

그림 10-23. 상보간섭(**A**)과 상쇄간섭(**B**) 부위에서 진폭의 소멸에 따른 진폭변조.

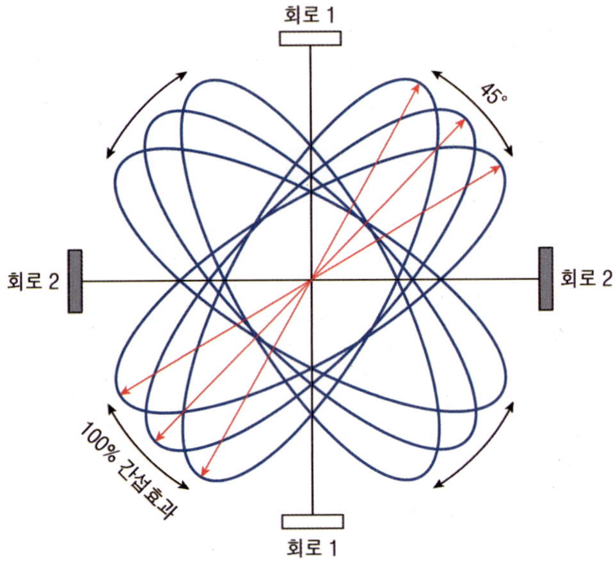

그림 10-24. 최대자극 부위는 교차 부위에서 전후로 회전.

3. 전기자극 특성

1) 파형: 정현파(진폭 변조)

2) 변조: 지속(통증), 단속(근육 운동)

4. 절차

1) 전극 위치(패드 또는 흡인 컵 전극)

(1) 2극

활성 전극과 비활성 전극을 작은 부위 위나 주위에 위치시킨다.

① 중심배치

환부가 가운데 있을 때 크기가 같은 전극을 사용하여 전류 밀도가 고르게 형성되도록 한다.

② 표면배치

환부가 표면부일 때 크기가 다른 전극을 사용하여 작은 전극 쪽에서 전류 밀도가 높게 형성되도록 한다.

③ 종배치

다리 전체의 순환을 증진시키거나 신경 전장에 걸쳐 영향을 주고자 할 때 2개의 전극을 종으로 배치한다.

④ 공면배치

환부가 표면에 있으나, 붕대를 감았거나 석고고정을 하여 표면배치가 어려운 경우 2개의 전극을 양측에 배치한다.

(2) 4극

전극들의 두 세트를 큰 부위 위에 서로 대각선으로 위치시킨다.

2) 치료 용량

(1) 통증 지침

고빈도 또는 저빈도 경피신경자극치료와 비슷하다.

(2) 근육 강화 지침

저주파 또는 중주파 전기자극과 비슷하다.

5. 목적과 적응증

통증 조절, 근육 수축, 이완, 국소 및 원격 혈류량 증진, 부종 및 염증 완화, 치유 과정 촉진, 요실금 완화

6. 금기증

일반적인 금기증을 참고한다.

10-17 기능적 전기자극

1. 설명

기능적 전기자극(functional electrical stimulation; FES)은 불용성 위축, 손상된 관절가동범위, 근 경축, 근 재교육과 강직 관리에 대한 넓은 범위의 자극장치 및 기술을 포함한다. 기능적 전기자극은 또한 근신경 자극(neuromuscular stimulation; NMES), 기능적 신경근 자극이라고도 불린다. 이 장에서는 보장구 사용에 대한 대안과 보충물로서의 기능적 전기자극을 설명한다.

2. 어깨 불안전탈구(shoulder sublaxation)

1) 뇌혈관질환 환자들은 초기에 오목위팔관절(glenohumeral joint)을 지지하는 근육들, 특히 가시위근(supraspinatus)과 뒤어깨세모근(posterior deltoid)의 약화와 축 늘어진 마비를 보인다.
2) 지지되지 않은 상지에 대한 중력의 힘은 오목위팔관절을 둘러싸고 있는 인대성 구조물들을 늘리는 경향이 있고, 이 결과로 인해 심각한 통증과 상지 기능의 감소가 나타난다.
3) 기능적 전기자극의 전기자극 특성
   (1) 파동 형태: 비대칭적 이상형 정사각형
   (2) 변조: 단속
4) 절차
   (1) 전극 배치: 양극. 가시위근과 뒤어깨세모근에 전극을 위치한다.
   (2) 치료 용량
      ① 진폭: 환자가 견딜 수 있는 범위 내에서의 강직성 근수축
      ② 맥동 빈도: 12~25pps
      ③ 치료 시간: 15~30분. 하루 3번 6~7시간까지 실시한다. 단속시간비는 1 : 3(2초 : 6초)에서 12 : 1(24초 : 2초)까지 진행해 나간다.

3. 보행 훈련 시 발등굽힘 보조

1) 반측마비를 가진 환자들은 종종 발등굽힘근(dorsiflexor muscle)과 벌림근(evertor muscle) 근육의 마비를 보인다.
2) 기능적 전기자극은 발처짐(foot drop)을 조절하고 유각기 동안 발등굽힘과 벌림근을 촉진한다.
3) 전기자극 특성
   (1) 파형: 비대칭적 이상형 정사각형
   (2) 맥동 시간: 20~250μsec
   (3) 변조: 발스위치에 의한 단속

4) 절차

(1) 전극배치: 활성 전극을 종아리뼈 머리 주위의 종아리신경(peroneal nerve) 또는 앞정강근(anterior tibialis muscle)의 운동점에 부착하고 비활성 전극을 적절한 부위에 부착한다(그림 10-25).

(2) 치료 용량

① 진폭: 발바닥쪽 굽힘(plantar flexion)을 감소시키기 충분한 강직성 근수축

② 맥동 빈도: 30~300pps

③ 치료 방식: 발꿈치 스위치는 입각기 동안 자극을 멈추게 하는 압력-민감성 접촉을 포함하고 유각기 동안 자극을 활성화시킨다. 손 스위치 또한 치료사가 보행하는 동안에 자극을 조절할 수 있다.

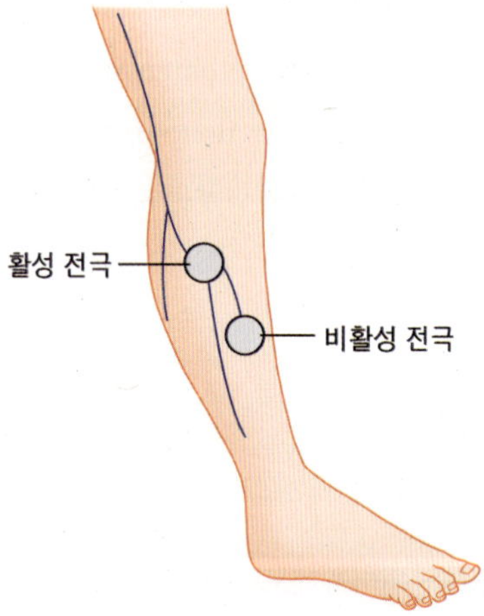

그림 10-25. 발처짐의 전극배치.

4. 다른 보행 보조도구에 대한 고찰

1) 지면을 미는 동작(push-off, 발바닥쪽 굽힘, 유각기의 마지막 단계-뒤넙다리근), 넙다리네갈래근(quadriceps), 입각기시 볼기근(gluteals)의 움직임 동안 근육들을 조절할 수 있는 적절한 근육 위에 전극을 위치시킨다.

2) 전기자극 특성: 발등굽힘 절차와 비슷하다.

3) 적용 방법: 전극위치를 제외하고 발등굽힘 절차와 비슷하다.

10-18 근전도 바이오피드백

1. 설명

전기장치는 활동 근육에 의해 발생되는 운동단위 활동전위(motor unit action potentials; MUAP)를 측정하기 위해 사용된다. 신호가 발견되고 증폭되며 그리고 자발적 조절을 보강하기 위해 사용되는 소리와 빛의 신호로 전환된다(그림 10-26).

재활영역에서의 적용은 근육에 대한 억제와 근육에 대한 촉진으로 크게 나눌 수 있다. 근육에 대한 억제는 경직성 사경처럼 근활동의 비정상으로 인해 항진되어 있는 근육에 대해 수의적 이완을 얻기 위해 사용되며 근육에 대한 촉진은 마비근과 위축근의 근육 수축력의 증강을 얻기 위해 사용된다.

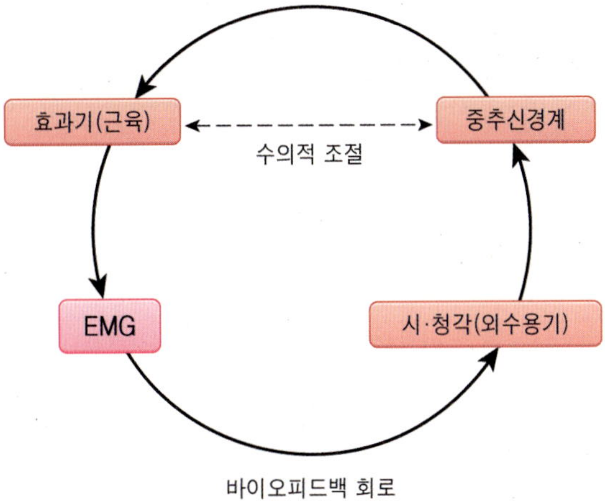

그림 10-26. 근전도 바이오피드백 기구.

2. 근전도 바이오피드백의 원리

1) 운동단위(motor unit)

운동단위는 척수전각세포, 전각세포의 축삭, 신경근접합부, 축삭에 의해 지배되는 모든 근섬유를 포함하는 신경근 체계의 기능적 단위이다. 운동단위전위(motor unit potentials; MUP)는 미세전압으로 측정된다. 양위상와 음위상 모두를 포함하는 운동단위전위에 의해 발생된 신호들은 또한 복합활동전위(compound action potentials)라고도 불리는데 그 이유는 센서가 복합적 운동단위로부터 신호를 얻기 때문이다.

2) 신호는 증폭(amplication), 정류(rectification, 신호의 양성과 음성 요소들이 단방향으로 만들어진다.), 통합(integration, 곡선 이하의 영역이 계산된다.)을 통해 처리된다. 통합된 신호는 미세전압-초(μV/s)로 측정값을 제공하고 근전도 바이오피드백(electromyographic biofeedback; EMG biofeedback) 신호로서 나타난다.

3) 환자의 자발적 노력과 함께 근전도 바이오피드백 신호들은 기능적 목표를 달성하기 위하여 근육 활동을 감소시키거나 증가시킨다.

3. 도출전극(recording electrodes)

1) 표면전극

(1) 포괄적 검출(detection): 한 근육 이상으로부터의 신호를 검출한다.
(2) 대부분 표층근육으로부터 검출한다.
(3) 장점: 쉽게 적용할 수 있고 환자가 쉽게 받아들인다.
(4) 단점: 대부분 표층근육으로부터 검출하고 하나의 근육그룹 이상으로부터 검출한다.

2) 표면전극의 형태

(1) 금속전극(은-은염화물): 전도겔을 수용할 수 있는 찻종 모양
(2) 일회용 전극
(3) 탄화고무전극(재사용이 가능): 몸에 일치되게 유연하다.

3) 바늘전극/센서

(1) 국소 검출: 특정 근육 또는 근육 집단으로부터의 신호들
(2) 심부근육의 검출
(3) 근전도 진단 또는 연구에 사용된다. 드물게는 근전도 바이오피드백에 사용된다.
(4) 단점: 적용하는 데 있어서 기술이 필요하고 환자에게는 사용이 적다.

4. 전극 적용

1) 전극 선택

특정 근육(손, 아래팔, 얼굴)에는 작은 전극(0.02cm)을 선택한다. 큰 근육이나 근육 집단에는 큰 전극(1.0cm)을 선택한다.

2) 전극 위치

(1) 양극 배치 기술: 2개의 활성(양극과 음극) 전극과 하나의 단일 기준 전극(비활성 전극). 기준 전극은 활성 전극 사이나 인접한 곳에 위치시킨다. 이 배열은 관계없는 전기적 활동(소음, 혼선)을 최소화하거나 제거한다.
(2) 활성 전극은 목표하는 근육 또는 근육군의 운동단위 근처에 위치시킨다.
(3) 일반적으로 활성 전극은 거의 1~5cm 떨어진 곳과 근섬유에 평행하게 위치시킨다. 기준 전극은 치료 부위 근처에 위치시킨다.

(4) 활성 전극은 서로 가깝게 위치시킨다. 이것은 혼선을 최소화하고 작은 신호들을 만들며 좀 더 정확한 신호를 보낸다.

(5) 활성 전극을 멀리 떨어져서 위치시킨다. 이것은 큰 신호들을 만들며 하나 이상의 근육으로부터 검출한다.

5. 절차

1) 가능한 한 조용한 환경에서 치료를 시작한다.

2) 먼지와 기름을 제거하여 피부저항을 줄이기 위해 치료 부위를 알코올로 깨끗이 한다(가벼운 찰과상, 필요한 경우).

3) 필요하다면 전도겔을 적용한다.

4) 안전한 전극을 사용한다.

5) 근육 활동을 증가시키기 위한 절차(근육 동원)

(1) 약한 근육에 대하여 전극들을 넓은 간격을 유지하여 시작하고 검출을 증가시키기 위하여 바이오피드백 장치의 민감도를 높인다.

① 하나의 약한 근육에 대하여 좀 더 정확한 신호를 원할 경우에는 전극을 서로 가깝게 배치한다.

(2) 시청각 신호를 유도하기 위해 환자에게 근육을 수축하도록(등척성으로 6~10초 동안) 지시한다.

(3) 환자의 운동 동원 능력이 향상되고 민감도가 감소되면서 시청각 신호를 만들어내기 어려워진다.

(4) 필요시에는 타진, 교차 촉진, 진동과 같은 촉진 기술을 사용하여 운동단위 동원을 권장한다.

(5) 환자가 운동조절능력을 회복하면 간단한 움직임에서 점차적으로 복잡하고 기능적인 움직임으로 진행해 나간다.

(6) 치료 시간은 5~30분 동안 또는 환자가 견딜 수 있는 범위 안에서 실시한다.

(7) 마지막 단계에서 환자의 피부와 전극을 깨끗하게 한다.

6) 근육 활동을 감소시키기 위한 기술(근육 이완)

(1) 전극들의 간격을 가깝게 두면서 시작하고 혼선을 최소화하기 위해 바이오피드백 장치의 민감도를 낮춘다.

(2) 환자가 최대한 이완하도록 지시하고 시청각 신호를 낮춘다.

(3) 환자가 근육을 이완하는 능력이 향상되고 기능적 움직임을 수행하면 낮은 민감도에서 높은 민감도로 진행해 나간다.

(4) 치료 시간은 5~30분 동안 또는 환자가 견딜 수 있는 범위 안에서 실시한다.

(5) 마지막 단계에서 환자의 피부와 전극을 깨끗하게 한다.

6. 바이오피드백 훈련에 대한 환자 선택 기준

1) 시각, 청각, 언어소통 능력이 정상인 자
2) 간단한 요구에 대한 이해와 집중력이 정상인 자
3) 운동 계획 능력이 정상인 자
4) 심각한 감각 또는 고유수용성 감각 소실이 없는 자

참고문헌

1. 민경옥. 온열 및 수치료. 하늘뜨락. 1993:1-58.
2. 박래준 등. 물리치료 대백과사전: 제1권 물리치료의 기초와 평가. 나눔의 집. 2001:809-888.
3. 박래준 등. 물리치료 대백과사전: 제3권 질환별 물리치료 프로그램. 나눔의 집. 2001:969-1018.
4. 이재형. 전기치료학. 대학서림. 1995:115-157.
5. 이재형 등. 최신 전기치료학. 대학서림. 2010:399-400.
6. Braddom RL. Physical medicine & rehabilitation Second edition. SAUNDERS. 2000:459-487.
7. Kisner C, Colby LA. Therapeutic exercise 5th. F.A.DAVIS. 2007:273-291.
8. O'sullivan SB, Roymond P. National Physical Therapy Examination: Review & Study Guide. Siegelman. 1997:280-305.

찾아보기

C

D

E

F

G

H

I

T

U

V

W

Y

기타

[집필위원 (가나다 순)]

강 경 이 (국민건강보험 일산병원 재활치료센터)
고 영 준 (삼성서울병원 재활치료실)
곽 정 곤 (순천향대학교 서울병원 재활치료팀)
김 용 선 (경희의료원 재활의학과 물리치료실)
송 인 태 (을지대학교 을지병원 재활치료실)
송 태 승 (인제대학교 일산백병원 물리치료실)
유 남 욱 (가톨릭대학교 의정부성모병원 재활의학팀)
이 용 석 (인제대학교 상계백병원 재활치료실)
이 창 준 (충북대학교병원 재활의학과)
정 성 순 (충남대학교병원 재활센터 외래운동치료실)
정 순 용 (서울아산병원 재활의학팀)
조 은 영 (건국대병원 재활의학팀)
하 현 근 (前 삼성서울병원 재활치료실장)
한 종 태 (서울대학교병원 재활의학과)

[감수위원 (가나다 순)]

김 도 순 (경희의료원 재활의학과 물리치료실장)
김 미 원 (건국대병원 재활의학팀장)
김 종 대 (을지대학교 을지병원 재활치료실 팀장)
신 광 섭 (순천향대학교 서울병원 재활치료팀장)
안 희 승 (서울아산병원 재활의학팀)
염 준 우 (인제대학교 일산백병원 물리치료실장)
윤 영 진 (서울대학교병원 재활의학과 기사장)
이 형 국 (충북대학교병원 재활의학과 기사장)
장 기 우 (서울아산병원 재활의학팀장)
최 혜 균 (가톨릭대학교 의정부성모병원 재활의학팀장)
하 치 심 (국민건강보험 일산병원 재활치료센터 기사장)

[편찬위원 (가나다 순)]

성 준 혁 (서울아산병원 재활의학팀)
이 강 노 (서울아산병원 재활의학팀)
조 영 기 (서울아산병원 재활의학팀)

물리치료 임상 가이드북

발행일 2017년 5월 8일
저 자 임상물리치료사협의회
발행인 최 용 원
편 집 장 순 임
표 지 장 순 임
교 정 홍 혜 미
발행처 **대한나래출판사**
등 록 제2012-000051호(1994.6.10)

주 소 서울특별시 성동구 성수이로 147 (성수동2가 289-319번지)
아이에스비즈타워 903호
전 화 (02) 922-7080
팩 스 (02) 922-0841
이메일 nrpub@naver.com

ISBN 978-89-5741-520-7 **정가 55,000원**

www.dhpub.com